U0396848

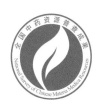

全国中药资源普查成果

桂十味

缪剑华

秦双双

朱艳霞 ——

主编

广西科学技术出版社

图书在版编目（CIP）数据

桂十味 / 缪剑华，秦双双，朱艳霞主编. — 南宁：
广西科学技术出版社，2021.12
ISBN 978-7-5551-1766-7

Ⅰ.①桂⋯ Ⅱ.①缪⋯②秦⋯③朱⋯ Ⅲ.①中药材
—研究—广西 Ⅳ.①R281.467

中国版本图书馆CIP数据核字（2021）第276112号

桂十味

缪剑华 秦双双 朱艳霞 主编

责任编辑：黎志海 张 珂 封面设计：韦宇星
责任印制：韦文印 责任校对：池庆松

出 版 人：卢培钊
出版发行：广西科学技术出版社 社 址：广西南宁市东葛路66号
邮政编码：530023 网 址：http://www.gxkjs.com

经 销：全国各地新华书店
印 刷：广西民族印刷包装集团有限公司
地 址：南宁市高新区高新三路1号 邮政编码：530007
开 本：889 mm × 1194 mm 1/16
印 张：22.25 字 数：582千字
版 次：2021年12月第1版 印 次：2021年12月第1次印刷
书 号：ISBN 978-7-5551-1766-7
定 价：268.00元

《桂十味》
编写人员名单

主　　任：黄璐琦

副 主 任：郭兰萍　黎甲文　张玉军

主　　编：缪剑华　秦双双　朱艳霞

副 主 编：韦坤华　张占江　余丽莹　谷筱玉

参编人员：（以姓氏笔画为序）

王　硕　　王春丽　　韦　范　　韦桂丽

吕惠珍　　刘　寒　　汤丹峰　　阮丽君

宋志军　　陈东亮　　林　杨　　柯　芳

钟　楚　　姜建萍　　姚李祥　　郭昌锋

郭晓云　　黄宝优　　黄雪彦　　梁　莹

彭玉德　　蒋志敏　　傅丰贝　　谢月英

简少芬　　熊　峥　　霍　娟

序

　　道地药材是我国传统优质药材的代表，是中医临床长期实践中公认在特定地域，通过特定生产过程，较其他地区所产的同种药材品质佳、疗效好，具有较高知名度的药材。广西自古便是传统道地药材产区，是我国药材主要产地之一，素有"川、广、云、贵"道地药材之称，为驰名中外的"西土药材"产地。罗汉果、肉桂、八角等相当多的药材品种在资源储量、药材产量、市场占有量及品质等方面，均可雄居全国前列。广西自2012年开展第四次全国中药资源普查工作以来，全区108个县域的普查工作已完成，基本摸清了普查县域药用植物资源家底，重点物种的种类、数量及分布状况，在调查到的8966种野生药用资源中，已查清有药用功效的动物药为1066种，矿物药为49种，植物药为6397种，约占资源物种总数8966种的83.78%，其中植物物种的数量比第三次全国中药资源普查增加3897种，总数约为第三次普查的198.56%，整体上极大地丰富了广西中药资源家底，为广西道地药材资源保护、合理开发和利用提供了基础数据，同时也为本书的编撰提供了可靠的依据。

　　道地药材是解决中药材质量下降的关键突破口，是种子种苗质量的根本保障，打造道地药材品牌，将对推动中药材产业健康发展起到极大的促进作用。广西作为中国对东盟国家有机衔接的重要门户，地理位置上临近越南、老挝等东盟国家，广西道地药材中很多在东盟国家也有分布。因此，应不断加强与东盟国家传统医药交流合作，充分把握广西青山绿水的生态优势，建设道地药材种植基地，打造广西道地药材品牌，以科技创新为支撑，加快推进乡村振兴。

　　本书通过对肉桂（含桂枝）、罗汉果、八角、广西莪术（含桂郁金）、龙眼肉（桂圆）、山豆根、鸡血藤、鸡骨草、两面针和广地龙10种广西道地药材的植物形态特征、生物学特征、药材性状、本草考证与道地沿革、道地产区、道地药材质量评价、生产加工技术研究、现代研究与应用和常用古今方选进行了详细描述，内容全面并配有清晰的原色照片，是一部资料丰富、具有价值的典范性著作。

鉴于此，我很乐意把它推荐给各位读者。祝愿该书的出版能为广西中药材产业发展作出贡献，为中国－东盟传统医药的合作交流架起一座桥梁。

中国工程院院士

2021 年 11 月

前　言

我国第一部药学专著《神农本草经》曰"药有毒无毒，阴干，暴干，采造时月、生熟、土地所出，真伪陈新，各有其法""诸药所生，皆有境界"。世界上第一部药典《新修本草》记载："窃以动植形生，因方舛性，春秋节变，感气殊功。离其本土，则质同而效异"。这些本草著作从不同角度阐明了药材形态、功效与其所处的生态环境有密切关系，为后世"道地药材"奠定了基础。"道地药材"这一概念涵盖了文化、历史、区域、品质及其采收加工等特殊工艺的内容。现在，道地药材常指来自特定产区、生产历史悠久、栽培加工技术精良、优质、疗效显著的药材，是人们长期医疗实践证明质量好、临床疗效高、传统公认的且来源于特定区域的名优正品药材，是评价和控制中药材品质的重要标准。

广西肉桂、八角、罗汉果、桂圆肉等道地药材在资源储量、药材产量、市场占有率及品质等方面，均可雄居全国前列，广豆根、广藿香、广金钱草、广地龙、广佛手、广山药、桂郁金、合浦珍珠、田七等以产地命名的道地药材因历史悠久、品质优良而驰名中外。此外广西中药资源丰富，种类繁多，中药材产业优势明显。然而，广西如此丰富的中药材资源，不可能齐头并进全面发展，必须突出重点发展道地药材，根据道地药材资源特点，结合市场需求和发展潜力，确定重点发展品种，并提高药材质量，打造出诸如"四大怀药""浙八味""八大祁药""四大南药"等道地药材品牌。

为此，编者2019年初提出打造"桂十味"道地药材品牌的设想，6月组织召开"桂十味"道地药材专家论证会，来自北京中医药大学、中国中药有限公司、中国药科大学、中国医学科学院药用植物研究所、中国中医科学院中药资源中心、广西中医药大学、广西植物研究所、广西中医药研究院的专家学者一致建议广西壮族自治区人民政府组建遴选工作组对区内的道地药材进行系统梳理，筛选出品质佳、疗效好、知名度高、文化底蕴深厚的药材作为广西"桂十味"道地药材，并以"桂十味"道地药材为抓手，协调各相关部门推进广西中药材高质量发展，做大做强广西中药材产业。2019年12月2日，广西壮族自治区中医药管理局联合自治区卫生健康委员会、发展和改革委员会、工业和信息化厅、科学技术厅、农业农村厅、林业局、药品监督管理局印发了《自治区中医药局等八部门关于开展广西"桂十味"道地药材遴选工作的通知》。2020年自治区中医药管理局将"2020年'桂十味'道地药材遴选推广项目"委托给广西壮族自治区药用植物园具体实施。

"桂十味"遴选项目组首先制定了遴选原则和遴选工作计划，遴选原则以《中华中医药学会道地药材标准》中道地药材遴选原则"三代本草，百年历史"为基准，以"一脉相承，古今皆同""质量稳定，精益求精""物随地变，满足需求""时随物易，择优而用"为遴选原则。为增强"桂十味"遴选的民众参与度和社会影响力，"桂十味"遴选工作从基层开始，先由地市推荐，"桂十味"遴选项目组系统梳理后，组织专家进行评审，由政府部门联合审定，最后网络公示。

2020年初，14个地市的中医药管理局、中药生产企业、中医药科研院所、中药材种植企业推荐的鸡骨草、鸡血藤、广西莪术等53个道地药材品种成为"桂十味"初选品种。随后，"桂十味"遴选项目组对这些品种的资源分布、种养历史、种养规模、产量、商品规格等级、知名度、经典名方、价格走势、流通量、中成药产品市场份额等数据开展系统收集和整理，形成53份"桂十味"道地药材初选品种资料，并撰写了29份本草考证，15个药材的产业调研报告。

2020年7月24日，"桂十味"遴选项目组组织召开了"桂十味"道地药材遴选评审会，来自广西大学、广西中医药大学、广西食品药品检验所、广西中医药大学第一附属医院、广西中医药大学附属瑞康医院、广西国际壮医医院、柳州医药股份有限公司、广东一方制药有限公司的专家组成评审专家组，结合项目组提供的初选品种主产地、品质、知名度、用药历史、种养规模等资料和自身的专业知识，评选出肉桂（含桂枝）、合浦珍珠、龙眼肉（桂圆）、广西莪术（含桂郁金）、八角、罗汉果、田七、广豆根、广地龙、广西蛤蚧、青蒿、天冬、砂仁、鸡骨草、鸡血藤等15种药材作为广西"桂十味"道地药材的候选品种。

2020年10月，为进一步扩大社会影响力，"桂十味"遴选项目组采用函审形式，向政府部门、中医药科研院所、中医院、中医药生产经营企业的专家发放了53个"桂十味"初选品种的资料，征集了来自国家药典委员会、中国医学科学院药用植物研究所、中国中医科学院中药资源中心、中国药科大学、北京中医药大学、香港浸会大学、广西中医药大学、广西医科大学、广西师范大学、广西中医研究院、广西骨伤医院、广西中医药大学附属瑞康医院、广西国际壮医医院、柳州市中医医院、玉林市中医医院、崇左市中医壮医医院、广西仙茱中药科技有限公司、国药控股广西有限公司、广西梧州市中恒医药有限公司、广西玉林制药集团有限责任公司、玉林银丰中药港管理公司、广西白云山盈康药业有限公司、康美药业股份有限公司、广西亿康药业有限责任公司、九州通医药集团、九芝堂股份有限公司、柳州两面针股份有限公司、桂林三金药业股份有限公司等单位的36名专家的评选意见,结果显示肉桂(含桂枝)、罗汉果、八角、广西莪术(含桂郁金)、广豆根、龙眼肉(桂圆)、鸡血藤、钩藤、鸡骨草、田七、铁皮石斛、广地龙、合浦珍珠、广西蛤蚧、姜黄等15种药材的入选率较高。

2020年11月27日,广西壮族自治区中医药管理局联合卫生健康委员会、发展和改革委员会、工业和信息化厅、科学技术厅、农业农村厅、林业局、食品药品监督管理局等八部门召开了"桂十味"道地药材部门审定会。会议根据"桂十味"遴选项目组提供的鸡骨草、鸡血藤、广西莪术等53份"桂十味"道地药材初选品种资料,第一次专家评审会审议得出的肉桂(含桂枝)、合浦珍珠、龙眼肉(桂圆)等15种"桂十味"候选品种资料及网络函审得出的肉桂(含桂枝)、罗汉果、八角等15种"桂十味"候选品种资料,结合各品种的重要性、广泛性、成长性、应用性、经济性开展现场讨论并确定了"桂十味"道地药材品种。2021年1月22日由广西壮族自治区中医药管理局等八部门联合向社会公示了"桂十味"道地药材名单:1.肉桂(含桂枝),2.罗汉果,3.八角,4.广西莪术(含桂郁金),5.龙眼肉(桂圆),6.山豆根,7.鸡血藤,8.鸡骨草,9.两面针,10.广地龙。

这本《桂十味》详细系统地叙述"桂十味"道地药材的植物学形态特征、生物学特征、药材性状、本草考证与道地沿革、道地产区、道地药材质量评价、生产加工技术研究、现代研究与应用、常用古今方选等,每个品种都附有原植物(动物)、药材饮片图片。本书必将成为宣传"桂十味"道地药材的有力媒介,成为扩大"桂十味"知名度的重要法宝,也可作为广西中药材生产经营、管理、教学及科研工作人员的一本必备工具书。

本书初稿完成后,得到国内中药学界众多专家学者的鼓励和大力支持,张本刚研究员(中国医学科学院药用植物研究所)、詹志来副研究员(中国中医科学院)、赵琦副教授（上海交通大学）、吴文如副教授（广州中医药大学）对本书提供了许多指导意见和建议。对此，谨向他们表示衷心的感谢！

限于我们的编写水平，书中不足和疏漏之处在所难免，为使本书更加完善，书中不妥之处欢迎读者批评指正。

编者

2021 年 9 月于广西壮族自治区药用植物园

目 录

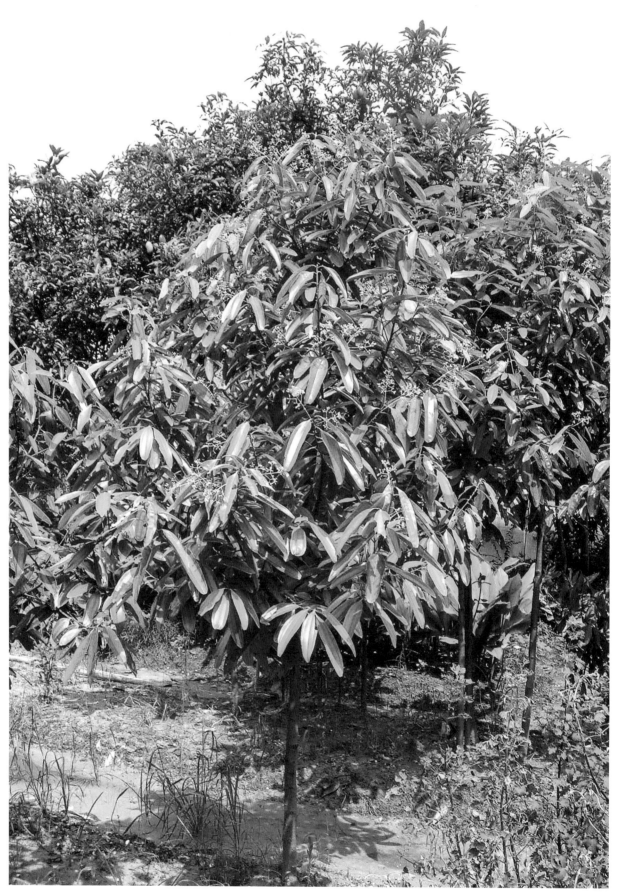

肉桂

肉桂（含桂枝）

药材名	肉桂
药用部位	树皮
功能主治	有补火助阳，引火归元，散寒止痛，温通经脉之功效，用于阳痿宫冷，腰膝冷痛，肾虚作喘，虚阳上浮，眩晕目赤，心腹冷痛，虚寒吐泻，寒疝腹痛，痛经经闭
性味归经	辛、甘，大热。归肾、脾、心、肝经
基原植物	樟科 Lauraceae 肉桂 *Cinnamomum cassia* Presl

一、植物形态特征

中等大乔木；树皮灰褐色，老树皮厚达 13 mm。一年生枝条圆柱形，黑褐色，有纵向细条纹，略被短柔毛，当年生枝条略四棱形，黄褐色，具纵向细条纹，密被灰黄色短茸毛。顶芽小，长约 3 mm，芽鳞宽卵形，先端渐尖，密被灰黄色短茸毛。叶互生或近对生，长椭圆形至近披针形，长 8～16（34）cm，宽 4～5.5（9.5）cm，先端稍急尖，基部急尖，革质，边缘软骨质，内卷，腹面绿色，有光泽，无毛，背面淡绿色，晦暗，疏被黄色短茸毛，离基三出脉，侧脉近对生，自叶基 5～10 mm 处生出，稍弯向上伸至叶端之下方渐消失，与中脉在腹面明显凹陷，背面十分凸起，向叶缘一侧有多数支脉，支脉在叶缘之内拱形连接，横脉波浪状，近平行，相距 3～4 mm，腹面不明显，背面凸起，其间由小脉连接，小脉在下面明显可见；叶柄粗壮，长 1.2～2.0 cm，腹面平坦或下部略具槽，被黄色短茸毛。圆锥花序腋生或近顶生，长 8～16 cm，三级分枝，分枝末端为 3 花的聚伞花序，总梗长约为花序长之半，与各级序轴被黄色茸毛。花白色，长约 4.5 mm；花梗长 3～6 mm，被黄褐色短茸毛。花被内外两面均密被黄褐色短茸毛，花被筒倒锥形，长约 2 mm，花被裂片卵状长圆形，近等大，长约 2.5 mm，宽约 1.5 mm，先端钝或近锐尖。能育雄蕊 9 枚，花丝被柔毛，第一、二轮雄蕊长约 2.3 mm，花丝扁平，长约 1.4 mm，上方 1/3 处变宽大，花药卵圆状长圆形，长约 0.9 mm，先端截平，药室 4 个，室均内向，上 2 室小得多，第三轮雄蕊长约 2.7 mm，花丝扁平，长约 1.9 mm，上方 1/3 处有一对圆状肾形腺体，花药卵圆状长圆形，药室 4 个，上 2 室较小，外侧向，下 2 室较大，外向。退化雄蕊 3 枚，位于最内轮，连柄长约 2 mm，柄纤细，扁平，长约 1.3 mm，被柔毛，先端箭头状正三角形。子房卵球形，长约 1.7 mm，无毛，花柱纤细，与子房等长，柱头小，不明显。果实椭圆形，长约 1 cm，宽 7～8（9）mm，成熟时黑紫色，无毛；果托浅杯状，长约 4 mm，顶端宽达 7 mm，边缘截平或略具齿裂（果枝形态见图 1-1）。花期 6～8 月，果期 10～12 月。[1]

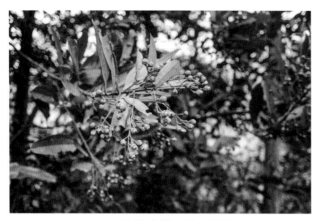
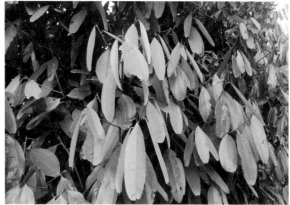

A. 果枝（彭玉德 摄）　　　　　　　　B. 叶（林杨 摄）

图 1-1　肉桂植物形态

二、生物学特征

（一）分布区域

肉桂在我国主要分布于西江流域周边（北纬 18°～22°），其中广西防城、平南、容县、桂平、藤县、岑溪、苍梧，广东高要、德庆、罗定、郁南、信宜等地为主产区，其次是海南、云南、福建、四川、江西、贵州、湖南、浙江、台湾南部也有少量栽培。肉桂在国外主要分布于越南、印度、斯里兰卡、印尼和柬埔寨等热带和南亚热带国家。在中国数字植物标本馆收录的肉桂标本共 765 份，采集地分布于广西（333 份），广东（165 份），云南（70 份），福建（60 份），贵州（40 份），海南（34 份），浙江（18 份），四川（14 份），江西（10 份），湖南（8 份），重庆（6 份），江苏（3 份），湖北（2 份），安徽（1 份），香港（1 份），由此可见广西为野生肉桂的最主要的分布区域。

（二）对气温的要求

肉桂属于中性偏阴树种，喜温暖湿润的气候环境。肉桂需要年平均气温 20℃以上，在 26～30℃最适宜生长，在气温降至 15℃以下停止生长，能忍受 -5～-3℃短暂低温，冬季持续霜冻或积雪，易受寒害，若连续出现 6 天以上的霜冻期，就会出现皮裂冻死等现象。

（三）对水分的要求

肉桂不耐积水与干旱，要求年降水量 1200～2000 mm，年平均湿度 80% 左右，以多雾的环境为佳。

（四）对光照的要求

肉桂喜阳光充足的环境。但是，幼苗期应避免阳光直射，在荫蔽度为 60%～70% 时生长较好，待树苗长到一定程度后，便可以利用直射光促进自身的光合作用，从而促进韧皮部油层的形成，提高肉桂的含油量。

（五）对土壤的要求

肉桂适生于花岗岩、砾岩、砂岩风化的酸性土壤、红褐壤和山地黄红壤，在土层深厚，质地疏松，排水良好，磷、钾含量多，pH 值 4.5～5.5 的土壤上生长良好。若土层瘠薄，则生长不良，萌芽能力降低，枯枝现象严重，寿命缩短，仅能更新 2～3 代。

三、药材性状

本品呈槽状或卷筒状，长 30～40 cm，宽或直径 3～10 cm，厚 0.2～0.8 cm。外表面灰棕色，稍粗糙，有不规则的细皱纹和横向突起的皮孔，有的可见灰白色斑纹；内表面红棕色，略平坦，有细纵纹，划之显油痕。质硬而脆，易折断，断面不平坦，外层棕色而较粗糙，内层红棕色而油润，两层间有 1 条黄棕色的线纹。香气浓烈，味甜、辣。[2] 目前市场上流通的肉桂药材，根据取材部位的大小和加工方式的不同，有企边桂、桂板、桂通、桂心、桂芯条、桂碎、桂丝、烟桂等不同规格等级的商品（部分规格形态见图 1-2），《中药材商品规格等级 肉桂》将肉桂分成两个规格，其商品规格、性状描述分别见表 1-1。[3]

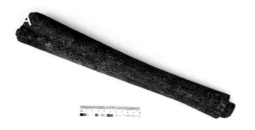

A. 桂通（朱艳霞 摄）

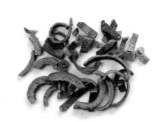

B. 桂丝（彭玉德 摄）

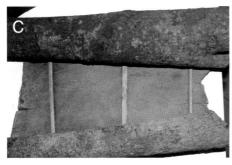

C. 桂板（彭玉德 摄）

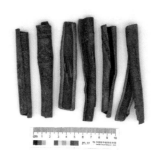

D. 烟桂（朱艳霞 摄）

图 1-2 肉桂药材

表 1-1 肉桂商品规格等级划分表

规格	性状描述	
	共同点	区别点
企边桂	长 30.0～40.0 cm，宽或直径 10.0～15.0 cm。外表面灰棕色，稍粗糙，具不规则细皱纹和横向凸起皮孔，有的可见灰白色斑纹；内表面红棕色，划之有油痕。质硬、脆，断面不平坦，外层棕色较粗糙，内层红棕色而油润，两层间有 1 条黄棕色浅纹。香气浓烈，味甜、辣	槽状，板边平整有卷边，厚 0.3～0.8cm
桂通		卷筒状，单筒或双筒，厚 0.2～0.8cm

注1：肉桂常以断面红棕色至紫红色、油性大、香气浓厚、味甜辣、嚼之无渣者为质量好，评价时应注意观察内外层间的黄棕色浅纹。

注2：肉桂为药食两用商品，商品种类多，其中不符合《中华人民共和国药典》规定的肉桂性状的板桂、桂碎、桂丝等商品不在本书论述的范围内。

注3：市场上有部分进口药材如清化桂、锡兰肉桂等，其商品规格多为油桂及烟仔桂，与《中华人民共和国药典》中肉桂的基原不符，应予以区别。

注4：市场上有较多企边桂和桂通的长度与《中华人民共和国药典》规定的指标不符，因不易区分药食用途，故暂不指定商品等级。

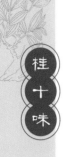

四、本草考证与道地沿革

（一）基原考证

古代本草对肉桂基原物种持有不同意见，一种意见是"桂有三种"，另一种意见是"同是一物"。《南方草木状》记载："桂有三种，叶如柏叶，皮赤者，为丹桂，叶似柿叶者，为菌桂，其叶似枇杷叶者，为牡桂。"[4]《本草品汇精要》的描述最为详细："桂，木高三四丈，其叶如柏叶而泽黑，皮黄心赤，凌冬不凋；牡桂，木高三四丈，皮薄色黄少脂肉，气如木兰，叶狭于菌桂而长数倍，亦似枇杷叶而大，四月生白花，全类茱萸，花不着子；菌桂，叶似柿叶而尖狭光净，中有三道文，花白叶黄，四月开花，五月结实，树皮青黄，肌理紧薄，无骨正圆如竹。"[5]从上述对肉桂的形态描述来看，古代本草收载肉桂基原物种至少有3种，主要记载的本草名称为桂、菌桂和牡桂。而持"同是一物"的理由是"夫众论名状之异同而无定者，莫甚于桂也。细观桂有三等，其卷沓二转如筒者，名菌桂；其肉少而平如板者，名牡桂。寇氏皆汰之矣。惟半卷而多脂者，单名桂"。另外，因与木犀科木樨（桂花）*Osmanthus fragrans*（Thunb.）Lour. 易混淆，多部本草明确指出桂与木樨的区别，如《本草纲目拾遗》记载"凡桂四季者有子，此真桂也。江南桂八九月盛开，无子，此木樨也"，[6]《植物名实图考》记载"与木樨全不相类"。[7]

为便于鉴别，古代《本草图经》《本草品汇精要》和《本草纲目》等10多部本草还收载了肉桂的墨线图或彩绘图（见图1-3）。[5, 8, 9]从植物图绘来看，《本草图经》按照不同产地收录了桂、宾州桂和宜州桂的图绘，《本草纲目》等按照不同基原收录了桂、菌桂和牡桂的图绘，此外《本草蒙筌》《太乙仙制本草药性大全》等按照不同的药用部位还收载有官桂、柳桂、桂心、桂枝、肉桂等的图绘，其中桂和菌桂的叶对生与近对生、三出脉、花序腋生和顶生、果实椭圆形、具齿裂果托等特征与肉桂形态相似。[10, 11]结合"叶似柿叶，中有纵纹三道，表里无毛而光泽，花白"等形态描述、《本草纲目》中菌桂等图绘以及产地的记载，判断现代肉桂基原物种是古代本草收载的众多基原中的一种，后随着交流的加强和药用的印证，从书籍记载到应用逐渐演变为单一基原、多个药用部位、多个药材名称。《增订伪药条辨》曾描述肉桂的形态特征："樟科樟属植物，常绿乔木，种类甚多。桂性直上，身如桃榔，直竖数丈，中无枝节，皮纹直实，肉如织锦，纹细而明者为上。"[12]《中国植物志》《Flora of China》描述肉桂的形态特征：乔木。树皮灰褐色，嫩枝颜色更深，有纵向细条纹。叶近对生，革质，大，腹面有光泽，具离基三出脉。圆锥花序腋生或近顶生，花白色，花被内外密被黄褐色短茸毛。果实椭圆形，成熟时黑紫色，果托浅杯状，边缘截平或略具齿裂。[2, 13]

除肉桂本种外，肉桂类植物还有越南肉桂 *C. loureiroi* Nees、斯里兰卡肉桂 *C. verum* Pres、柴桂 *C. tamala*（Buch.-Ham.）T. Nees & Nees 等。《广西中药材标准》（1990年版）收载官桂为樟科植物川桂 *C. wilsonii* Gamble 或少花桂 *C. pauciflorum* Nees 的干燥树皮，但实际应用较少，之后修订的地方标准也不再收载。[14]《全国中草药汇编》（第3版）收载越南肉桂和斯里兰卡肉桂也作肉桂用，越南肉桂应为南肉桂。[15]常见的肉桂易混淆种有柴桂 *C. tamala*（Buch.-Ham.）T. Nees & Nees、天竺桂 *C. japonicum* Sieb.、阴香 *C. burmannii*（Nees & T. Nees）Blume、三桠乌药 *Lindera obtusiloba* Blume 等，为同属或同科植物，药材形态有一定的相似度，但它们的植物形态、药材性状不尽相同，较好鉴别，还可通过显微鉴定和化学成分含量测定加以区分。[16]

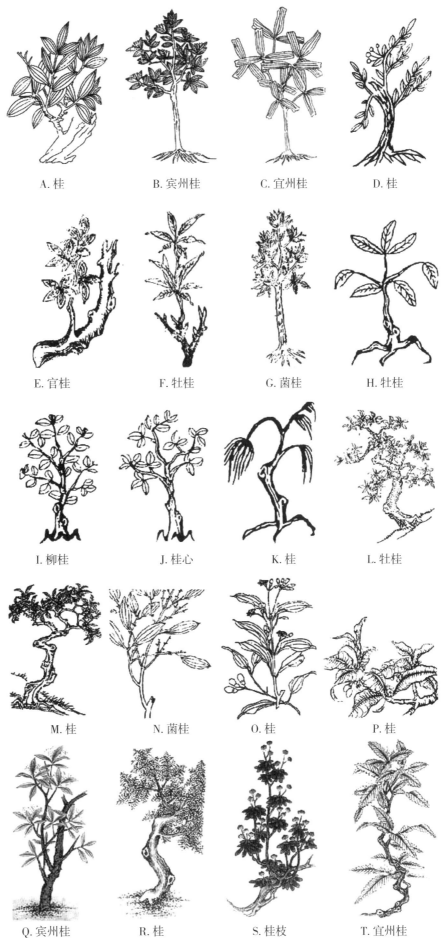

A. 桂   B. 宾州桂   C. 宜州桂   D. 桂

E. 官桂   F. 牡桂   G. 菌桂   H. 牡桂

I. 柳桂   J. 桂心   K. 桂   L. 牡桂

M. 桂   N. 菌桂   O. 桂   P. 桂

A～C. 摘自《本草图经》；D. 摘自《本草歌括》；E～G. 摘自《本草蒙荃》；H～K. 摘自《太乙仙制本草药性大全》；L、M. 摘自《本草纲目》（张绍棠本）；N. 摘自《本草纲目》（张绍棠本）和《植物名实图考》；O. 摘自《质问本草》；P. 摘自《本草简明》；Q～T. 摘自《本草品汇精要》

图 1-3 本草有关肉桂的绘图

Q. 宾州桂   R. 桂   S. 桂枝   T. 宜州桂

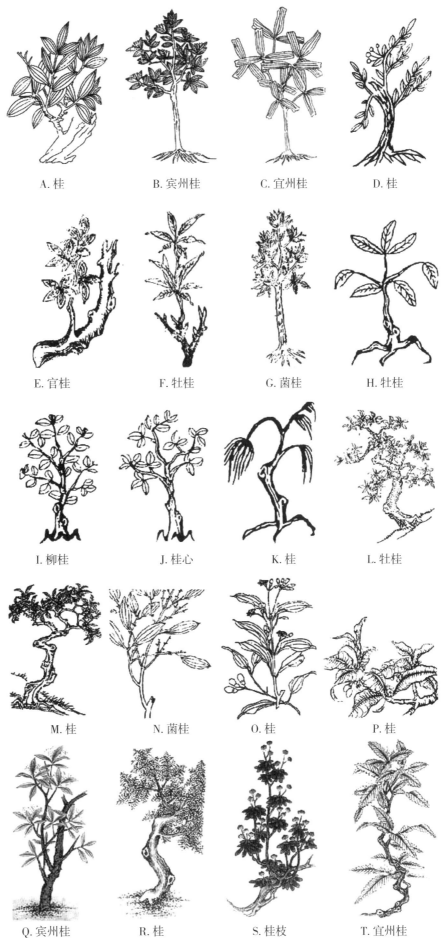

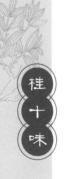

（二）产地变迁

桂类药材主要分布于我国东南沿海一带，历代诸家本草皆以两广所产质佳，历代产地描述及变迁（见表1-2）。根据表1-2本草记载可知，桂类药材在我国分布广泛，广西、广东、云南、福建等地均有产，然历代主流本草推崇的产地均在今我国两广一带，近代以来较为推崇越南所产，其肉桂表皮腻滑如玉，油性足，嚼之清香，化渣，质量最好，并被引种至国内，现主产区为广西与广东。[17]

表1-2 历代桂类药材产地变迁表

年代	出处		道地性变迁
汉魏	《名医别录》	牡桂"生海南山谷"，箘桂"生交趾、桂林山谷岩崖间"，桂"生桂阳"	南海（郡）：广东省大部 交趾：越南北部 桂林（郡）：今南宁、贵港、百色及柳州大部分地区，玉林北部地区，河池东部和南部地区 桂阳（郡）：今湖南郴州的各个县区，衡阳、永州部分地区，以及广东北部阳山、含洭、曲江、浈阳、桂阳等县
晋	《南方草木状》	交趾置桂园	
南北朝	《本草经集注》	牡桂"生海南山谷"，箘桂"生交趾、桂林山谷岩崖间"，桂"今出广州湛惠为好，湘州、始兴、桂阳县即是小桂，亦有，而不如广州者，交州、桂州者形段小，多脂肉，亦好。"	广州：今广东广州市 交州：今我国广西、广东及越南北部 桂州：今广西桂林市
唐	《新修本草》	出融州、桂州、交州，甚良	融州：今广西融水苗族自治县
	《本草拾遗》	按桂林、桂岭，因桂为名，之所生，不离此郡。从岭至海尽有桂树，唯柳、象州最多	柳州：今广西柳州市 象州：今广西来宾市象州县
宋	《本草图经》	箘桂"宾州所出者相类"。牡桂"今宜州、韶州者相类"。桂"今钦州所出者，叶密而细，亦恐是其类"	宾州：今广西宾阳县 宜州：今广西河池市宜州区 钦州：今广西钦州市 韶州：今广东韶关市
	《岭外代答》	南方号桂海，秦取百粤，号曰桂林，桂之所产，古以名地。今桂产于钦、宾二州，于宾者，行商陆运，致之北方，于钦者，舶商海运，致之东方	百粤：即百越，今两广地区
明	《本草品汇精要》	桂：（道地）桂阳、广州、观州 牡桂：（道地）融州、桂州、交州、宜州甚良 箘桂：（道地）韶州、宾州	
清	《植物名实图考》	桂之产曰安边，曰清化，皆交趾境，其产中华者，独蒙自桂耳，亦产逢春里土司地	以越南清化野生之桂最好，有"清化玉桂"之誉
1928年	《增订伪药条辨》	肉桂为樟科樟属植物，常绿乔木，种类甚多。产越南、（中国）广西热带。当分数种，曰清化、曰猛罗、曰安边（产镇安关外），曰窑桂（产窑川），曰钦灵、曰浔桂。此总名也。又有猛山桂（即大油桂），曰大石山、曰黄摩山、曰社山、曰桂平（即玉桂），产云南曰蒙自桂，产广东曰罗定桂、曰信宜桂、曰六安桂。最盛产外国者，为锡兰（今斯里兰卡）加西耶，皆名洋桂。《药物出产辨》云："产广东肇庆之属罗定等处。"	

（三）药用沿革

1. 补火助阳

桂类药材性大热，故可补火助阳，治疗真阳亏虚所致的下元虚寒、沉寒痼冷，脾肾阳虚诸症。在本草类古籍中大量记载着肉桂补火助阳的功效，如《本草蒙筌》曰："桂味辛、甘，气大热。浮也，阳中之阳也……木桂性热，堪疗下焦寒冷。"[10]《本草求真》曰："肉桂气味纯阳。辛甘大热。直透肝肾血分。大补命门相火。补命火除血分寒滞"。[18]《珍本医书集成·本草撮要》曰："肉桂功专疗沉寒痼冷，益火消阴。"[19]《本草害利》曰："肉桂甘辛大热大温，气浓纯阳，入肝肾血分，补命门相火之不足。益阳消阴，治痼冷、沉寒、平肝、降气、引火归元，益火救元阳，温中扶脾胃，通血脉，下焦腹痛能除，奔豚疝瘕立效。"[20]《本草分经》曰："辛甘，纯阳大热，入肝肾血分，补命门相火之不足。"[21]《本草备要》曰："肉桂大燥，补肾命火。入肝、肾血分（平肝、补肾），补命门相火之不足（两肾中间，先天祖气，乃真火也。人非此火，不能有生，无此真阳之火，则无以蒸糟粕而化精微，脾胃衰败，气尽而亡矣），益阳消阴。"[22]

2. 温里散寒

肉桂味辛，性大热，热可助阳制寒，辛可祛散风寒之邪，故有温里散寒、祛风散寒之功效，可治疗风寒表证，寒邪入腹之泄泻、腹痛，寒侵四肢的寒厥、寒痹等症。在本草类古籍中大量记载着肉桂辛温解表、温里散寒、祛风散寒的功效，如《本草品汇精要》记载："肉桂辛，大热，辛热可散寒邪，故可治沉寒痼冷、秋冬腹痛、腹中冷痛、腰腹寒痛。"[5]《本草蒙筌》曰："筒桂、板桂、柳桂、桂心四者性并辛温，难作风寒正治。柳桂疏邪散风。肉桂堪疗下焦寒冷。官桂治易解表。"[10]《本草备要》记载："肉桂去营卫风寒，表虚自汗（阳虚），腹中冷痛，咳逆结气（咳逆亦由气不归元，桂能引火，归宿丹田）。"[22]《本草求真》曰："肉桂补命火除血分寒滞。沉寒痼冷，营卫风寒，阳虚自汗，腹中冷痛，咳逆结气，脾虚恶食，湿盛泄泻。"[18]《本草从新》曰："肉桂治痼冷沉寒，下焦腹痛……疗虚寒恶食，湿盛泄泻……"[23]《本草分经》曰："肉桂治痼冷沉寒，疏通血脉，发汗去营卫风寒。"[21]《珍本医书集成·本草择要纲目》曰："肉桂补下焦不足，治沉寒痼冷之病，渗泄止渴，去荣卫中风寒，表虚自汗。"[19]

3. 温经通脉

肉桂味辛、甘，性大热，热可温阳，助气血运行，甘能补益气血，气血运行流利则经脉通，加上辛散之性强化行气血的作用，因此肉桂有温通经脉调气血的功效，治疗气血亏虚所致不畅，经脉阻滞诸症。在本草类古籍中大量记载着肉桂温经通脉调气血的功效，如《本经逢原》曰："桂辛散能通子宫而破血调经，消癥瘕，破瘀堕胎，内脱阴疽，痛久不敛，及虚阳上乘面赤戴阳，吐血衄血，而脉瞥瞥虚大无力者，皆不可缺。"[24]《本草新编》曰："肉桂温筋暖脏，破血通经，调中益气。"[25]《本草备要》曰："肉桂治痼冷沉寒，能发汗疏通血脉。"[22]《本草从新》曰："肉桂通经催生堕胎（辛热能动血），交趾桂最佳。"[23]《本草求真》曰："肉桂治血脉不通，死胎不下（肉桂辛散，能通子宫而破血调经）……有鼓舞血气之能。"[18]《珍本医书集成·本草撮要》曰："肉桂通经催生，得人参、麦冬、甘草能益中气。"[19]《本草分经》曰："肉桂疏通血脉。"[21]《本草害利》曰："肉桂通血脉。宣通百药，善堕胞胎，得人参、甘草、麦冬良。"[20]《本草经解》曰："肉桂其通血脉理疏不足者，热则阳气流行，所以血脉通而理疏密也，倡导百药无所畏者，藉其通行流走之性也，久服神仙不老者，辛热助阳，阳明故神，纯阳则仙而不老也。"[26]

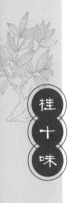

4. 温阳化气

桂类药材具有温阳化气利水的功效，最早记载于《伤寒论》，曰："其人如冒状……逐水气未得除，故使之耳，法当加桂四两。此本一方二法，以大便硬，小便自利，去桂也；以大便不硬，小便不利，当加桂。"[27]在本草类古籍中也有大量记载，如《本草蒙筌》曰："肉桂木桂性热，堪疗下焦寒冷，并秋冬腹疼，泄贲豚，利水道，温筋暖脏，破血通经。"[10]《本草发明》曰："肉桂质厚味重，有利尿、助阳的功效，……利水道，堕胎。"[28]《本草新编》曰："肉桂入肾、脾、膀胱、心胞、肝经。养精神，和颜色，兴阳耐老，坚骨节，通血脉，疗下焦虚寒，治秋冬腹痛、泄泻、奔豚，利水道，温筋暖脏，破血通经，调中益气，实卫护营，安吐逆疼痛。"[25]《本经逢原》曰："内有桂抑肝风而扶脾土，引利水药入膀胱也。"[24]《本经疏证》中对桂枝利水功效作出精辟的总结："桂枝之利水，乃水为寒结而不化，故用以化之，使利水之剂以下降耳，是故水气不行，用桂枝者，多兼表证。"[29]

五、道地产区

（一）道地产区分布范围

桂类药材历史悠久，以我国广西和广东所产为佳。《药物出产辨》记载："产广东肇庆之属罗定等处"；《中华道地药材》记载："肉桂现时国内则以两广产者为道地。广西防城、平南、容县、桂平、藤县、岑溪、钦州、博白、陆川、北流、苍梧，广东信宜、高要等地均适宜生长；尤以广西防城、平南、苍梧，广东高要等地最为适宜。"[30]

（二）生境特征

肉桂分布于热带、亚热带地区，常生长于北回归线以南、海拔 100 ～ 500 m、东向或东南向的山坡或山谷中。

（三）广西产区现状

1. 广西人工种植分布区域

广西是我国肉桂的最大产区，种植面积和桂皮产量均占全国 40% 以上。广西肉桂具有皮厚、色泽光润、含油率高、味辛香偏辣、药用和调香料用兼优等特点，其中主产于防城、上思、龙州、宁明、大新等县（区）的"东兴桂"，其种植面积约占广西肉桂的 40%；主产于平南、桂平、容县、岑溪、藤县、苍梧等县（区）的"西江桂"，其种植面积约占广西肉桂的 60%，又因平南县六陈镇所产的肉桂油多、皮厚、味醇，也称"陈桂"。按照不同的种植品种，广西还习惯将肉桂分为红芽肉桂（黄油桂）、白芽肉桂（黑油桂）和沙皮肉桂，其中白芽肉桂最优，沙皮肉桂品质较差，已逐渐被淘汰。广西肉桂核心栽培区在西江一带、十万大山一带县域，平南、桂平、苍梧、上思和东兴。核心栽培区面积达 230 万亩（1 亩≈ 667 m²）。目前广西 14 个地市均有肉桂种植，其中防城港、钦州、玉林、贵港、梧州种植面积大于 30 万亩，百色、河池、崇左、南宁、来宾、柳州、桂林、贺州、北海种植面积小于 30 万亩。

2. 产量及流通量

20世纪80年代末至90年代初，广西将发展亚热带优势水果和经济林木作为"奔小康工程"来实施，其中肉桂被列为重点项目。桂东南、桂西南适宜发展肉桂种植的县市，掀起有计划、有步骤地开发大规模营造肉桂林地的热潮，出现了一批批肉桂种植"千亩村""万亩村"的乡（镇），10 万亩以上的县市，展现出连片开发、连片造林、建大基地的新格局。相关部门统计资料显示，20 世纪 80 年代末广西肉桂有林面积仅 50 万亩左右，到 1996 年总面积已达 176 万亩，6 年时间面积增加了 2 倍多。到 2000 年广西肉桂的林地面积已突破 200 万亩大关，达到 250 万亩以上。其中肉桂的林地面积在 30 万～ 40 万亩的县（市、区）有平南、防城、岑溪、藤县；20 万亩以上的有容县、苍梧，10 万亩以上的有上思县。广西建成了我国最大的肉桂生产基地，年产桂皮 30000 t 以上、桂油约 1000 t，种植面积和桂皮产量占全国的 50% 以上。桂皮出口和桂油的加工出口量均占全国总量的 60% 以上。根据 2018 年广西中药资源质量监测技术服务中心在广西 48 个县市设立的动态信息监测点收集到的中药材的交易量和交易价格信息，2018 年广西肉桂的交易量为 3364.13 t。[31]

3. 价格走势

近 5 年肉桂价格走势见图 1-4，2015 年 9 月至 2018 年 1 月，肉桂（中筒）价格为 13 元·kg^{-1}。经历了两年多的 13 元·kg^{-1} 的平稳走势，2018 年 12 月开始，肉桂的价格开始上涨，从 12.5 元·kg^{-1} 涨到最高价位 21.5 元·kg^{-1}，涨幅达到 72%。2019 年产地降水频繁，导致产新量减少 30% 左右，影响采收和晾晒进度，产新量大幅下降；加之 2020 年海关监管严厉，肉桂进口量受限，市场流通量明显减少，在资本和人气的推动下，行情逐步上涨，从上半年的 16 元·kg^{-1} 逐步上涨至 19 ～ 20 元·kg^{-1}，并持续走稳。2020 年，肉桂的最低价格为 16 元·kg^{-1}，最高价格为 19.5 元·kg^{-1}，均价维持在 18 元·kg^{-1}。

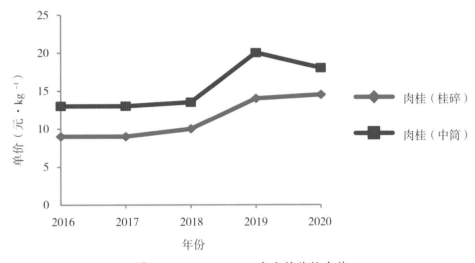

图 1-4　2016 ～ 2020 年肉桂价格走势

数据来源：中药材天地网 https://www.zyctd.com/

六、道地药材质量评价

（一）基原鉴定

肉桂为樟科樟属植物，全世界该属约有 250 种，我国约有 46 种和 1 变种，分布范围北达陕西及甘肃南部，主要分布于南方各省区，樟属多种植物的树皮外形、气味与肉桂相似，极易混淆。我国各地区作为商品的桂类药材，其植物来源至少有 10 种及 2 变种，其成分及药效存在一定差异。肉桂的常见混伪品为锡兰肉桂、柴桂、阴香等，其来源特征见表 1-3。

表 1-3　肉桂及其主要混伪品的来源特征

名称	基原	分布区域	使用地区	备注	文献
肉桂	*C. cassia* Presl	广西、广东、海南、云南、台湾	全国	历版《中华人民共和国药典》规定的正品药材	[1]

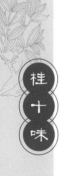

续表

名称	基原	分布区域	使用地区	备注	文献
锡兰肉桂	*C. zeylanicum*	斯里兰卡；广东、海南、云南、广西	全球	《欧洲药典》收载的品种	[32]
大叶清化桂	*C. cassia* var. *macrophyllum*	越南、柬埔寨，广西、广东	广西、广东	主产于越南，我国由越南引种，成为"南玉桂"，一般认为品质较好	[33, 34]
天竺桂	*C. japonicum*	日本、朝鲜；浙江、江苏、江西、安徽、福建、台湾、湖北	安徽、江西、贵州、台湾	又名山肉桂、土肉桂、野桂，在台湾常用作肉桂的代用品	[33, 35-37]
柴桂	*C. tamala*	云南	云南	云南民间称大粗辣皮、宫桂、辣树皮	[33, 38]
银叶桂	*C. mairei*	云南、四川	四川、贵州、湖北	《四川省中药材标准》收载的品种，又称川桂皮、宫桂皮	[33, 39]
阴香	*C. burmanni*	福建、广西、广东、海南、湖北、云南	福建、广西、广东、海南、浙江、云南、四川	广西民间又称假肉桂、山玉桂、野桂皮	[33, 35, 40]

（二）性状鉴别

采用传统鉴别方法对肉桂及其混淆品的形状、颜色、表面、质地、断面砂线纹、切片手感、气味等特征进行观察和比较，正品肉桂及其常见混伪品主要鉴别特征见表1-4。

表1-4　肉桂及其主要混伪品的性状特征[41, 42]

名称	外表面	内表面	质地	韧皮部及砂线纹	切片手感	断面	气味
肉桂	灰棕色，稍粗糙，有不规则纵皱纹及横向皮孔，可见白色斑纹	红棕色，略平坦，有细纵纹，划之显油痕	质硬而脆，易折断	韧皮部约占1/2，砂线纹居中	不易切，有小碎块，切片呈半片状	外层棕色而较粗糙；内层红棕色而油润，两层间有1条黄棕色线纹	气香浓烈，味甜、辣
锡兰肉桂	黄棕色，平坦，可见波浪状纵直条纹，偶见疤痕和空洞	色泽较深	—	—	—	—	气味香，味甜
大叶清化桂	灰褐色或灰棕色，有细皱纹及皮孔	红棕色，有微细的纵纹	质硬，较厚，难折断	韧皮部约占3/4，砂线纹不明显	质稍松，易切，切片呈片状，细腻	外层黄棕色，显颗粒状，内层棕褐色	气香，味甜、微辛辣，嚼之渣少
天竺桂	红棕色或棕褐色，较光滑，有横向或圆形皮孔	暗紫色，划之油痕不明显	质硬，较厚，难折断	韧皮部约占1/2，砂线纹不明显	质坚实，不易切，切片呈片状或半片状	外层黄棕色，有黄白色斑点；内层紫褐色	大叶桉气味，芳香气浓烈，嚼之渣少

10

续表

名称	外表面	内表面	质地	韧皮部及砂线纹	切片手感	断面	气味
柴桂	灰棕色，粗糙，有时可见灰白色斑点	暗红棕色，划之显油痕	质坚硬，不易折断	韧皮部约占1/2，砂线纹不明显	不易切，易碎成渣，切片呈半片状	外层较厚，切面有黄白色斑点；内层较薄，深棕色，油性强	气香，味辣、微甜，嚼之渣多，有黏滑感
银叶桂	黑褐色或灰绿色，有纵向粗纹及灰绿色地衣斑	棕色或棕褐色	质硬而脆	—	—	有棕色或浅棕色纵向花纹	樟脑气，味先辛凉后辣
阴香	灰褐色或灰棕色，有灰白色地衣斑	红棕色或暗红棕色，隐约有细纵纹，划之油痕不明显	质硬而脆	—	—	内外层之间分层不明显；内层呈裂片状，切向线纹不明显	气微香具樟气，味辛微甜，涩

（三）显微鉴别

用显微镜观察肉桂药材的横切面，可见木栓细胞数列，最内层细胞外壁特厚、木化，皮层较宽，散有石细胞、分泌细胞，韧皮部约占皮层的1/2厚度，中柱鞘部位有石细胞群，排列成明显断续环层，石细胞外侧有纤维束存在；韧皮射线细胞宽1～2列，细胞内常散在多数细小针晶；韧皮部外端有较多石细胞散在，厚壁纤维常单个稀疏散在或2～3个成群；分泌细胞随处可见，薄壁细胞中充满淀粉粒。[41] 用显微镜观察肉桂药材粉末，易见皮层分泌细胞，有的含有浅黄色油滴或黄色团块；薄壁细胞内充满淀粉粒，有的含草酸钙针晶或针晶束；皮层与韧皮部之间的石细胞成群散在或有时断续排列成环带状，石细胞周围常见纤维束。[43]

（四）薄层鉴别

《中华人民共和国药典》（2020年版）中是以桂皮醛为对照品，通过薄层色谱法来鉴别肉桂的。取肉桂药材粉末 0.5 g，加乙醇 10 mL，冷浸 20 min，时时振摇，滤过，取滤液作为供试品溶液。另取桂皮醛对照品，加乙醇制成每 1 mL·μL⁻¹ 的溶液，作为对照品溶液。分别吸取供试品溶液 2～5 μL、对照品溶液 2 μL，分别点于同一硅胶 G 薄层板上，以石油醚（60～90℃）- 乙酸乙酯（17：3）为展开剂，展开，取出，晾干，喷以二硝基苯肼乙醇试液。供试品色谱中，在与对照品色谱相应的位置上，显相同颜色的斑点。[1]

通过供试品与盐酸苯肼反应的特点，也可区分鉴别肉桂及其混淆品。其中肉桂、大叶清化桂和天竺桂均能与盐酸苯肼反应形成杆状结晶，而柴桂不形成结晶，且肉桂形成的长状结晶呈簇状、交叉点不清晰、较少，短状结晶细、多、呈簇状、交叉点清晰。[42]

也可对肉桂、阴香、柴桂、刨花楠等采用二硝基苯肼与桂皮醛的显色反应开展鉴别。取肉桂药材粉末 2 g，加入石油醚（60～90℃）5 mL，振摇后，室温放置 4 h，过滤，滤液作为供试品溶液。另取桂皮醛对照品 0.1 mg，加 2 mL 石油醚（60～90℃）溶解，作为对照品溶液。以硅胶 G-0.7% 羧甲基纤维素钠溶液（1：3）湿法制板，晾干，105℃干燥 1 h，放冷备用。吸取供试品溶液、对照品溶液各 5 mL，分别点样。用石油醚（60～90℃）- 乙酸乙酯（75：25）展开约 10 cm，取出晾干。

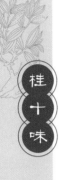

置于紫外灯（365 nm）下检视，肉桂显 3 个蓝色及 1 个棕红色斑点，阴香显 1 个蓝色荧光斑点，柴桂显 2 个蓝色荧光斑点。再用 0.1% 二硝基苯肼试液喷雾显色，肉桂和柴桂均有 1 个黄色斑点，阴香无显色。[38]

取肉桂对照药材及刨花楠粉末各 0.5 g，加乙醇 10 mL，密塞，冷浸 20 min，时时振摇，滤过，滤液作为供试品溶液。另取桂皮醛对照品，加乙醇制成 1 μL·mL^{-1} 溶液，作为对照品溶液。吸取上述供试品溶液各 5 μL，对照品溶液 2 μL，分别点于同一硅胶 G 薄层板上。分别采用三个展开体系展开，并用二硝基苯肼显色剂显色，结果表明，用石油醚（60 ～ 90℃）– 乙酸乙酯（85：15）展开，肉桂显 2 个斑点，桂皮醛对照品和刨花楠各显 1 个斑点；用己烷 – 乙酸乙酯（9：1）展开，肉桂显 3 个斑点，桂皮醛对照品和刨花楠各显 1 个斑点；用石油醚（60 ～ 90℃）– 丙酮（8：2）展开，肉桂显 4 个斑点，桂皮醛对照品和刨花楠各显 1 个斑点。[43] 在三个展开体系下，肉桂对照药材和刨花楠供试品均与桂皮醛对照品在相同位置显相同颜色的斑点，而在展开剂为石油醚（60 ～ 90℃）– 丙酮（8：2）的条件下，肉桂对照药材还显示了区别于刨花楠的另外 3 个斑点，提示对肉桂及其伪品的鉴别，应增加肉桂对照药材作对照。

此外，通过异羟肟酸铁与内酯类成分显橙色反应的特征可定性鉴别肉桂挥发油中的内酯类成分，取挥发油少许，滴加异羟肟酸铁试剂显橙色。[44]

（五）含量测定

《中华人民共和国药典》（2020 年版）中肉桂药材的指标性成分含量检出限是挥发油不得少于 1.2%（mL·g^{-1}），桂皮醛含量不得少于 1.5%。[1] 其中桂皮醛含量测定的方法是高效液相色谱法（HPLC 法），色谱条件：十八烷基硅烷键合硅胶为填充剂；乙腈 – 水（35：75）为流动相；检测波长为 290 nm，理论板数按桂皮醛峰计算应不低于 3000。

关于肉桂指标成分的检测方法，前人已取得了大量研究成果，如建立了 RP-HPLC 同时测定肉桂中香豆酸、香豆素、肉桂醇、桂皮醛和肉桂酸等 5 种成分含量的方法，色谱条件：色谱柱为 Kromasil C$_{18}$ 柱（4.6 mm×250 mm，5 μm），流动相为甲醇：水：磷酸（45：55：0.1，V/V/V），流速 0.8 mL·min^{-1}，检测波长 280 nm，柱温 30℃。[45] 建立了一测多评法同时测定肉桂药材中肉桂酸、香豆素、桂皮醛和邻甲氧基桂皮醛等 4 种成分的含量，以肉桂酸为内参物，香豆素、桂皮醛和邻甲氧基桂皮醛 3 种化学成分相对于肉桂酸的相对校正因子分别为 2.52、2.16、2.32。[46] 建立了肉桂中 4 种挥发油类成分肉桂醇、肉桂酸、桂皮醛、2- 甲氧基桂皮醛含量的一测多评法，以桂皮醛为内参物，桂皮醛与肉桂醇、肉桂酸、2- 甲氧基桂皮醛的相对校正因子分别为 0.675、0.606 和 1.935。[47] 建立了同时测定肉桂叶中香豆素、肉桂酸、桂皮醛含量的 HPLC 方法。[48] 建立了同时测定肉桂叶中 7 种苯丙素类成分（2- 羟基桂皮醛、香豆素、肉桂醇、肉桂酸、2- 甲氧基肉桂酸、桂皮醛、2- 甲氧基桂皮醛）含量的 HPLC 方法。[49] 建立了同时测定桂枝中香豆素、肉桂醇、肉桂酸、桂皮醛含量的 HPLC 方法。[50]

关于肉桂挥发油成分的定性分析方法，前人采用 GC-MS（气相色谱 – 质谱法）分析了肉桂与桂皮的挥发油成分，结果显示样品中挥发油的含量为 0.3 ～ 1.5 mL·g^{-1}，并从挥发油中鉴定出 45 种化学成分，其中反式桂皮醛的相对含量为 17.1% ～ 73.9%，测定条件：HP-5MS 毛细管色谱柱（30 m× 0.25 mm，0.1 μm），载气为高纯氦气，流速 1.0 mL·min^{-1}，进样口温度 280℃，进样分流比 50：1，初始温度 70℃，以 10℃·min^{-1} 升至 250℃，维持 5 min，离子源 EI，电子能量为 70 eV，离子源温度 230℃，四级杆温度为 150℃，扫描质量范围 30 ～ 550 amu。[51] 建立了 HS-SPME-GC-MS（顶空固相微萃取—气相色谱—质谱联用）技术定性分析肉桂中挥发性成分，萃取条件：取肉桂粉末 0.5 g，置于 5 mL 固相微萃取仪专用顶空瓶中，用带有 100 μm PDMS 萃取纤维头的手动进样器插入瓶内，85℃平衡 10 min，再顶空萃取 5 min，取出，立即插入色谱仪进样口（温度 250℃）；解吸 3 min。色谱条件：色谱柱为 HP-5MS 石英毛细管色谱柱（30 m × 0.25 mm × 0.25 μm），升温程序为初始温度 60℃，以 10℃·min⁻¹ 升至 120℃，保留 2 min，再以 1℃·min⁻¹ 升至 124℃，最后以 2℃·min⁻¹ 升至 130℃，保留 1 min，进样口温度 250℃，载气为氦气，流速 0.8 mL·min⁻¹，进样模式为不分流进样。质谱条件：离子源为 EI 源，离子源温度 230℃，四级杆温度为 150℃，电子能量为 70eV，倍增管电压为 1.2kV，接口温度 280℃，质量范围 30 ～ 550 m·z⁻¹。[52] 采用 GC-MS 法测得肉桂精油的主要活性成分为桂皮醛（81.1%），乙酸肉桂酯（5.954%），香豆素（5.689%），苯甲醛（1.246%），气相色谱条件：毛细管色谱柱 HP-35MS（30 m × 0.25 mm × 0.25 μm），载气为氦气。升温程序为初始温度 50℃，保持 5 min，以 8℃·min⁻¹ 升至 290℃，保持 5 min。进样口温度 280℃，载气为高纯氦气，流速 1.0 mL·min⁻¹，进样量 1 μL，分流比 50 : 1。质谱条件：EI 离子源，电子能量 70 eV，质量扫描范围 35 ～ 400 amu，离子源 300℃，质谱接口温度 250℃。[53]

（六）指纹图谱

指纹图谱技术是针对中药有效成分复杂，任何单一活性成分的含量都不能准确表达中药质量的缺陷而建立起来的一种综合的、可量化的鉴定中药质量的手段，它强调的是多个成分以相对稳定的比例关系及位置顺序相互制约的完整的色谱或综合的光谱特征，具有系统性、特征性、稳定性。前人已建立了一系列肉桂的指纹图谱评价方法，实现了对专属性强的药效成分的考察。如采用超临界 CO₂ 流体萃取法提取肉桂挥发油，进一步建立了 GC-MS 指纹图谱，色谱图可见肉桂挥发油主要含有 α- 蒎烯、桂皮醛、α- 石竹烯、桉油精、α- 松油醇、龙脑等 6 个强峰。[54] 建立了肉桂挥发油的 GC 指纹图谱，通过主成分比较分析，相似度计算，从 30 多个共有峰中归纳出 11 个特征峰作为肉桂质量控制和鉴别的依据，分别为苯甲醛、氢化桂皮醛、顺式 - 桂皮醛、反式 - 桂皮醛、古巴烯、反式 - 丁香烯、肉桂醇乙酸酯、α- 丁香烯、γ - 衣兰油烯、2- 甲氧基桂皮醛、δ- 荜澄茄烯。[55] 建立不同生长年限肉桂药材的 UPLC 指纹图谱，识别出 6 个特征峰，分别为香豆素、2- 羟基桂皮醛、肉桂醇、肉桂酸、桂皮醛和 2- 甲氧基桂皮醛，从图谱可见 30 年以下的肉桂药材主要成分与 30 年以上的肉桂药材存在着较大差异，结合主成分分析和聚类分析方法，可将不同生长年限的肉桂指纹图谱分成两类。[56] 采用 HPLC 建立了桂枝、肉桂的化学成分指纹图谱，识别出 10 个共有峰，分别为 3- 羟基肉桂酸、2- 羟基肉桂酸、4- 羟基 -3- 甲氧基桂皮醛、2- 羟基桂皮醛、香豆素、肉桂醇、肉桂酸、2- 甲氧基肉桂酸、肉桂酸、2- 甲氧基桂皮醛，从谱图可见桂枝、肉桂样品指纹图谱轮廓相似，但桂枝、肉桂化学成分的峰面积存在差异，桂枝中肉桂醇、2- 甲氧基肉桂酸、肉桂酸的平均峰面积均高于肉桂，而肉桂中桂皮醛、2- 羟基桂皮醛、2- 甲氧基桂皮醛、香豆素的平均峰面积均高于桂枝，利用系统聚类分析可将桂枝和肉桂的指纹图谱分开。[57] 采用水蒸气蒸馏法提取肉桂药材中挥发油，建立了肉桂挥发油的 GC 指纹图谱，包含 18 个共有峰。[58] 建立了肉桂饮片的 HPLC-PDA 法指纹图谱，从特征图谱中筛选出 7 个特征峰，其中酚类成分 2 个（原儿茶酸、表儿茶酸），苯丙素类成分 5 个（香豆素、肉桂醇、肉桂酸、桂皮醛、未知成分）。[59]

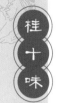
七、生产加工技术研究

（一）栽培技术

1. 繁育技术

（1）繁殖方式

肉桂以种子繁殖为主，也可采用扦插、萌蘖分株和压条等无性繁殖方式。大面积造林常用种子繁殖，播种育苗后以裸根苗或容器苗移栽，育苗地见图1-5。萌蘖繁殖多用于生产桂板和桂通，压条繁殖造林成活率高，但繁殖率低。

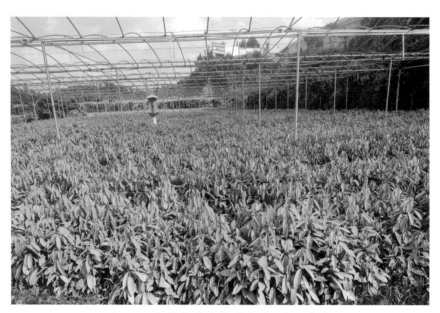

图1-5　肉桂实生苗育苗地（林杨　摄）

（2）种子繁殖技术

① 采种

选择生长迅速、树干通直圆满、皮厚含油量多、无病虫害的优良成年母树采种。肉桂果实在每年2～4月陆续成熟，成熟果实果皮呈紫黑色，卵形至长卵形，表面光滑，种柄延伸的方向有突起的棱8～13条，具有蜡质般的光泽，先端稍平截，形状呈椭圆形。长度10～13 mm，宽7～9 mm，单果重0.36～0.70 g。早期成熟的种子种仁饱满，发芽率高，培育出的苗木健壮、抗病虫及耐旱力强。

② 催芽

种子宜随采随播，贮藏期一般不超过20天。播种育苗前对种子进行精选、消毒、浸种和催芽处理。将采回来的果实堆放3～4天，待果肉软化后，用清水搓洗去皮，然后用0.5%高锰酸钾溶液浸泡种子10～20 min进行消毒。经消毒后的种子每天用清水搓洗4次，把种子表面分泌的黏液搓洗干净，然后用竹箩盛种子置于阴凉通风处保持湿润。直至种子露白萌动发芽，再移入营养杯或苗床中进行田间管理。用0.3%甲醛溶液浸种30 min后密封2 h，再用清水浸24 h，可促进种子吸胀和提早发芽。

③ 苗床准备

苗圃地应选择靠近水源、排水良好、土质疏松、砂质壤土的新开荒生地。采用大田育苗时，苗圃整地要全部深翻晒地，拾净草根、石块，播种前用0.5%福尔马林溶液进行土壤消毒，待晒白表土后，施用钙镁磷肥、腐熟的猪栏粪或堆肥等有机肥料作基肥，起畦宽1.0～1.2 m，高15～20 cm，沟宽

40 ～ 50 cm，畦面土块打碎，整细耙平。采用营养杯育苗时，用 78% 新鲜黄心土 +20% 火烧土 +2% 过磷酸钙拌均匀堆沤作营养土育苗基质，装于 10 cm×8 cm 聚乙烯育苗营养袋，整齐摆放于苗床上，每畦宽 1.0 ～ 1.2 m，留步道宽 40 ～ 50 cm。

④ 播种

将已露白的种子点播于营养杯或苗床上，苗床的点播行距为 20 ～ 25 cm，株距为 6 ～ 9 cm，每亩播种量 16 ～ 18 kg。点播后的营养杯或苗床用新鲜细碎黄壤土覆盖 1 ～ 2 cm，床面覆草保湿，每隔 4 ～ 5 天浇水 1 次，注意保持营养土湿润。

⑤ 苗床管理

播后 15 ～ 20 天发芽出土后，即可揭草，随即用遮光网搭荫棚。荫棚高度为 60 ～ 80 cm，长度宽度基本与畦面一致。苗圃荫棚的荫蔽度要求为 4 ～ 6 月 70% ～ 80%，7 ～ 9 月 50% ～ 60%，10 ～ 11 月 30% ～ 40%，12 月至翌年 3 月出圃前，可以拆除荫棚。

幼苗出土后，要注意清除杂草，年除草 6 ～ 7 次，除草方式主要是用手拔。若苗圃杂草少，土壤板结要及时松土，保持土壤疏松通透，以利于根系生长。待幼苗木质化后，视生长情况每间隔 15 ～ 20 天定期追肥 1 次，追肥以速效肥为主，如尿素、水溶性复合肥等，先稀后浓，少量多次。当 1 年生营养杯苗高 15 cm、地径 0.4 cm 以上，2 年生大田苗高 50 cm、地径 0.8 cm 以上时即可出圃上山造林。苗期还需时刻注意幼苗病虫害发生情况，苗期主要病虫害有根腐病、立枯病、地老虎和东方蝼蛄等，如发现发病的幼苗应立即拔除。

（3）扦插繁殖技术

肉桂扦插对水分管理的要求较为严格，适宜的扦插季节为 3 ～ 4 月和 6 ～ 7 月。选择枝繁叶茂、皮厚油多、生长快速的优良肉桂树为母树，剪取粗 0.3 ～ 0.4 cm 的 1 年生嫩枝或半木质化嫩枝为插穗，截成长 15 ～ 20 cm、带有 3 ～ 5 个芽体的枝段，用吲乙·萘乙酸（ABT）或萘乙酸（NAA）等生根剂处理，按株行距 10 cm×20 cm 斜插入苗床或营养杯中，枝插深度为 3 cm 左右，苗床的准备和管理与种子繁殖的相近。扦插繁殖后 40 ～ 50 天插条生根，一般当年冬季或翌年春季出圃。

（4）分株繁殖技术

萌蘖分株繁殖一般于每年 4 月进行，选择 1 ～ 2 年生、高 1.5 ～ 2 m、胸径 2 ～ 3 cm 的粗壮萌蘖，在齐地面处剥取一圈宽 3 ～ 4 cm 的树皮，涂抹已拌有生根粉的黄泥浆，用疏松肥沃表土将剥皮部位覆盖，压实后淋水，翌年可长出新根，把土扒开，切断移植。

（5）压条繁殖技术

压条繁殖于每年 2 ～ 3 月进行，选择 4 ～ 6 年生的肉桂为母树，在茎粗大于 1 cm、长 15 ～ 30 cm 的健壮枝条基部进行环状或半环状割皮，深度至木质部，涂抹已拌上生根粉的黄泥浆，并以苔藓、木屑等敷贴后再用塑料薄膜包缠保湿，约 1 个月后生根。将生根后的枝条剪下，即可移栽至苗床或营养杯中，苗床的准备和管理与种子繁殖的相近。压条繁殖的成苗速度快，5 ～ 8 个月即可出圃。

2. 种植技术

（1）选地整地

肉桂喜土层深厚，排水良好，通透性强，肥沃且呈酸性（pH=4.5 ～ 5.5）的砂质土壤。因此，种植要选土质疏松、深厚肥沃、湿润、阳光充足、不易受寒、排水良好的低丘地或冲刷较轻的山腹地，坡度以 20° ～ 30° 为宜。整地方式有全垦、带垦、穴垦等方式。全垦是在种植前一年的秋冬季节，先除杂草、杂灌木，清理林地，然后把土壤全部挖松，深翻 15 ～ 20 cm，清除草根、树根，然后按大小为 40 cm×40 cm×40 cm 挖穴，自然风化至翌年春季。

（2）定植

3 ～ 4 月，选择雨后的阴天定植，先在种植穴内施入 10 kg 基肥，然后垫一层表土，再放入 1 年生营养杯苗或 2 年生裸根苗，分批次回填土壤，扶正，并稍踏实，提苗使根部舒展，最后浇透定根水。根据生产目的的不同，种植密度也有所不同，采收桂枝的密度较大，高达 15000 株·公顷⁻¹。采收桂皮的密度较小，为 9000 ～ 10500 株·公顷⁻¹。

（3）中耕除草

1 ～ 3 年的幼龄苗，每年要中耕除草 2 ～ 3 次，每次要求将林地内所有杂草、杂灌木清除干净，保证生长前期不受压，直至林木郁闭为止。4 年生以上的林地，每年除草 1 次，铲除地内的杂草并覆盖于植株周围，以减少土壤水分蒸发。中耕除草时，注意不要伤及肉桂植株茎基，以免萌蘖，消耗养分，影响主干生长。

（4）施肥

定植后 1 ～ 2 个月内要定期淋水保湿，保证幼苗成活，成活以后视旱情而定。1 ～ 3 年的幼龄苗，每年施肥 2 ～ 3 次，以氮肥为主，每次每株施氮肥 50 ～ 100 g 或氮磷钾复合肥 100 ～ 250 g，结合中耕除草进行，在距根基部 20 ～ 30 cm 处沟施或穴施，施后覆土。第 4 年及以后可采取重施少次的办法，加施钾肥，每株每次施有机肥 2.5 kg 加氮磷钾复合肥 500 g。

（5）修剪

修枝宜在秋、冬季进行，要将成龄树的病虫枝、弱枝、受伤枝、过密枝剪除，以保证林地内的通透性。根据生产目的的不同，修枝方式也有所不同。以加工桂通为目的的肉桂林地，在种植后第 2 年开始，每年修枝 1 次，削去紧靠主干的枝条，保证主干光滑，林地每隔 5 ～ 6 年可砍伐 1 次，萌芽再生可连续 10 多代。以生产板桂为目的的林地，要进行适当间伐，保持株行距为 10 m×8 m 较适宜，使树冠之间的枝条相互不遮盖，林地每隔 10 ～ 20 年砍伐 1 次，萌芽再生可连续 5 ～ 7 代，待树根衰老不再萌芽时，全部挖除，重新造林。以生产药用桂皮为目的的林地，修枝应在种植后第 3 年开始，每年进行 1 ～ 2 次，每次修剪从地面到树冠的 1/3 以内的枝条。以采收枝叶蒸油为目的的肉桂林地，在定植后第 3 年摘顶，以促进分枝萌蘖，提高枝叶产量。

桂平市的西江桂种植基地见图 1-6。

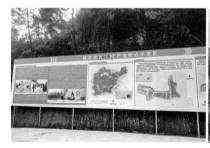 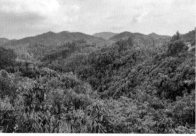 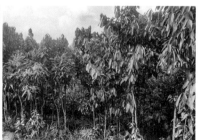

A. 桂平市西江桂产业核心示范区　　B. 西江桂种植基地大环境　　C. 西江桂种植基地小环境

图 1-6　西江桂种植基地（林杨　摄）

3. 病虫害防治技术

（1）根腐病

根腐病主要发生于苗期，发病原因是梅雨季节苗圃积水、排水不畅。为害症状是发病初期须根变褐腐烂，然后蔓延至主根，最后整个根系腐烂。

防治方法：选择排水良好的地块做苗圃，雨季苗圃开好排水沟，防止积水；发现病株后，立即将其拔除、烧毁，并用石灰或退菌特全面消毒，每亩用 40～50 kg 生石灰撒于行间或 50% 退菌特 500 倍稀释液全面喷洒，可防止病害蔓延；病穴用 50 g·kg^{-1} 的石灰水或 50 g·kg^{-1} 的福尔马林药液浇灌消毒。

（2）炭疽病

炭疽病是真菌性病害，主要发生于幼龄肉桂树的嫩叶、花序、果实。一般从叶尖、叶缘开始发病，叶片病斑大小不一，呈不规则形，褐色至灰白色，有明显的深色边缘，外缘褪绿半透明。病斑初为深褐色，后期变为灰白色，病斑边缘棕褐色，病、健部分界明显，有不明显的轮纹，病斑正面轮生一些不规则黑色小点并有针尖状凸起，即病原菌子实体。

防治方法：加强栽培管理，结合冬季清园和采收桂叶，剪除病枝，减少病源，提高植株抗病性；发病初期，喷施 50% 甲基托布津可湿性粉剂 700 倍稀释液，或 75% 百菌清可湿性粉剂 600 倍稀释液，或 65% 代森锰锌可湿性粉剂 600 倍稀释液，每周 1 次，连续喷施 2～3 次。

（3）泡盾盲蝽

泡盾盲蝽 *Pseudodoniella* sp. 成虫和若虫可昼夜为害肉桂嫩梢、枝条及愈伤组织，以刺吸式口器吸食寄主液汁，受害部位形成水渍状斑块，同时有茶褐色点状液汁排出。

防治方法：泡盾盲蝽成虫、若虫喜欢在阴湿的环境中生活，通过适当间伐及打枝增加林内通风透光度，改变其生存环境，及时清除病枝、枯枝上的泡盾盲蝽卵均有利于压低虫口密度。每年 4～5 月和 7 月底～10 月上旬是泡盾盲蝽的 2 个盛发期，也正是春夏秋梢的萌发和生长时期，应及早调查发现，及时喷药防治，控制其扩散蔓延。可用肉桂病虫清 500～800 倍稀释液喷洒至枝、茎杆、枝杈处湿润为止，或喷施 80% 敌敌畏乳油 800 倍稀释液，或 90% 敌百虫晶体 800 倍稀释液，或 20% 速灭杀丁 2000 倍稀释液。

（4）木蛾

肉桂木蛾 *Thymiatris* sp. 属鳞翅目木蛾科，以幼虫钻蛀枝干，在韧皮部和髓心中形成坑道，同时还咬食叶片，为害轻者影响叶片生长，重则断梢折枝使整株树枯死。

防治方法：每年 6～9 月为木蛾盛发期，应及早调查发现，及时喷药防治，控制其扩散蔓延。发病初期可用注射器将配好的 80% 敌敌畏乳油或 50% 辛硫磷 1～8 倍稀释液 1 mL 左右注入蛀道内，然后用稀泥封口，以杀死幼虫。也可用 90% 敌百虫结晶 300 倍稀释液喷施于坑道的枝干表皮上，以毒死夜出取食的幼虫。

（5）褐天牛

褐天牛 *Nadezhdiella cantori*（Hope）属鞘翅目天牛科，以幼虫为害树干。

防治方法：4 月初，发现成虫，进行人工捕杀；夏秋季用铁丝插入树干幼虫蛀孔内，刺死幼虫，或用敌敌畏棉塞入虫孔毒杀；成虫产卵期在树干上涂抹白涂剂（生石灰粉 10 份、硫黄 1 份、水 40 份混匀），从根茎处涂到木栓化部分，防止成虫产卵。

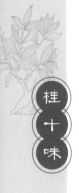

（6）枝枯病

枝枯病又称梢枯病、桂瘟，是害虫泡盾盲蝽用刺吸式口器吸食肉桂汁液时，口器传播了球二孢和拟茎点霉病菌，造成伤口感染。发病初期枝叶伤口处形成黑褐色病斑，并迅速扩大，皮层组织变黑坏死，枝茎的输导组织被破坏，形成有瘤状凸起物的畸形枝，为害严重的肉桂林整片枯黄干死，形同火烧，损失惨重，故林农称之为"桂瘟"。

防治方法：抓好泡盾盲蝽的防治，便可解决枝枯病的发生和为害。

（二）良种选育

肉桂栽培历史悠久，经过长期的人工栽培与自然选择，栽培肉桂种质资源丰富，桂油和桂皮醛的含量及药材产量差异较大，但目前生产上还没有一个国家审定的品种，各地的种源命名主要以产地为依据，如广西肉桂按产地分为"东兴桂"和"西江桂"，东兴桂又称"防城桂"，主要种植在广西防城、上思、龙州、大新等地；而西江桂，古代称"得桂"，主要在广西平南、藤县、桂平等地有栽培。自 20 世纪 80 年代末以来，我国肉桂栽培发展较快，面积不断增加，根据肉桂新芽颜色的不同而将肉桂分为红芽肉桂（黑油桂）、白芽肉桂（黄油桂）和沙皮肉桂（糠桂）3 个品种，其中红芽肉桂的新芽与嫩叶均呈红色，皮部油层较薄，生长较快，但桂皮、桂油的品质一般，耐旱力较弱；白芽肉桂的新芽和嫩叶呈淡绿色，皮部油层厚，品质优良，且耐旱力较强；沙皮肉桂的新芽和嫩叶均呈棕色，韧皮部不显油层，桂皮品质差。[60]

国内栽培的肉桂生产周期长，一般种植 15 年后才能形成油层，品种抗性较差，种植 2 ～ 3 年后病虫害严重，特别是泡盾盲蝽引起的枝枯病为害相当严重。2004 年，叶大、皮厚、易精细加工、桂油含量高的越南清化肉桂 *C. cassia* var. *macrophylla* 被引进作为一种适于我国南亚热带板桂培育的优良品种。[61]漳州兴林林业研究所的何水东等人针对我国肉桂生产存在良种化程度低及栽培管理粗放、单产不高等问题，开展了肉桂良种选择与短周期丰产栽培技术研究，筛选出性状良好的优树 39 株、优良家系 11 个，遗传增益效果十分显著，并在生产上推广应用。[62]分析全世界 515 份肉桂种质资源的形态、产量和生化特性，结果显示超过 70% 的肉桂树皮和超过 90% 的肉桂树叶样品中没有检测到香豆素，这些肉桂树皮和叶片甲醇提取物中香豆素的平均含量分别为 0.010 mg·g^{-1} 和 0.004 mg·g^{-1}。通过指纹图谱数据可见锡兰肉桂的质量优于其他种质，综合考虑 25 个不同性状指标，筛选出 16 份优良基因型材料作为亲本材料，可直接进行育种，或大规模繁殖。[63]

（三）采收加工技术

每年春秋季均可剥取树皮，其中 2 ～ 3 月采收的桂皮称"春桂"，易剥离，但挥发油含量较低，品质较差；9 月采收的桂皮称"秋桂"，品质较好，但不易剥离。剥皮时先用刮桂刀在树干上环切一圈，深达木质部，再往下 40 ～ 50 cm 处环切一圈，深达木质部，然后在两圈之间纵切一刀，用竹片插入割缝上下慢慢地剥，将整块桂皮剥下。在秋季采收时，需在剥皮前 1 个月，环剥去树干基部圈宽 3 ～ 4 cm 的一圈树皮，切口深达木质部，以切断全部筛管，阻止养分向根部运输，增加树皮油分的积累量，使木质部和韧皮部产生离层。

肉桂树全身是宝，树皮加工成肉桂、嫩枝加工成桂枝、果实加工成桂子、枝叶可蒸馏出桂油。肉桂商品种类较多，常见的有企边桂、桂板、桂通、桂心、桂枝、桂碎、桂子、桂油。一般矮林密植的肉桂，在造林 5 ～ 6 年后，砍伐植株剥取树皮加工成桂通、桂心，同时每年可采枝叶蒸馏桂油；乔林稀植的肉桂，需造林 10 ～ 20 年后，砍伐植株剥取树皮加工成企边桂、桂板，同时每年可采果实加工成桂子；肉桂林每年修剪下来的枝条或不能剥皮的细枝梢则加工成桂枝；加工企边桂、桂板、桂通、桂心等剪下的边皮和碎块就加工成桂碎。

（四）贮藏技术

肉桂挥发油含量较高，贮藏时环境温度不能太高，否则易散失香气或泛油，同时温度太高易吸湿霉变和虫蛀，应置于阴凉干燥处保存。贮藏肉桂药材的仓库应清洁、通风、避光、干燥、无异味，有防潮、防霉、防鼠、防虫设施。同一仓库内及仓库附近不应存放可能造成污染或串味的其他产品。仓库内不应存储有毒有害物质或其他易腐、易燃品。贮藏期内应定期对肉桂药材的含水量进行检测。

八、现代研究与应用

（一）化学成分

1. 主要化学成分

肉桂中挥发油占 1.98% ～ 2.06%，其主要成分为桂皮醛，占 52.00% ～ 61.20%，此外还有苯甲醛、β- 榄香烯、β- 荜澄茄烯、白菖蒲烯、肉桂酸乙酯、苯甲酸苄酯、肉桂酸、肉桂醇、2- 甲氧基桂皮醛、邻甲氧基肉桂酸、邻甲氧基桂皮醛、樟烯、咕巴烯、乙酸桂皮醛、乙酸肉桂酯、丁香酚、原儿茶酸、丹皮酚、苯乙酮、苯丙醛、石竹烯、杜松烯和杜松醇等。[64]

肉桂的非挥发油部分含 3′ - 甲基 - 左旋 - 表儿茶精［3′-O-methyl-（-）-epicatechin］，5，3′-二甲基 - 左旋 - 表儿茶精，5，7，3′ - 三甲基 - 左旋 - 表儿茶精，4′- 甲基 - 右旋 - 儿茶精［4′-O-methyl-（+）-catechin］，7，4′ - 二甲基 - 右旋 - 儿茶精，5，7，4′ - 三甲基 - 右旋 - 儿茶精，左旋 - 表儿茶精 -3-O-β- 葡萄糖苷，左旋 - 表儿茶精 -8-β- 葡萄糖苷，左旋 - 表儿茶精 -6-β- 葡萄糖苷，左旋 - 表儿茶精，桂皮鞣质（cinnamtannm）A_2、A_3、A_4，原矢车菊素（procyanidin）C_1、B_1、B_2、B_5、B_7、A_2，原矢车菊素 B_2-8-C-β-D- 葡萄糖苷，原矢车菊素 B_2-6-C-β-D- 葡萄糖苷，[65]锡兰肉桂素（cinnzelanine），锡兰肉桂醇（cinnzeylanol），脱水锡兰肉桂素，脱水锡兰肉桂醇，以及多种二萜类化合物，如肉桂新醇（cinncassiols）A、B、C_1、C_2、C_3、D_1、D_2、D_3、D_4、E，肉桂新醇 A、B、C_1、D_1、D_2 的 -19-O-β-D- 葡萄糖苷，D_4 的 -2-O-β-D- 葡萄糖苷等，[66-71]另外还有南烛木树脂酚 -3α-O-β-D- 葡萄糖苷（lyoniresinol-3α-O-β-D-glucopyranoside），3，4，5- 三甲氧基酚 -β-D-洋芫荽糖（1 → 6）-β-D- 葡萄糖苷 {3，4，5-trimethoxyphenol-β-D-apiofuranosyl（1 → 6）-β-D-glucopyranoside}，消旋 - 丁香树脂酚（syringaresinol），5，7- 二甲基 -3′，4′ - 二氧亚甲基 - 消旋 -表儿茶精［5,7-dimethyl-3′,4′-di-O-methylene-（±）-epicatechin］，桂皮醛环甘油 -1,3- 缩醛（9,2′-反式）［cinnamic aldehydecyclicglycerol-1,3-acetal（9,2′-trans）］，桂皮醛环甘油 -1,3- 缩醛（9,2′-顺式），[72]肉桂苷（cassioside），桂皮苷（cinnamoside）和桂皮多糖 AX（cinnaman AX）等化合物，[73, 74]具体见图 1-7。

| 桂皮醛 | 甲苯醛 | 肉桂醇 | 肉桂酸 | 苯甲酸苄酯 |

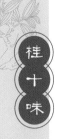
邻甲氧基桂皮醛　　邻甲氧基肉桂酸　　肉桂酸乙酯　　樟烯　　苯乙酮

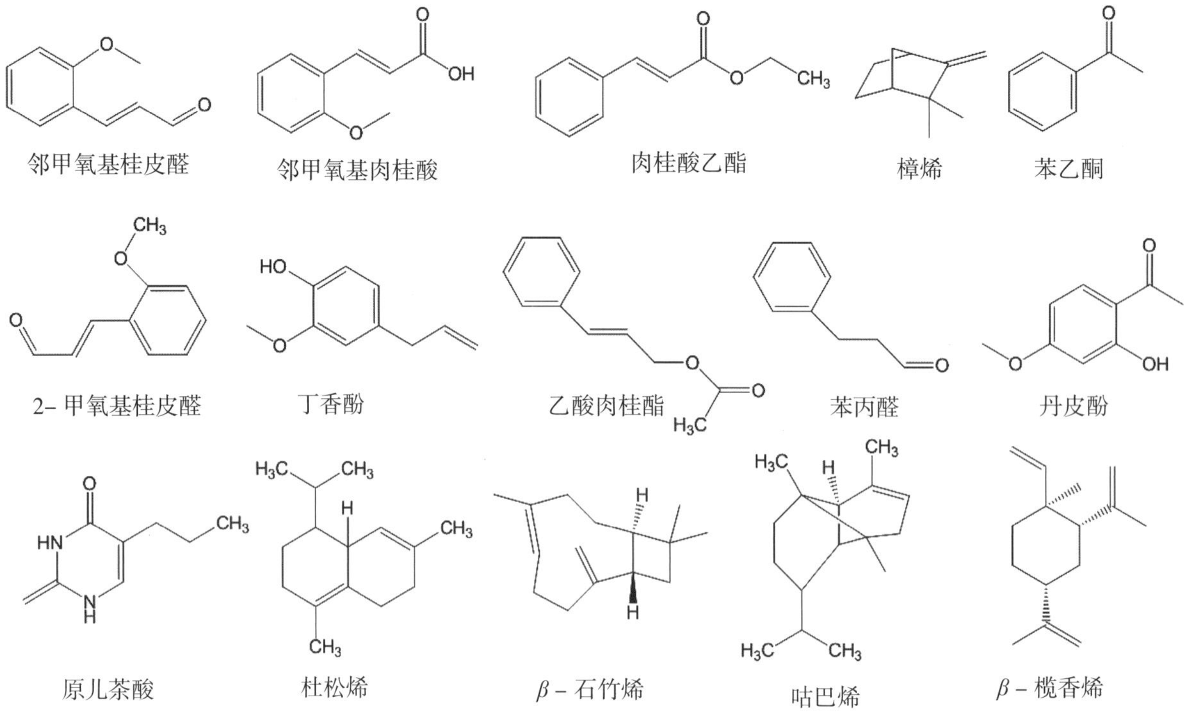

2-甲氧基桂皮醛　　丁香酚　　乙酸肉桂酯　　苯丙醛　　丹皮酚

原儿茶酸　　杜松烯　　β-石竹烯　　咕巴烯　　β-榄香烯

图 1-7　肉桂中主要挥发油成分

2. 不同产地、不同规格的肉桂化学成分比较

对国内不同产地、不同规格肉桂活性成分含量进行比较，研究结果表明广西产肉桂活性成分含量较高。通过比较四川泸州、南溪和广西桂平、南宁的肉桂质量，从生药性状、粉末显微特征、层析鉴别、水分含量、总灰分含量等方面看，四川和广西产者均符合《中华人民共和国药典》（1990版）的规定，结果还显示广西产肉桂中总挥发油含量高于四川，且挥发油及桂皮醛含量与树龄有关，树龄越大含量越高。[75]通过测定广东、广西不同树龄与砍伐次数的肉桂药材中桂皮醛、总糖和总酚含量，结果表明广西防城肉桂药材中桂皮醛和总糖含量显著高于广东郁南和肇庆等地，分别达 33.52 mg·g^{-1}、108.53 mg·g^{-1}；桂皮醛、总糖与总酚含量均随树龄的增加而升高；砍伐后的肉桂药材中总糖含量更高，桂皮醛和总酚含量无显著变化。[76]采用超临界 CO_2 萃取法和 GC-MS 法比较西江桂、防城桂、印尼桂、越南桂、锡兰桂、川桂中精油成分，结果表明西江桂、防城桂、印尼桂、越南桂的精油成分较为相似，其中桂皮醛含量占比均超过 55%，锡兰桂和川桂的精油成分与肉桂相比均有很大差异。[77]通过建立肉桂药材中肉桂酸的 UPLC（超高效液相色谱）含量测定方法，对广西平南、梧州、防城、岑溪和玉林几个主产地的肉桂药材（桂通）进行薄层色谱鉴定、水分、灰分、挥发油和桂皮醛含量测定，结果显示广西平南地区的桂通中挥发油、桂皮醛和肉桂酸含量均高于其他地区，分别为 3.8 mg·g^{-1}、37.05 mg·g^{-1}，2.38 mg·g^{-1}。[78]通过建立 HPLC 法同时测定桂枝及肉桂中香豆素、肉桂酸和桂皮醛的含量，在对广西、广东和海南等地 45 个桂枝和肉桂样品（含板桂、蛤蟆桂、桂碎、桂枝等不同规格等级）的检测中发现，广西藤县罗坪蛤蟆桂中桂皮醛含量最高，达 50.98 mg·g^{-1}，药材的商品等级与桂皮醛的含量高低有一定的相关性，而肉桂酸和香豆素的含量与药材的商品等级无相关性，药材贮存时间越长，桂皮醛和香豆素的含量均明显下降。[79]

对国产肉桂和进口肉桂的活性成分含量进行比较，研究结果表明越南肉桂活性成分含量较高。采用 HPLC-DAD（高效液相二极管阵列检测法）比较广西平南、广西东兴、广东德庆、云南及越南文安、老挝等 6 个产地的肉桂中桂皮醛含量，结果表明越南产的肉桂含量最高，为 9.46%，老挝产的肉桂含量最低，仅 2.63%，国产肉桂含量居中，为 2.83% ～ 4.71%；采用水蒸气蒸馏法测定总挥发油含量，结果同样显示越南产的肉桂含量最高，为 5.0%，老挝产的肉桂含量最低，仅 1.6%，国产肉桂含量居中，为 2.0% ～ 3.3%。[80] 通过建立肉桂 HPLC 指纹图谱，色谱条件采用 Phenomenex C_{18}（250 mm × 4.6 mm × 5 μm）色谱柱，乙腈 –0.1% 磷酸水溶液梯度洗脱，流速 1.0 mL·min^{-1}，检测波长 254 nm，4 个特有峰分别为香豆素、肉桂醇、肉桂酸、桂皮醛，进一步比较得出桂皮醛含量高，批间相似度好，国产肉桂中桂皮醛含量总体上低于进口肉桂，批间相似度差异较大。[81] 采用 HPLC 法测定广西和广东 16 个产地以及越南的肉桂中桂皮醛和肉桂酸含量，结果显示产自越南的肉桂中桂皮醛和肉桂酸的含量明显高于国产肉桂，分别达 1.30 mg·g^{-1} 和 33.87 mg·g^{-1}，而国产者则以广西田东的肉桂酸含量最高，为 0.59 mg·g^{-1}，以广西桂平的桂皮醛含量最高，为 32.62 mg·g^{-1}。[82]

（二）药理作用

现代科学研究表明，肉桂对心血管系统、消化系统等具有保护作用，具有扩张血管、抗溃疡、抗菌、抗氧化等多种药理作用。

1. 保护心血管系统的作用

肉桂在中医上有"助心阳"一说，药理研究表明，其指标性成分桂皮醛能够扩张外周血管、改善血管末梢血液循环，同时能改善心肌供血，提高左室舒张压、冠脉压，促进心肌侧支循环开放，有一定的抗休克作用，增加冠状动脉和脑血流量，降低血压。

2. 保护消化系统的作用

肉桂具有脾胃升温的功效，能抗溃疡、健胃、祛风。可以通过促进有益菌的生长、抑制致病菌的生长而显示益生元样活性，对胃黏膜有直接的缓和的刺激作用，可调节肠道上皮细胞中紧密连接蛋白和氨基酸转运蛋白的表达，改善肠黏膜屏障功能，促进营养物质的吸收。

3. 抗菌作用

肉桂中醛类和醇类的化学物质能有效抑制细菌和真菌的活性。

4. 抗氧化作用

肉桂起抗氧化作用主要是由于挥发油中的桂皮醛、肉桂酸及乙酸桂皮酯等化学成分，能抑制脂质过氧化及清除自由基。

5. 降血糖和降血脂作用

肉桂能有效维持胰岛 β 细胞的活性，并能刺激胰岛 β 细胞分泌更多的胰岛素，提高机体胰岛素的敏感性，减少对糖分的吸收，产生一定的抗糖尿病效应。此外，肉桂还能有效清除自由基，抑制脂质过氧化反应，增强胰岛素的抵抗作用来降低血糖、调节血脂，故肉桂对糖尿病的治疗有很好的辅助作用。

6. 抗肿瘤作用

肉桂中的桂皮醛和肉桂酸能提高机体免疫力，保护细胞并防止细胞辐射而诱变，且有效阻止多种肿瘤细胞的无限繁殖。有相关报道称桂皮醛对 HeLa 细胞、A549 细胞和 HepG2 细胞均起到抑制作用。

7. 其他作用

肉桂还具有驱虫、壮阳、解痉、解热、止咳等功效，同时还具有调节中枢神经系统、内分泌系统及调节机体免疫力、阻碍酪氨酸酶的生成及抑制醛糖还原酶活性等药理作用。

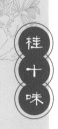

（三）临床及其他应用

1. 治疗妇科疾病

肉桂味辛，性大热，可助气血运行，具有温通经脉的功效。肉桂与补血活血的当归、赤芍及其他药材配伍，可补血祛疲、行血止痛，可用于胞宫阻滞所致的闭经、痛经、产后腹痛、跌打损伤的瘀肿疼痛等。当归养血丸、大黄汤、万灵散等方剂在治疗妇科疾病方面均有较好的疗效。

2. 治疗糖尿病

糖尿病常伴有其他并发症，严重影响患者正常生活和工作。近年来通过对肉桂的研究表明，肉桂在治疗糖尿病等脂质代谢异常疾病方面有很好的疗效，可降低血糖、血脂，且对糖尿病肝损伤具有一定的保护作用，其机制与抑制氧化应激和调控肝脏能量代谢有关。肉桂与熟附子、生黄芪、干姜等配伍成"温阳健脾汤"，可明显增强胰岛素敏感性。

3. 治疗肾脏疾病

肉桂的配方水提物可减弱由氢化可的松所致的大鼠在代谢水平上的改变，对肾脏起到一定的保护作用。肉桂与泽泻、茯苓、猪苓、白术等配伍成"五苓散"对肾脏纤维化和炎症具有很好的改善作用，可保护肾脏。肉桂与熟地黄、干山药、薯蓣、茯苓等配伍成"八味地黄丸"可以减轻由环磷酰胺引起的膀胱过度活动症。

4. 治疗其他疾病

肉桂与丁香配伍所制备的"丁桂散"可有效促进溃疡面愈合，临床上用于慢性溃疡性疾病。肉桂与黄芪、党参、益母草等配伍所制备的"益气强心汤"具有明显的改善心血管系统疾病的作用，可用于治疗慢性心力衰竭。

（四）分子生物学研究

1. 肉桂叶绿体基因组

2019 年首次构建了肉桂的叶绿体基因组，同时，在 GenBank 中收集 19 个樟科植物的叶绿体基因组重建了系统发育树。结果表明肉桂完整的叶绿体基因组长度为 152754 bp，由典型的 4 部分组成，其中大单拷贝区（LSC）为 93706 bp，小单拷贝区（SSC）为 18916 bp，两个反向重复区（IRa和 IRb）均是 20066 bp；共获得 128 个功能基因，其中蛋白质编码基因 84 个，tRNA 基因 36 个，rRNA 基因 8 个。系统发育分析表明肉桂和两种香樟（*C. camphora*_MG021326，*C. camphora*_MF156716）为单系群，且与产于斯里兰卡的锡兰肉桂处于姊妹分支。[83]

2. 分子鉴定

全球大约分布有 250 种肉桂属植物，这些植物树皮加工后形态相近，传统鉴别方法较难保证鉴别的准确性，而准确鉴定肉桂品种是保证临床用药安全有效的前提。DNA 分子鉴定不仅可用于鉴别真伪，还可以用于鉴别产地、生长年限。DNA 分子鉴定方法包括电泳技术、免疫技术、随机扩增多态性 DNA（RAPD）、限制性内切酶片段长度多态性（RFLP）、扩增片段长度多态性（AFLP）、简单重复序列（ISSR）及 DNA 条形码等技术。

高质量 DNA 的分离是分子研究的先决条件，但肉桂树皮中含有多糖、酚类和多种次级代谢产物，阻碍了 DNA 的分离，因此通过紫外检测、凝胶电泳及 PCR 扩增对比了 cDNA 提取法、高盐低 pH 法、尿素提取法提取的 DNA 纯度和产量，得出 CTAB 法提取效果最好，提取的 DNA 产量最高，纯度最大，颜色最白也最易溶解，能满足一般分子生物学操作要求。[84]前人建立了一种分离和扩增肉桂树皮DNA的方法，获得的DNA产量为 $5 \sim 8.1\ \mu g \cdot g^{-1}$，在260 nm和280 nm处的吸光度比值大于1.8，进一步用3个RAPD引物、1个 *rbc*L 引物和限制性酶切（ecorv和Hind Ⅲ）对分离的DNA进行PCR扩增，扩增的结果较好，可用于进一步分子分析。[85]

前人在肉桂属植物的分子鉴定上，已取得了较多的研究成果。例如利用 *rbc*L、*mat*K 和 *psbA-trn*H 三个条形码基因座鉴别锡兰肉桂、肉桂和马来肉桂 *C. malabatrum*，通过对PCR成功率、扩增率、种间和种内差异以及单核苷酸多态性（SNPs）的发生率分析得出，*rbc*L 位点表现出较高的种间分化，*psbA-trn*H 位点表现出较低的种间分化，*mat*K 位点未扩增，在所研究的10个市场样品中，有7个样品的 *rbc*L 基因座中检测到了肉桂特异性SNPs，*rbc*L 的SNP位点可用于设计肉桂特异性引物鉴别肉桂药材的真伪。[86]通过测定并比较肉桂属植物的DNA内部转录间隔区（ITS）核苷酸序列，根据ITS序列的差异，用引物对ccf1/ccr3扩增出一个408 bp的产物，作为肉桂特异性DNA标记，并利用这个开发的DNA标记和ITS2核苷酸序列，检测了韩国、中国和日本市场上的肉桂产品，结果表明，大多数样品来自于肉桂。[87]建立了一种快速鉴别肉桂属植物的聚合酶链式反应-限制性片段长度多态性方法（PCR-RFLP），该方法是从植物叶片提取DNA，使用引物TCM-5（5'-CGTAACAAGGTTTCCGTAGGTGAAC-3'）和TCM-12（5'-GACGCTTCTCCAGACTACAA-3'）从每个肉桂属物种的DNA扩增后观察到约800 bp的主要单一PCR产物，对其ITS序列进行比对，扩增出7种肉桂属植物的ITS全序列，分析表明ITS1和ITS2的种间变异高于种内变异，选择两种限制性内切酶Mly Ⅰ和Eco-RV在这些ITS序列中的跨接，实现7种肉桂属植物的鉴别。[88]通用条形码区、*rbc*L、*mat*K 和 *trn*H-*psb*A 等基因比较斯里兰卡8种常见肉桂属植物（*C. capparucoronde*，*C. citriodorum*，*C. dubium*，*C. litseifolium*，*C. ovalifolium*，*C. rivulorum*，*C. sinharajaense*，*C. verum*）的差异，结果未观察到 *C. citriodorum*，*C. rivulorum*，和 *C. verum* 这三种肉桂的种内序列差异，其他物种则至少存在一个单核苷酸多态性（SNPs），如有两个 *C. sinharajaense* 个体的条形码与 *C. verum* 完全相同，另一个 *C. sinharajaense* 个体与 *C. verum* 在 *mat*K 基因座上存在一个差异位点，在 *trn*H-*psb*A 基因座上存在三个差异位点；有一个 *C. dubium* 个体和一个 *C. capparucoronde* 个体具有相同的 *rbc*L 和 *trn*H-*psb*A 序列，而另外几个个体则在 *mat*K 基因座上存在一个差异位点。[89]

3. 桂皮醛的生物合成和代谢调控

药用植物体内及体外环境条件会影响次生代谢产物的合成，改变其合成量，从而影响药材质量。随着分子生物学技术的发展，肉桂主要活性成分桂皮醛、肉桂酸、肉桂醇等的生物合成途径及调控机理已逐渐被揭示，这些研究将运用于肉桂良种选育、规范化种植、细胞发酵工程和质量控制等方面，实现控制药材质量和活性成分细胞生产的目的。

桂皮醛的生物合成途径主要包括两个部分，第一部分是葡萄糖经莽草酸途径被催化生成苯丙氨酸、色氨酸和酪氨酸，第二部分是苯丙氨酸作为苯丙素类化合物的底物，经脱氨基、酸基硫醇化生成桂皮醛。第一部分需要9种关键酶反应：①3-脱氧-δ-阿拉伯糖庚酮糖-7-磷酸合成酶（DAHPS，EC 2.5.1.54）将D-赤藓糖-4-磷酸和磷酸烯醇式丙酮酸羟醛缩合生成3-脱氧-δ-阿拉伯糖庚酮糖-7-磷酸；②3-脱氢奎尼酸合成酶（DHQS，EC 4.2.3.4）催化3-脱氧-δ-阿拉伯糖庚酮糖-7-磷酸发生分子内羟醛缩合反应生成3-脱氢奎尼酸；③3-脱氢奎尼酸脱水酶（DHQD，EC 4.2.1.10）

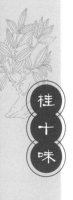

将 3- 脱氢奎尼酸脱水生成 3- 脱氢莽草酸；④莽草酸脱氢酶（SDH，EC 1.1.1.25）将 3- 脱氢莽草酸还原为莽草酸；⑤莽草酸激酶（SK，EC 2.7.1.71）将莽草酸磷酸化生成莽草酸 -5- 磷酸；⑥ 5- 烯醇丙酮莽草酸 -3- 磷酸酯合成酶（EPSPS，EC 5.1.19）催化莽草酸 -3- 磷酸与磷酸烯醇式丙酮酸发生缩合生成 5- 烯醇丙酮莽草酸 -3- 磷酸；⑦分支酸合成酶（CS，EC 4.2.3.5）催化 5- 烯醇式莽草酸 -3- 磷酸生成分支酸；⑧双功能酶分支酸变位酶（CM，EC 5.4.99.5）；⑨预苯酸脱水酶（PDT，EC 4.2.1.51）催化预苯酸脱羧、芳构化及脱去基团，生成苯丙酮酸，最后经磷酸吡哆醛依赖的转氨反应生成 L- 苯丙氨酸。[90, 91] 第二部分需要 3 种关键酶反应：①苯丙氨酸解氨酶（PAL，EC 4.3.1.24）将 L- 苯丙氨酸脱氨为肉桂酸；② 4- 香豆酸辅酶 A 连接酶（4CL，EC 6.2.1.12）将肉桂酸的酸基硫醇连接成肉桂酰辅酶 A；③肉桂酰辅酶 A 还原酶将肉桂酰辅酶 A 还原为桂皮醛（CCR，EC 1.2.1.44）。[92-95] Bang 等人构建了桂皮醛在大肠杆菌中的生物合成途径，通过引入三种桂皮醛生物合成酶（PAL、4CL、CCR）和大肠杆菌（E. coli YHP05）增加主要前体 L- 苯丙氨酸的产量，含有 pHB CAD 和 pYHP 的大肠杆菌产生桂皮醛的效价高达 75 mg·L^{-1}。[96]

九、常用古今方选

（一）经典名方

1. 十全大补汤

【组成】人参、肉桂（去粗皮，不见火）、川芎、地黄（洗，酒蒸，焙）、茯苓（焙）、白术（焙）、甘草（炙）、黄芪（去芦）、川当归（洗，去芦）、白芍药，各等分。

【功效】温补气血。主治诸虚不足，五劳七伤，不进饮食；久病虚损，时发潮热，气攻骨脊，拘急疼痛，夜梦遗精，面色萎黄，腰膝无力；一切病后气不如旧，忧愁思虑伤动血气，喘嗽中满，脾肾气弱，五心烦闷；以及疮疡不敛，妇女崩漏等。舌淡，脉细弱。

【出处】《太平惠民和剂局方》。

2. 右归丸

【组成】大怀熟地黄 250 g、山药（炒）120 g、山茱萸（微炒）90 g、枸杞子（微炒）120 g、鹿角胶（炒珠）120 g、菟丝子（制）120 g、杜仲（姜汤炒）120 g、当归 90 g（便溏勿用）、肉桂 60 g（可渐加至 120 g）、制附子 60 g（可渐加至 150～160 g）。

【功效】温补肾阳，填精益髓。主治肾阳不足，命门火衰，神疲气怯，畏寒肢冷，阳痿遗精，不能生育，腰膝酸软，小便自遗，肢节痹痛，周身浮肿；或火不能生土，脾胃虚寒，饮食少进，或呕恶腹胀，或翻胃噎膈，或脐腹多痛，或大便不实，泻痢频作。舌淡苔白，脉沉而迟。

【出处】《景岳全书》。

3. 苏子降气汤

【组成】紫苏子、半夏（汤洗七次）各二两半，川当归（去芦）一两半，甘草二两，前胡（去芦）、厚朴（去粗皮，姜汁拌炒）各一两，肉桂（去皮）一两半，[一说有陈皮（去白）一两半]。

【功效】降气平喘，祛痰止咳。主治上实下虚之痰喘证。咳喘短气，痰涎壅盛，痰质稀色白，胸膈满闷，或腰痛脚弱，肢体浮肿。舌苔白滑或白腻。

【出处】《太平惠民和剂局方》。

4. 小续命汤

【组成】防己、肉桂（去粗皮）、黄芩、杏仁（去皮尖，炒黄）、白芍（白者）、甘草、川芎、麻黄（去根节）、人参（去芦）各一两，防风（去芦）一两半，附子（炮，去皮脐）半两。

【功效】祛风散寒，益气温阳。主治中风垂危，身体缓急，口眼㖞斜，舌强不能言语，神情闷乱者。

【出处】《太平惠民和剂局方》。

5. 八味地黄汤

【组成】熟地黄一两，山茱萸五钱，山药五钱，茯苓三钱，牡丹皮三钱，泽泻三钱，川芎一两，肉桂一钱。

【功效】补肾水以制火。主治少时不慎酒色，又加气恼而得头痛，不十分重，遇劳、遇寒、遇热皆发，倘加色欲则头沉沉而欲卧。

【出处】《辨证录》。

6. 五积散

【组成】苍术、桔梗各600 g，枳壳、陈皮各180 g，芍药、白芷、川芎、当归、甘草、肉桂、茯苓、半夏（汤泡）各90 g，厚朴、干姜各120 g，麻黄（去根、节）180 g。

【功效】散寒祛湿，理气活血，化痰消积。主治外感风寒，内伤生冷证，症见身热无汗，头痛身疼，项背拘急，胸满恶食，呕吐腹痛，以及妇女血气不和，心腹疼痛，月经不调。苔白腻，脉沉迟。

【出处】《仙授理伤续断秘方》。

7. 附桂理中丸

【组成】附子一两，肉桂五钱，人参一两，白术二两，干姜一两，甘草（炙）一两。

【功效】主治脾胃虚寒，痰饮内停，中焦失运，呕吐食少，腹痛便溏，脉来迟细者。

【出处】《饲鹤亭集方》。

8. 当归养血丸

【组成】玄胡（炒）、牡丹皮、当归（去芦）、白芍各60 g，肉桂30 g。

【功效】主治产后恶血不散，小腹疼痛，时作时止；或恶露不快，脐腹坚胀，兼治经候不匀，赤白带下，心腹腰脚疼痛。

【出处】《饲鹤亭集方》。

9. 太乙膏

【组成】肉桂、白芷、当归、玄参、赤芍、生地黄、大黄、土木鳖各60 g，槐枝100段，柳枝100段，阿魏9 g，轻粉12 g，血余30 g，东丹1200 g，乳香、没药各15 g，麻油2500 g。

【功效】活血消肿，拔毒生肌。主治发背、痈疽、恶疮、跌打损伤、湿痰流毒、筋骨疼痛、烫火伤等。

【出处】《外科正宗》。

10. 桂附地黄汤

【组成】熟地黄12 g，山茱萸肉、山药各6 g，牡丹皮、泽泻、茯苓各4.5 g，附子（制）、肉桂各3 g。

【功效】治产后肾虚，遗尿不禁者。

【出处】《医宗金鉴》。

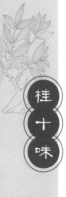

11. 调中汤

【组成】当归、肉桂（去粗皮）、川芎、白芍、附子（炮）、良姜各一两，甘草（炙）半两。

【功效】主治治产后肠胃虚怯，寒邪所侵，未满月，饮冷当风，乘虚袭留于肓膜，散于腹胁，腹痛作阵，或如锥刀所刺，流入大肠，水谷不化，洞泻肠鸣，或下赤白，胁俘胀，或走痛不定，急宜服之。

【出处】《太平惠民和剂局方》。

12. 人参轻骨散

【组成】贝母（去心）、白茯苓（焙）、半夏（煮）各一两，枳壳（去瓢，炒）二两半，苍术（浸一宿）六两，人参、白术（焙）、白芷（不见火）、陈皮（去白）、秦艽、赤芍各二两，川芎、当归（去芦，焙）、肉桂（去粗皮）、干姜（炮）各一两半，柴胡（去芦）、麻黄（去根，节）各三两，桔梗（去芦）、甘草、厚朴各四两（姜汁浸）。

【功效】主治四时伤寒，头痛壮热，项背拘急，骨节烦痛，憎寒恶风，肢体困倦，大便不调，小便赤涩，呕逆烦渴；或伤风感寒，头痛体热，鼻塞声重，咳嗽痰涎；山岚瘴气，时行疫疠，潮热往来，疗五劳七伤，中气滞，心腹痞闷，停痰呕逆，冷气奔冲，攻注刺痛。又治妇人血气撮痛，经候不调，并宜服之。

【出处】《太平惠民和剂局方》。

13. 参桂鹿茸丸

【组成】别直参、毛鹿茸、炙甘草、续断、肉桂各五两，炙黄芪、党参、炒冬术、当归、炒远志、枸杞子、肉苁蓉各十两，熟地黄十二两。

【功效】主治虚损乏力，畏寒肢冷，腰膝酸软，食减便溏。

【出处】《丸散膏丹集成》。

14. 三气饮

【组成】当归、枸杞子、杜仲各6g，熟地黄9～15g，牛膝、茯苓、芍药（酒炒）、肉桂各3g，北细辛（或代以独活）、白芷、炙甘草各3g，附子3～6g。

【功效】主治血气亏损，风寒湿三气乘虚内侵，筋骨历节痹痛，痢后鹤膝风痛。

【出处】《景岳全书》。

15. 温肺汤

【组成】白芍药六两，五味子（去梗，炒）、干姜（炮）、肉桂（去粗皮）、半夏（煮熟，焙）、陈皮（去白）、杏仁、甘草（炒）各三两，细辛（去芦，洗）二两。

【功效】主治肺虚，久客寒饮，发则喘咳，不能坐卧，呕吐痰沫，不思饮食。

【出处】《太平惠民和剂局方》。

（二）中成药

1. 丁桂温胃散

【成分】丁香、肉桂、荜拔。辅料为凡士林、月桂氮卓酮、甘油、石蜡、羊毛脂。

【功能主治】健脾温中，散寒止泻。适用于小儿泄泻、腹痛的辅助治疗。

2. 胃炎宁颗粒

【成分】檀香、肉桂、甘草（蜜炙）、薏苡仁（炒）、木香（煨）、赤小豆、山楂、细辛、鸡内金、乌梅。

【功能主治】温中醒脾，和胃降逆，芳香化浊，消导化食。主治萎缩性胃炎、浅表胃炎及其他胃炎、胃窦炎及伤食湿重引起的消化不良等症。

3. 十全大补丸

【成分】党参、白术（炒）、茯苓、黄芪（蜜炙）、熟地黄、当归、白芍（酒炒）、川芎、肉桂、甘草（炙）。

【功能主治】温补气血。主治气血两虚，面色苍白，气短心悸，头晕自汗，四肢不温。

4. 健脑补肾口服液

【成分】人参、鹿茸、狗鞭、肉桂、金樱子、杜仲（炭）、当归、远志（甘草水制）、酸枣仁（炒）、龙骨（煅）、牡蛎、金牛草、牛蒡子（炒）、川牛膝、金银花、连翘、蝉蜕、山药、砂仁、茯苓、白术（麸炒）、桂枝、甘草、白芍、豆蔻。辅料为蔗糖。

【功能主治】健脑补肾，益气健脾，安神定志。主治健忘失眠，头晕目眩，耳鸣心悸，腰膝酸软，神经衰弱。

5. 定坤丹

【成分】红参、鹿茸、西红花、鸡血藤膏、三七、白芍、熟地黄、当归、白术、枸杞子、黄芩、香附、茺蔚子、川芎、鹿角霜、阿胶、延胡索、红花、益母草、五灵脂、茯苓、柴胡、乌药、砂仁、杜仲、干姜、细辛、川牛膝、肉桂、炙甘草。辅料为蜂蜜。

【功能主治】滋补气血，调经舒郁。主治气血两虚、气滞血瘀所致的月经不调、行经腹痛。

6. 女金片

【成分】鹿角霜、砂仁、赤石脂（煅）、陈皮、茯苓、白薇、熟地黄、甘草、益母草、阿胶、没药（制）、当归、延胡索（醋制）、白芍、白术、白芷、川芎、黄芩、牡丹皮、肉桂、藁本、香附（醋制）、党参。辅料为硬脂酸镁、淀粉。

【功能主治】调经养血，顺气化瘀。主治经血不调，赶前错后，腰腿酸痛，腹痛胀满。

7. 麝香跌打风湿膏

【成分】红花、马钱子、草乌、川乌、荆芥、连钱草、防风、白芷、山奈、干姜、颠茄流浸膏、白胶香、冰片、薄荷油、丁香罗勒油、樟脑、肉桂油、水杨酸甲酯、人工麝香。辅料为橡胶、氧化锌、白矿油、松香、凡士林、防老剂。

【功能主治】祛风除湿，化瘀止痛。主治风湿痛，跌打损伤，肿痛。

8. 壮骨麝香止痛膏

【成分】人工麝香、生草乌、生川乌、乳香、没药、生马钱子、丁香、肉桂、荆芥、防风、老鹳草、香加皮、积雪草、骨碎补、白芷、山奈、干姜、水杨酸甲酯、薄荷脑、冰片、樟脑、芸香浸膏、颠茄流浸膏。辅料为橡胶、松香、氧化锌、立德粉、羊毛脂、凡士林、液体石蜡、二甲基亚砜、抗氧剂 1010。

【功能主治】祛风湿，活血止痛。主治风湿关节痛、肌肉痛、扭伤。

9. 平肝舒络丸

【成分】柴胡、青皮（醋炙）、陈皮、佛手、乌药、香附（醋炙）、木香、檀香、丁香、沉香、广藿香、砂仁、豆蔻仁、厚朴（姜炙）、枳壳（去瓤，麸炒）、羌活、白芷、铁丝威灵仙（酒炙）、

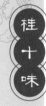

细辛、木瓜、防风、钩藤、僵蚕（麸炒）、胆南星（酒炙）、牛膝、川芎、熟地黄、天竺黄、桑寄生、何首乌（黑豆酒炙）、延胡索（醋炙）、乳香（醋炙）、龟甲（沙烫，醋淬）、没药（醋炙）、白及、人参、白术（麸炒）、茯苓、肉桂、黄连、冰片、朱砂粉、羚羊角粉。

【功能主治】平肝疏络，活血祛风。主治肝气郁结，经络不疏引起的胸肋胀痛，肩背串痛，手足麻木，筋脉拘挛。

10. 仁丹

【成分】陈皮、檀香、砂仁、豆蔻（去果皮）、甘草、木香、丁香、广藿香叶、儿茶、肉桂、薄荷脑、冰片、朱砂。

【功能主治】清暑开窍。主治伤暑引起的恶心胸闷，头昏，晕车晕船。

11. 阿胶参芪酒

【成分】阿胶、人参、熟地黄、党参、枸杞子、黄芪、当归、茯苓、甘草、川芎、肉桂、白芍、白术等。

【功能主治】补气健脾，养血安神。主治神疲乏力，少气懒言，食少纳呆，头晕目眩，心悸失眠。

12. 香砂胃苓丸

【成分】木香、砂仁、苍术、厚朴、白术、陈皮、茯苓、泽泻、猪苓、肉桂、甘草。

【功能主治】祛湿运脾，行气和胃。主治水湿内停之呕吐、泻泄、浮肿、眩晕、小便不利等。

附：桂枝

药材名	桂枝
药用部位	嫩枝
功能主治	有发汗解肌，温通经脉，助阳化气，平冲降气之功效，用于风寒感冒，脘腹冷痛，血寒经闭，关节痹痛，痰饮，水肿，心悸，奔豚
性味归经	辛、甘，温。归心、肺、膀胱经
基原植物	樟科 Lauraceae 肉桂 *Cinnamomum cassia* Presl

一、药材性状

桂枝饮片呈类圆形或椭圆形的厚片。表面红棕色至棕色，有时可见点状皮孔或纵棱线。切面皮部红棕色，木部黄白色或浅黄棕色，髓部类圆形或略呈方形，有特异香气，味甜、微辛。[1]市场上流通的桂枝药材（见图 1-8），是按照枝条的粗细、色泽、切片破碎程度的不同，分成一等、二等、三等商品，其性状描述见表 1-5。

表 1-5　桂枝商品规格等级划分表[97]

规格	等级	性状描述	
		共同点	区别点
桂枝	一等	干货，无杂质、无虫蛀、无霉变。呈类圆形或椭圆形的厚片。表面红棕色至棕色，有时可见点状皮孔或纵棱线。切面皮部红棕色，木部黄白色或浅黄棕色，髓部类圆形或略呈方形，有特异香气，味甜、微辛	1. 色泽鲜艳，香气浓，枝条较细； 2. 过孔径约 0.5 cm 的筛，破碎率少于 10%
	二等		1. 色泽较暗； 2. 破碎率少于 50%； 3. 全部通过孔径约 0.7 cm 的筛，但混有能通过孔径约 0.5 cm 的筛的不超过 20%
	三等		1. 色泽较暗； 2. 直径大于 0.7 cm，小于 1.5 cm

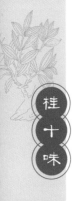

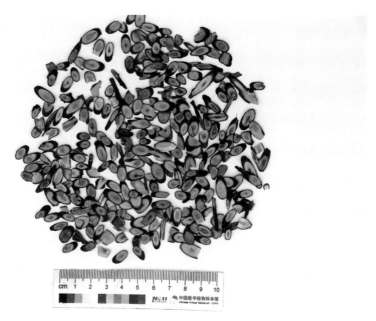

图1-8 桂枝药材（朱艳霞 摄）

二、本草考证与道地沿革

（一）药用部位考证

"桂枝"一名始见于东汉张仲景《伤寒论》，其中有76个组方用到桂枝，皆注有"去皮"二字，而嫩枝的皮难以剥离。显然，张仲景所说的"桂枝"是指去表层（木栓皮）的肉桂，仍是"牡桂""菌桂""桂"等的异名。[98]也有学者推测张仲景原文为"桂皮"，因"支"和"皮"的字形相近，写成了"桂支"，后又由"桂支"转化为"桂枝"。[99]

本草古籍中直到唐代才有"桂枝"一词，在《新修本草》中其作为"菌桂"的别名予以收录，谓"桂枝，大枝小枝俱是菌桂……一名肉桂，亦名桂枝，一名桂心"。[100]从药用部位可见唐代的"桂枝"与现今的"桂枝"不符，唐代的"桂枝"实际上是现代的"肉桂"，只是不是树干上的老皮而是枝干上的皮。

宋代陈承在《重广补注〈神农本草图经〉》中将桂的嫩枝条称为"柳桂"，谓"凡桂之厚实气味重者，宜入治水脏及焦药；轻薄气味淡者，宜入治头目发散药"。[101]故《神农本草经》以菌桂养精神，牡桂利关节。今又有一种柳桂，及桂之嫩小枝条也，尤宜入治上焦药用也"，从药用部位可见"柳桂"实际上就是现代的"桂枝"，由此根据用药部位和功效的不同，区分"肉桂""桂枝"。

宋代以后的本草典籍对"桂枝"的用药部位有两种看法，一种认为来源于枝梢，如《本草纲目》记载"其最薄者为桂枝，枝之嫩小者为柳桂"，《炮炙大法》记载"桂枝即桂之支"，《本草汇言》记载"桂枝，体属枝条"，《本草述》记载"桂枝乃细嫩枝条"，[102]《药性通考》记载"桂枝乃肉桂之梢，其条如柳，故曰柳桂"，《本草新编》记载"桂枝，味甘、辛，气大热，浮也，阳中之阳，有小毒。乃肉桂之梢也，其条如柳，故又曰柳桂"，[25]《本草求真》记载"桂枝，系肉桂枝梢"；[18]另一种说法认为来源于嫩皮，如《本草备要》记载"枝上嫩皮为桂枝"，[22]《科学注解本草概要》记载"枝上嫩皮为桂枝"。第一种看法逐渐成为主流。

1953年，嫩枝作为桂枝的入药部位在第一版《中华人民共和国药典》确定下来，一直沿用至今。

（二）药用沿革

1. 发汗解肌

桂枝味辛、甘，性温，辛温类药材，打开皮肤毛孔，促进汗液排出，故有解肌腠风寒之邪，治疗外感风寒之功效。大量文献记载了桂枝的"开腠发汗，解表，退热"的功效，如《医学启源》记载"桂枝，气热，味甘辛，气味俱薄体轻而上行，浮而升。……其用有四，治伤风头痛，一也；开腠理，二也；解表，三也；去皮风湿，四也。"[103]《李东垣医学全书》记载"桂枝横行手臂，以其为枝也。气薄则发泄，桂枝上行而发表。气浓则发热，肉桂下行而补肾……"[104]《本草述》记载"桂枝辛甘，能散肌表寒风，又通血脉，故合于白芍，由卫之固以达营，使其相和而肌解汗止也。"[102]《本草备要》记载"桂枝轻，解肌，调营卫……"[22]《本草便读》记载"桂枝由卫入营宣腠理……解散营分风寒，由汗而出表，较肉桂轻清气味为薄耳。"[105]《本草新编》记载"桂枝入足太阳之腑，乃治伤寒之要药，……凡遇头痛身热之症，桂枝当速用以发汗，汗出则肌表和矣。"[25]

2. 温通经脉

桂枝味辛、甘，辛能温阳，助气血之运行，气血运行流利则经脉通。大量文献记载了桂枝的"温通经脉"功效，如《本草撮要》记载"桂枝味辛温，入足太阳经，功专温经通脉……"[19]《本草分经》记载"桂枝辛甘温，入肺膀胱，温经通脉……"[21]《本草备要》记载"桂枝辛甘而温，气薄升浮。入太阴肺、太阳膀胱经。温经通脉……"[22]《本草便读》记载"桂枝温经达络散风寒"[105]《本草思辨录》记载"本经如麻黄、羌活、防风、葱白、川芎等，皆主发表出汗，而桂枝无之。桂枝所优为，在温经通脉，内外证咸宜，不得认桂枝为汗药也。"[106]

3. 助阳化气

桂枝味辛、甘，辛能温壮激发阳气，甘能补益气血，促进气化功能的恢复，故能治疗本虚标实、阳气郁滞、宣发不畅的病证。张仲景在《伤寒论》和《金匮要略》广泛使用桂枝，"桂枝甘草汤"以桂枝和甘草两味药，用于心阳不足或心阳不振、心血瘀阻之胸痹胸痛，其中桂枝之辛，走肺而益气，甘草之甘，入脾而缓中，桂枝复甘草，是辛从甘化，为阳中有阴，故治胸中阳气欲失；"苓桂术甘汤"以茯苓、桂枝、白术、甘草四味药，主治中阳素虚，脾失健运，气化不利，水湿内停之痰饮，方中用桂枝温阳化气，温阳化饮，化气利水，与《金匮要略》提出的"病痰饮者，当以温药和之"的治疗原则相符；"五苓散"以猪苓、茯苓、白术、泽泻、桂枝五味药材，主治肾阳不足、膀胱虚寒、气化不利之水肿、小便不利，《本草思辨录》云："五苓散论桂枝，曰导心火下交于水以化气……非桂枝自能化气，实因苓泽利水，引桂枝入于水中以化水为气。"[106]方中桂枝的作用是温阳化气以助利水，解表散邪以助发汗，使表邪从汗而解，与《黄帝内经·素问》提出的"膀胱者，州都之官，津液藏焉，气化则能出矣"的治疗原则相符。

4. 平冲降气

对桂类药材降逆功能的记载最早见于《神农本草经》，曰"牡桂，味辛温。主上气咳逆，结气喉痹，吐吸，利关节，补中益气。"[107]《名医别录》也记载"桂，味甘、辛，大热，有毒，主温中，利肝肺气。"[108]宋代以后"桂枝"和"肉桂"的功效逐渐被分开，桂枝降肺气的功能明代《本草经疏》中记载"桂枝治实表祛邪，主利肝肺气，头痛，风痹骨节挛痛"；清代《本草经解》中有言"桂枝气温，禀天春和之木气，入足厥阴肝经，味辛无毒，得地西方润泽之金味，入手太阴肺经，气味俱升，阳也。肺为金藏，形寒饮冷则伤肺，肺伤则气不下降，而病上气咳逆矣。桂枝性温可温肺，肺温则气下降，而咳逆止矣。结气喉痹吐吸者，痹者闭也，气结于喉，闭而不通，但吐而不能吸也。桂枝辛温散结行气，则结者散而闭者通。"[26]清代《本草求真》中记载："吐吸者，吸不归根，即吐出也。桂能引下气与上气相接，则吸入之气，直至丹田而后出，故治吐吸也。"[18]

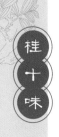

三、道地药材质量评价

（一）基原鉴定

桂枝来源于樟科樟属植物肉桂的嫩枝，常见伪品为同科同属植物阴香的嫩枝。肉桂树皮灰褐色，老树皮厚达1.3 cm；幼枝稍四棱，黄褐色，具纵纹，密被灰黄色茸毛。阴香树皮平滑，灰褐色至黑褐色，小枝绿或绿褐色，无毛。

（二）性状鉴别

桂枝饮片呈椭圆形、类圆形的薄片，或是不规则的段状，直径0.3～1.0 cm，厚2～4 mm，表面偶尔可见纵向棱线，或者点状皮孔，皮部红棕色，外表容易脱落，叶痕半月形，断面棕色或淡黄棕色、黄白色，不平坦，皮部薄，髓部略方形，质地坚硬，有特殊的香味，味辛甘，皮部的味道更浓。

阴香嫩枝切片呈圆形，直径0.5～3 cm，厚2～4 mm，表面叶痕呈三角形，切面皮部红棕色至红褐色，木部黄白色至灰黄色，髓部圆形，周边红棕色至红褐色，有时可见椭圆形皮孔。质较疏松，破折面纤维性强。气微香，无特别的香味，味淡而辛。

（三）显微鉴别

桂枝与阴香横切面显微特征见表1-6，粉末显微特征见表1-7。

表1-6　桂枝及其伪品阴香横切面显微区别

名称	表皮	皮层	中柱鞘	韧皮部	形成层	木质部	髓部
桂枝	细胞1列，嫩枝有时可见单细胞非腺毛。木栓细胞3～5列，最内1列细胞外壁增厚	有油细胞及石细胞散在	石细胞群断续排列成环，并伴有纤维束	有分泌细胞和纤维散在	明显	木射线宽1～2列细胞，含棕色物；导管单个散列或2个至数个相聚；木纤维壁较薄，与木薄壁细胞不易区别	细胞壁略厚，木化。射线细胞偶见细小的草酸钙针晶
阴香	细胞1列，外被较厚角质层，木栓细胞1～5列，常含黄棕色物质	散有较大的类圆形油细胞，直径约65 μm，内含油滴，薄壁细胞含黄棕色物质、方晶和少量淀粉粒	有石细胞群，排列成环状，石细胞外侧常有纤维束存在，纤维壁厚，周围的薄壁细胞含有方晶，形成晶鞘纤维	外侧部分细胞木化增厚，并散布油细胞，韧皮射线细胞1～2列，细胞内含大量方晶	明显	宽广，木射线宽1～2列，内含草酸钙方晶，细胞壁木化稍增厚，有的可见壁孔，导管多角形或类圆形，直径38～72 μm，单个或2～3个相聚，木纤维壁较薄，与木薄壁细胞不易区分	略呈长椭圆形，细胞壁略增厚，木化

表 1-7　桂枝及其伪品阴香粉末显微区别

名称	油细胞	石细胞	韧皮部纤维	木质部射线	草酸钙晶体
桂枝	呈类圆形或椭圆形，直径 41～108 μm，有的含淡棕色油滴	无色、淡黄色或棕色，呈类方形、类圆形、长方形、短梭形或纺锤形，直径 30～64 μm，壁较厚，有的三边厚，一边较薄，少数层纹可见，孔沟明显	韧皮纤维无色或棕色。呈梭状，稍弯曲，木端锐尖，短尖或钝圆，有的边缘齿状凸出，直径 12～48 μm	细胞呈类方形、长方形、壁连珠状增厚，细胞中有时可见细小的草酸钙针晶	针晶稀少，长约 10 μm，多存在于射线细胞中
阴香	类圆形	类方形、长圆形或不规则分枝状，直径 48～76 μm，孔沟、层纹明显，有的三面厚，一面薄	木纤维成束，长 397～672 μm，壁薄，木化	细胞呈类方形或近长方形，壁念珠状增厚，细胞中常见草酸钙方晶	多见，方形或柱形，长 15～38 μm

（四）薄层鉴别

《中华人民共和国药典》（2020 年版）中桂枝的薄层色谱鉴别的方法是对照药材与对照品相结合的方法。①取桂枝药材粉末 0.5 g，加乙醇 10 mL，密塞，浸泡 20 min，时时振摇，滤过，取滤液作为供试品溶液。另取桂皮醛对照品，加乙醇制成 1 ml·μL^{-1}桂皮醛的溶液，作为对照品溶液。吸取供试品溶液 10～15 μL、对照品溶液 2 μL，分别点于同一硅胶 G 薄层板上，以石油醚（60～90℃）-乙酸乙酯（17：3）为展开剂，展开，取出，晾干，喷以二硝基苯肼乙醇试液。供试品色谱中，在与对照品色谱相应的位置上，显相同的橙红色斑点。②取桂枝药材粉末 2 g，加乙醚 10 mL，浸泡 30 min，并不时振摇，后滤去液体，残渣加三氯甲烷 1 mL 使溶解，作为供试品溶液。另取桂枝对照药材 2 g，同法制成对照药材溶液。吸取上述两种溶液各 15 μL，分别点于同一硅胶 G 薄层板上，使成条状，以石油醚（60～90℃）-乙酸乙酯（17：3）为展开剂，展开，取出，晾干，喷以香草醛硫酸试液，在 105℃加热至斑点显色清晰。供试品色谱中，在与对照药材色谱相应的位置上，显相同颜色的斑点。

（五）含量测定

《中华人民共和国药典》（2020 年版）中规定，桂枝药材的指标性成分含量检出限是桂皮醛含量不得少于 1.0%。[1]桂皮醛含量测定的方法是 HPLC 法，色谱条件与系统适用性试验：十八烷基硅烷键合硅胶为填充剂；乙腈-水（32：68）为流动相；检测波长 290 nm，理论板数按桂皮醛峰计算应不低于 3000。

桂枝中主要含有桂皮醛、肉桂酸、香豆素等化学成分，除《中华人民共和国药典》（2020 年版）规定的指标性成分桂皮醛外，近年来还建立了许多测定桂枝中其他主要成分的 HPLC 法，如建立了测定桂枝中肉桂酸含量的 HPLC 法。[109]色谱条件：Agilent ZORBAX Eclipse C$_{18}$ 色谱柱（250 mm×4.6 mm，5 μm），乙腈（A）-0.1% 乙酸水（B）为流动相梯度洗脱（0～12 min，40%～43% A；12～20 min，43% A），流速 1.0 mL·min^{-1}，检测波长 276 nm，柱温 30℃；建立了同时测定桂枝中香豆素、肉桂酸和桂皮醛含量的低共熔溶剂高效液相色谱法[110]（DES-HPLC 法），用低共熔溶剂氯化胆碱：1，4 丁二醇（1：4）超声提取桂枝中的香豆素、肉桂酸和桂皮醛，色谱条件：

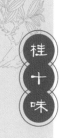
Phenomenex C_{18} 色谱柱（250 mm×4.60 mm，5 μm），用乙腈 –0.05% 磷酸（30：70）洗脱，流速 1.0 mL·min^{-1}，检测波长 290 nm，柱温 25℃。

（六）指纹图谱

测定桂枝中单一成分，难以较好地评价多成分的复杂性和相关性，建立指纹图谱是一种综合的、可量化的鉴别手段。通过建立桂枝水煎液的 HPLC 指纹图谱，从 27 个不同产地桂枝药材的 HPLC 色谱图中分析归纳了 9 个共有峰，包括原儿茶酸、香豆素、肉桂酸、桂皮醛、邻甲氧基肉桂酸和 4 个未知化合物，色谱条件：Diamonsil C_{18} 色谱柱（4.6 mm×200 mm，5 μm），以乙腈（A）–0.04% 冰醋酸水溶液（B）梯度洗脱，流速 1.0 mL·min^{-1}，检测波长 270 nm，色谱峰光谱采集范围 210～400 nm，进样量 20 μL，柱温为室温。[111] 通过建立桂枝乙醇提取物的 HPLC 指纹图谱，从 13 批市售桂枝药材的 HPLC 色谱图中分析归纳了 13 个共有峰，其中 4 个特征峰，色谱条件：Agilent Eclipse XDB–C_{18} 色谱柱，乙腈 – 水梯度洗脱，流速 0.8 mL·min^{-1}，柱温为 25℃，检测波长 285 nm，进样量 5 μL。[112] 通过建立桂枝甲醇提取物的 HPLC 指纹图谱，从广东、广西、云南等 43 个不同产地桂枝药材的 HPLC 色谱图中分析归纳了 10 个共有峰，包括桂皮醛、肉桂酸、肉桂醇、香豆素、甲氧基桂皮醛和 5 个未知化合物，色谱条件：Luna C_{18} 色谱柱（4.6 mm×200 mm，5 μm），乙腈 –0.1% 磷酸（28：72）为流动相，流速 1.0 mL·min^{-1}，检测波长 285 nm，柱温 30℃。[113]

四、现代研究

（一）化学成分

1. 主要活性成分

桂枝中主要活性物质为挥发油，含量为 0.43%～1.35%，其中桂皮醛占挥发油的 62.29%～78.75%，[114-115] 利用 GC-MS 法从桂枝挥发油中共鉴定出 200 多种成分，包括烯烃、酮、醛、醇、酯、酸、烷烃、醚、芳香族化合物等。烯烃类成分包括胡椒烯、γ- 衣兰油烯、α- 姜黄烯、β- 衣兰油烯、β- 比萨波烯、δ- 杜松烯等，种类众多，在挥发油中含量较高，为 1.30%～26.33%。醇类成分包括匙叶桉油烯醇、榄香醇、桃金娘烯醇等，占挥发油的 0.86%～11.82%。醛类化合物包括桂皮醛、反式邻甲氧基桂皮醛、肉豆蔻醛等，是桂枝中最重要的活性组分，含量最高，占挥发油的 34.20%～93.76%。挥发油中还包括反式乙酸肉桂酯、甲酸苯乙酯、乙酸龙脑酯、肉桂醇乙酸酯等酯类化合物；肉豆蔻酸、苯甲酸、棕榈酸、硬脂酸等酸类化合物；1,4- 二苯基 –1,4- 丁二酮、邻甲氧基苯丙酮、1- 苯基 –1,2- 丙二酮及苯乙酮等酮类化合物；庚烷、正十八烷、β- 苯乙烯甲醚、α- 细辛醚等其他挥发性成分。[116]

桂枝中还含有肉桂醇、肉桂酸、丁香酚、丁香醛、香草酸、香草醛、2- 甲氧基肉桂酸、2- 羟基桂皮醛、2- 甲氧基桂皮醛、香豆素、原儿茶酸、原儿茶醛、苯甲酸、对羟基苯甲酸等多种苯丙素类化合物和酚酸类化合物，这类成分中部分是桂枝 HPLC 指纹图谱的特征峰。

桂枝中还含有豆甾 –4- 烯 –3,6- 二酮、β- 谷甾醇等甾醇类化合物；花旗松素和山奈酚 –7- 鼠李糖精等黄酮类化合物；cinnacasol 和 cinnacaside 等萜类化合物；赤藓糖醇和 D- 阿拉伯糖醇等糖醇类化合物；甘油 –1- 二十七烷酸酯、正二十二烷酸 –1- 甘油酯、肉桂醇 –6′-O-α- 呋喃阿拉伯糖基 –O-β- 吡喃葡萄糖苷、2- 苯乙基 –1-O-β-D- 葡萄糖 –α-L- 吡喃阿拉伯糖苷等其他化合物；以及镁、钠、锰、钙、磷等多种矿质元素。

2. 不同产地桂枝的化成成分比较

对国内不同产地桂枝中活性成分含量进行比较，表明广西产桂枝活性成分含量较高。通过测定产地为广东、广西、安徽、四川以及福建的 20 批桂枝药材的水分、总灰分、浸出物、挥发油及桂皮醛含量，聚类分析，可将 20 批不同产地的桂枝药材分为 3 类，结合主成分分析结果，得出广西平南的桂枝药材质量最好。[117] 通过测定 11 批来自不同主产区的桂枝中桂皮醛含量，结果表明桂皮醛含量：广西 > 广东 > 安徽 > 四川 > 福建。[118] 通过测定 41 批产于广东、广西、云南和越南的桂枝中原儿茶酸含量，结果表明含量大于 0.1 mg·g^{-1} 的桂枝均产自广东、广西海拔较高的地区，其中以广西桂平秋季采收的桂枝中原儿茶酸含量最高，为 0.16 mg·g^{-1}。[119]

（二）药理作用

现代药理学研究表明桂枝具有抗菌、抗病毒、抗肿瘤、抗炎、抗过敏、解热镇痛、利尿、扩张血管、抗惊厥、抗焦虑、神经保护等多种药理作用。

1. 抗菌作用

桂皮醛可有效抑制意大利青霉、指状青霉、青霉菌、黑曲霉菌、黄曲霉菌、米曲霉菌、白色念珠菌的生长，还能明显抑制牙周主要致病菌，如牙龈卟啉单胞菌、具核梭杆菌、中间普氏菌。桂枝醇可有效抑制白色葡萄球菌、伤寒杆菌、志贺氏痢疾杆菌、肺炎球菌、变形杆菌、产气杆菌、炭疽杆菌、霍乱杆菌、肠炎沙门氏杆菌、霍乱弧菌的生长。桂枝浸出液滤纸片在体外对金黄色葡萄球菌、白色葡萄球菌、绿脓杆菌、变形杆菌、甲型链球菌、乙型链球菌具有明显的抑菌作用。

2. 抗病毒作用

桂枝水煎液可显著抑制流感亚洲京科 68-1 株、孤儿病毒（ECHO$_{11}$）、流感病毒的发展，桂枝挥发油及其含药血清与桂皮醛能明显抑制甲型流感病毒（H1N1）在 MDCK 细胞中的增殖，原儿茶酸对阿尔茨海默病（AD）细胞模型有保护作用，对 Aβ1 – 42 诱导的 PC$_{12}$ 细胞有毒性杀伤作用。

3. 抗炎、抗过敏作用

桂枝挥发油对急性、慢性和免疫损伤性炎症均有显著的拮抗作用，白芍和桂枝配伍后，抗炎作用显著增强，两者具有协同作用。桂枝挥发油能够抑制 LPS 所致大鼠急性肺损伤肺组织中 PTK 的异常增高，桂皮醛有很强的抑制前列腺素 E2（PGE2）分泌的作用，进而发挥解热、抗炎作用，缩合型鞣质具有显著的抑制透明质酸酶的作用和强抗过敏作用。

4. 扩张血管发汗，解热镇痛

桂枝乙醇提取物具有舒张大鼠离体胸主动脉环的作用。桂皮醛和肉桂酸钠均对皮肤血管有较强的扩张能力，使患者的痛阈值增大，并增强散热及血液循环能力，从而促进患者发汗。桂枝和麻黄配伍，可扩张血管，调节血液循环，使血液流向体表，增强发汗作用。

5. 利尿

桂枝水煎液具有一定的利尿作用，可明显降低良性前列腺增生模型大鼠的前列腺湿重和前列腺指数。给麻醉犬静脉注射五苓散提取液，可使犬尿量明显增加，且单用桂枝的利尿作用比其他四药单用显著。茯苓配伍桂枝可增加小鼠尿量，利尿作用增强。

6. 其他作用

桂枝具有降压作用，活性成分是桂皮醛，桂皮醛对麻醉大鼠的心率具有显著的抑制作用，对氧

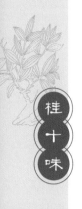

自由基诱导的自发性高血压大鼠离体主动脉收缩也有抑制作用。桂枝还具有抗肿瘤活性，桂皮醛对体外培养的人皮肤黑色素瘤、乳腺癌、食管癌、宫颈癌、肾癌、肝癌细胞的增殖具有良好的抑制作用，对胃癌裸鼠移植瘤模型具有明显的抑制作用。此外，桂枝还具有镇静和抗焦虑作用，桂皮醛可减少小鼠自主活动，增强巴比妥类药物作用，减少烟碱致惊厥，抑制听源性惊厥。

（三）临床及其他应用

1. 发汗解表，治疗外感热病

桂枝具有发汗解表之功效，常用于风寒感冒。桂枝配麻黄发汗祛风寒，经典名方是"麻黄汤"，方中三两麻黄配伍二两桂枝，主治头痛、发热、身痛、腰痛、骨节疼痛、恶风、无汗而喘。桂枝配白芍、生姜、大枣止汗祛风寒，经典名方是"桂枝汤"，主治外感风寒、发热恶风、头痛项强、身痛有汗、鼻鸣干呕、苔白不渴、脉浮缓或浮弱。

2. 温经通络，治疗风湿痹痛

桂枝辛温发散祛风、温通经脉，治疗风湿寒性关节炎，尤善治疗风寒之邪引起的关节和肌肉疼痛。桂枝常与附子配合，祛风散寒止痛；与威灵仙、羌活、独活配合，祛风除湿、通络止痛。

3. 温经通脉，治疗宫寒、月经不调、产后腹痛等妇科疾病

桂枝辛温入血，温经通脉，散结，治妇女宫寒引起的月经不调、行经腹痛、月经过少、产后腹痛、宫寒不孕等症。桂枝与桃仁、牡丹皮、白芍配合，活血化瘀，养血和血以生新；配茯苓，淡渗利湿以利血脉，配吴茱萸、炮姜、艾叶，驱寒活血。

4. 温心阳，治疗心血管疾病

现代研究表明桂枝具有抗炎、扩张血管、降低血压等多种药理活性，"桂枝汤"及其类方通过枢转气机，调和营卫，治疗冠心病、高血压、心力衰竭、心律失常等症。

5. 温中补虚，治疗脾胃虚寒疼痛

桂枝味甘，可以起到缓慢进补的作用，配伍运用得当，对肝脾失调所致的多种慢性虚性疾病，有较好的调补作用，如温补脾虚的大建中汤、黄芪建中汤，皆配桂枝行营通脉，生发阳气，以振奋脾胃功能。

五、常用古今方选

（一）经典名方

1. 金匮肾气丸

【组成】干地黄240 g、山茱萸、山药各120 g，泽泻、茯苓、牡丹皮各90 g、桂枝、附子各30 g。

【功效】补肾助阳。主治肾阳不足证，症见腰酸脚软，少腹拘急，小便不利或小便清长，烦热不得卧而反倚息，舌质淡而胖，脉虚弱。

【出处】《金匮要略》。

2. 小青龙汤

【组成】麻黄（去节）9 g、芍药9 g、细辛3 g、干姜3 g、甘草（炙）6 g、桂枝（去皮）6 g、五味子3 g、半夏（洗）9 g。

【功效】解表散寒，温肺化饮。主治风寒客表，水饮内停，恶寒发热，无汗，咳喘，痰多而稀，

舌苔白滑，脉浮；溢饮，身体重痛，肌肤悉肿。

【出处】《伤寒论》。

3．桂枝汤

【组成】桂枝（去皮）三两、芍药三两、甘草（炙）二两、生姜（切）三两、大枣（擘）12枚。

【功效】解肌发汗，调和营卫。主治外感风寒，发热恶风，头痛项强，身痛有汗，鼻鸣干呕，苔白不渴，脉浮缓或浮弱。

【出处】《伤寒论》。

4．桂枝附子汤

【组成】桂枝（去皮）12 g、附子（炮，去皮）15 g、生姜（切）9 g、大枣（擘）12枚、甘草（炙）6 g。

【功效】祛风除湿，温经散寒。主治风寒湿外袭肌表，身体痛烦，不能转侧，以及阳虚内寒的胸腹疼痛，喘咳泄泻，舌苔薄白，脉浮虚而涩。

【出处】《伤寒论》。

5．黄芪桂枝五物汤

【组成】黄芪、桂枝、芍药各9 g，生姜18 g，大枣10枚。

【功效】温阳行痹。主治血痹，肌肤麻木不仁，脉微而涩紧。

【出处】《金匮要略》。

6．苓桂术甘汤

【组成】茯苓12 g，桂枝（去皮）9 g，白术6 g、炙甘草各6 g。

【功效】温阳化饮，健脾利湿。主治中阳不足之痰饮病，胸胁支满，目眩心悸，或短气而咳，舌苔白滑，脉弦滑。

【出处】《金匮要略》。

7．温经汤

【组成】吴茱萸、麦冬各9 g，当归、芍药、川芎、人参、桂枝、阿胶、去心牡丹皮、生姜、甘草、半夏各6 g。

【功效】温经散寒，养血祛瘀。主治冲任虚寒，瘀血阻滞，症见漏下不止，血色暗而有块，淋漓不畅，或月经超前或延后，或逾期不止，或一月再行，或经停不至，而见少腹里急，腹满，傍晚发热，手心烦热，唇口干燥，舌质暗红，脉细而涩。亦治妇人宫冷，久不受孕。

【出处】《金匮要略》。

8．五苓散

【组成】泽泻15 g，猪苓（去皮）、白术、茯苓各9 g，桂枝（去皮）6 g。

【功效】利水渗湿，温阳化气。主治外有表证，内停水湿，头痛发热，烦渴欲饮，或水入即吐，小便不利，水湿内停的水肿，泄泻，小便不利，以及霍乱，头痛，发热，身痛，热多欲饮水者，痰饮，脐下动悸，吐涎沫而头眩或短气而咳者。现用于治疗肾炎、心性水肿、肝硬化腹水、尿潴留，急性肠炎等属水湿内停者。

【出处】《伤寒论》。

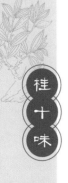

9. 防己茯苓汤

【组成】防己三钱（9g）、黄芪三钱（9g）、桂枝三钱（9g）、茯苓六钱（18g）、甘草二钱（6g）。

【功效】益气健脾，温阳利水。主治皮水，周身浮肿，四肢肿胀，四肢聂动者，症见舌苔白，脉浮。

【出处】《金匮要略》。

10. 薯蓣丸

【组成】薯蓣（山药）90g，当归、桂枝、神曲、干地黄、豆黄卷各30g，甘草84g，人参21g，川芎、芍药、白术、麦冬、杏仁各18g，柴胡、桔梗、茯苓各15g，阿胶21g，干姜9g，白蔹6g，防风18g，大枣100枚（为膏）。

【功效】补气养血，疏风散邪。主治虚劳气血俱虚，阴阳失调，外兼风邪，头晕眼花，消瘦乏力，心悸气短，不思饮食，骨节酸痛，微有寒热，舌淡苔白，脉沉细。

【出处】《金匮要略》。

（二）中成药

1. 小青龙合剂

【成分】麻黄、桂枝、白芍、干姜、细辛、法半夏、五味子、炙甘草。

【功能主治】解表化饮，止咳平喘。主治风寒水饮，恶寒发热，无汗，喘咳痰稀。

2. 苓桂咳喘宁胶囊

【成分】桂枝、龙骨、白芍、牡蛎、黄连、法半夏、瓜蒌皮、苦杏仁（炒）、大枣、生姜、甘草（炙）。

【功能主治】止咳化痰，降气平喘。主治风寒或痰湿阻肺引起的咳嗽、气喘、痰涎壅盛等症以及急、慢性支气管炎。

3. 小建中颗粒

【成分】桂枝、白芍、大枣、生姜、炙甘草。

【功能主治】温中补虚，缓急止痛。主治脾胃虚寒，脘腹疼痛，喜温喜按，嘈杂吞酸，食少。

4. 消栓再造丸

【成分】血竭、赤芍、没药（醋炙）、当归、牛膝、丹参、川芎、桂枝、三七、豆蔻、郁金、枳壳（麸炒）、白术（麸炒）、人参、沉香、金钱白花蛇、僵蚕（麸炒）、白附子、天麻、防己、木瓜、全蝎、铁丝威灵仙、黄芪、泽泻、茯苓、杜仲（炭）、槐米、麦冬，五味子（醋炙）、骨碎补、松香、山楂、肉桂、冰片、苏合香、安息香、朱砂。

【功能主治】活血化瘀、息风通络、补气养血、消血栓。主治气虚血滞、风痰阻络引起的中风后遗症、肢体偏瘫、半身不遂、口眼歪斜、言语障碍、胸中郁闷等症。

5. 风寒感冒颗粒

【成分】麻黄、葛根、紫苏叶、防风、桂枝、白芷、陈皮、苦杏仁、桔梗、甘草、干姜。

【功能主治】解表发汗，疏风散寒。主治风寒感冒，发热，头痛，恶寒，无汗，咳嗽，鼻塞，流清涕。

6. 参芪健胃颗粒

【成分】党参、当归、山楂、黄芪、茯苓、甘草、白术、桂枝、陈皮、紫苏梗、白芍、海螵蛸、青木香、蒲公英。

【功能主治】温中健脾，理气和胃。主治脾胃虚寒型的慢性萎缩性胃炎，适用于胃脘胀痛，痞闷不适，喜气喜按，嗳气呃逆等症。

7. 金匮肾气丸

【成分】地黄、山药、山茱萸（酒炙）、茯苓、牡丹皮、泽泻、桂枝、附子（制）、牛膝（去头）、车前子（盐炙）。辅料为蜂蜜。

【功能主治】温补肾阳，化气行水。主治肾虚水肿，腰膝酸软，小便不利，畏寒肢冷。

8. 中华跌打酒

【成分】金不换、假蒟叶、地耳草、牛尾蕨、鹅不食草、牛膝、乌药、红杜仲、鬼画符、山橘叶、大力王、刘寄奴、过江龙、毛老虎、穿破石、两面针、鸡血藤、丢了棒、岗梅、木鳖子、丁茄根、半边莲、独活、苍术、急性子、栀子、制川乌、丁香、香附、钻朗风、桂枝、樟脑。

【功能主治】消肿止痛，舒筋活血，止血生肌，活血祛瘀。主治挫伤筋骨，新旧瘀患，风湿瘀痛。

9. 追风膏

【成分】麻黄、独活、羌活、藁本、木瓜、生川乌、生草乌、防风、白芷、荆芥、当归、川芎、香加皮、赤芍、柴胡、牛膝、杜仲、枳壳、香附、桂枝、高良姜、连翘、陈皮、地黄、大黄、小茴香、肉桂、木香、乳香、没药。

【功能主治】追风散寒，舒筋活血。主治风寒筋骨疼痛，四肢麻木，腰酸腿软，手足拘挛，肩背疼痛，行步艰难。

10. 颈通颗粒

【成分】白芍、威灵仙、葛根、党参、黄芪、丹参、川芎、木瓜、桂枝、香附、地黄、甘草、蔗糖、糊精。

【功能主治】补益气血，活血化瘀，散风利湿。主治颈椎病引起的颈项疼痛，活动不利，肩痛。

参考文献

［1］李锡文，白佩瑜，李雅茹，等. 中国植物志：第31卷［M］. 北京：科学出版社，1982：223-226.

［2］国家药典委员会. 中华人民共和国药典［S］. 北京：中国医药科技出版社，2020：142-143，288-289.

［3］中华中医药学会. 中药材商品规格等级 肉桂：T/CACM 1021.66—2018［S］. 北京：中国中医药出版社，2019.

［4］嵇含. 南方草木状［M］. 广州：广东科技出版社，2009：63.

［5］刘文泰. 本草品汇精要［M］. 北京：人民卫生出版社，1982：455-456.

［6］赵学敏. 本草纲目拾遗［M］. 北京：人民卫生出版社，1963：164.

［7］吴其濬. 植物名实图考［M］. 北京：商务印书馆，1959：769.

［8］苏颂. 本草图经［M］. 合肥：安徽科学技术出版社，1994：229.

［9］李时珍. 本草纲目［M］. 沈阳：辽海出版社，2001：1172-1177.

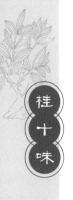

［10］陈嘉谟．本草蒙筌［M］．北京：人民卫生出版社，1988：207-209．

［11］王文洁．太乙仙制本草药性大全［M］．北京：中医古籍出版社，2001．

［12］曹炳章，刘德荣．增订伪药条辨［M］．福州：福建科学技术出版社，2004：70-72．

［13］Wu Z Y，Raven P H. Hong D Y. Flora of China：Vol. 7.［M］Beijing：Science Press，St. Louis：Missouri Botanical Garden Press，2008：186．

［14］广西壮族自治区卫生厅．广西中药材标准［S］．南宁：广西科学技术出版社，1990：44．

［15］王国强．全国中草药汇编：卷一［M］．第3版．北京：人民卫生出版社，2014：245．

［16］禹志领，严永清．肉桂基源的本草考证［J］．时珍国药研究，1992，3（2）：40，50-51．

［17］王艺涵，翁倩倩，赵佳琛，等．经典名方中桂类药材的本草考证［J］．中国中药杂志．2020，45（07）：1707-1716．

［18］黄宫绣．本草求真［M］．上海：上海科学技术出版社，1959：23-29．

［19］裘吉生．珍本医书集成［M］．上海：上海科学技术出版社，1985：48-49，83-89．

［20］凌奂．本草害利［M］．北京：中国古籍出版社，1982：47-48．

［21］姚澜．本草分经［M］．上海：上海科学技术出版社，1989：81，129，133，153．

［22］汪昂．本草备要［M］．北京：商务印书馆，1955：86-87，141-143．

［23］吴仪洛．本草从新［M］．上海：上海卫生出版社，1957：146-148．

［24］张璐．本经逢原［M］．北京：中国中医药出版社，1996：166-168．

［25］陈士铎．本草新编［M］．北京：中国中医药出版社，2006：196．

［26］叶天士．本草经解［M］．上海：上海卫生出版社，1957：71．

［27］张仲景．伤寒论［M］．北京：人民卫生出版社，2005：26．

［28］皇甫嵩，皇甫相．本草发明［M］．北京：中国中医药出版社，2015：142．

［29］邹澍．本经疏证［M］．上海：上海科学技术出版社，1991：81-86．

［30］彭成．中华道地药材（下）［M］．北京：中国中医药出版社，2011：3314-3315．

［31］缪剑华，姚春，余丽莹．广西中药资源发展报告（2018—2019）［M］．南宁：广西科学技术出版社，2019：60-62．

［32］南京中医药大学．中药大辞典：第2版［M］．上海：上海科学技术出版社，2005：3202-3203．

［33］朱兆仪，王晓光．桂皮类药材的资源与质量研究［J］．中国中药杂志，1992，17（7）：387-389．

［34］王世伟．国产肉桂和大叶清化桂的鉴别比较及其挥发油成分研究［J］．中华中医药学刊，2011，29（6）：1401-1402．

［35］毕淑峰，杨梦雅，刘羽．野生天竺桂叶挥发油化学成分的GC-MS分析［J］．黄山学院学报，2013，15（5）：66-69．

［36］黄晓冬，黄晓昆，张娴，等．天竺桂叶精油的含量动态、化学成分及体外抗菌活性［J］．中国农学通报，2010，26（4）：182-188．

［37］安维杰．肉桂及其常见伪品的性状鉴别［J］．内蒙古中医药，2011（3）：79-80．

［38］庞运同，董元玉．肉桂及其伪品的鉴别［J］．中国医院药学杂志，2004，24（12）：788-

789.

［39］四川省食品药品监督管理局．四川省中药材标准［M］．成都：四川科学技术出版社，
2010：361-362．

［40］罗锦生．药用肉桂与食用肉桂的理化鉴别［J］．中国医药指南，2014，12（17）：84-85．

［41］郭明里，李宁，普俊学，等．肉桂质量评价研究进展［J］．亚太传统医药，2017，13（17）：
53-58．

［42］邱燕祥，严娅娟，张丹雁，等．肉桂及其常见混淆品的鉴别研究［J］．安徽农业科学，
2015，43（17）：299-301，313．

［43］陈志忠，窦中花．肉桂及其伪品刨花楠的鉴别［J］．中药材，2001，24（11）：801-802．

［44］王兴青，盛军．肉桂及混淆品的鉴别［J］．中国药业，2011，10（8）：47-48．

［45］邹盛勤，姜琼，周伟华．RP-HPLC同时测定不同产地肉桂中5种成分的含量［J］．光谱实验室，
2013，30（4）：1599-1602．

［46］张永，丁越，杨骏，等．一测多评法同时测定肉桂药材中4种成分的含量［J］．中华中医药
学刊，2021，39（02）：51-55．

［47］伍彩红，冯冲，杨丽，等．一测多评法测定肉桂药材中4种挥发油类成分［J］．中国药学杂志，
2019，54（05）：400-406．

［48］李耀华，魏江存，梁建丽，等．不同产地肉桂叶中香豆素、肉桂酸、桂皮醛成分的含量测定［J］．
中华中医药学刊，2020，38（02）：54-57．

［49］Yuan P F，Ma Y J，Su D，et al．Quantification of seven phenylpropanoid compounds in Chinese
Cinnamomi Cortex and Ramulus by HPLC［J］．Journal of Chinese Pharmaceutical Sciences，
2015，24（09）：591-599．

［50］刘威，李红娟，张帅，等．HPLC测定不同商品规格桂枝中香豆素、肉桂醇、肉桂酸、桂皮
醛的含量［J］．中国实验方剂学杂志，2013，19（18）：134-138．

［51］张桂芝，张石楠，孟庆华，等．GC-MS分析肉桂与桂皮挥发油的化学成分［J］．药物分析杂志，
2009，29（08）：1256-1259．

［52］郭胜男，卢金清，蔡君龙，等．HS-SPME-GC-MS联用分析不同产地肉桂挥发性成分［J］．
中国调味品，2014，39（12）：113-118．

［53］田双娥，李思明，赵晶，等．肉桂精油的GC-MS成分分析及对霉菌的抑菌活性研究［J］．
广西民族大学学报（自然科学版），2019，25（04）：86-91．

［54］金宏，于慧荣，公衍玲．肉桂挥发油GC-MS指纹图谱研究［J］．中国林副特产，2010（05）：
28-30．

［55］方琴，丁平，魏刚，等．肉桂挥发油GC特征指纹图谱研究［J］．中国药学杂志，2006，41
（01）：18-21．

［56］张永，丁越，张彤，等．高效液相色谱指纹图谱结合化学计量方法评价不同生长年限肉桂药
材［J］．中成药，2021，43（2）：543-546．

［57］袁鹏飞，尚明英，蔡少青．桂枝、肉桂化学成分指纹图谱研究［J］．中国中药杂志，2012，
37（19）：2917-2921．

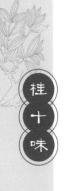

［58］崔京，霍立茹，郑朝华，等．采用 GC 法建立肉桂药材中挥发油及其 β- 环糊精包合物的指纹图谱［J］．药学进展，2006，30（4）：175-178．

［59］黄亚婷，潘婷，温静，等．基于药物体系的肉桂特征图谱质量表征关联分析研究［J］．北京中医药大学学报，2015，38（5）：344-351．

［60］王瑞江，唐源江．我国肉桂类植物资源及命名［J］．亚热带植物科学，2006，35（3）：45-47．

［61］朱积余，马锦林，李开祥，等．清化肉桂良种引种、栽培与加工技术研究［J］．广西林业科学，2009，38（03）：131-133．

［62］何水东，梁一池，李宝福，等．肉桂优树选择与短伐期丰产技术研究［Z］．漳州兴林林业研究所、漳州市国有林场管理处，2005．

［63］Hathurusinghe B．Identification of superior *Cinnamomum zeylanicum* Blume germplasm for future true cinnamon breeding in the world［J］．Journal of Food Composition and Analysis，2021（96）：103747．

［64］朱兆仪，冯秀，方洪钜，等．大叶清化桂的资源利用及其与国产肉桂的比较［J］．中草药，1985（7）：28-32．

［65］Morimoto S，Nonaka G I，Nishioka I．Tannins and Related Compounds．XXXIX．：Procyanidin C-Glucosides and an Acylated Flavan-3-ol Glucoside from the Barks of *Cinnamomum cassia* BLUME and *C. obtusifolium* NEES［J］．Chem Pharm Bull，1986，34（2）：633．

［66］Yagi A，Tokubuchi N，Nohara T，et al．The Constituents of *Cinnamomi Cortex*．I．Structures of Cinncassiol A and Its Glucoside［J］．Chem Pharm Bull，1980，28（5）：1432-1436．

［67］Nohara T，Tokubuchi N，Kuroiwa M，et al．The constituents of *Cinnamomi Cortex*．Ⅲ．Structures of cinncassiol B and its glucoside［J］．Chem Pharm Bull，1980，28（9）：2682-2686．

［68］Nohara T，Nishioka Ⅰ，Tokubuchi N，et al．Cinncassiol C1，a Novel Type of Diterpene from *Cinnamomi Cortex*［J］．Chem Pharm Bull，1980，28（6）：1969-1970．

［69］Kashiwada Y，Nohara T，Tomimatsu T，et al．Constituents of *Cinnamomi Cortex*．Ⅳ．Structures of Cinncassiols C1 Glucoside，C2 and C3［J］．Chem Pharm Bull，1981，29（9）：2686-2688．

［70］Nohara T，Kashiwada Y，Murakami K，et al．Constituents of *Cinnamomi Cortex*．Ⅴ．Structures of five novel diterpenes，cinncassiols D1，D1 glucoside，D2，D2 glucoside and D3．［J］．Chem Pharm Bull，1981，29（9）：2451-2459．

［71］Nohara T，Kashiwada Y，Tomimatsu T，et al．Two novel diterpenes from bark of *Cinnamomum cassia*［J］．Phytochemistry，1982，21（8）：2130-2132．

［72］Miyamura M，Nohara T，Tomimatsu T，et al．Seven aromatic compounds from bark of *Cinnamomum cassia*［J］．Phytochemistry，1983，22（1）：215-218．

［73］Shiraga Y，Okano K，Akira T，et al．Structures of Potent Antiulcerogenic Compounds from *Cinnamomum cassia*［J］．Tetrahedron，1988，44（15）：4703-4711．

［74］Kanari M，Tomoda M，Gonda R，et al．A reticuloendothelial system-activating arabinoxylan from the bark of *Cinnamomum cassia*［J］. Chem Pharm Bull，1989，37（12）：3191-3194.

［75］王桂英. 不同产地的肉桂质量分析［J］. 时珍国药研究，1993，4（2）：16-17.

［76］钱家萍，罗碧，钟磊，等. 不同产地、树龄、砍伐处理对肉桂药材活性成分含量的影响［J］. 中药材，2020，43（12）：2887-2892.

［77］陈建华. 不同肉桂原料比较及其精油香气成分的对比分析［J］. 中国调味品，2018，43（12）：160-163.

［78］朱振玲，张敏，王梦月，等. 广西不同产地肉桂药材质量评价［J］. 山西医科大学学报，2019，50（04）：473-479.

［79］尹亮亮，刘子琛，李慧，等. 不同产地肉桂及桂枝中有效成分量的分析［J］. 中草药，2007，38（7）：1094-1096.

［80］黄青，许军，苏丽飞，等. 六种不同产地的肉桂中桂皮醛及总挥发油的含量测定［J］. 中药与临床，2017（02）：11-14.

［81］刘月，谢敏，吴春敏. 不同产地肉桂HPLC指纹图谱研究及桂皮醛含量分析［J］. 海峡药学，2012，24（4）：59-61.

［82］马蓉蓉，唐意红，孙兆林，等. RP-HPLC测定不同产地肉桂中桂皮醛和肉桂酸的含量［J］. 中国现代中药，2008，10（04）：9-11.

［83］Xie P W，Lin S Z，Lai Q，et al. The complete plastid genome of *Chinese Cinnamon*，*Cinnamomum. aromaticum* Nees（Lauraceae）［J］. Mitochondrial DNA Part B，2019，4（2）：3831-3833.

［84］徐虹，章军，郑敏，等. 中药肉桂基因组DNA的提取［J］. 中药材，2004，27（5）：326-329.

［85］Swetha V P，Parvathy V A，Sheeja T E，et al. Isolation and amplification of genomic DNA from barks of *C*. spp.［J］. Turkish Journal of Biology，2014，38：151-155.

［86］Swetha V P，Parvathy V A，Sheeja T E，et al. DNA Barcoding for Discriminating the Economically Important *Cinnamomum*. verum from Its Adulterants［J］. Food Biotechnology，2014，28（3）：183-194.

［87］Doh E J，Kim J H，Oh S E，et al. Identification and monitoring of Korean medicines derived from *C*. *spp*. by using ITS and DNA marker［J］. Genes Genom，2017（39）：101-109.

［88］Yang B C，Lee M S，Sun F C，et al. Rapid identification of the indigenous medicinal crop *Cinnamomum*. osmophloeum from various adulterant *Cinnamomum*. species by DNA polymorphism analysis［J］. Pharmacognosy Magazine，2020，16（68）：64-68.

［89］Chandrasekara C，Naranpanawa D N U，Bandusekara B S，et al. Universal barcoding regions，rbcL，matK and trnH-psbA do not discriminate *Cinnamomum*.species in Sri Lanka［J］. PLoS ONE，2021，16（2）：e0245592.

［90］江晶洁，刘涛，林双君. 基于莽草酸途径微生物合成芳香族化合物及其衍生物的研究进展［J］. 生命科学，2019，31（5）：430-448.

［91］汪华，崔志峰. 莽草酸生物合成途径的调控［J］. 生物技术通报，2009（3）：50-53.

［92］Hsu K H，Huang W K，Lin Y L，et al. A genetic marker of 4-coumarate：coenzyme A ligase

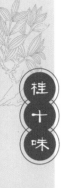

gene in the cinnamaldehyde-chemotype *Cinnamomum.osmophloeum*［J］. Holzforschung, 2012, 66：897-904.

［93］Da C A. Purification, characterization and induction of l-phenylalanine ammonialyase in Phaseolus vulgaris［J］. European journal of biochemistry, 1988, 178：243-248.

［94］Ehlting J, Buttner D, Wang Q, et al. Three 4-coumarate：coenzyme A ligases in *Arabidopsis thaliana* represent two evolutionarily divergent classes in angiosperms［J］.Plant journal, 1999, 19：9-20.

［95］Wengenmayer H, Ebel J, Grisebach H. Enzymic synthesis of lignin precursors. Purification and properties of a cinnamoyl-CoA：NADPH reductase from cell suspension cultures of soybean（*Glycine max*）［J］. European journal of biochemistry, 1976, 65：529-536.

［96］Bang H B, Lee Y H, Kim S C, et al. Metabolic engineering of Escherichia coli for the production of cinnamaldehyde［J］. Microbial Cell Factories, 2016, 15（16）：5-12.

［97］中华中医学会。中药材商品规格等级桂枝：T/CACM 1021.46-2018［S］.北京：中国中医药出版社, 2019.

［98］柴瑞霁. 桂枝古今名实考［J］. 中药通报, 1988, 13（10）：7-9.

［99］真柳诚, 宇都真理子. 桂枝汤中是桂枝, 还是桂皮？［J］. 中医药文化, 1992（2）：30.

［100］苏敬. 新修本草辑复本［M］. 合肥：安徽科学技术出版社, 1981：304.

［101］唐慎微. 证类本草［M］. 北京：华夏出版社, 1993：339-341.

［102］刘若金. 本草述校注［M］. 北京：中医古籍出版社, 2005：502.

［103］张元素. 医学起源［M］//郑洪新.张元素医学全书. 北京：中国中医药出版社, 2006：53.

［104］李东垣. 李东垣医学全书［M］. 太原：山西科学技术出版社, 2012：373.

［105］张秉成. 本草便读［M］. 北京：学苑出版社, 2010：145.

［106］周岩. 本草思辨录［M］. 北京：人民卫生出版社, 1960：44.

［107］尚志钧. 神农本草经校注［M］. 北京：学苑出版社, 2008：51.

［108］陶弘景. 名医别录（辑较本）［M］. 北京：人民卫生出版社出版, 1986：125-126.

［109］杨羽君, 鄂秀辉. HPLC法测定不同外观形态的桂枝中肉桂酸的含量［J］. 天津药学, 2019, 31（01）：4-8.

［110］王漫漫, 赵晶, 郭春晓, 等.DES-HPLC法同时测定桂枝中香豆素、肉桂酸和桂皮醛的含量［J］. 沈阳药科大学学报. 2018, 35（11）：956-960, 967.

［111］杨琳, 陈聪琴, 赵庆春. 桂枝高效液相色谱指纹图谱研究［J］. 国际药学研究杂志. 2013, 40（06）：813-816.

［112］赵恒强, 耿岩玲, 吴宏伟, 等. 桂枝HPLC指纹图谱研究［J］. 山东科学. 2013, 26（05）：47-51.

［113］杨松, 鲁曼华, 毕开顺. 桂枝HPLC指纹图谱的研究［J］.解放军药学学报, 2005, 21（03）：217-219.

［114］许源, 宿树兰, 王团结, 等.桂枝的化学成分与药理活性研究进展［J］.中药材, 2013, 36（4）：674-678.

［115］蔡芷辰，李振麟，徐谦，等．桂枝的化学成分分析［J］．中国实验方剂学杂志，2014，20（22）：57-60．

［116］徐锋，王德健，曾南．桂枝挥发油化学成分的研究进展［J］．天然产物研究与开发，2017，29：532-541．

［117］于天颖，周劲松，马恩耀，等．20批不同产地桂枝质量研究［J］．云南中医中药杂志，2020，41（10）：57-62．

［118］陆颂规，王岩，彭红英，等．不同产地桂枝中桂皮醛的GC含量测定［J］．中药材，2007，30（2）：174-175．

［119］杨松，张会丽．高效液相色谱法测定不同产地桂枝中原儿茶酸的含量［J］．中国中药杂志，2005，30（4）：301-303．

肉桂（含桂枝）

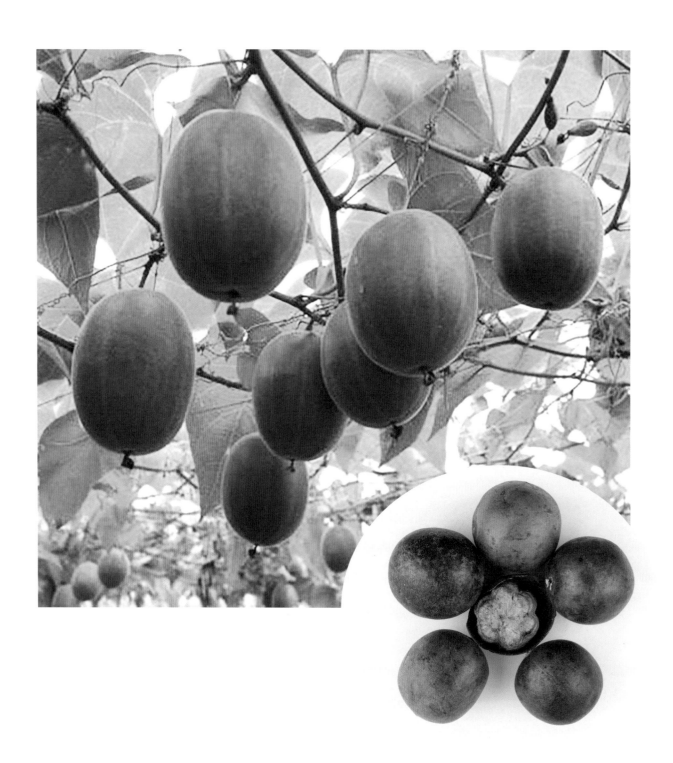

罗汉果

罗汉果

药材名	罗汉果
药用部位	果实
功能主治	有清热润肺，利咽开音，滑肠通便之功效。用于肺热燥咳，咽痛失音，肠燥便秘。
性味归经	甘，凉。归肺、大肠经
基原植物	葫芦科 Cucurbitaceae 罗汉果 *Siraitia grosvenorii*（Swingle）C．Jeffrey ex A．M．Lu et Z．Y．Zhang

一、植物形态特征

多年生攀缘草本。具肥大的块根，纺锤形或近球形。茎稍粗壮，有棱沟，初被黄褐色柔毛和黑色疣状腺鳞，后毛渐脱落或变近无毛。叶柄长 3～10 cm，被同枝条一样的毛被和腺鳞；叶片膜质，卵状心形、三角状卵形或阔卵状心形，长 12～23 cm，宽 5～17 cm，先端渐尖或长渐尖，边缘微波浪状，小脉伸出且具小齿，有缘毛，腹面绿色，被稀疏柔毛和黑色疣状腺鳞，老后逐渐脱落变近无毛，背面淡绿色，被短毛和混生黑色疣状腺鳞，老后渐脱落。卷须稍粗壮，初时被短柔毛，后渐变无毛，2 歧，在分叉点上下同时旋卷。雌雄异株；雄花序总状，6～10 朵花生于花序轴上部，也具有短柔毛和黑色疣状腺鳞，花梗细，花萼筒宽钟状，喉部常具有 3 枚长圆形的膜质鳞片，花萼裂片 5 片，三角形，先端钻状尾尖，具 3 脉，脉稍隆起，花冠黄色，被黑色腺点，裂片 5 片，长圆形，常具 5 脉，雄蕊 5 枚，插生于筒下近基部；两基部靠合，而 1 枚分离，花丝基部膨大；雌花单生或 2～5 朵集生于 6～8 cm 的总花梗顶端，花萼、花梗均比雄花大，退化雄蕊 5 枚，子房长圆形，长 10～12 mm。密生黄褐色茸毛，花柱粗短，柱头 3 个，膨大，镰形 2 裂，长约 1.5 mm。果实球形或长圆形，长 6～11 cm，直径 4～8 cm，初密被黄褐色茸毛和混生黑色腺鳞，老后渐脱落，或仅在果梗着生处残存一圈茸毛，果皮较薄，干后易脆。种子多数，淡黄色，近圆形或阔卵形，压扁状，长 15～18 mm，宽 10～12 mm，基部钝圆，先端稍稍变狭，两面中央均稍凹陷，周围有放射状沟纹，边缘微波浪状，幼时深红棕色，成熟时青色。花期 2～5 月，果期 7～9 月（图 2-1）。

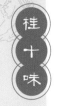

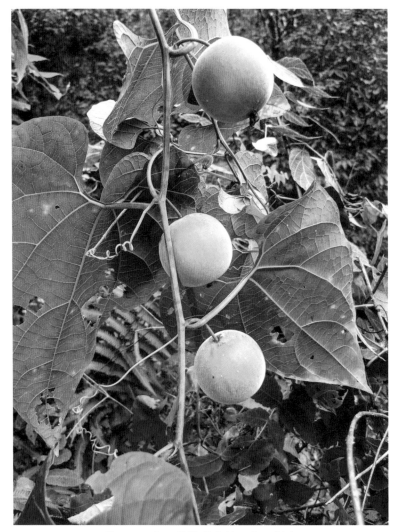

图 2-1　罗汉果植物（彭玉德　摄）

二、生物学特征

（一）分布区域

罗汉果植物适应性较强，分布在华南地区的大部分山区，但分布并不均匀，以广西北部桂林市永福县、临桂区和龙胜各族自治县最为集中，广东、湖南、贵州、海南和江西等地仅有零星分布。罗汉果在广西分布的地理区域为东经 106.5°～115°、北纬 21°～24.5°，东起贺州昭平县，南至钦州浦北县，西到百色凌云县，北达桂林龙胜各族自治县均有分布。野生罗汉果多分布于海拔250～1400 m 的山谷、溪边或湿润的山坡上，分布区荫蔽、多雾、昼夜温差大、无霜期长。[1]罗汉果适宜栽培于海拔 200～600 m 的向阳山地，喜潮湿气候，怕水渍，在山坡中间地带种植品质最好。[2]

（二）对气温的要求

罗汉果喜湿润多雾、阴凉，要求昼夜温差大，无霜期长。不耐高温，22～28℃藤蔓迅速生长，高于 34℃植株生长不良，15℃以下植株停止生长。年平均气温 17～18.5℃最适合罗汉果生长，低于 14.5℃和高于 19.5℃均不适合罗汉果生长。[2]各生育时期内，出苗和藤蔓抽生期温度稍低，月平均气温以 18～25℃为宜，开花和果实膨大期适宜温度为 25～28℃，日均温差在 7～9℃较好，7～9月要求月平均气温高于 15℃，有效积温 1000～1100℃。[2]

（三）对水分的要求

罗汉果生长要求空气相对湿度 75% ～ 85%，雨量充沛，忌积水受涝。年降水量 1600 ～ 2000 mm 最优，小于 1500 mm 不适合罗汉果生长。[2] 罗汉果主产地永福县和临桂区年降水量在 1800 mm 左右，分布不均，降水主要集中在 5 ～ 7 月，3 ～ 4 月降水日数偏多，雨量不大，8 ～ 9 月降水量和降水日数迅速减少。降水的交替分布刚好满足了罗汉果最有利的生长条件，即前期雨水多，罗汉果藤蔓生长旺盛，后期雨水少，有利于开花和授粉，果实生长快且不易裂果。

（四）对光照的要求

罗汉果属短日照作物，喜光而忌强光，每日只需 7 ～ 8 h 光照。在整个生育期内，日照时数与产量增加呈正相关，年日照时数 1300 ～ 1500 h 最适。6 月中旬至 8 月中旬罗汉果正处于开花结果最盛期，充足的光照可以加强植株的光合作用，增加有机物积累，该时段月累计日照时数需 200 h 左右。[2]

（五）对土壤的要求

罗汉果适生于疏松肥沃、富含腐殖质、排水良好、深厚且湿润的土壤。土壤多为页岩、砂岩、花岗岩形成的酸性黄壤、红壤或黑壤，pH 值 4.5 ～ 5.5。

三、药材性状

本品呈卵形、椭圆形或球形，长 4.5 ～ 8.5 cm，直径 3.5 ～ 6 cm。表面褐色、黄褐色或绿褐色，有深色斑块和黄色柔毛，有的具 6 ～ 11 条纵纹。顶端有花柱残痕，基部有果梗痕。体轻，质脆，果皮薄，易破。果瓤（中、内果皮）海绵状，浅棕色。种子扁圆形，多数，长约 1.5 cm，宽约 1.2 cm；浅红色至棕红色，两面中间均微凹陷，四周有放射状沟纹，边缘有槽。气微，味甜。

四、本草考证与道地沿革

（一）基原考证

罗汉果始载于清道光十年（1830 年）林光棣纂修的《修仁县志》，卷一物产中果属里记载"罗汉果可以入药，清热治嗽，其果每生必十八颗相连，因以为名"，之后的《永宁州志》《临桂县志》（重修）、《昭平县志》和《药物出产辨》以及现代药用书籍中一直以"罗汉果"为正名。《广西药用植物名录》收录了其地方别名"野栝楼"，《中国高等植物图鉴》称其为"光果木鳖"。

1941 年美国学者 Walter T. Swingle 根据谭英华 1937 年采自广西百寿（广西永福县）的 1 号名为"Lo han kuo"的栽培植物的腊叶标本，作为苦瓜属的新物种进行发表，命名为 *Momordica grosvenorii* Swingle。之后罗汉果学名几次被修订，1979 年 C. Jeffrey 将其修订为赤瓟属植物 *Thladiantha grosvenorii*（Swingle）C. Jeffrey，1980 年 C. Jeffrey 又在《东亚葫芦科植物》一书中再次将其修订为 *Siraitia grosvenorii*（Swingle）C. Jeffrey；1984 年路安民和张志耘再次整理为 *Siraitia grosvenorii*（Swingle）C. Jeffrey ex A. M. Lu et Z. Y. Zhang。由于罗汉果是野生变家种、长期栽培后方被人们所认识并发表的植物新种，药材基原较清晰，1977 年被收载于《中华人民共和国药典》。主要形态特征：攀缘草本。根多年生，肥大，纺锤形或近球形。雌雄异株。雄花序总状，6 ～ 10 朵花生于花序轴上部；雌花单生或 2 ～ 5 朵集生。果实球形或长圆形，长 6 ～ 11 cm，径 4 ～ 8 cm；

果瓤（中、内果皮）海绵状；单株结果20个以上；果实含多种甜苷。种子多数，近圆形或阔卵形，压扁状。其中每株结实较多、果实较大、味甜等特征与本草记载的"大如柿""如桐子大""椭圆中空""味甜性凉"一致（图2-2）。

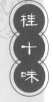

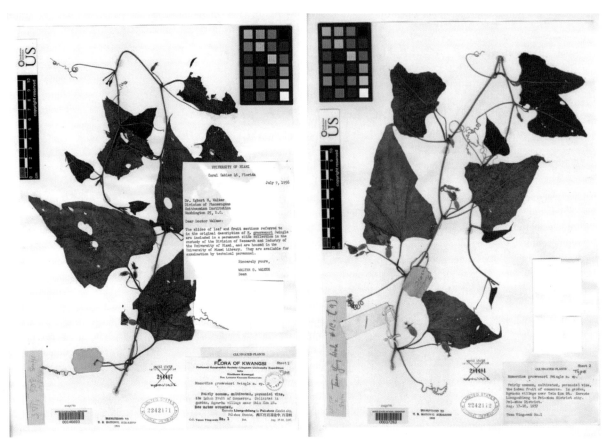

图2-2 罗汉果模式标本

此外，广西西部及云南东南部还分布着罗汉果属另一种植物翅子罗汉果 *Siraitia siamensis*（Craib）C. Jeffrey ex S. Q. Zhong et D. Fang。主要特征：全株密被黄褐色柔毛和混生红色疣状腺鳞。叶片卵状心形，两面均被柔毛及密布黑色疣状腺鳞。雌雄异株。雄花5~15朵（或更多）排列于总状花序或圆锥花序上；花萼筒短钟状，裂片5枚，密被柔毛和黑色疣状腺鳞；花冠浅黄色，裂片5枚，卵形或长圆形，外面除被腺毛外还密布黑色疣点，基部具3枚鳞片；雌花单生或双生；基部具3枚鳞片；子房密被短茸毛及黑色腺鳞。果实近球形，直径约6 cm。种子近圆形，具3层翅，翅木栓质，边缘具不规则齿。与罗汉果的主要区别在于全株密被黄褐色柔毛和混生红色疣状腺鳞，手摸时立即染成红色，故有"红汞藤"之称，干后腺鳞变黑色，种子具3层翅。

翅子罗汉果主要分布于广西西部的百色、那坡等地，与罗汉果的分布地不一致，因此本草记载的罗汉果基原不包括翅子罗汉果。

（二）产地变迁

罗汉果最早记载于清代《修仁县志》，修仁县为广西古县名，汉荔浦县地，三国吴分置建陵县，唐长庆三年（823年），改建陵县置曰修仁县，明属广西平乐府，清因之，民国初属广西桂林道。1951年8月撤修仁县，其所属大部分并于荔浦县，1984年设为修仁镇。但现代未有荔浦出产罗汉果的记录。

清代《永宁州志》卷三药石类也收录了罗汉果。永宁州即当今广西永福县百寿镇。秦属桂林郡地，汉属零陵郡始安县地，三国为始安、永丰两县地，属零陵郡，升为永宁州前为古田县。1913年永宁州改为永宁县，后改为百寿县，1949年后多次分合，后百寿县和永福县合并为永福县。原州城遗址在永福县百寿镇。

清代《临桂县志》（重修）卷八物产中记载："罗汉果大如柿，椭圆中空，味甜性凉，治痨嗽（新采）。"秦时临桂县境属桂林郡。汉初，临桂县地属南越王国。元鼎六年（公元前111年）置始安县，为临桂县行政建置之始，始安县设立时，县域范围含今桂林市区及临桂、兴安、灵川、永福、阳朔等地。县城址在今桂林市区，隶零陵郡。东汉改名始安侯国。唐至德二年（757年，一说贞观八年即634年），因"附郭桂州"，将始安县改名临桂县。五代至清，临桂县名未变。五代南汉，临桂县属桂州，宋，临桂县属静江府，元，临桂县属静江路，明清，临桂县属桂林府。以上州、路、府治均设在临桂县。

1928年编修的《昭平县志》卷六物产部药之属载"罗汉果如桐子大，味甜，润肺，火症用煲猪肺食颇有效"，这是最早的有关罗汉果食疗的记载。但现代未有昭平县出产罗汉果的记录。

《药物出产辨》记载："罗汉果产于广西桂林府。"

《中华本草》记录："分布于江西、湖南、广东、广西、贵州等地，广西部分地区已作为重要的经济作物栽培。主产于广西永福、临桂。"《现代中药材商品通鉴》记录："主产于广西永福、临桂。"《全国中草药汇编》《中药大辞典》《中药志》《广西中药志》等书籍均记载罗汉果主产于广西。

《广西道地药材》（2007年）记载广西永福、临桂、兴安、全州、资源、龙胜、融安、金秀、贺州将罗汉果作为重要的经济作物栽培，其中永福、临桂和龙胜是罗汉果的核心产区。

综上所述，自清代开始有广西出产罗汉果的记录，其中永福、临桂的产地记录一直延续至今。现代记录广西兴安、全州、资源、龙胜、融安、金秀、贺州等地也有种植，除龙胜、融安外，其他县市的产量较低，未形成新的产区，罗汉果产地沿革详见表2-1。

表2-1　罗汉果产地沿革表

年代	出处	产地及评价
清	《修仁县志》	收录罗汉果功效主治及名称由来。修仁县为现广西荔浦县
	《永宁州志》	收录罗汉果药材名称。永宁州为广西永福一带
	《临桂县志》	收录罗汉果形态特征及功效主治。临桂县为现广西临桂县
1928年	《药物出产辨》	产于广西桂林府
1999年	《中华本草》	主产于广西永福、临桂。以个大、完整、摇之不响、色黄褐者为佳
2001年	《现代中药材商品通鉴》	主产于广西永福、临桂

（三）药用沿革

古代本草典籍未记载罗汉果的品质评价，现代常以外观性状评价，常以"个大、完整、摇之不响、色黄褐者为佳"，详情见表2-2。2018年7月1日，由中南林业科技大学、广西壮族自治区分析测试研究中心、中国医学科学院药用植物研究所、桂林莱茵生物科技股份有限公司、广西永福县农业局、广西作物遗传改良生物技术重点开放实验室、广西壮族自治区中国科学院广西植物研究所（以下简

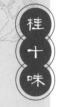

称"广西植物研究所")等单位起草的《罗汉果质量等级》国家标准实施，根据果形和皂苷含量将罗汉果分为 4 个等级（表 2-3）。

表 2-2 罗汉果品质评价表

年代	品质评价	出处
1977	以个大、完整、色褐、手摇不响为佳	《中华人民共和国药典》
1999	以个大、完整、摇之不响、色黄褐者为佳	《中华本草》

表 2-3 罗汉果等级规格[3]

等级	果形横径（cm）		皂苷 V（g/100 g）	水浸出物（g/100 g）	水分（g/100 g）
	圆形果	长形果			
特级	> 6.36	> 5.74	> 1.40		
一级	> 5.74	> 5.26	> 1.10	> 30.0	< 15.0
二级	> 5.26	> 4.78	> 0.80		
三级	> 4.78	> 4.46	> 0.50		

五、道地产区

（一）道地产区分布范围

罗汉果在桂林全境内均有分布，但主要分布在桂林市永福县、临桂区和龙胜各族自治县。永福县 1989 年被国家列为全国罗汉果生产出口基地县，1995 年被原农业部命名为"中国罗汉果之乡"。2004 年永福罗汉果被原国家质量监督检验检疫总局认定为中国罗汉果原产品地域保护产品，2017 年永福被认定为中国特色农产品优势区。

广东、云南、湖南、浙江、福建等省也相继引种栽培，但规模小、产量少，且因品质不好未能持续种植。

（二）生境特征

永福县位于广西壮族自治区东北部，地理位置为北纬 24°37′～25°36′、东经 109°36′～110°14′，属中亚热带季风气候。年平均气温 18.8℃，年平均降水量 2000 mm 左右；天平山山脉大崇山支脉，北起百寿镇和龙江乡交界处的双江口，由北向南延伸至永福县和鹿寨县的交界处，把永福县分成东、西两部。永福县山多，平原少，山地和丘陵面积占全县总面积的 70.19%，平原面积占总面积的 15.56%，岩溶面积占总面积的 14.25%。70% 以上的罗汉果种植地都集中在龙江乡。

临桂区位于广西壮族自治区东北部，地理位置为北纬 24°50′～25°41′、东经 109°45′～110°20′，地处南岭南缘，东西窄，南北长，呈火炬形。西南邻永福县。西北属三台山系，为越城岭余脉，山体庞大。北部群山巍峨高耸。南端峻岭连绵。东部略低于西部，地势由西北向东南倾斜，形成东西向分水岭。河流多自西向东汇入义江，再注入大溪河。临桂区属中亚热带季风气候，因受太阳强热辐射和季风环流影响，四季分明，日照较多，雨量充沛，气候宜人，年平均气温 19.1℃，年平均降水量 1889 mm 左右。夏季长而湿，酷暑鲜见，间有冰雹；冬季短而干，严寒稀少，偶降小雪；春秋相当，秋季温略高于春温，冬夏季风交替规律明显。由于地形复杂，冷空气活动频繁，灾害性天气较多，光、温、水的地域分布亦有较大差异。

龙胜各族自治县位于广西东北部，地理位置为北纬 25°29′～26°12′、东经 109°43′～110°21′，地处湖南、广西交界处。南部和东南部与临桂区、灵川县相连。全境为山地，平均海拔 700～800 m，最高点福平包海拔 1916 m，为广西第二高峰。地势东南北三面高而西部低，越城岭自东北迤逦而来，向西南延绵而去，境内山脉纵横交错，崇山万叠，山高坡陡。年平均气温 18.2℃，年平均降水量 1500 mm 左右。

（三）广西产区现状

1. 广西人工种植分布区域

广西桂林市永福县、临桂区是本草典籍记录的罗汉果道地产区，也是罗汉果栽培起源中心。自 20 世纪 50 年代以来，广西各县域纷纷推广罗汉果种植，一些县域逐渐形成规模化，但目前主要集中在桂林永福、临桂、龙胜一带，近年来兴安、融安的种植面积不断增加，形成新的产区。

2. 产量及流通量

桂林市罗汉果年总产量（干果）约 25000 t，基本上可以满足市场需求。罗汉果相关中成药的生产企业年消耗的罗汉果较少，如桂林中族中药股份有限公司每年需求的罗汉果数量在 2000 t（干果）左右。大部分罗汉果用于罗汉果提取物、罗汉果粉、罗汉果茶等的加工。

3. 价格走势

如图 2-3 所示，2016～2020 年罗汉果价格比较稳定，大果在 0.9～1.25 元·个$^{-1}$，中果在 0.5～1.1 元·个$^{-1}$，小果在 0.3～0.8 元·个$^{-1}$。随着罗汉果终端产品的多元性发展，罗汉果原材料的需求较大，目前市场产量仍不能完全满足其需求。另外，广西区内罗汉果提取物加工企业与农户签订了价格保护协议，因此未来几年内罗汉果价格仍将保持平稳。

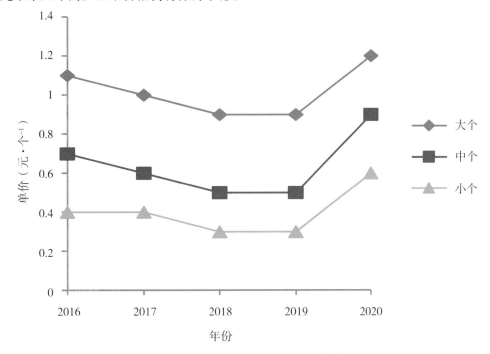

图 2-3　2016～2020 年罗汉果价格走势
数据来源：中药材天地网 https://www.zyctd.com/

六、道地药材质量评价

（一）基原鉴定

正品为《中华人民共和国药典》（2020 年版）中收载的 *Siraitia grosvenorii*（Swingle）C. Jeffrey ex Lu et Z. Y. Zhang。同一亚属的翅子罗汉果 *Siraitia siamensis*（Craib）C. Jeffrey ex Zhong et D. Fang 的与罗汉果区别的特征是幼枝和嫩叶在活体时均密被黄褐色茸毛和混生红色疣状腺鳞（干后变黑色），手摸红色腺鳞后立刻染成红色，种子具有 3 层翅，翅木栓质，边缘具不规则钝齿。

（二）性状鉴别

本品呈卵形、椭圆形或球形，长 4.5～8.5 cm，直径 3.5～6 cm。表面褐色、黄褐色或绿褐色，有深色斑块和黄色柔毛，有的具 6～11 条纵纹。顶端有花柱残痕，基部有果梗痕。体轻，质脆，果皮薄，易破。果瓤（中、内果皮）海绵状，浅棕色。种子扁圆形，多数，长约 1.5 cm，宽约 1.2 cm；浅红色至棕红色，两面中间微凹陷，四周有放射状沟纹，边缘有槽。气微，味甜。

（三）显微鉴别

本品粉末棕褐色。果皮石细胞大多成群，黄色，方形或卵圆形，直径 7～38 μm，壁厚，孔沟明显。种皮石细胞类长方形或不规则形，壁薄，具纹孔。纤维长梭形，直径 16～42 μm，胞腔较大，壁孔明显。可见梯纹导管和螺纹导管。薄壁细胞不规则形，具纹孔。

（四）理化鉴别

取本品粉末 2 g，加稀乙醇 20 mL，加热回流 30 min，滤过，滤液蒸至约 5 mL，用正丁醇提取 2 次（10 mL，5 mL），合并 2 次正丁醇液，蒸干，残渣加甲醇 0.5 mL 使溶解，作为供试品溶液。另取罗汉果对照药材 2 g，同法制成对照药材溶液。照薄层色谱法试验，吸取上述两种溶液各 10 μL，分别点于同一以羧甲基纤维素钠为黏合剂的硅胶 G 薄层板上，以氯仿 – 甲醇 – 水（60：10：1）为展开剂，展开，取出，晾干，喷以 10% 硫酸乙醇溶液，加热至斑点显色清晰。供试品色谱中，在与对照药材色谱相应的位置上，显相同颜色的斑点。

（五）含量测定

1. 皂苷的提取与纯化

罗汉果甜苷的提取方法主要有水煮和用体积分数为 50% 的乙醇溶液浸泡提取，但这些传统方法实际上存在着明显的不足。超声波技术和微波技术的应用大大提高了罗汉果甜苷的提取率。微波提取方法的流程：干罗汉果→粉碎、过筛→加入一定比例乙醇→微波辐射处理→过滤、去杂质→浓缩→真空干燥→罗汉果皂苷样品。最佳工艺条件：乙醇浓度 40%，微波辐射功率 495 W，辐射时间 6 min，提取压力 0.1 MPa，原料粉碎度 100 目，固液比 1：30。此条件下皂苷一次提取率可达 76%。[4]

采用大孔吸附树脂提取纯化罗汉果皂苷效果较好，提取的工艺要点：罗汉果干粉用 30% 乙醇浸泡 3 h（共浸泡 3 次）；AB-8 树脂对罗汉果皂苷具有较高的吸附量，而且易于解吸，是较为理想的树脂；NaCl 浓度为 0.65%，pH 值为 9.0 的水相为最佳上柱吸附条件；解吸剂为 50% 乙醇。大孔树脂 D101 对罗汉果皂苷的分离效果较好，最佳柱分离条件：上样液 pH=9.0，在 40℃下依次用 pH=9.0 的碱水溶液、蒸馏水、30% 乙醇及 60% 乙醇进行洗脱，将 60% 乙醇洗脱液浓缩，冷冻干燥即得高含量的罗汉果皂苷提取物。[5]

2. 黄酮的提取

罗汉果中的黄酮类化合物常采用溶剂提取法和碱提酸析法提取。

酶解－溶剂法：纤维素酶浓度 50 U·mL^{-1}、酶解液 pH=5.2、酶解温度 65℃、酶解时间 80 min。[6]

乙醇提取法：乙醇浓度为 70%，罗汉果干粉质量（g）与乙醇溶液体积（mL）比例为 1∶15，在提取温度为 70℃的条件下提取 2 h，罗汉果总黄酮的提取效果最好，提取率为 0.583%。[7]

超声波法：以 30% 乙醇，1∶30 的料液比，浸取 24 h，在 70℃下开启超声波 45 min，罗汉果总黄酮的浸取率最高。[8]

（六）指纹图谱

指纹图谱技术作为一种多组分复杂样品的有效质量控制方法，能反映出被检测样品的整体性和特征性，被广泛用于中药材及其制备品的鉴定和质量控制。利用 AFLP 分子标记方法，筛选出 2 个引物组合，分别构建能鉴定罗汉果栽培品种和幼苗雌雄的指纹图谱。[9]

利用 RP-HPLC 法建立不同生长时期长滩果和青皮果的化学成分指纹图谱，色谱条件：ZORBAX SB-C$_{18}$ 色谱柱（4.6 mm×150 mm，5 μm），柱温 20℃，流动相 0.05% 磷酸水溶液（A）－乙腈（B）（梯度洗脱：0～8 min，3%～13.5% B；8～35 min：13.5%～35% B；35～45 min：35% B），检测时间 45 min，流速 0.8 mL·min^{-1}，检测波长 203 nm，进样量 10 μL。研究发现，两个品种罗汉果在生长过程中具有相似的化学成分变化规律，不同生长时期的化学特征有明显差异。[10] 这为确定罗汉果生长的关键时期和最佳采收期提供了全面的信息基础和科学依据。

为加强罗汉果的质量控制，科研人员建立了罗汉果甜苷的指纹图谱，采用 HPLC 法对广西不同产地不同品种的罗汉果进行分析，色谱条件：Lichrospher NH 色谱柱（250 mm×4.6 mm），流动相：乙腈和异丙醇水溶液（体积比 75∶2.5∶22.5），流速 1.0 mL·min^{-1}，检测波长 205 nm，进样量 10 μL。[11]

通过分析不同干燥处理的罗汉果化学成分指纹图谱，发现主要色谱峰强度以冷冻干燥样品的最强，96℃干燥的样品最弱；罗汉果苷 V 含量也以冷冻干燥处理的最高，96℃干燥处理的最低。此外，罗汉果果皮、果肉、种子色谱图中的主要色谱峰不一致，表明不同化学成分在果实不同部位的分布不同。[12] 因此，指纹图谱可用于检测罗汉果药材的质量，为建立罗汉果药材的炮制方法提供依据。

七、生产加工技术

（一）栽培技术

1. 繁殖育苗技术

（1）繁殖材料

罗汉果的繁殖可由种子进行有性繁殖，也可利用藤蔓等营养器官进行压蔓、扦插、嫁接、组织培养等无性繁殖。

（2）繁殖方式和育苗技术

①种子繁殖

在罗汉果成熟季节，选择植株健壮、丰产性好、无病虫害的植株作为采种母株，选果实丰满、

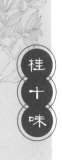

性状特征好的果实作种，待果柄枯黄、果表皮转黄时采收。作种的罗汉果，应带果柄，并保持果皮不受损坏，采回后首先放入 500 倍稀释托布津溶液中浸泡 10 min 消毒，然后挂在通风处晾干。

罗汉果种子多采用春播。种子发芽的适宜温度为 25 ～ 28℃。清明前后，当气温稳定在 20℃以上时适宜播种。罗汉果种子的种壳木质化程度高，其透水性较差，因此播种前要对种子进行去种壳处理。一般采用条播，播后用细土覆盖，再用稻草覆盖畦面，以减少水分蒸发，避免土壤板结，保证种子顺利出土。种子繁殖的植株当年即可长出小块茎，翌年春待块茎长至 3 ～ 5 cm 时即可定植。

用种子繁殖所得的幼苗雄株多而雌株少，且要 3 ～ 4 年开花时才可判断雌雄，植株变异大，故生产上采用无性繁殖为主。[13]

②压条繁殖（又叫压蔓繁殖）

压蔓繁殖能保持亲本性状，且成活率高。

压条的选择：在结实率高的母株棚架选择下垂的徒长蔓且藤蔓粗壮、节间长、淡绿色、无病虫害、顶芽粗大的枝蔓作压条材料。

压条方法：在旬温为 25 ～ 28℃的白露至秋分进行，选择雨后晴天或阴天就地压蔓。选择一年生植株的健壮藤蔓，或壮龄高产植株基部侧蔓进行压蔓，以节间短且有花蕾的幼嫩蔓为好。在选好母株旁挖长 20 cm、宽 10 ～ 20 cm、深 10 cm 的穴，然后将所选的 3 ～ 5 条藤蔓，间隔 3 ～ 4 cm 排放在穴内，入穴部分的藤蔓长以 12 ～ 15 cm 为宜，覆土压实藤蔓，并覆盖稻草，勤浇水保持湿润。10 天左右即可生根，1 个月后地下块茎膨大，即为种薯。[14]

③扦插繁殖

6 ～ 9 月选择母株结果多、无病虫害的植株上的枝蔓作为扦插材料。将半木质化的枝蔓剪成长 20 cm 左右的插条，每 30 ～ 50 根一捆，将下端近节处切口并置于 500×10⁻⁶ 吲乙·萘乙酸或 500×10⁻⁶ 萘乙酸溶液中快速浸蘸 10 s，或用柳条水浸渍 24 h 取出。然后按株行距 10 cm×20 cm 插入整好的沙苗床里，芽眼向上，插后搭棚架遮阴 30 ～ 40 天，保持苗床湿润，40 天左右即可生根。翌年春季挖取地下块茎定植。[15]

④嫁接繁殖

整个罗汉果旺盛生长期均可嫁接，以清明至立秋期间最佳。选无病、亲和力强、抗逆性强的实生苗、压条苗或扦插苗作砧木，选盛果期的雌株或雄株上芽眼饱满未萌动的半木质化藤蔓作接穗，一般只选择藤蔓的中部作接穗。

可用镶枝嫁接法、嵌合接法、腹接法、劈接法等方法进行嫁接。生产上为了提高成活率，多选用单芽接穗进行嫁接。具体方法是在芽的两侧用利刀削去皮，单芽长 3 cm 左右，将芽的正面两端削成楔形。然后选砧木母蔓基部与接穗相似的节位，用刀片在选好的节位中心纵切一个与接穗等长的刀口，镶入接穗，用塑料薄膜条包扎即可。亦可采用其他方式进行单芽接穗。接后初期要做好保温和遮阴工作，同时要及时抹除砧木上的萌芽。[16]

⑤脱毒苗快速繁殖

采用营养繁殖方式生产种苗的繁殖系数低，且易患病毒。病毒在植株体内世代积累，导致品种退化，质量下降。离体脱毒培养是解决罗汉果病毒病的根本途径，也是实现优质种苗大量生产的重要方法。

罗汉果离体茎段的最佳增值培养基为 MS+BA 0.5 mg·L⁻¹+NAA 0.01 mg·L⁻¹+IBA 0.1 mg·L⁻¹+蔗糖 40 g·L⁻¹，最适培养温度 25℃，培养光照强度 1000 ～ 3000 lx。[17]

2. 种植技术

（1）选地整地

罗汉果种植园（图 2-4）应选择在海拔 300 ～ 700 m，立地条件好的环境可以到海拔 800 m 左右。年平均气温 19℃左右，年平均降水量 1600 ～ 2000 mm，年日照时数 1200 ～ 1700 h，土壤 pH 值 5.0 左右。[18]

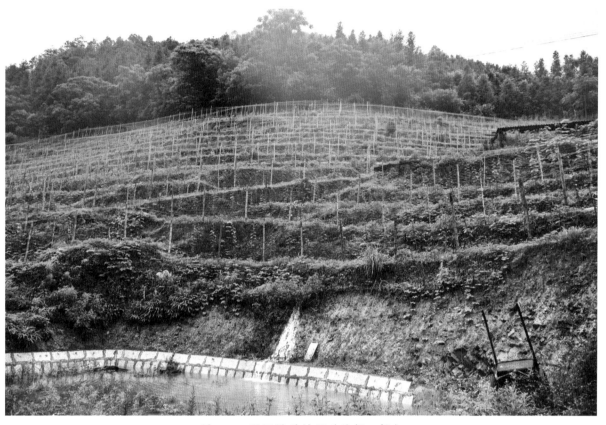

图 2-4　罗汉果种植园（林杨　摄）

选择排水良好、南向或东南向的缓坡地，以向阳背风为好，昼夜温差大，高湿、多雾，土壤以土层深厚、含腐殖质、质地疏松的生荒地或杂木林为宜，不宜选熟地、黏土或沙土地。此外，马尾松林地易受白蚁危害，也不宜选用。忌连作。

秋末冬初整地，清除残余杂草、树根和石块。深耕 30 ～ 50 cm，让土壤曝晒风化越冬以加速土壤熟化，改良土壤理化性状，消灭病虫害。第二年种植前平整土地，整成宽 90 cm 左右的梯形畦，沿畦内壁开浅排水沟，并顺坡势开主排水沟。在平坦地区种植时，将地做成宽 1.3 ～ 1.6 m 的畦，畦内开深 30 cm、宽 40 cm 左右的沟。

（2）定植

选择适合当地土壤条件的优良品种进行栽培，选取肥大健壮、粗度在 1.5 cm 以上、顶芽和基节完好、种皮幼嫩色新鲜、无损伤和病虫害的一年生种薯进行种植。

按株行距 2.0 m × 2.5 m 或 2.5 m × 2.5 m 挖穴，穴的深度、长度、宽度为 30 cm × 30 cm × 30 cm 或 60 cm × 50 cm × 30 cm。穴中施入腐熟的人畜粪、厩肥或土杂肥，为避免种薯直接接触肥料，可在肥料上面再覆盖一层细土。种植时间为 3 下旬至 4 月上旬，当气温回升至 15℃以上时，在傍晚或阴天种植，每穴种植种薯 1 ～ 2 个。种植时将种薯平放，顶芽朝外，基部朝里稍低，覆土，露出顶芽，

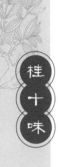

覆土厚度以盖过薯头 5 cm 为好，不要过厚，以免影响出苗。平地栽种时多在高畦上种植，种后在坡上离种薯基部 30 ～ 40 cm 左右开一个深约 150 cm 的沟，施足基肥。罗汉果是雌雄异株，定植时一定要注意雌雄搭配，有利于自然授粉和人工授粉，雌雄株搭配比例以 50 ： 1 为宜。

（3）田间管理

①搭棚

定植后开始搭棚，为利于后期管理及人工授粉和采果，棚架高度以 1.7 m 为宜。棚柱可选用水泥柱、杂木或杉木，但忌用松木，因松木易受白蚁危害。棚顶用竹子间隔 15 cm 进行搭架（亦可用铁丝）。

②开兜

开兜于 3 月上旬至 4 月上旬为好，当气温升至 15℃ 以上时，将上一年块茎及主蔓越冬时的培土扒开，称为开兜，促进其萌发。开兜过早新梢易受寒害，过晚开兜则会延迟萌发抽梢期。实际生产中要根据果园的海拔高度、立地条件、坡向，特别是晚霜期来确定开兜的时间。开兜后块茎露土的程度应根据实际情况而定，如雨水多土壤潮湿时宜多露出，以块茎顶部露出整个块茎的 30% ～ 50% 为宜。为促使块茎上的芽萌发，块茎顶端的休眠芽枯的块茎还要盖一层 1 ～ 2 cm 的细土，以保持湿润。

③引蔓上棚、整形及中耕除草

一般每株只留一条生长健壮的主蔓，当主蔓生长至 30 cm 后，将主蔓牵引攀缘上棚，同时要将藤蔓上多余的侧芽全部摘除，以培养健壮的主蔓。罗汉果具有自然攀缘能力，不能自然攀缘的，每隔 1 ～ 2 天，用绳子按"∞"形将伸长的主蔓固定在长枝上，促使其向上生长。主蔓上棚后根据棚上藤蔓生长情况，及时摘除主蔓的顶尖，以便长出侧蔓，促使其发育开花。主蔓长至 10 ～ 15 节时从顶端摘心，促其抽生一级侧蔓 3 ～ 4 条；一级侧蔓留 20 ～ 25 节，摘心，促其抽生 3 ～ 4 条二级侧蔓，二级侧蔓留 25 ～ 30 节，摘心，促其抽生三级侧蔓 2 ～ 4 条。通过以上修整摘心，形成一个自然扇形的骨架，有利于丰产稳产。其间及时进行中耕除草，提高土壤通透性，促进根系生长，同时避免杂草与罗汉果争肥。

④排灌

旱季要及时灌溉或浇水，以满足罗汉果对水分的要求。雨季要注意及时清理排水沟，排除积水，以免发生烂根。

⑤科学施肥

罗汉果花期长，开花结果多，因比需肥量大。在整个生育期间，应遵循"前促—中控—后攻"的施肥原则。

罗汉果根系发达，吸肥力强，初期若施肥过多，易引起徒长。在施足底肥的前提下，每年应追肥 3 ～ 5 次，一般结合中耕除草进行。基肥一般于早春开兜时施用，每株施人畜粪肥加磷肥堆制腐熟肥 2 ～ 3 kg，然后覆土。生长前期以氮肥为主，促进植株早生快发早上棚。主蔓距顶棚 30 cm 时，应控氮增施磷钾肥作促花肥，促进各级侧蔓的形成及花芽分化。现蕾盛期，用稀粪水加沤制腐熟的有机肥混施，壮蕾防落花。花果期是罗汉果一生中需肥量最多、吸收最旺的时期，施肥以磷、钾肥为主。将农家肥和磷肥、桐麸一起倒在粪坑里沤制腐熟，果期每隔 15 天施肥 1 次，加速果实膨大，提高坐果率并防止生理性裂果。此外在果实采收前，每月追施叶面肥 1 次，以确保植株养分需求。

⑥人工授粉

罗汉果属雌雄异株植物（图 2-5），雄花花粉黏重，风力和昆虫很难传播花粉，大规模种植时，只有依靠人工授粉才能保证产量。清晨 5～7 时，采摘发育良好且已含苞待放或微开的雄花，置于竹筒或盒内，放阴凉处备用。待雌花开放时，用竹签刮取雄花花粉，轻轻地抹于花柱上，一朵雄花可供 10～12 朵雌花受粉。如遇干燥天气，花粉不易黏附在竹签上，可将竹签一头抹一点水再刮取雄花花粉。[18，19]

授粉最好在上午 11 时前完成，此时雄花散粉最为旺盛，雌花柱头黏着力强，因而结实率高。授粉应选择在阴天或晴天进行，雨天避免授粉，授粉时应注意不要损坏雌花花房。为保证果实能正常成熟及提高果实质量，立秋后应停止授粉，还要控制好数量。

⑦促进雄株早开花

由于罗汉果雌雄株开花生物学的差异，雌株开花比雄花要早半个月以上，生产上普遍存在雌雄花期不遇的问题，给产量带来很大的影响。促进雄株提前开花的措施有以下两种。

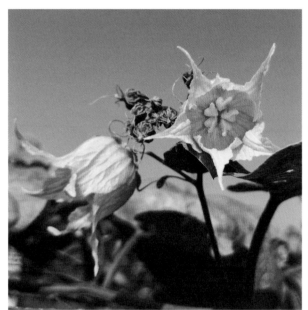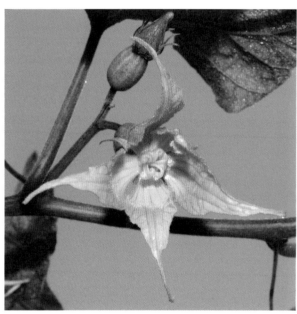

图 2-5　罗汉果雄花（左）和雌花（右）（彭玉德　摄）

留蔓越冬：入冬前，将主蔓留 50～100 cm 长，剪去过长的部分，剪口处涂蜡，用稻草包扎主蔓，防寒越冬，使主蔓不受冻害。翌年 3 月气温升至 18℃以上时，解开稻草，加强管理。

增温催芽：3 月初，选 2～4 年生长健壮的雄株块茎，置于温度保持在 20～30℃，空气相对湿度 85%～90% 的塑料棚内催芽培养。10 多天后，块茎开始萌芽，提前出苗。待 4 月天气暖和时，移至大田；经处理的雄株就会早上棚，早开花，从而保证雌株始花期的花粉供应。

⑧保薯过冬

每年苗枯前，或收果后，剪去老蔓，只留 30 cm 左右的主蔓，把薯块和主蔓埋起来，培土厚度为 20～30 cm。

3. 病虫害防治技术

（1）根结线虫病

主要为害根部，发病时植株种薯和根系产生瘤状凸起和大小不一的根结（虫瘿）。

防治方法：选择无病植株繁殖种薯，培育抗病力强的种薯；选用新开荒地种植罗汉果，下种前必须翻土 2～3 次，日光曝晒杀死虫卵；用 45～47℃热水或杀菌剂浸渍种薯 10～20 min 消毒；

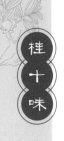

清洁果园，及时除去染病块茎，并将染病块茎、残根集中烧毁；发病果园用生石灰每亩 50 ～ 100 kg 处理病土等综合措施，可以预防或减轻线虫病的发生和为害。

（2）疱状丛枝病

主要为害叶片和腋芽。发病时叶肉隆起呈疱状和畸形叶，老龄叶黄化，腋芽早发而成丛枝。防治方法：选择无病种块茎（苗）种植；在远离生产区建立无病种苗地，或用茎尖脱毒的组织培养的实生苗作生产用种苗；清除病株，发现严重病株及时拔除，集中烧毁，防止蔓延；增施磷钾肥，提高植株抗病能力。

（3）白绢病

主要为害块茎。防治方法：用生荒地作果园，不宜连作；加强排水和中耕除草，防止土壤板结，尤其是雨后要及时松土，以利于土壤通气，减少土壤表里温差；拔除重病株，并将根际病土挖掉，定植前种薯用 20% 石灰水或 50% 多菌灵 1000 倍稀释液浸泡；轻病株用 50% 托布津可湿性粉剂 500 倍稀释液浸病茎 20 ～ 30 min。

（4）日灼病

日灼病是高温烈日暴晒、久旱无雨引起的生理性病害。防治方法：应选择适宜种植地，在高温阳光强的地区宜选择坐西向东，日照时数短的山坡、山谷小块平地或林绿地种植；搭棚遮阴，防止强光直射，预防日灼病。

（5）罗汉果实蝇、黄瓜虫

7 ～ 9 月为害果实。防治方法：可用 1% 苦参碱可溶性液剂 1000 ～ 1500 倍稀释液喷洒果实和植株，或用黄板诱杀。

（6）叶螨

为害叶片，用 1.8% 阿维菌素 3000 ～ 5000 倍稀释液喷洒，先喷叶背，再喷叶面。

（7）白蚁类

主要为害块茎，12 月至翌年 3 月为害严重。防治方法：可在果园周围挖坑，内放树枝、杂草诱集白蚁，喷灭蚁灵毒杀。

（8）钻心虫

主要为害藤蔓。防治方法：冬季把枯藤烧掉，减少越冬虫源；人工捕杀幼虫。

（9）蝼蛄、蟋蟀、地老虎等地下害虫

为害幼苗、种薯和根系。50% 辛硫磷乳油 30 kg 拌细砂或细土 25 ～ 30 kg，在根旁开浅沟撒入药土；也可用 50% 辛硫磷乳油 100 g 稀释 20 ～ 25 倍喷在新鲜草或菜上用以诱杀；利用地下害虫的光趋向性放置黑光灯进行诱杀。

（10）其他害虫

椿象、叶蝉、蚜虫、金龟子、天蠖、毒蛾及蜗牛等。防治时要及时做好田间调查。在具体方法上，应将化学防治、措施防治和生物防治等有机结合起来，实行综合防治，才能达到良好的效果。

（二）良种选育研究

罗汉果在种植方面最突出的问题是品种问题。自人工栽培罗汉果以来，几乎没有进行提纯复壮和单株优选，一直是由农户自行繁殖，品种良莠不齐，品种退化、病害严重等问题突出。[1]

本属野生类型繁多，栽培类型仅有罗汉果一个。在生产中，主要栽培品种以果型及果面所被柔毛不同，分为长果形与圆果形两类。凡是果实椭圆形、卵状椭圆形、梨形、长圆柱均属长果类；凡是果实圆形、扁圆形、梨状短圆形均属圆果类。目前罗汉果的主要栽培品种有青皮果、拉江果、长滩果、红毛果以及其他一些新品种等，各品种特征如下。

1. 青皮果

青皮果中大或中小，纵径约 5 cm。单株产量较高，产于龙胜各族自治县三门镇、龙脊镇，永福县龙江乡，临桂区茶洞镇等。青皮果生长健壮。叶片三角状心脏形，叶尖渐尖，叶基半张开，叶片长 12.8 ～ 26 cm，宽 11 ～ 14 cm。花黄色，花期 6 ～ 10 个月。果实圆形或椭圆形，青皮果鲜果重 59.44 ～ 97.72 g，果面由基部至顶部具脉纹，被细短白柔毛。

青皮果每 100 g 鲜果含维生素 C 339.68 mg，蛋白质含量为 10%，总糖含量为 27%（其中葡萄糖和果糖含量分别为 13%、10%），可食用部分占全果的 90%；种子近圆形，千粒重 140 g，种仁油脂含量为 33%。

具有结实早、产量高、品质中、适应性强等特点，山区、低丘陵区或平原均能生长，被广泛应用于生产，栽培面积占 95% 以上。

2. 拉江果

又名拉江籽，是广西永福县龙江乡拉江村果农用长滩果的实生苗培育而成。果实椭圆形、长圆形或梨形，适应性广，适于山区或丘陵地区种植，植株长势旺盛，品质好。

3. 长滩果

原产于广西永福县龙江乡保安村长滩沿河两岸，是目前栽培品种中品质最好的品种。长滩果果大，果皮较为厚实，鲜果每千克 10 ～ 12 个。果实长椭圆形或卵状椭圆形，果皮细嫩，有稀柔毛，果顶端略凹陷，果面有 9 ～ 10 条明显的细脉纹。

长滩果每 100 g 鲜果含维生素 C 459 mg，蛋白质含量为 8%，总糖含量为 38%（其中葡萄糖和果糖含量分别为 15.19%、17.55%）；种子长椭圆形，千粒重 127 g，种仁油脂含量为 27%。

长滩果对生态环境和栽培技术要求十分严格，抗逆性较弱，在不适宜的生态条件下很难引种成功，因此栽培面积逐年减少，占罗汉果生产总量的 5% 左右。

4. 红毛果

本品种适应性强，植株生长健壮，产量较高，嫩藤蔓和幼果均密被红色疣状腺鳞。果实小，梨状短圆形。

5. 冬瓜果

本品种植株生长健壮，果实长圆柱形，两端齐平，形似冬瓜，种子瓜子形；叶片三角状心脏形，果实密被柔毛，产量高，适宜种植在低矮山区。

6. 茶山果

原野生于油茶林中，通过人工选择栽培而成。

罗汉果品种主要有六种，而最常见的就是拉江果，这个品种在一些沿着江边的农村比较常见，而且也容易栽培。在生产上广泛应用的品种以圆果型的青皮果、红毛果、茶山果为主，适应性广，产量较高。

7. 无籽罗汉果

广西植物研究所和桂林亦元生现代生物技术有限公司采用多倍体诱导、不同倍性配子杂交和

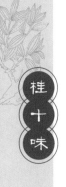

组织培养等技术方法，培育出三倍体无籽罗汉果新种质类型。[20] 无籽罗汉果优良株系花、叶等器官形体较大，植株长势健旺，现蕾开花较早，果实无籽或极少籽，罗汉果苷 V 含量比其母本提高 36%。

三倍体无籽罗汉果培育的基本过程：①培育罗汉果二倍体雌、雄株种苗，将其种植；②雄株现蕾时，诱导二倍体大花粉的形成；③采摘经诱导开放的雄花，从中筛选出二倍体大花粉；④将二倍体大花粉放入花粉发芽液处理后对二倍体雌株的单倍体卵细胞进行杂交，雌株挂果后得到杂交种子；⑤将杂交种子繁殖成完整植株，再进行染色体数目检测，筛选出三倍体植株；⑥将三倍体植株和二倍体雄株进行种植，开花时用二倍体雄株对三倍体雌株进行人工授粉，雌株挂果后得到无籽罗汉果。[21]

（三）采收加工技术

1. 采收

罗汉果果实成熟早晚因品种和气候条件不同而异，长果型从受精到成熟需要 70 ～ 75 天，圆果型需要 60 ～ 65 天。采收时主要观察果实的长相特征，将果色、果柄和果实弹性作为判断成熟的主要标准；果皮由浅绿色转为深绿色，间有黄色斑块，果柄近果蒂处变黄色，轻捏果实手感坚硬并富有弹性，为成熟果实。应选择晴天或阴天采收，雨天或露水未干不宜采收。采收时用剪刀平表面将木柄剪断，避免互相刺伤果皮，同时要轻拿轻放入硬件包装，不宜用麻袋等软件包装，防止挤压损伤造成破果。为了保证果实品质，授粉晚（8 ～ 9 月）的罗汉果由于光照不足和气温偏低果柄转黄慢，至少在授粉后 80 天以上方可采收，使罗汉果苷 II E 和罗汉果苷 III 充分转化为罗汉果苷 V。

2. 传统罗汉果干药材加工技术

刚采收回来的果实，含水量高，糖分尚未完全转化，如立即进行烘烤加工，容易出现爆果和果实甜味不够的现象。因此必须经过一段时间的糖化后熟、发汗过程。具体做法：将刚采回的果实平铺在室内通风阴凉处，可叠二、三层，每隔 1 ～ 2 天翻动一次，促进其水分自然蒸发和内部糖分转化。在室温 15 ～ 20℃下放置 7 ～ 15 天，果实表面约 50% 呈黄色，水分蒸发去果重的 10% ～ 35%，即可进入烤房烘烤。未成熟的尾果后熟时间须延长至 20 ～ 25 天才能烘烤。将经过后熟、发汗的果实按大、中、小分级，装入烘箱中放入烘烤炉内，先用文火逐渐升温，第一阶段温度在 45 ～ 50℃，维持 20 ～ 24 h，使果实内外温度接近，以免果实内外温差过大而引起果实破裂。第二阶段温度控制在 65 ～ 70℃（不超过 75℃），这时水分大量蒸发，注意打开气窗排出水汽，2 ～ 3 天后蒸发出的水汽明显减少，果实重量显著减轻。第三阶段温度降至 55 ～ 60℃，再经过 2 天，蒸发去水分占鲜果重的 70% ～ 75%，用手指轻轻弹敲果实有响声时结束烘烤，将果实的毛去掉，即得成品[22]。

这一干燥技术沿用了上百年，其优点是以木材、木炭或煤为燃料，烘房简单，生产成本很低。但缺点非常突出，鲜罗汉果不管品质优劣，经过长时间高温烘烤，外观黑褐色，果心颜色也较深。因此，第一代干罗汉果的价格便宜，但品质无法保障。

3. 罗汉果现代加工技术

（1）低温干燥技术

利用真空状态下水分容易蒸发的原理，采用冻干和微波干燥方法使罗汉果脱水。将新鲜的罗汉果经清洗后置于 90 ～ 110℃的蒸汽中杀青 2 ～ 3 min，再将杀青好的罗汉果置于 –35 ～ –30℃的条件下冻结 1 ～ 1.5 h，然后把罗汉果放入真空微波干燥设备中低温脱水 30 ～ 35 min；最后将处理后的罗汉果置于 30 ～ 50℃，湿度 10% ～ 15% 的条件下干燥 6 ～ 10 h 即可。[23]

该类果的果皮棕色，果瓤黄色。真空低温干燥法较传统干燥方法能更多地保留罗汉果中的活性成分罗汉果皂苷，得到的产品无论在外观、口感和品质上均有显著优势。[24]

（2）罗汉果去皮烘烤技术

将采收的鲜罗汉果自然糖化 7 ～ 15 天，再将果皮脱去，取出籽瓢，将籽瓢分成多瓣，平整摆放在烘烤筛上；将烘烤筛放入烘烤房或电烘烤箱中进行烘烤，先在 60 ～ 70℃的条件下烘烤 6 ～ 7 h，将表皮层烘干，然后在 70 ～ 80℃的条件下催熟 5 ～ 6 h，再在 55 ～ 60℃的条件下烘烤 10 ～ 12 h即成。[25]

（3）罗汉果皂苷的提取

罗汉果皂苷 V 是罗汉果的主要有效成分之一，也是替代甜味剂的佳品。大孔树脂 D101 对罗汉果皂苷的分离效果较好，最佳柱分离条件：上样液 pH 值 9.0，在 40℃下依次用 pH 值 9.0 的碱水溶液、蒸馏水、体积分数为 30% 的乙醇及 60% 的乙醇进行洗脱，将 60% 乙醇洗脱液浓缩，冷冻干燥后罗汉果皂苷 V 的质量分数为 69.24%，提高了 41.12%。[26]

（四）药材贮藏技术

将烘烤出炉的罗汉果分级装入防潮箱内，或用尼龙食品袋（双层、多层薄膜）包装，扎紧袋口，每袋装 50 个、100 个、150 个，然后将食品袋放于干燥贮藏室内，不能相互挤压。搬运时要轻拿轻放，避免破损。

八、现代研究

（一）化学成分

罗汉果中含非糖甜味的成分，主要是三萜皂苷类化合物罗汉果苷 V 及罗汉果苷 VI，[27-29] 次要的是 D- 甘露醇，其甜度为蔗糖的 0.55 ～ 0.65 倍。[30] 此外还含有大量的葡萄糖，[31] 果糖占 14%。[32] 又含锰、铁、镍、锌、钼、硒、锡、碘等 26 种无机元素、蛋白质、维生素 C、脂肪酸等。

1. 葫芦素烷三萜类化合物

葫芦素烷三萜皂苷是罗汉果的主要有效成分之一，这类化合物有共同的苷元（罗汉果醇）结构，大部分都是甜味物质或微甜物质，但又不属于糖类物质。迄今已分离出的三萜皂苷类化合物，包括赛门苷 I、罗汉果皂苷 II E、罗汉果皂苷 III、罗汉果皂苷 IV、罗汉果皂苷 V、11-O- 罗汉果皂苷 V、罗汉果皂苷 III E、罗汉果二醇苯甲醛酯、罗汉果新皂苷，光果木鳖皂苷 I、罗汉果皂苷 A，罗汉果皂苷 VI 等，[33-34] 其中罗汉果皂苷 V 是主要的甜味成分，含量最高，其甜度是蔗糖的 256 ～ 344 倍，因其无毒、低热量、高甜度、热稳定性好，是天然甜味剂开发的物质之一。[35] 罗汉果苷 VI 的甜度为蔗糖的 126 倍，而罗汉果苷 IV 则不呈甜味。[32] 最甜的成分为赛门皂苷 I，其甜度为蔗糖的 563 倍，部分罗汉果皂苷化学结构见图 2-6。

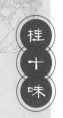

罗汉果皂苷 V

赛门皂苷 I

罗汉果皂苷 IV

11-O- 罗汉果皂苷 V

图 2-6　罗汉果中部分罗汉果皂苷的化学结构

2. 黄酮苷类

从鲜罗汉果水浸膏中分离出两种黄酮苷类成分：罗汉果黄素、山奈酚 -3，7-α-L- 二鼠李糖苷。罗汉果黄素为山奈酚 -3-O-α-L- 鼠李 -7-O-［β-D- 葡萄糖基 -（1-2）］-L- 鼠李糖苷。[36]

3. 蛋白质、氨基酸

罗汉果干果中蛋白质含量为 7.1% ～ 7.8%。在其水解物中，除色氨酸未被测定外，18 种氨基酸齐全。在测定的氨基酸中，含量较高的有谷氨酸（108.2 ～ 113.3 mg·kg^{-1}）、天冬氨酸（93.9 ～ 112.5 mg·kg^{-1}）、缬氨酸（52.5 ～ 55.5 mg·kg^{-1}）、丙氨酸（49.9 ～ 66.8 mg·kg^{-1}）、亮氨酸（48.5 ～ 56.7 mg·kg^{-1}）。[37]

4. 微量元素

成熟的罗汉果含有 24 种无机元素，其中人体必需的微量元素和大量元素有 16 种。罗汉果中硒的含量较高（0.1864 mg·kg^{-1}），是粮食的 2 ～ 4 倍。[38]

5. 脂肪酸类

研究发现罗汉果种仁油中含有丰富的不饱和脂肪酸，油脂含量占种仁的 27% ～ 33%。其中有亚油酸（linoleic acid）、油酸（oleic acid）、棕榈酸（palmitic acid）、硬脂酸（stearic acid）、棕榈油酸（palmitoleic acid）、肉豆蔻酸（myristic acid）、月桂酸（lauric acid）、癸酸（decanoic acid）。[39]罗汉果种仁油符合国家食用油的标准，游离脂肪酸少、不饱和脂肪多、磷脂少。其成分以角鲨烯（三十碳六烯）为主，占种仁油总量的 51.52%，其次是［Z,Z］-9,12- 亚油酸，含量为 23.89%，第三位是 3- 羟基 -1,6,10,14,18,22- 二十四碳六烯，含量为 9.58%。

6. 其他

罗汉果还含有多糖、甘露醇、挥发油、维生素 E、维生素 C 等。维生素以维生素 C 和维生素 E 居多，维生素 C 含量为 313 ～ 510 mg·100g^{-1}。[40]

（二）药理作用

罗汉果具有镇咳、祛痰、平喘，影响肠道功能，保肝，降血脂，降血糖，增强免疫力，增加耐力，抗氧化，抗血栓等作用。[41-43]

1. 镇咳、祛痰、平喘

罗汉果及罗汉果提取物对小鼠、大鼠均有祛痰作用，对小鼠、豚鼠均有止咳作用。罗汉果水煎液和罗汉果皂苷可增加小鼠气管酚红排泌量，增加大鼠气管排痰量，延长半数浓氨水诱发小鼠咳嗽的喷雾时间、二氧化硫诱发小鼠咳嗽潜伏期及减少 2 min 内咳嗽次数。罗汉果水煎剂、醇提部位及罗汉果皂苷 V 灌胃能明显减少小鼠的咳嗽次数，明显延长小鼠咳嗽潜伏期；罗汉果皂苷 V 灌胃能明显增加小鼠气管酚红排泄量，对组胺引起的气管痉挛有明显的拮抗作用。[44]

2. 对肠道的影响

罗汉果水煎液灌胃可使正常小鼠或便秘小鼠的排便粒数明显增加。罗汉果水煎液对乙酰胆碱（Ach）或氯化钡（BaCl$_2$）所致家兔和小鼠离体回肠痉挛均有拮抗作用，对肾上腺素所致家兔离体回肠松弛也有拮抗作用，对家兔和小鼠离体回肠自主活动有明显抑制作用。罗汉果皂苷 V 能明显拮抗组胺引起的回肠收缩。

3. 保肝降酶

罗汉果皂苷对小鼠急性、免疫性肝损伤及大鼠慢性肝损伤有保护作用，均能有效降低血清中 ALT、AST 活性，对免疫性肝损伤的肝组织匀浆有升高 SOD 活性、降低 MDA 含量的作用，并能显著减轻肝组织病理变化程度。[45]罗汉果提取液能抑制机体脂质过氧化，对运动造成的肝组织及其膜性结构损伤有明显的保护作用。

4. 降血糖、降血脂

罗汉果皂苷能降低 1 型糖尿病（TIDM）小鼠血糖，改善胰腺的病变程度以及下调 IFN-γ、TNF-α 的表达水平，增加 TIDM 小鼠脾脏 CD4$^+$ 淋巴细胞数目，使 CD4/CD8 比值恢复正常。此外，还可显著提高正常小鼠和 TIDM 小鼠脾脏淋巴细胞 IL-4 的表达水平。罗汉果皂苷灌胃还可降低四氧嘧啶糖尿病小鼠的 TC、TG 含量，提高 HDL-C 含量，有利于糖尿病小鼠血脂水平的恢复，可降低四氧嘧啶糖尿病小鼠肝脏的 MDA 含量，提高 SOD、GSH-Px 活性。罗汉果粉及其提取物对正常小鼠血糖及糖耐量无影响，正常人一次性口服 30% 罗汉果甜苷 200 mg·kg^{-1} 对血糖含量与肝酶活性无明显影响，但可使糖尿病小鼠机体血脂水平趋于正常，防止糖尿病导致的脂类代谢紊乱。其降糖机制可能与提高糖尿病小鼠抗氧化和清除自由基能力、改善血脂水平，从而减弱四氧嘧啶对胰岛 β 细胞的损伤或改善受损伤细胞的功能有关。罗汉果皂苷可以降低实验性糖尿病大鼠血糖、血清游离脂肪酸、血清总抗氧化能力（TAOC）和丙二醛（MDA）含量，保护血管内皮，其抗氧化作用的发挥可能由 HO-1 介导。

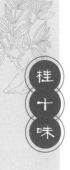
5. 增强免疫

罗汉果水煎液灌胃 5 天可增强氢化可的松损伤小鼠的单核细胞吞噬功能。罗汉果灌胃 10 天能显著地提高大鼠外周血酸性 α-醋酸萘酯酶阳性淋巴细胞的百分率，提示可增强机体的细胞免疫功能，对外周血中性白细胞吞噬率均无明显影响；还能提高脾特异性玫瑰花环形成细胞的比率。罗汉果多糖灌胃 7 天，可明显使小鼠胸腺、脾脏等免疫器官重量增加；使小鼠腹腔巨噬细胞吞噬鸡红细胞百分率及吞噬指数增加；提高小鼠血清溶血素水平；增加小鼠淋巴细胞转化率及胸腺、脾脏指数。罗汉果皂苷灌胃 10 天，对正常小鼠免疫功能无明显影响，但能显著提高 CTX 免疫抑制小鼠的巨噬细胞吞噬功能和 T 细胞的增殖作用。

6. 增加耐力、抗氧化

罗汉果水煎液灌胃在提高小鼠身体机能方面具有积极作用，且 15.0 g·kg^{-1} 剂量的效果最为显著，为最佳给药剂量。罗汉果提取液连续灌胃 6 周能延长小鼠运动至力竭的时间，并有效促进机体 Hb 的合成与肝组织 SOD、GSH-Px 活性的升高及 Bla 的清除，提高机体的抗氧化能力。

罗汉果提取物（MGC、MGI、MGII 和 MGV）能清除羟基自由基和超氧阴离子自由基，抑制大鼠红细胞自氧化溶血和溶血时 MDA 生成，可抑制大鼠肝组织的脂质过氧化，其中罗汉果皂苷 V 是主要的活性成分。随着罗汉果皂苷浓度的增加，清除效果逐渐增强，呈一定的计量效应关系。罗汉果茎水提取物、乙醇提取物、乙酸乙酯提取物和氯仿提取物都均有较强的抗氧化性。罗汉果黄酮也具有强的抗氧化作用。

7. 抗血栓

400mg·kg^{-1}、200 mg·kg^{-1} 罗汉果黄酮灌胃 7 天对小鼠脑血栓形成有一定的保护作用，能抑制 ADP 诱导大鼠血小板聚集，明显降低高胆固醇血症小鼠的 TC 和 TG 含量，提高 HDL-C 的水平，以及延长小鼠的凝血时间。

8. 抗癌

罗汉果醇提物、罗汉果皂苷 V 和 11-O-罗汉果皂苷 V 具有较强的抗癌作用。从罗汉果的块茎中分离出的罗汉果酸乙在体外有明显的抗癌活性。

（三）临床及其他应用

罗汉果具有润肺、止咳、利咽、滑肠、通便的功效，用于肺火燥咳，喉痛失音，肠燥便秘等症。可治疗肥胖病、糖尿病、支气管炎、扁桃体炎、咽喉炎，急性胃炎、哮喘等，同时也是制作饮料和调料的佳品。临床上常用于高血压病、肺结核、哮喘、百日咳、急慢性气管炎、急慢性扁桃体炎、咽喉炎、急性胃炎、肠燥便秘、消渴烦躁等症。

罗汉果是我国原卫生部第一批"既是食品又是药品的品种名单"所列品种，当前临床上已有的罗汉果制剂主要用于呼吸系统疾病，传统用药中，罗汉果对消化系统疾病也有很好的疗效，并用于保健品开发，具有抑菌、降血压、降血糖等作用。

1. 止咳利咽

本品味甘、性凉，善清肺热，化痰饮，且可利咽止痛，常用于咳嗽，气喘，可单味煎服，或配伍百部、桑白皮；配伍百合、侧柏、陈皮、麻黄，治疗小儿百日咳；治疗咽痛失音，可单用泡茶饮。

2. 对肠道的作用

本品甘润，归大肠经，可生津润肠通便，治肠燥便秘，可配蜂蜜泡饮。罗汉果健身茶（含罗汉果 77.5%，茶叶 15%，罗汉果制剂 7.5%）可加强或恢复肠道的自发性活动，拮抗肠管强直性收缩，使肠道松弛而解痉。

3. 保健品

罗汉果皂苷 V 的甜度是蔗糖的 256～344 倍，作为甜味剂加于各类食品中，对糖尿病、高血压、慢性支气管炎等患者是一种极为理想的保健品。罗汉果还含有丰富的蛋白质、维生素及 20 多种微量元素，有抗衰老、抗癌、降血脂及减肥的作用，可辅助治疗高血脂症，改善肥胖。多将罗汉果干果加工成各种罗汉果茶，深受消费者青睐。

4. 其他应用

在民间，历来有用罗汉果做菜肴的传统，不仅美味可口，还具有食疗作用。

（1）罗汉果白菜干猪肺汤

【材料】猪肺 1 副，罗汉果 2 个，白菜干 100 g，姜 25 g，绍酒 25 g，水约 3000 g。

【做法】猪肺洗净，切小块，焯水备用。白菜干冷水浸发，洗净切段。罗汉果敲碎，同放在砂锅内加水烧煮。热锅下油，姜块、猪肺爆炒，加入绍兴酒，稍微炒香即可，全部放入砂锅同煮。水沸后调小火煲 90 min。

【功效】白菜具有滋阴清热解毒的作用，猪肺可以起到润肺的作用，加上罗汉果对咽喉炎、声音嘶哑等有改善作用，还具有清肺热的作用。

（2）罗汉果甜藕汤

【材料】西洋菜、罗汉果各 30 g，莲藕 150 g，山药（干）20 g，盐 3 g，味精 2 g。

【做法】西洋菜只取嫩叶心，洗净；罗汉果拍碎，用纱布包好。放入清水中熬 15 min；山药和莲藕分别去皮，洗净切片；浸稀盐水 5 min 后捞起放入汤汁中；在熬好的罗汉果汤中放入淮山。煮 20 min 后，放入西洋菜、食盐和味精煮开即可。

【功效】具有润肠通便的作用，对消化不良、食欲不振的情况有改善作用，还具有减肥降脂的功效。

（四）罗汉果性别分化机制研究

罗汉果是雌雄异株，生产上通常需要搭配一定数量的雄株，并需要人工授粉，一方面浪费了土地面积，另一方面也增加了人工成本。探究罗汉果性别分化的机制，对罗汉果开花调控和品种改良具有重要的意义。罗汉果的花有雄性、雌性、两性花 3 种，花芽分化过程均可分为花芽未分化期、花芽分化初期、花序分化期、萼片原基分化期、花瓣原基分化期、雄蕊原基分化期和雌蕊原基分化期 7 个阶段。[46] 罗汉果花芽分化过程经历一个"两性期"，3 种花分化的主要差异出现在雄蕊原基分化期和雌蕊原基分化期。雄蕊原基内侧出现雌蕊原基后，雄花芽雄蕊原基继续发育成雄蕊，雌蕊原基停止生长，退化为一个小凸起；雌花芽雌蕊原基继续发育成雌蕊，雄蕊原基生长缓慢，退化为小花丝；两性花芽雌蕊和雄蕊原基均继续发育，形成外观正常的雌蕊和雄蕊。

植物性别的分化伴随着植物激素的变化。内源激素脱落酸（ABA）、赤霉素（GAs）和玉米素核苷（ZR）含量在 3 种花芽分化过程中的变化规律相似，即 ABA 含量在花芽生理分化期降低，花芽形态分化期升高，而 GAs 和 ZR 含量则基本保持不变。吲哚乙酸（IAA）含量在 3 种花芽分化过程中变化存在明显差异，雌花芽 IAA 含量在花芽生理分化期升高，花芽形态分化期逐渐降低，而雄性和两性花芽的 IAA 含量则基本保持不变。IAA 可能对罗汉果花性分化具有重要作用。[46] 乙烯作为葫芦科植物性别分化过程中的一种重要调控激素，目前在罗汉果性别分化研究中尚未见报道。

（五）资源培育

1. 组织培养

罗汉果的传统繁殖技术主要有种子培育、压蔓、扦插和嫁接繁殖等，但传统繁殖技术存在病虫害严重的情况，改变传统的繁殖技术，采用组织培养获得脱毒苗是解决这一困境的有效途径。广西植物研究所、广西药用植物园、广西大学、广西师范大学、桂林亦元生现代生物技术有限公司、桂林莱茵生物科技股份有限公司等单位在罗汉果优良品系的选育、脱毒和快速繁殖等方面取得了重大进展，一定程度上提高了罗汉果的抗逆性，达到了改善品质和增加产量的目的，目前组培苗已在产区大面积推广，已成为罗汉果种苗生产的主要方式。组培苗的推广应用解决了长期以来困扰罗汉果种植发展的种苗脱毒难、种性退化快、适应区域狭小等问题，为罗汉果产业的发展起到了重要推动作用。

2. 多倍体诱导

多倍体育种是改良作物品种的一条可行途径，不仅可改良植物性状，还可提高植物有效成分含量。罗汉果甜苷主要存在于果实的果肉和果皮中，种子占果实重量的45%左右，不含甜苷，且含有大量非药效成分的种油等物质，口感差。因此，通过罗汉果多倍体育种研究，选育出无籽罗汉果，是目前罗汉果育种的一个重要方向。

采用秋水仙素滴生长点法可成功诱导罗汉果四倍体的形成，而浸泡法、定量注射法及涂抹法等很难诱导产生多倍体。[47]另外，秋水仙素诱导同源四倍体的直接效果是形成嵌合体。罗汉果同源四倍体与二倍体在形态特征和生育特性方面存在显著差异。四倍体的部分器官出现巨大性，且生长缓慢，生长势弱，上棚晚，分支少；生育期延迟，育性下降，雄花部分败育，结实率下降，果实短小，果皮增厚，种子减少，等等。

广西植物研究所和桂林亦元生现代生物技术有限公司经过多年的共同研究，对罗汉果进行了品种资源调查，多倍体诱导，不同倍性配子杂交与组织培养等技术方法，成功培育出三倍体无籽（少籽）罗汉果新种质类型。[48]三倍体无籽罗汉果的基本生物学特性与现有罗汉果组培苗栽培品种较为一致，在外部形态上，三倍体无籽在体积上增大，在形状上也有变异。三倍体无籽长势健旺，在生理转化期和现蕾开花期发育进程较快，果实无籽或极少籽且瘪籽率极高，果皮较厚而韧，果肉饱满。罗汉果皂苷 V 含量较其他罗汉果品种（株系）高，较母本株系高出36.28%。[49]三倍体无籽罗汉果培育技术的发展和成熟，为罗汉果科学理论研究、产业发展等方面奠定了基础。

（六）分子生物学研究

1. 罗汉果性别性状的遗传标记及相关基因研究

罗汉果雌雄异株，须人工授粉才能结实，生产中需要大量的雌株，在未开花之前难以通过形态特征进行鉴别。DNA 分子标记技术以其快速、准确和可信度高等优点，广泛应用于雌雄异株植物早期性别分子鉴定研究。目前，用于罗汉果幼苗雌雄鉴别研究的 DNA 分子标记有 AFLP 和 RAPD 2 种。

AFLP 标记技术结合数量性状分析，可以快速经济地鉴别罗汉果幼苗雌雄株。[9]在 RAPD 标记的研究方面，也发现了一些性别连锁的分子标记，如 S143 是 1 条与雄性连锁的分子标记。[50]

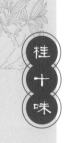

S60、S90、S100、S343、S357 可用于罗汉果栽培品种性别鉴定的引物。[51]对栽培品种青皮果的雌雄株进行 RAPD 标记，发现引物 S47 和 S103 能在雄集群 DNA 池和单株中扩增出雄特异性条带，引物 S43 则在栽培品种青皮、长滩、冬瓜和红毛的雌集群 DNA 池扩增出雌性特异性条带。这些研究结果表明，分子标记技术可以对罗汉果幼苗进行雌雄鉴别。

乙烯是目前发现的植物体内 3 种重要的气体激素（乙烯、一氧化氮、硫化氢）之一，对植物的生长发育和环境适应有重要的调节作用。在转录组 unigene 序列基础上，结合 cDNA 末端快速扩增（rapid amplification of cDNA ends，RACE）技术和高效交错式热不对称聚合酶链式反应（high-efficiency thermal asymmetric interlaced polymerase chain reaction，hi-TAIL PCR）技术，从罗汉果总 RNA 中克隆乙烯合成关键酶 1- 氨基环丙烷 -1- 羧酸合成酶 ACS1 和 ACS3 的 cDNA 和 DNA 全长，对其基因结构和在雌花授粉前后花芽、叶、蕾等器官中的表达情况进行了分析，[52, 53]揭示它们在调控罗汉果性别表达和花器官形态建成中可能起到重要作用，为深入揭示乙烯信号参与罗汉果性别决定和花器官形态建成的分子遗传机制和育种利用提供了理论基础。

2. 罗汉果种质资源的遗传差异分析

DNA 分子标记技术不仅在罗汉果雌雄性别鉴定中发挥重要作用，而且在罗汉果种质资源遗传多样性、亲缘关系以及育种材料的遗传背景分析等研究方面也展示出广阔的应用前景。

（1）遗传多样性分析

罗汉果在长期的人工栽培及自然选择过程中，形成了许多优良品种及丰富的野生类型。由于生产上长期采用无性繁殖方式，栽培罗汉果的遗传结构变得脆弱，严重阻碍了罗汉果种质资源的合理利用。

采用不同的分子标记研究罗汉果不同居群的遗传结构，并为种质资源保护策略的制定提供理论指导。利用 ISSR 标记法对来源地不同的罗汉果野生居群进行遗传多样性分析，发现不同居群间的遗传变异较大。采用 RAPD 技术对罗汉果 10 个栽培品种和 5 份野生种质进行遗传分析和鉴定表明，圆果类栽培品种间亲缘关系较近，长果类栽培品种与野生种质的亲缘关系较近，长果类品种与圆果类品种间在亲缘关系上存在明显差异。[54]结合 ISSR 和 RAPD 对罗汉果栽培品种进行分析发现，主要的栽培品种青皮果、红毛果和爆棚籽的遗传多样性很低，而茶山果和冬瓜汉具有较高的遗传多样性。另外还发现，野生种质的遗传多样性高于栽培种质。[56]此外，野生罗汉果种群具有相对较高的克隆多样性。[57]这些研究结果表明，长期营养繁殖是栽培罗汉果遗传多样性低的主要原因，有必要扩大栽培罗汉果的遗传基础。

（2）育种材料遗传背景分析

罗汉果甜苷 V 是罗汉果主要活性成分和甜味成分，由于甜度高，热量低，口感好，成为理想的天然甜味剂，是糖尿病人、肥胖人群理想的食糖代用品，具有极高的经济价值。研究显示，罗汉果甜苷 V 仅仅存在于果肉和果皮中，罗汉果种子数量多但不含罗汉果甜苷 V，使得罗汉果果实的利用率非常低，大大增加了提取难度和生产成本。从分子水平上研究多倍体无籽罗汉果育种材料的遗传背景，可以克服无籽罗汉果新品系选育中杂交亲本选配和组配时的盲目性，提高育种效率。

采用 SRAP 技术对罗汉果二倍体和四倍体的基因组水平进行遗传变异分析，结果表明罗汉果二倍体及四倍体株系之间基因组 DNA 的 SRAP 多态性较低，遗传差异较小。[58]应对多倍体无籽罗汉果及其亲本材料的遗传背景分析，发现 F1 代从四倍体母本上继承的遗传物质更多，遗传上倾向母本，

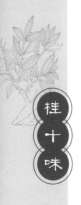

且 F1 代与亲本之间的平均遗传相似性系数大于或小于亲本之间，随亲本的组合和相应的 F1 代而定，聚类图和双变量主坐标表明罗汉果三倍体雌株和二倍体雄株遗传背景的复杂性较低，存在一定的丰富性，体现了"子似亲"的遗传现象。[59]因此应尽快采取相应措施，进行罗汉果种质创新，以丰富无籽罗汉果亲本的遗传背景。

此外，运用 ISSR 分子标记技术对空间诱导罗汉果 DNA 突变进行全基因组检测和聚类分析发现，太空环境可对罗汉果造成诱变效应，部分航天种质可能获得了有益突变，可为罗汉果新品种培育和杂交亲本选配提供科学依据。[60]

（3）遗传图谱构建及农艺性状 QTL 定位

遗传图谱即遗传连锁图谱，指基因组中基因及专一的多态性标记之间相对位置的图谱。利用 1 个有 167 个株系的 F₁ 代群体，根据 63 对引物组合扩增出的 131 个 SRAP 多态性数据，构建了罗汉果遗传框架图谱，其中 112 个 SRAP 标记分属于 23 个连锁群，覆盖罗汉果基因组总长度 725.6 cm，标记间平均图距 6.48 cm。[61]利用 ISSR 和 SRAP 对以罗汉果野生红毛一号为母本、长滩果为父本杂交获得的 150 株 F1 子代单株作图群体进行遗传学分析，得到 1 张包含 203 个标记的罗汉果遗传图谱，其中有 29 个 ISSR 标记、173 个 SRAP 标记和 1 个性别标记，包含 27 个连锁群，图谱总长度 1474.1 cm，图谱覆盖率为 65.2%，连锁群长度在 19.5 ～ 152.6 cm，平均长度 54.6 cm。运用软件 Windows QTL Cartographer V2.5 的复合区间作图法获得与农艺性状相关的 QTLs 位点 33 个。[62]这些研究结果为罗汉果改良应用提供了有价值的科学依据。

3. 罗汉果甜苷 V 生物合成途径解析

罗汉果甜苷 V 是罗汉果中含量和甜度均较高的成分，具有止咳祛痰、抗癌、抗氧化、调节血糖等诸多药理活性，成为兼具治疗功能的天然非糖甜味剂，具有广阔的市场前景。然而，甜苷含量低，通常只有 1%，目前的生物资源有限，提取成本较高，限制了它的广泛应用。深入了解罗汉果甜苷 V 的生物合成途径，从分子水平研究罗汉果甜苷 V 生物合成途径及基因调控已成为有效增加其产量的重要途径。

罗汉果甜苷 V 是一种葫芦烷型四环三萜类化合物，作为主要的活性成分和甜味成分存在于成熟果实中。3- 羟基 -3- 甲基戊二酸单酰辅酶 A 还原酶（HMGR）位于甲羟戊酸（MVA）途径中，作为萜类化合物生物合成途径中的第一个限速酶，是罗汉果甜苷 V 生物合成途径中的重要调控位点。利用罗汉果转录组数据获得的一条编码 HMGR 的 unigene，以授粉后 3 天的幼果作为实验材料，通过 RACE 技术获得了 1926 bp 的全长序列，该基因含有 1749 bp 的开放阅读框，编码 582 个氨基酸残基，含 2 段跨膜区，分别位于 50 ～ 72 AA 和 93 ～ 115 AA，亚细胞定位预测位于质膜或内质网上，预测该蛋白没有信号肽，其与同科植物黄瓜和甜瓜中 HMGR 基因有很高的同源性。[63]

SQS 是合成角鲨烯的关键酶，CS 是催化生成葫芦二烯醇的关键酶，直接影响罗汉果甜苷 V 的含量。CAS 与 CS 催化共同的底物 2，3- 氧化角鲨烯，形成不同的分支，间接影响罗汉果苷的形成。目前对这 3 个基因也进行了克隆和功能分析，获得了 2280 bp 长的 SgCS-ORF，经生物信息学软件预测，SgCS 编码的蛋白不含跨膜区，不含信号肽，与西葫芦和黄瓜中的 CS 蛋白同源性最高。[64]SgCS 基因在授粉后 50 天内出现了 2 个高峰期，分别为 10 天和 0 天。30 ～ 50 天的表达丰度非常低，50 天几乎不表达。SgCAS-ORF 片段长 2298 bp，生物信息学软件预测 SgCAS 编码的蛋白不含跨膜区，不含信号肽，很可能定位于叶绿体和细胞核中，与丝瓜和西葫芦中的 CAS 同源性最高，其次是黄瓜。

SgCAS 基因在不同时期的果实中表达情况显示，在 15 天时达到最高，5 天的表达量最低。*SgSQS-ORF* 片段长 1254 bp，经预测，该基因编码的蛋白亦不含跨膜区、不含信号肽，很可能定位于细胞骨架和细胞质中。*SgSQS* 在授粉后 10 天和 20 天出现了 2 个高峰期，50 天的含量最低。

罗汉果甜苷 V 生物合成途径的关键酶法尼基焦磷酸合成酶（Farnesyl pyrophosphate synthase，FPPS）基因的全长 cDNA 序列也已被克隆，获得罗汉果 FPPS（*SgFPPS*）基因的全长 cDNA 序列共 1354 bp，编码 342 个氨基酸[65] 开放阅读框 ORF 为 1026 bp。NCBI Blastx 结果显示，*SgFPPS* 基因编码的蛋白与苹果树来源 *FPPS* 具有最高同源性，氨基酸一致度达 85.1%。进化树分析结果显示，*SgFPPS* 基因与苹果树的 *FPPS* 具有较近的亲缘关系。*SgFPPS* 具有异戊烯基转移酶的 5 个典型保守功能域。

葡萄糖是罗汉果甜苷生物合成的唯一糖类底物，因此葡萄糖的积累与代谢直接影响罗汉果甜苷 V 合成。葡萄糖基转移酶（UDPG）是合成罗汉果甜苷 V 的最后一步关键酶，它通过糖基化作用形成糖苷键，提高产物的稳定性和水溶性，调节次生代谢产物在植物体内的运输、储藏和生物活性。UDPG 在罗汉果苷从低糖苦苷向高糖甜苷的转化中起到重要作用。*SgUDPG1* 基因全长 1959 bp，开放阅读框 ORF 为 1365 bp，编码 1 条 454 aa 的肽链，具有植物中次生代谢产物糖基转移酶特有的保守结构域 PSPG-box motif。*SgUDPG1* 在授粉后 50 天和 70 天的果实中表达逐渐升高，是对照授粉后 3 天的 5.16 倍和 13.12 倍，与果实中罗汉果甜苷 V 含量呈相同趋势。[66]

研究罗汉果皂苷生物合成途径中的相关酶功能将有助于理解罗汉果皂苷的生物合成机制，为调控罗汉果皂苷的合成奠定基础，并将为罗汉果转基因育种提供科学依据，为将来基因工程提供重要的靶基因。

九、常用古今方选

（一）经典名方

1. 罗汉果饮

【组成】罗汉果 20 g。

【功效】清热凉血，止咳化痰，润肺滋肠。主治伤风感冒、咳嗽多痰、胃热便秘、慢性气管炎等症。

【出处】《保健药膳》。

2. 罗汉果茶

【组成】罗汉果 1 个，柿饼 3～5 个。

【功效】清肺，润肺，止咳。适用于小儿百日咳。

【出处】《福建民间方》。

3. 罗汉果茶

【组成】罗汉果 10 g，绿茶 3 g，冰糖 12 g。

【功效】生津止渴，止咳。

【出处】《茶饮保健》。

4. 罗汉果茶

【组成】罗汉果 15～20 克。

【功效】清肺止咳，润肠通便。主治支气管炎咳嗽痰多、伴咽喉疼痛，大便秘结等症。

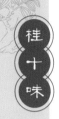

【出处】《全国中草药汇编》。

5. 菊花罗汉果茶

【组成】菊花 3 朵，罗汉果 1/10 个。

【功效】清热润肺，清肝明目。

6. 罗汉果鱼腥草汤

【组成】罗汉果 1 个，鱼腥草 30 g，桔梗、黄芩各 10 g，甘草 6 g。

【功效】主治肺热咳嗽。

7. 罗汉果岗梅根汤

【组成】罗汉果 1 个，岗梅根 30 g，桔梗 10 g，甘草 6 g。

【功效】主治急性扁桃体炎。

8. 罗汉果肉片汤

【组成】罗汉果 30～60 g，猪瘦肉 100 g。

【功效】主治久咳肺虚有热或肺痨咳嗽。

9. 罗汉果胖大海汤

【组成】罗汉果 1 个，胖大海适量。

【功效】主治咽喉炎、肠道燥热和大便秘结。

10. 罗汉果糙米粥

【组成】糙米 150 g，罗汉果 2 个，盐 2 g，冷水 1500 mL。

【功效】补虚益气，健脾和胃，促进消化。主治胃溃疡、体虚瘦弱者，也用于辅助治疗噎膈、脚气、失眠。

（二）中成药

1. 止咳平喘糖浆

【成分】麻黄、石膏、苦杏仁、鱼腥草、桑白皮、水半夏（制）、陈皮、茯苓、罗汉果、甘草、薄荷油。

【功能主治】清热宣肺，止咳平喘。主治风热感冒引起的咳喘，气粗痰多，周身不适，咽痛。

2. 金龙补肾合剂

【成分】枸杞子、龙眼肉、大枣、绞股蓝、罗汉果、金樱子、母丁香。

【功能主治】补脾益肾。主治脾肾两虚，症见食欲减退，身倦乏力，睡眠差，健忘，夜尿频多，尿有余沥，腰膝酸软。

3. 复方罗汉果清肺颗粒

【成分】罗汉果、枇杷叶、菊花、苦杏仁、茯苓、党参。辅料为蔗糖。

【功能主治】清热化痰，润肺止咳。主治咳嗽痰黄，咯痰不畅，咽干舌燥等证属痰热咳嗽者。

4. 复方罗汉果止咳颗粒

【成分】罗汉果、桑白皮、百部、枇杷叶、白前、桔梗。辅料为蔗糖。

【功能主治】清热泻肺，镇咳祛痰。主治肺热、肺燥咳嗽。

5. 复方罗汉果含片

【成分】罗汉果、金银花、诃子、玄参、细辛、薄荷油。

【功能主治】滋阴润肺，利咽止痛。主治咽痛，咽干、干咳、少痰。

6. 川贝罗汉止咳颗粒

【成分】川贝母 35 g，枇杷叶 435 g，桔梗 130 g，薄荷脑 0.8 g，罗汉果 14 g。

【功能主治】清肺，止咳，祛痰。主治伤风咳嗽。

7. 法半夏枇杷膏

【成分】法半夏、罗汉果、川贝母、枇杷叶、桔梗、苦杏仁、橘红、紫菀、远志、甘草、瓜蒌子、薄荷脑。

【功能主治】润肺止咳，理气化痰。用于咳嗽痰多，咳痰不爽，咽喉干燥，喉痒，胸闷气喘。

8. 罗汉果止咳膏

【成分】罗汉果、枇杷叶、桑白皮、白前、百部、桔梗、薄荷素油、蔗糖、蜂蜜（炼）、酒石酸。

【功能主治】祛痰止咳。主治感冒咳嗽及支气管炎咳嗽。

9. 复方罗汉果止咳冲剂

【成分】罗汉果、百部、枇杷叶、白前、桔梗。

【功能主治】清热泻肺，镇咳祛痰。主治肺热、肺燥咳嗽。

10. 罗汉果止咳片

【成分】罗汉果、枇杷叶、桑白皮、白前、百部、桔梗、薄荷素油。

【功能主治】祛痰止咳。主治感冒咳嗽及支气管炎咳嗽。

11. 金嗓子喉片

【成分】薄荷片、金银花、西青果、桉油、石斛、罗汉果、橘红、八角茴香油。

【功能主治】疏风清热，解毒利咽，芳香辟秽。主治改善急性咽炎所致的咽喉肿痛、干燥灼热，声音嘶哑。

12. 西瓜霜清咽含片

【成分】西瓜霜、西青果、罗汉果、麦冬、南沙参、乌梅、陈皮、甘草、桉油、薄荷素油、薄荷脑、冰片。辅料为蔗糖、葡萄糖浆。

【功能主治】清热解毒，消肿利咽。用于缓解咽痛、咽干、咽喉灼热、声音不扬或西医诊断为急性咽炎，有上述表现者。

13. 罗汉果菊花颗粒

【成分】罗汉果、菊花。

【功能主治】清热润肺，止咳，明目。主治肺热燥咳、口渴、目赤。

14. 罗汉果玉竹颗粒

【成分】罗汉果、玉竹。辅料为蔗糖。

【功能主治】养阴润肺，止咳生津。主治肺燥咳嗽、咽喉干痛。

15. 补肾温阳酒

【成分】羊鞭（制）、淫羊藿、枸杞子、菟丝子、杜仲、巴戟天、人参、黄芪、金樱子、桑椹、核桃仁、黑芝麻、罗汉果。

【功能主治】温补肾阳。主治肝肾亏损所致的头晕目眩、腰膝酸软、神疲乏力、畏寒肢冷、大便溏泻、夜尿频数。

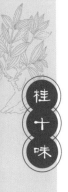

16. 罗汉果止咳糖浆

【成分】罗汉果、枇杷叶、桑白皮、白前、百部、桔梗、薄荷油。

【功能主治】祛痰止咳。用于感冒咳嗽。

17. 川贝罗汉止咳冲剂

【成分】川贝母、枇杷叶、桔梗、薄荷脑、罗汉果。

【功能主治】清肺，止咳，祛痰。用于伤风咳嗽，支气管炎。

18. 止咳定喘片

【成分】香白芷、虎刺、矮地茶、罗汉果、水田七。

【功能主治】止咳祛痰，消炎定喘。用于支气管哮喘，哮喘性支气管炎。

19. 首杞补肾口服液

【成分】制何首乌、枸杞子、桑椹、山楂、罗汉果、香菇、甘草、银耳、茯苓、蚕蛹。

【功能主治】滋补肝肾。用于肝肾不足引起的头晕目眩，烦躁易怒，口干咽燥，五心烦热，盗汗，肢体麻木。

20. 罗汉果银花含片

【成分】罗汉果、金银花、西青果、玄参、板蓝根、甘草、薄荷脑、冰片。

【功能主治】疏风清热，解毒利咽。用于改善急性咽炎引起的咽痛、灼热、干燥不适。

21. 罗汉果玉竹冲剂

【成分】罗汉果，玉竹。

【功能主治】养阴润肺，止咳生津。用于肺燥咳嗽，咽喉干痛。

参考文献

[1]谭颖，马少妹，韦冬萍，等.罗汉果种植业发展存在的问题及对策[J].黑龙江农业科学，2013(5)：130-132.

[2]白先达，伍钊，唐广田，等.桂林市罗汉果种植农业气候区划[J].南方农业学报，2009，40(11)：1466-1469.

[3]国家林业局.罗汉果质量等级：GB/T 35476—2017［S］.北京：中国标准出版社，2017：1-5.

[4]黎海彬.罗汉果有效成分提取工艺的研究［J］.广州城市职业学院学报，2008，2（1）：21-26.

[5]林硕，高学玲，岳鹏翔.罗汉果有效成分提取的研究进展［J］.中国食品添加剂，2007（4）：50，55-58.

[6]王邕，黎海彬.酶解—溶剂法提取罗汉果中黄酮类物质的研究［J］.食品科技，2006（7）：125-127.

[7]杨洋，罗玉莲，刘翀.罗汉果抗氧化活性成分的提取工艺研究及其含量测定［J］.食品工业科技，2004，25（3）：70-72.

[8]储召华，张劲祥.罗汉果中黄酮的最佳提取条件的研究［J］.韩山师范学院学报，2004，

25（3）：77-79.

［9］陶莉，王跃进，尤敏，等. AFLP用于构建罗汉果DNA指纹图谱及其幼苗雌雄鉴别［J］. 植物科学学报，2005，23（1）：77-80.

［10］卢凤来，刘金磊，黄永林，等. 不同生长时期罗汉果高效液相指纹图谱研究［J］. 食品科学，2010，31（18）：283-287.

［11］马少妹，袁爱群，莫建光，等. 罗汉果甜苷HPLC指纹图谱的研究［J］. 广西民族大学学报（自然科学版），2007，13（2）：94-96.

［12］卢凤来，李典鹏，刘金磊，等. 不同干燥处理的罗汉果化学成分色谱指纹图谱分析［J］. 广西农业科学，2009，40（6）：625-628.

［13］李锋，蒋汉明，江新能. 罗汉果种子繁殖及其栽培研究［J］. 广西植物，1990，10（3）：261-267.

［14］张碧玉，周良才，覃良，等. 罗汉果离土压蔓繁殖试验简报［J］. 广西植物，1980（21）：37-38.

［15］马成战. 罗汉果育苗技术［J］. 林业科技通讯，1998，6：37.

［16］周良才，张碧玉，覃良，等. 罗汉果嫁接繁殖研究［J］. 广西植物，1984，4（4）：67-73.

［17］付长亮，马小军，白隆华，等. 罗汉果脱毒苗的快速繁殖研究［J］. 中草药，2005，36（8）：1225-1229.

［18］邓荫伟，李洁荣，盘中林. 罗汉果优质丰产栽培技术［J］. 林业工程学报，2006，20（4）：61-64.

［19］石天广. 罗汉果优质高产栽培技术［J］. 南方农业，2016，10（18）：54，56.

［20］蒋水元，蒋向军，覃吉胜，等. 无籽罗汉果选育的初步研究［J］. 广西植物，2009，29（4）：506-509.

［21］蒋向军，孙仲序，刘燕欢，等. 无籽罗汉果及其培育方法：CN101120653A［P］. 2008-7-30.

［22］林华，滕建文，杨洪元，等. 鲜罗汉果加工技术研究进展［J］. 技术与市场，2012，19（7）：239-240.

［23］梁光庆. 一种罗汉果的干燥工艺和设备：CN103271139B［P］. 2014.

［24］周凌，朱吟吟. HPLC-MS考察真空低温干燥法对罗汉果中10个皂苷含量的影响［J］. 药物分析杂志，2014，34（2）：275-280.

［25］杨绍勤. 一种鲜罗汉果去皮烘烤工艺：CN102696996A［P］. 2012-10-03.

［26］戚向阳，张俐勤，陈维军，等. 大孔吸附树脂分离纯化罗汉果皂甙的新方法［J］. 农业工程学报，2005，21（9）：163-166.

［27］竹本常松，在原重信，中岛正，等. 罗汉果の成分研究（第1报）甘味成分の検索［J］. 药学杂志，1983，103（11）：1151-1154.

［28］竹本常松，在原重信，中岛正，等. 罗汉果の成分研究（第2报）Sapogenin の化学构造［J］. 药学杂志，1983，103（11）：1155-1166.

［29］竹本常松，在原重信，中岛正，等. 罗汉果の成分研究（第3报）Mogroside 类の化学构造［J］.

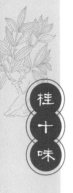

药学杂志，1983，103（11）：1167-1173.
[30] 徐位坤，孟丽珊，李仲瑶. 罗汉果中甘露醇的分离和鉴定［J］. 广西植物，1990（3）：80-81.
[31] Lee C H. Intensesweetener from Lo Han Kuo（*Momordica grosvenorii*）［J］. Experientia，1975，11（31）：333.
[32] 成桂仁. 罗汉果甜味成分的研究概况［J］. 广西植物，1987，7（2）：285.
[33] 斯建勇，陈迪华，常琪，等. 罗汉果中三萜甙的分离和结构测定［J］. 植物学报，1996，（6）：489-494.
[34] 王亚平，陈建裕. 罗汉果化学成分的研究［J］. 中草药，1992，23（2）：61-62.
[35] 陈肇锬，马彦国. 新型、天然食品甜味剂罗汉果甙（V）的研究［J］. 中国粮油学报，1995，03（03）：33-38.
[36] 斯建勇，陈迪华. 鲜罗汉果中黄酮甙的分离及结构测定［J］. 药学学报，1994，29（2）：158-160.
[37] 徐位坤，孟丽珊. 罗汉果蛋白质的含量测定［J］. 广西植物，1986，6（4）：295-296.
[38] 莫利书，潘雪珍，王益林，等. 高压微波消解-ICP-AES测定罗汉果中的微量元素［J］. 广西科学，2008，15（4）：408-408.
[39] 程菊英，罗四莲，潘于发，等. 广西植物油脂的研究I：五十种植物种子的油脂成分［J］. 广西植物，1980，1（2）：26-33.
[40] 徐位坤，孟丽珊. 罗汉果营养成分的测定［J］. 广西植物，1981，1（2）：50-51.
[41] 张宏，李啸红. 罗汉果的药理作用和毒性研究进展［J］. 中国农学通报，2011，27（5）：430-433.
[42] 张静，吴友良，张婵娟，等. 罗汉果药理活性研究进展［J］. 中国药业，2010，19（20）：84-86.
[43] 王勤，覃洪含，王巍，等. 罗汉果药理研究进展［J］. 广西中医学院学报，2010，13（3）：75-76.
[44] 刘婷，王旭华，李春，等. 罗汉果皂苷V的镇咳、祛痰及解痉作用研究［J］. 中国药学杂志，2007，42（20）：1534-1536，1590.
[45] 肖刚，王勤. 罗汉果甜苷对小鼠实验性肝损伤保护作用的研究［J］. 中国药房，2008（3）：163-165.
[46] 莫长明，涂冬萍，黄杰，等. 罗汉果花芽分化过程中形态及其激素水平变化特征［J］. 西北植物学报，2015，35（1）：98-106.
[47] 闫志刚，白隆华，马小军，等. 不同秋水仙素处理方法对罗汉果植株变异的影响［J］. 种子，2012，31（2）：97-98.
[48] 李锋，蒋向军，蒋水元，等. 无籽（少籽）罗汉果培育成功（简报）［J］. 广西植物，2008，28（6）：727.
[49] 蒋水元，蒋向军，覃吉胜，等. 无籽罗汉果选育的初步研究［J］. 广西植物，2009，29（4）：506-509.

［50］韦弟，杨美纯，陈廷速，等.罗汉果性别的RAPD标记研究［J］.中药材，2006，29（4）：311-313.

［51］黄夕洋.罗汉果性别性状的遗传标记研究［D］.桂林：广西师范大学，2006.

［52］曾娜霞，胡姗姗，郝庆林，等.罗汉果乙烯合成关键酶基因SgACS3的克隆及表达分析［J］.农业生物技术学报，2018，26（5）：84-792.

［53］曾娜霞，胡姗姗，周琼，等.罗汉果乙烯合成酶SgACS1基因的克隆与表达分析［J］.分子植物育种，2017，15（3）：821-832.

［54］黄江.利用RAPD分子标记对罗汉果（*Siraitia grosvenorii*）种质资源的遗传分析和鉴定［D］.南宁：广西大学，2004.

［55］周俊亚，唐绍清.栽培罗汉果遗传多样性的RAPD分析［J］.分子植物育种，2006，4（1）：71-78.

［56］戴俊.罗汉果种质资源的DNA指纹图谱研究［D］.桂林：广西师范大学，2010.

［57］李媛.野生罗汉果种群分布格局研究及克隆结构RAPD分析［D］.桂林：广西师范大学，2006.

［58］付伟.罗汉果二倍体及四倍体遗传变异研究［D］.北京：北京协和医学院（中国医学科学院），2011.

［59］韦荣昌，李虹，蒋建刚，等.多倍体无籽罗汉果及其亲本遗传背景的ISSR分析［J］.园艺学报，2012，39（2）：387-394.

［60］覃信梅，蒋水元，韩愈，等.不同特异种质罗汉果的遗传差异及杂交优势预测［J］.江苏农业学报，2018，34（2）：190-196.

［61］覃嘉明.罗汉果品种资源花粉质量研究及遗传框架图构建［D］.南宁：广西大学，2009.

［62］刘丽华，马小军，李保国，等.罗汉果遗传图谱构建及部分果实相关性状QTL定位［C］//Proceedings of 2010 FirstInternational Conferenceon Cellular，Molecular Biology，Biophysicsand Bioengineering（Volume4）.

［63］赵欢，莫长明，唐其，等.罗汉果SgHMGR基因的克隆，分析及原核表达［J］.广西植物，2015，35（6）：796-801.

［64］赵欢.三倍体罗汉果转录组表达谱分析及甜苷V生物合成中4个关键酶基因的功能研究［D］.北京：北京协和医学院，2014.

［65］蒙姣荣，陈本勇，黎起秦，等.罗汉果法呢基焦磷酸合成酶基因的克隆及其序列分析［J］.中草药，2011，42（12）：2512-2517.

［66］邢爱佳，马小军，莫长明，等.罗汉果葡萄糖基转移酶基因的克隆及原核表达［J］.园艺学报，2013，40（6）：1195-1204.

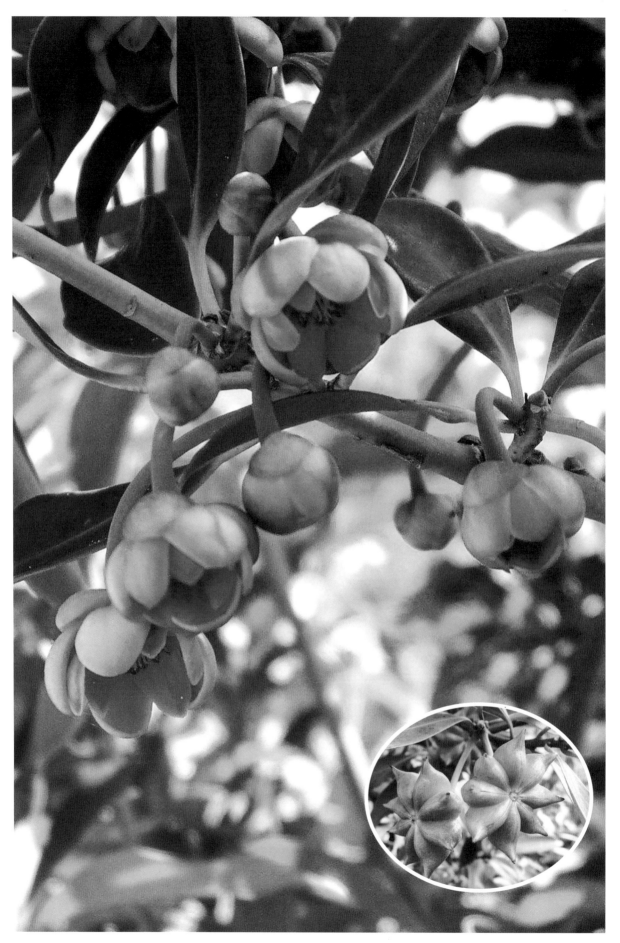

八角

八角

药材名	八角茴香
药用部位	果实
功能主治	温阳散寒，理气止痛。用于寒疝腹痛，肾虚腰痛，胃寒呕吐，脘腹冷痛[1]
性味归经	辛，温。归肝、肾、脾、胃经[1]
基原植物	木兰科 Magnoliaceae 八角 *Illicium verum* Hook . f.

一、植物形态特征

八角又称八角茴香、大茴香、大料，为木兰科八角属植物八角茴香的干燥成熟果实（图3–1）。乔木，高 10～15 m，高者可达 25 m。树冠多呈塔形、圆锥形、圆形或椭圆形；树皮灰色或深灰色；枝条密集。叶片为不规则互生，在枝条顶端通常呈 3～8 片近轮生或松散簇生，叶片革质或厚革质，多为倒卵状椭圆形、倒披针形或椭圆形，长 5～15 cm，宽 2～5 cm，先端骤尖或短渐尖，基部渐狭或楔形，在阳光下可见密布透明油点，中脉在叶腹面稍凹下，在背面隆起；叶柄长 8～20 mm。花粉红色至深红色，单生于叶腋或近顶生，花梗长 15～40 mm；花被片 7～12 片，常 10～11 片，常具不明显的半透明腺点，最大的花被片宽椭圆形至宽卵圆形，长 9～12 mm，宽 8～12 mm；雄蕊 11～20 枚，多为 13、14 枚，长 1.8～3.5 mm，花丝长 0.5～1.6 mm，药隔截形，药室稍凸起，长 1～1.5 mm；心皮通常 8 枚，有时 7 或 9 枚，很少 11 枚，在花期长 2.5～4.5 mm，子房长 1.2～2 mm，花柱钻形，长度比子房长。果梗长 20～56 mm，聚合果，直径 3.5～4 cm，饱满平直；种子长 7～10 mm，宽 4～6 mm，厚 2.5～3 mm，种子成熟后呈褐色或深褐色。正糙果 3～5 月开花，9～10 月果熟，春糙果 8～10 月开花，翌年 3～4 月果熟。果实采摘干燥后呈红褐色或黄褐色。[2]

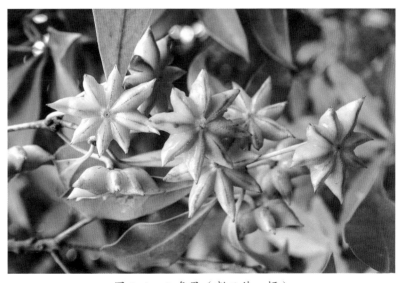

图 3–1 八角果（彭玉德 摄）

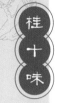

二、生物学特征

（一）分布区域

八角为典型的南亚热带树种，高大乔木，生于海拔 100～2100 m 的山地湿润常绿阔叶林中，分布于我国广西全境、福建中南部、广东西南部、海南东南部、贵州西南部、湖南南部、江西南部、云南大部、浙江南部、西藏墨脱、甘肃文县、重庆南部。此外，在东南亚的越南北部有栽培。广西是我国公认的八角主产区，主要分布于北纬 21～26°、海拔 1000 m 以下的低山丘陵地区和亚热带季雨林中。[3, 5]

（二）对气温的要求

八角喜冬暖夏凉的山地气候，在年平均气温 18~23℃、最冷月平均气温不低于 10℃、年积温 6500~8000℃条件下生长良好，在气温低于 -6℃时八角停止生长。低温对八角的伤害较大，尤其是幼苗，-3℃时就会遭受严重冻伤；成年林抗冻能力稍强，当温度降至 0℃时，八角返秋果果柄受害，易形成缺角果；-2℃时返秋果被冻死，大量果被冻伤；-4℃时返秋果大部分被冻死，造成大减产；-6℃时大树枝条受害，部分植株死亡。[6] 八角花果期对温度要求较高，月平均气温要 15℃以上，而盛花期月平均气温最好高于 20℃，否则就会减产甚至无收。[7]

（三）对水分的要求

八角为浅根系树种，革质的叶片水分蒸腾量大，不耐干旱，在生长过程中需要充足水分才能满足需求；对湿度要求较高，干燥的空气会加速叶片蒸腾作用导致植株缺水。八角正常生长通常要求年平均降水量为 1200～2800 mm，生长环境的相对湿度不低于 80%；部分八角种植区年降水量甚至达到 4000 mm；某些年平均降水量不足 1200 mm 的特殊山区，因常年云雾笼罩、空气湿度大，地表腐殖质深厚，也能满足生长需要。5～8 月为广西雨季，降水量通常都在 1000 mm 以上，很多地方达到 1500～2000 mm。广西山区的气候潮湿而温暖，大部分地区都属于八角生长的适宜区域。[6-8]

（四）对光照的要求

八角喜欢比较阴湿的环境。对光照要求因树龄不同而有所差异，幼树期，不能暴露在强烈阳光下，要求光照时间短，最好是散射光；成龄树则要求充足的光照，年日照时数 1200～2000 h 才有利于花芽分化、提高坐果率及芳香物质的形成。[6-8] 最适宜区域的年日照时数为 1600～1800 h，适宜区域的年日照时数为 1800～2000 h，次适宜区域的年日照时数为 1200～1600 h。[9]

（五）对土壤的要求

八角原产于低纬度的南亚热带地区，适生于气候温暖、潮湿、土壤疏松的山地，要求土壤的土层深厚，有机质丰富，排水良好，肥沃湿润，松软透气。对酸性土壤适应性优异，对碱性土壤缺乏耐受力，因此在偏酸性的沙质壤土或壤土上生长良好；土壤 pH 值 4.5～5.5 为宜，最好在 5.0～5.5。在花岗岩、页岩、砂岩等母岩风化发育的红、黄酸性沙质土壤上均可生长。对土壤养分含量基本要求：有机质 2.0%，速效氮 100 ppm，速效磷 30 ppm，速效钾 90 ppm。八角是嫌钙树种，在石灰岩母质形成的土壤、碱性土壤或低洼积水地段生长不良。[10]

三、药材性状

本品为八角成熟果实的干燥制品，外表面红棕色，有不规则皱纹，顶端呈鸟喙状，上侧多开裂；内表面淡棕色，平滑，有光泽；质硬而脆（图3-2）。果梗长 3～4 cm，连于果实基部中央，弯曲，常脱落。每个蓇葖果含种子1粒，扁卵圆形，长约 6 mm，红棕色或黄棕色，光亮，尖端有种脐；胚乳白色，富油性。气芳香，味辛、甜。[1, 11]

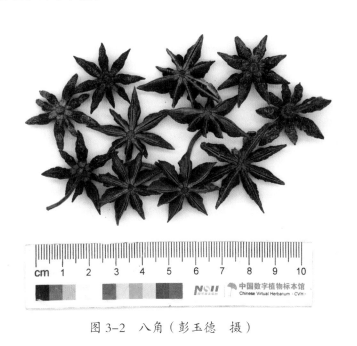

图 3-2　八角（彭玉德　摄）

四、本草考证与道地沿革

（一）基原考证

"八角茴香"之名最早见于宋代《岭外代答》。[12]元代前八角茴香大多以"舶上茴香"之名收载于处方或本草古籍中，明代以后，多以蘹香、茴香、大茴香作为正名记载，以八角茴香、舶茴香、八角、八角珠等为俗名。明代《本草纲目》记载："茴香，八角珠。自番舶来者，实大如柏实，裂成八瓣，一瓣一核，大如豆，黄褐色，有仁，味更甜，俗呼舶茴香，又曰八角茴香，形色与中国茴香迥别，但气味同尔。"[13]《本草原始》记载："大茴香。出闽、广。壳赤色，大如钱，有八角，子藏壳中。秋月采收。嚼甚香甜。治膀胱肾间冷气，大有回阳散冷之功，故名大茴香。"[14]《本草求原》记载："大茴香。古作怀香，俗名八角。"[15]清代《医林纂要探源》以八角茴之名记载。[16]《本草害利》记载："自番舶来者，实大如柏，裂成八瓣，一核大如豆，黄褐色，有仁，味更甜，俗呼舶茴香，又曰八角茴香，又名大茴香。"[17]清代以后《百色厅志》《北流县志》《凌云县志》等广西地方文献则多记载为"八角"。

（二）产地变迁

元代以前不少的古籍本草或处方如《本草图经》《博济方》等，只是笼统地记载了八角茴香来自番舶，并未明确指出其产地。但在宋代《岭外代答》中开始有八角茴香产自广西的记载。现对八角茴香产地变迁做以下梳理（见表3-1）。

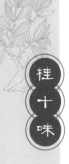

表 3-1 八角茴香产地变迁表

年代	产地描述	出处
宋	八角茴香，出左右江蛮峒中（今广西西南部）[12]	《岭外代答》
明	八角茴香。《大明一统志》所载：土产占城国，今四川湖广永州府祁阳（今广西、广东、湖南、湖北、陕西、贵州、江西一带）等县所贡，多由舶上来者[18]	《本草品汇精要》
明	茴香，八角珠……广西左右江峒中亦有之[13]	《本草纲目》
明	出闽、广（今福建、广西、广东一带）[14]	《本草原始》
明	广西左右江峒中亦有之[19]	《本草乘雅半偈》
清	今闽广亦有[16]	《医林纂要探源》
清	八角茴香产于恩阳（今田阳）、百色（今百色）等地，天保（今德保）亦有种植，近年榨油出洋者，获利甚厚[20]	《镇安府志》
清	八角，出阳里二三四都，及万里二都之温石两图[21]	《百色厅志》
民国	产广西南宁、百色[22]	《药物出产辨》
民国	吾邑都拢里六冻山出产。雷在汉辑《植茴新编》云：茴树全体皆含香质，其果八瓣而尖，故又名八角。全国皆无，我省独有，而镇安尤擅其长[23]	《北流县志》
1959	主产于广西的西南部、西部及云南东南部[24]	《中药志》
1959	广西西南部左江、右江地区为主产地。左江以龙津为中心，右江以百色为中心，附近天保、靖西、敬德、平果、镇都、龙茗、宁明、睦边、思乐等县都是主产区。其他凌云、上林、东兰、凤山和桂东的郁林、岑溪、桂平、藤县、梧州、陆川等县亦有栽培；云南东南部的富宁、西畴、马关、屏边、墨江、玉溪等地，以及广东防城、钦县和海南岛部分地区亦有少量出产[25]	《药材资料汇编》
2003	药材主产于广西龙州、宁明、凭祥、上林、防城、上思、浦北、德保、靖西、那坡、百色、凌云、乐业、玉林，广东信宜，云南广南、富宁[26]	《道地药材图典·中南卷》

（三）药用沿革

八角茴香在我国药用历史悠久，关于八角药用记载自宋代开始，往后历朝历代不但均有记载，关于其品质评价和采收加工方法也有相关记载。

历史上八角茴香最早的药用记载是以"舶上茴香"之名收载于宋代《博济方》。宋代《岭外代答》记载："八角茴香，出左右江蛮峒中（今广西西南部），质类翘尖角八出不类茴香而气味酷似，只可合汤，不宜入药中。"[12] 从十一世纪中期至十三世纪中期，不少宋、金代及元初的处方或论著中所记载的"茴香"均为"舶上茴香"，或注明所用茴香为"舶上来者"。明代《本草品汇精要》记载："八角茴香，《大明一统志》所载：土产占城国（今越南中部和南部），今四川湖广永州府祁阳（今祁阳一带）等县所贡，多由舶上来者。苗叶传闻，未谙其的。据其形，大如钱，有八角，如车辐而锐，赤黑色，每角中有子一枚，如皂荚子小，匾而光明可爱，今药中多用之。"[18]《本草纲目》记载："茴香，八角珠……今交（今越南北部）、广诸地及近郡（今广西、广东一带）皆有之。入药多用番舶者，或云不及近处者有力。自番舶来者，实大如柏实，裂成八瓣，一瓣一核，大如豆，黄褐色，有仁，味更甜，俗呼舶茴香，又曰八角茴香，形色与中国茴香迥别，但气味同尔。"[13]《本草原始》

记载："大茴香,出闽、广(今福建、广东、广西一带)。壳赤色,大如钱,有八角,子藏壳中。"[14] 形态描述以及本草所附图绘说明与现今所用八角茴香的基原基本一致。《本草从新》记载:"八角茴香(又名舶茴香。)辛甘平。功用略同。自番舶来。实大如柏实。裂成八瓣。一瓣一核。黄褐色。"[20] 清代《医林纂要探源》记载:"八角茴,大木所生,来自海外,今闽广亦有。"[17]《医钞类编》记载: "自番舶来,寔八瓣者名八角香。今市所用大茴皆属八角。"[21]所载内容与明代基本一致。

历史上不但有其药用记载,关于八角茴香的品质评价也多有记载,古代本草对八角茴香的品质评价多以大者、黄褐色为佳,"以蓇葖果瓣大,个完整,油性大,香气浓郁者为佳",与现代评价八角茴香品质要求相似,八角茴香的历代品质评价见表3-2。

表3-2　八角茴香历代品质评价表

年代	品质评价	出处
明	八角者佳[18]	《本草品汇精要》
清	八角者名大茴香,小如粟米者力薄[27]	《冯氏锦囊秘录》
清	黄褐色者佳[28]	《本草撮要》
清	皆以大者为胜[29]	《本草便读》

清代以前,八角茴香多以炒黄为药用。随着生产技术的发展,人们对八角茴香进行了深加工,用新鲜或干燥八角果实提取芳香油,常用于调制食品香精、日用香精以及作为药物使用等。历代采收加工详见表3-3。

表3-3　八角茴香历代采收加工表

年代	采收加工及加工炮制	出处
宋	茴香凡使用舶上者,淘洗令净,却以酒浸一宿,滤出,曝干,炒过用[30]	《太平惠民和剂局方》
宋	为细末酒煮面糊和元如豌豆大[31]	《鸡峰普济方》
宋	炒香[32]	《普济本事方》
宋	硫黄舶上茴香炒令黄,不可犯钢铁器,各等分[33]	《类证普济本事方续集》
宋	舶上茴香(一斤)上用生姜四两,研碎并渟汁拌和茴香,过一宿,晒焙干为细末,次用青盐二两,别碾入药,酒糊为丸,如梧桐子大[34]	《洪氏集验方》
明	用盐半两,同炒焦黄,和盐秤用一两,连下共重四两[35]	《景岳全书》
清	取姜汁尽入茴香内,浸一宿,(焙干研末),入青盐二两,(和匀,同炒),酒糊丸梧子大[36]	《大小诸证方论》
清	炒黄用,得酒良[37]	《本草备要》
清	小茴性平(修治)隔纸焙燥。研极细。八角者亦同此治。得酒良。上行宜酒炒黄。下行盐水炒用[38]	《本草述钩元》
清	入下焦药,盐水炒用[17]	《本草害利》
民国	八角茴香研末,酒服下。外以糯米炒热袋盛之,熨痛处[39]	《华佗神方》
民国	道光以前,士人唯知以果焙干,售于粤东贾商,每百斤值白金四两上下。咸丰以后始知蒸作茴油。茴油,洋夷购之,不知作何用,其价每百斤值白金一百四五十两上下,州中贸易,此物为大宗[40]	《宁明县志》
1977	八角茴香,秋、冬二季果实由绿变黄时采摘,置沸水中略烫后干燥或直接干燥 八角茴香油,新鲜枝叶或成熟果实经蒸气蒸馏等到的挥发油[41]	《中华人民共和国药典》

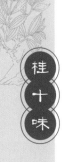
五、道地产区

（一）道地产区分布范围

八角主要分布于东亚、东南亚及美洲，八角不耐严寒，主要生于亚热带湿暖山谷中。独特的地理气候特征、悠久的栽培历史使我国的八角产量居世界首位，其次是越南、柬埔寨、缅甸、印度尼西亚等国家。我国八角主产区是广西、云南，海南、福建、江西、贵州、广东等地也有栽培。广西素有"八角茴香之乡"的美称，八角的种植面积和产量占全国的85%以上、世界的70%以上。[25] 广西八角的主要产地分布在桂西南、桂南、桂东南，桂中、桂西北、桂北也有部分县生产，广西既是八角茴香的主产地，也是全国最大的集散地，全区除桂林以外均有分布，其中百色、南宁、玉林、梧州是八角最大产区；而广西八角种植规模最大、最集中的产区为广西梧州藤县古龙镇，古龙镇生产的八角果粒大、色泽鲜、含油量高、品质优异。[26] 云南是我国八角种植面积和产量第二大省，产区主要分布于东南部的文山州，其他地方也有栽培。近年来，广东八角生产发展较快，主要分布于茂名，贵州、浙江、湖南、江西、福建等省南部也有少量引种试验和种植。八角几乎无野生资源，市场流通产品均来源于栽培。[25]

（二）产区生境特征

八角垂直分布于海拔 1000 m 以下的低山丘陵地带，极少数达到 1200 m，云南因冬季被热带大陆气团控制加上地势高峻，冬季气温较高，所以八角在海拔 1700 m 的玉溪地区也能较好生长。八角生态幅较窄且对环境要求严格，由于栽培区域扩张，引种点增加，八角生产区域的生境条件复杂，不同地域八角生态和发育有较大的改变，单位面积产量差异增大。八角的分布深受纬度地带性（主要是热量和年极端低温）、地质和地貌影响。

（三）产区现状

1. 广西人工种植分布区域

广西是中国乃至全球最大的八角主产区及集结地，素有"世界八角之乡"的美称。广西八角主要栽培于十万大山、六万大山、九万大山、大瑶山、大明山、金钟山等，主产区域有防城、上思、宁明、凭祥、龙州、那坡、德保、天等、上林、金秀、藤县、苍梧、凤山、凌云和浦北等，其中金秀、苍梧、防城、那坡、宁明和德保先后被原国家林业局命名为"中国八角之乡"。

2. 产量及流通量

目前广西八角有林面积和年产量在国内有着绝对的优势，并已形成了固定的产区。广西年产八角干品 60000 ～ 70000 t，占全国产量的85%，占全球总产量的80%。广西八角干品中有 40000 ～ 50000 t 作为调香料供应中国北方市场，其余主要用于医药等行业，年出口量达 3000 ～ 4000 t。在八角深加工产品方面，广西八角深加工产品有茴油、茴脑、天然茴香醛、莽草酸等，广西年产八角茴香油约 3000 t，占全国产量的90%以上，占世界总产量的80%，年出口量约为 700 t。

3. 价格走势

秋果产量高、饱满、香，品质好，价格在 50 元·kg^{-1} 左右；春果质量较差，价格在 30 元·kg^{-1} 左右。

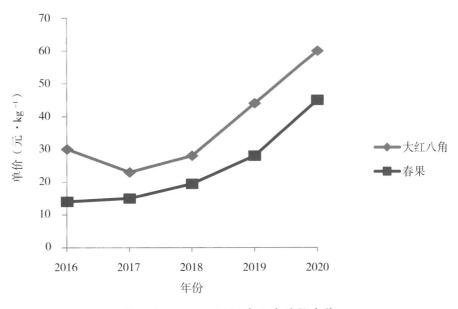

图 3-3　2016 ～ 2020 年八角价格走势

数据来源：中药材天地网 https://www.zyctd.com/

六、道地药材质量评价

（一）基原鉴定

《中华人民共和国药典》（2020 年版）收载的八角茴香基原来自木兰科植物八角茴香。混淆品莽草 *Illicium Lanceolatum* A. C. Smith、红茴香 *Illicium henryi* Deils、多蕊红茴香 *Illicium henryi* Diels var. *multistamineum* A. C. Smith、短柱八角 *Illicium brevistylum* A. C. Smith、野八角 *Illicium simonsii* Maxim.、地枫皮 *Illiciumdifengpi* 的外形与八角茴香相似，常具有毒性，不可药用。

莽草别名红毒茴，为木兰科八角属植物。灌木或小乔木，高 3 ～ 10 米。枝条纤细，树皮浅灰色至灰褐色。叶互生或稀疏地簇生于小枝近顶端或排成假轮生，革质，披针形、倒披针形或倒卵状椭圆形，长 5 ～ 15 cm，宽 1.5 ～ 4.5 cm，先端尾尖或渐尖、基部窄楔形，中脉在叶面微凹陷，叶背面稍隆起，网脉不明显；叶柄纤细，长 7 ～ 15 mm。花腋生或近顶生，单生或 2 ～ 3 朵，红色、深红色；花梗纤细，直径 0.8 ～ 2 mm，长 15 ～ 50 mm；花被片 10 ～ 15 片，肉质，最大的花被片椭圆形或长圆状倒卵形，长 8 ～ 12.5 mm，宽 6 ～ 8 mm；雄蕊 6 ～ 11 枚，长 2.8 ～ 3.9 mm，花丝长 1.5 ～ 2.5 mm，花药分离，长 1 ～ 1.5 mm，药隔不明显截形或稍微缺，药室凸起；心皮 10 ～ 14 枚，长 3.9 ～ 5.3 mm，子房长 1.5 ～ 2 mm，花柱钻形，纤细，长 2 ～ 3.3 mm，骤然变狭。果梗长可达 6 cm（少有达 8 cm），纤细，蓇葖 10 ～ 14 枚（少有 9）轮状排列，直径 3.4 ～ 4 cm，单个蓇葖长 14 ～ 21 mm，宽 5 ～ 9 mm，厚 3 ～ 5 mm，顶端有长 3 ～ 7 mm、向后弯曲的钩状尖头；种子长 7 ～ 8 mm，宽 5 mm，厚 2 ～ 3.5 mm。花期 4 ～ 6 月，果期 8 ～ 10 月。果和叶有强烈香气，可提芳香油，为高级香料的原料。据浙江分析：叶含芳香油 0.66％。根和根皮有毒，入药祛风除湿、散瘀止痛，治跌打损伤，风湿性关节炎，取鲜根皮加酒捣烂敷患处。历代本草认为莽草主治风症，种子有毒、浸出液可杀虫，作土农药。本种果实也有毒，不可作八角茴香使用。

红茴香为木兰科八角属植物，又称红毒茴。灌木或乔木，高 3 ～ 8 m，有时可达 12 m。树皮灰褐色至灰白色。芽近卵形。叶互生或 2 ～ 5 片簇生，革质，倒披针形，长披针形或倒卵状椭圆形，

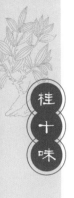

长 6 ～ 18 cm，宽 1.2 ～ 5 cm，先端长渐尖，基部楔形，中脉在叶腹面下凹，在背面突起，侧脉不明显；叶柄长 7 ～ 20 mm，直径 1 ～ 2 mm，上部有不明显的狭翅。

短柱八角为木兰科八角属植物。灌木或乔木，高可达 15 m。顶芽卵圆形、侧芽侧扁，芽鳞厚，有细缘毛；树皮有香气。叶 3 ～ 5 片簇生或互生，薄革质，狭长圆状椭圆形或倒披针形，长 5 ～ 8 cm，宽 1.5 ～ 4.5 cm，先端急尖或短尾状渐尖，尖头长 5 ～ 10 mm，基部渐狭，下延成狭翅，中脉在叶上面凹陷，在下面凸起，侧脉在两面均不明显；叶柄长 6 ～ 20 mm。产于广东、广西、湖南南部和云南。生于海拔 700 ～ 1700 m 的森林、灌丛中或岩石上。

野八角为木兰科八角属植物，乔木，高达 9 m，少数可达 15 m；幼枝带褐绿色，稍具棱，老枝变灰色；芽卵形或尖卵形，外芽鳞明显具棱。叶近对生或互生，有时 3 ～ 5 片聚生，革质，披针形至椭圆形，或长圆状椭圆形，通常长 5 ～ 10 cm，宽 1.5 ～ 3.5 cm，先端急尖或短渐尖，基部渐狭楔形，下延至叶柄成窄翅，干时上面暗绿色，下面灰绿色或浅棕色，中脉在叶面凹下，至叶柄成狭沟，侧脉常不明显；叶柄长 7 ～ 20 mm，在上面下凹成沟状。产于四川西南部（西昌、会理、普格）、贵州西部和云南西北、东北部、中部。生于海拔 1700 ～ 3200 m 混杂木林、灌丛中或开阔处，常生于山谷、溪流、沿江两岸潮湿处，也有成片纯林。缅甸北部和印度东北部也有分布。

地枫皮为木兰科八角属植物。灌木，高 1 ～ 3 m。全株均具八角的芳香气味，根外皮暗红褐色，内皮红褐色。嫩枝褐色，较粗，直径 3 ～ 5 mm。树皮有纵向皱纹，质松脆易折断，折断面颗粒性，气芳香。叶常 3 ～ 5 片聚生或在枝的近顶端簇生，革质或厚革质，倒披针形或长椭圆形，长（7 ～）10 ～ 14 cm，宽（2 ～）3 ～ 5 cm，先端短尖或近圆形，基部楔形，边缘稍外卷，两面密布褐色细小油点，中脉在叶上面下凹，干后网脉在两面比较明显；叶柄较粗壮，直径 1.5 ～ 4 mm，长 13 ～ 25 mm。花紫红色或红色，腋生或近顶生，单朵或 2 ～ 4 朵簇生；花梗长 12 ～ 25 mm；花被片（11 ～）15 ～ 17（～ 20）片，最大一片宽椭圆形或近圆形，长 15 mm，宽 10 mm，肉质；雄蕊 20 ～ 23 枚，稀 14 ～ 17 枚，长 3 ～ 4 mm；心皮常 13 枚，长 4.5 ～ 5.5 mm，花柱长 2.5 ～ 3.5 mm，子房长 2 ～ 2.5 mm。果梗长 1 ～ 4 cm；聚合果直径 2.5 ～ 3 cm，蓇葖 9 ～ 11 枚，长 12 ～ 16 mm，宽 9 ～ 10 mm，厚 3 mm，顶端常有向内弯曲的尖头，长 3 ～ 5 mm；种子长 6 ～ 7 mm，宽 4.5 mm，厚 1.5 ～ 2.5 mm。花期 4 ～ 5 月，果期 8 ～ 10 月。

（二）性状鉴别

八角茴香是以木兰科植物八角的果实入药，其混淆品多为同属其他种植物果实，常具毒性不可药用。但混淆品外形与八角茴香相似，尤其当果实破碎不完整时容易混淆。[11] 本品为聚合果，多由 8 个蓇葖果组成，放射状排列于中轴上。蓇葖果长 1 ～ 2 cm，宽 0.3 ～ 0.5 cm，高 0.6 ～ 1 cm；外表面红棕色，有不规则皱纹，顶端呈鸟喙状，上侧多开裂；内表面淡棕色，平滑，有光泽；质硬而脆。果梗长 3 ～ 4 cm，连于果实基部中央，弯曲，常脱落。每个蓇葖果含种子 1 粒，扁卵圆形，长约 6 mm，红棕色或黄棕色，光亮，尖端有种脐；胚乳白色，富油性。气芳香，味辛、甜。[32]

莽草的果实，产于湖南、浙江、江西等地。果实通常由 10 ～ 13 个瘦长蓇葖果集成聚合果，发育不规则，体形较小，单个蓇葖果呈小艇状，先端有一较长而向后弯曲的钩状尖头，果皮较薄，外表较皱缩，种子扁卵形，种皮棕褐色，质脆，内含种仁，具有樟香的特异芳香气，味稍淡，久尝麻舌。[42]

红茴香果实通常由 7 ～ 8 个瘦小蓇葖果集成聚合果，单一蓇葖果先端渐尖，略弯曲如鸟喙状，果皮较薄，质脆；种子皮褐黄色，具有类樟香特殊香气，味先酸而后甜。[43]

多蕊红茴香（*Illicium hellryi Deijs var. multistamineum Smith*）的果实，与红茴香基本相同，区别在于单一的蓇葖果（果瓣）较宽。[35]

短柱八角为木兰科植物短柱八角的果实，产于广西、广东等地。果实通常由 10～13 个蓇葖果集成聚合果，果形较大，单一蓇葖果先端急尖，顶端不弯曲，果皮较厚，背部粗糙；种子皮棕色，芳香气微，味微苦而辣，有麻舌感。[32] 野八角为木兰科植物野八角的果实，产于江西、云南、贵州、广西等地。通常由 10～14 个蓇葖果集成聚合果，单一蓇葖果呈不规则广锥形，先端长而渐尖，略弯曲，呈鸟喙状，果皮较薄，久尝有麻辣感。[31, 44]

表 3-4　八角茴香与几种伪品性状特征[31, 32]

	八角茴香	莽草	红茴香	野八角	短柱八角
性状	分果发育均匀，大粒饱满	分果发育不均匀，较细瘦小	分果发育不均匀，果瘦小	分果发育不均匀，细瘦小	分果发育不均匀，较饱满
蓇葖果个数	8 个	10～13 个	7～8 个	10～14 个	10～13 个
第一个蓇葖形状	呈小艇状，先端钝或钝尖，果皮厚	先端有一较长而向后弯曲的钩状尖头，果皮较薄	呈鸟喙状，先端渐尖，略弯曲，果皮较薄	呈不规则广锥形，长鸟喙状，先端渐尖，果皮较薄	呈小艇状，先端钝或钝尖，果皮厚
气味	浓郁特异香气，味甜	特异芳香气，味淡，久尝麻舌	特异香气，味先酸后甜	先酸后甜，味淡，有麻舌感	气微，味微苦辣、麻舌
毒性	无毒	毒性大	有毒	毒性大	有毒

（三）显微鉴别

八角梗横切面表皮细胞 1 列，壁较厚，胞腔明显；皮层宽广，有分支或不分支石细胞及油室散在，韧皮部窄，有大量类多角形石细胞散在；形成层呈环状；木质部射线明显，导管排列较疏；髓部较小，细胞大，有石细胞及油室散在。莽草果梗横切面表皮细胞 1 列，壁厚，胞腔明显；皮层宽广，有油室散在，韧皮部窄，有类多角形石细胞形成断续的石细胞环带；形成层呈环状；木质部射线明显，导管 3～4 列，排列紧密；髓部细胞大，有油室散在。红茴香果梗横切面表皮细胞 1 列，壁厚，细胞明显；皮层窄有油室散在，韧皮部较宽，有大量类多角形石细胞形成石细胞环；形成层呈环状；木质部射线明显，导管 2 列，靠内侧有一石细胞环状；髓部大，细胞也大，有油室及细胞散在。大八角梗横切面表皮细胞 1 列，壁厚，胞腔明显；皮层较宽，有油室散在，韧皮部由大量类多角形石细胞形成环带；形成层呈环状；木质部射线明显，导管 2～4 列，排列紧密；髓部较大，细胞大，有油室散在。对八角、莽草、多蕊红茴香的果柄中部切段取样离析后装片观察，发现八角果柄可检出形态特殊的分枝状石细胞，莽草与多蕊红茴香均无石细胞。果柄石细胞可以作为三者相互鉴别的主要特征。

（四）理化鉴别

《中华人民共和国药典》（2020 年版）：取本品粉末 1 g，加石油醚（60～90℃）- 乙醚（1：1）混合溶液 15 mL，密塞，振摇 15 min，滤过，滤液挥干，残渣加无水乙醇 2 mL 使溶解，作为供试品

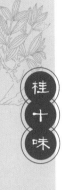

溶液。吸取供试品溶液 2 μL，点于硅胶 G 薄层板上，挥干，再点加间苯三酚盐酸试液 2 μL，即显粉红色至紫红色的圆环。[1]

八角和莽草粉末与氢氧化钾溶液发生显色反应，八角显深紫红色，莽草显淡棕色。反应液蒸干后用 95% 乙醇溶解点样后在 2537A 荧光观察显示，八角样品边缘显蓝紫色荧光，中间为紫红色荧光；莽草样品边缘显淡绿色荧光。八角、莽草、多蕊红茴香的乙醚提取液经紫外光谱测定表明：八角在 260 nm 处有一明显最大吸收峰位，而莽草和多蕊红茴香在此处无最大吸收峰，是鉴别八角与这两种伪品的一个重要特征。八角、莽草、红茴香的红外吸收峰不同，它们分别在 3482 cm、3392 cm、3336 cm 处有吸收峰，且它们的峰位及峰形各不相同。对八角、莽草、多蕊红茴香的薄层色谱研究表明，八角显 7 个斑点，莽草显 8 个斑点，多蕊红茴香显 5 个斑点，各样品所显斑点不完全相对应，八角色谱中在 R_f0.85 处有一个明显砖红色斑点，而在其他两种混淆品色谱的相应位置上未检出；在八角的供试品色谱中，在与对照品茴香醛色谱的相应位置上显一个相同的橙黄色斑点。[31, 32, 45-48]

（五）含量测定

《中华人民共和国药典》（2020 版）：挥发油含量照挥发油测定法（通则 2204）测定，八角茴香含挥发油不得少于 4.0%（mL·g⁻¹）；反式茴香脑含量照气相色谱法（通则 0521）测定，含反式茴香脑（$C_{10}H_{12}O$）不得少于 4.0%。色谱条件：聚乙二醇 20000（PEG-20M）毛细管柱（柱长为 30 m，内径为 0.32 mm，膜厚度为 0.25 μm）；程序升温：初始温度 100℃，以每 min5℃的速率升至 200℃，保持 8 min；进样口温度 200℃，检测器温度 200℃。理论板数按反式茴香脑峰计算应不低于 30000。

目前八角中茴香脑、反式茴香脑和莽草酸含量的测定主要是采用高效液相色谱法和气相色谱法。HPLC 同时测定八角茴香中莽草酸和反式茴香脑的色谱条件：Waters Sunfire C_{18} 色谱柱（250 mm×4.6 mm，5 μm），流动相为乙腈 -0.05% 磷酸水溶液，梯度洗脱，流速为 1.0 mL·min⁻¹，检测波长 210 nm，柱温 30℃，反式茴香脑在进样量为 0.093 ~ 1.868 μg。[35] 采用高效液相色谱法测定广西不同产地八角茴香中反式茴香脑含量的色谱条件：Phenomenex C_{18} 色谱柱（4.6 mm×150 mm，5 μm）；流动相为甲醇（A）- 水（B），梯度洗脱：0 ~ 19 min 时 A 为 70% ~ 80%，20 ~ 21 min 时 A 为 80% ~ 90%，22 ~ 30 min 时 A 为 90%；流速 1.0 mL·min⁻¹；检测波长 254 nm；柱温 30℃；进样量 5 μL。[35] 气相色谱内标法测定八角茴香油中茴香脑的含量，以萘为内标，色谱条件：填充色谱柱：以聚乙二醇（PEG）-20M 和硅酮（OV-17）为固定液，涂布浓度分别为 10% 和 2%，涂布后的载体以 7：3 的比例（重量比）装入同一柱内（PEG 在进样口端），长度为 2 m；程序升温：初始温度 100℃，保持 5 min；以 4℃·min⁻¹ 升至 140℃，保持 5 min，以 10 ℃·min⁻¹ 升至 200℃，保持 5 min；进样口温度 250℃；检测器：FID，温度 250℃；载气 N_2：60 mL·min⁻¹；助燃气 air：50 mL·min⁻¹；燃气 H_2：60 mL·min⁻¹；进样量：1 μL。[37] 采用气相色谱法建立八角茴香枝叶中反式茴香脑的含量测定方法，HP-INNOWax 毛细管柱（0.32 mm×30 m，0.50 μm），分流比 10：1，程序升温，FID 检测器，环己酮为内标物，以内标法定量。[39] 采用气相色谱法测定水蒸气蒸馏法提取八角茴香油中反式茴香脑的含量，色谱条件：聚乙二醇 20000（PEG-20M 为固定相的毛细血管柱（内径 0.24 m，柱长 50 m，膜厚度 0.25 μm），色谱炉温度：70 ℃恒温 1 min，线性程序升温从 70℃逐渐升至 220℃，速率 2 ℃·min⁻¹，最后 220℃恒温 20 min；进样口温度 250℃，检测器温度 250℃，检测器为氢火焰离子化检测器，载气为氢气，载气流速 1 mL·min⁻¹，手动进样，进样量约 0.2 μL，分流比 100 ∶ 1，采用面积归一化法，按《精油　毛细管标气相色谱分析法通用法》（GB/ T 11538-2006）中的 10.4 测定含量。[49]

（六）指纹图谱

中药及其制剂均为多组分复杂体系，因此评价其质量应采用与之相适应的，能提供丰富鉴别信息的检测方法，建立中药指纹图谱将能较为全面地反映中药及其制剂中所含化学成分的种类与数量，进而对药品质量进行整体描述和评价。中药指纹图谱是一种综合的、可量化的鉴定手段，它是建立在中药化学成分系统研究的基础上，主要用于评价中药材以及中药制剂半成品质量的真实性、优良性和稳定性。中药指纹图谱的研究和建立，对提高中药质量，促进中药现代化具有重要意义。已有学者建立了一系列八角茴香的指纹图谱评价方法，实现了对一些专属性强的药效成分的考察。

以反式茴香脑、茴香醛、草蒿脑作为八角茴香 3 种指标成分建立了一测多评方法，并基于该方法建立八角茴香药材指纹图谱，采用乙醇对八角茴香样品超声提取，色谱条件：HP-FFAP 色谱柱，检测器温度 230℃，进样口温度 200℃；采用程序升温进行分离；以反式茴香脑为内参物，确定茴香醛和草蒿脑的相对校正因子；并比较一测多评法与外标法含量的差异，评价一测多评法的可行性和准确性，利用所建立的八角茴香指纹图谱评价方法测得样品相似度都在 0.900 以上。[50]通过分析测定八角茴香中挥发油的气相特征图谱，建立了对照特征图谱，有 6 个共有的特征峰（柠檬烯、芳樟醇、草蒿脑、茴香醛对照品溶液、第六个峰未购买对照品），其中第 4 个峰为参照物反式茴香脑峰。[51]有学者在前人研究的基础上，建立了八角茴香油的 GC/MS 指纹图谱，并选取了其中的 9 个色谱峰作为共有模式图的特征峰，它们分别鉴定为 α–蒎烯（峰 1）、柠檬烯（峰 2）、芳樟醇（峰 3）、草蒿脑（峰 4）、茴香醛（峰 5）、反式茴香脑（峰 6）、α–香柠檬烯（峰 7）、石竹烯（峰 8）和对丙烯基苯酚异戊烯醚（峰 9），其中反式茴香脑（峰 6）是参照峰，利用所建立的指纹图谱对 15 个不同产地的八角茴香进行了质量检测，并推测 GC/MS 色谱图相似度与其品质存在正相关关系，这对八角茴香质量评价方法的建立有一定的指导作用。[34]有研究对 18 批八角茴香药材和 2 批莽草及不同部位指纹图谱进行测定，建立了八角水溶性成分 HPLC 指纹图谱和莽草酸快速定量分析方法并用于八角茴香和伪品莽草的鉴定。[53]

七、生产加工技术

（一）栽培技术

1. 繁育技术

（1）种子繁殖技术

八角以种子繁殖为主，也可采用扦插、嫁接等无性繁殖方式。种子繁育成本低，成活率高，但苗木质量不稳定，扦插、嫁接和组织培养等无性繁殖方式能保持母体优良性状，但投入成本较高，大批量繁育难度较高。[54]

①采种

每年八角有成熟两次，分为春果和秋果，春果于 3～4 月成熟，但因种胚发育不良，果瘦小，种质差，种子不能发芽，不能供作种用。到 10 月霜降前后，果实成熟裂开，此为秋果。秋果饱满肥大，数量多，质量好，种子发芽率高。[55]另外反秋果因种子发育不完全，不能用作育种材料。采

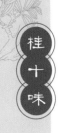

收八角果实后要进行晒脱即摊开晾晒并适时翻动，角瓣内的种子会爆出，时长2天左右，收好爆出的种子，未爆出的人工挖出，需注意晾晒时间过长会导致种子内挥发油大量减少而降低种子发芽率。八角茴香种子千粒重0.15～0.2 kg。

②苗床准备

苗圃地宜选择靠近水源、土层深厚且富含腐殖质、排水良好、坡度较缓地块，不宜选择农作旱地、平地、陡坡地或带有病虫害的八角林地育苗；苗圃地土壤应呈酸性或微酸性，pH值4.5～6.6，以5.0～5.5最佳；于10～11月整地，深翻地20 cm，打碎土块，拣出石砾、树根，顺坡向做苗床，苗床宽110～120 cm、高20 cm，操作道宽40 cm，耙碎苗床土壤，挖好排水沟。八角幼苗怕强光直射，整地后须搭遮阴棚。遮阴棚高1.65 m左右，便于管理；遮阴棚要求稳固、透光均匀，透光率10%左右，以阳光透过遮阴棚形成"梅花影"为宜。将苗床土过细铁筛（孔径0.8 cm）后，装入规格为12 cm×14 cm（两年苗用）或10 cm×13 cm（一年苗用）的塑料薄膜袋中，装满、压紧后再整齐地摆放在苗床上。每亩可摆放10万～11万袋。[56]

③播种

播种前需将种子浸入消毒药水中，留下下沉的种子，去掉上浮的种子。可春播、秋播、冬播。春播在1～3月时播种沙藏后的种子；秋播随采随播；冬播是种子秋收后储藏一段时间后播种，点播和条播均可。将种子播入土袋中央，每袋播1～2粒，播深3 cm左右，播后覆土；亩用种量7.5～10.0 kg。[57]条播沟距15～20 cm，深3～4 cm，每株3～4 cm播种1粒，亩用种量6～8 kg，用火烧草皮泥拌细土覆盖，播种前用生根菌肥拌种可促进根系生长。[58]

④苗床管理

一般经过20天种子发芽出土后揭去盖草，随后搭遮阴棚，经常早晚淋水，保持畦面湿润，勤除杂草、松土、施肥并进行病虫害防治。苗高2～3 cm时施第1次肥，苗高10～12 cm时追施第2次肥，苗高15～20 cm时追施第3次肥，追肥可用稀的人粪尿或尿素，用量为第1次50 kg水溶解尿素0.5 kg淋施苗木，第2次用0.3 kg尿素，第3次用0.5 kg尿素。苗木大且密时可间苗，每亩留苗3万～4万株为佳。翌年春苗高4 cm、地径0.4 cm、新顶芽未萌动前，便可淋透后起苗出圃定植，以2年生苗造林最佳，成活率较高。[59]

⑤出圃

出圃苗标准：一年生苗高30～45 cm，地径0.4～0.5 cm；两年生苗高45～60 cm，地径0.8 cm以上。不达标的种苗应留圃培养或淘汰，不宜出圃。[60]

（2）扦插技术

扦插苗圃地应以地势平坦，水源充足且排水良好的结构疏松的酸性红壤或黄壤沙质土为宜，若土壤较黏则适当掺入细沙，以增加透水透气性。床面宽1～1.2 m，高20～25 cm，留出过道，在畦面上均匀撒一层鲜黄心土，再均匀撒一层草木灰；八角扦插采条母树宜选择产量高、无病虫害，生长健壮的15～40年生的壮龄优良品种八角树，采穗要在母树树冠上部外围，尤以主干顶部的枝条为佳。因这种枝条的扦插苗不易偏冠，易成活。最好剪取一年生充分木质化或半木质化的生长旺盛、芽眼饱满的枝条。八角扦插育苗一年四季均可进行，但以秋插最理想。一般用休眠枝进行春插和冬插，用嫩枝半木质化进行夏插，硬枝木质化进行秋插。插条剪取后，应立即投入盛有清水的桶内，以免枝条水分蒸发。插穗剪裁长8～12 cm，上部剪口离芽眼0.5 cm，顶部保留1～2片叶，以利光合作用。

修好后把插条扎成小捆，用生根粉浸泡，嫩枝浸泡 1 h，硬枝浸泡 4～6 h，再用清水冲洗，即可进行扦插；扦插前，在插床浇少量水，用小木棍扎成小孔，然后按 6 cm×15 cm 的株行距将插条微斜插入土壤，压实并淋足水即可。[61]

（3）嫁接技术

嫁接在早春 3 月中旬前进行，此时气温逐渐回升，芽眼饱满。用一年生实生苗作砧木，地径粗 0.5 cm 左右，采自优树或优良品种类型外围一年生结果枝，采用枝接，一般只用顶芽，留 3～5 张半叶，首先在顶芽下方 2～3 cm 处用嫁接刀或单面刀片向下斜切一刀，翻转 180° 再削一刀，形成长 1.5 cm 左右的双斜面；选取接口粗细与接穗相仿的砧木，在离地面 15～20 cm 处剪断并削平，保留至少一轮叶子，用嫁接刀沿中心向下垂直切开，深度略小于接穗切面，随即将接穗插入，使形成层对齐，然后用塑料绑带由下而上缠绕封闭接口；淋足水分，用塑料薄膜拱棚保湿，搭遮阳棚，透光度 30% 左右。约一个半月后揭除薄膜，适当淋水；抽芽后轻施水肥，松土除草，三个月后解绑。秋季转凉时逐渐拆除遮阳棚，松土施重肥，注意防治病虫害；嫁接后一年可出圃，出圃苗木高度应在嫁接口 20 cm 以上，愈合良好；用铁铲起苗，保护须根，用黄泥浆根以 50 株一把包扎运输。[62]

2. 种植技术

（1）选地整地

应选择海拔 500～800 m，湿度 85% 以上，无霜害、冻害和毁灭性病虫害，靠近水源，坡度平缓的背风山坡地种植。采用开带或直接开穴的方式整地，株行距 3.5 m×4.0 m，种植密度 705 株·公顷$^{-2}$，定植穴宽 60 cm、深 50 cm。待其风化 15 天后用腐熟农家肥（猪、牛、鸡粪等）15 kg 每穴＋饼麸（或磷肥）1.0～1.5 kg 每穴或过磷酸钙 5 kg 每穴拌泥土回填，再覆表土 20 cm。[63]

（2）定植

定植八角苗的时间应视各地气候特点而定，雨旱季分明的地区宜在雨季定植，下透雨后即可定植，越早越好，这有利于当年生长。春季不旱，雨水较多的地区在春季定植较好，这时阴雨连绵，空气湿度较大，土壤水分充足，气温逐步回升，八角根已开始恢复生长而又尚未抽梢，定植成活率高。植苗时一定要使苗木根系舒展，均匀分布在土壤中。定植深度以土面盖至根茎上 2～3 cm 即可。并要求苗正踩实，苗袋一定要撕去塑料袋。生产八角果的果用林造林，密度是株行距 5 m×5 m 左右，每亩 27 株；生产以蒸油为目的的叶用林，株行距 1.5 m×1.5 m 左右，每亩 296 株。[64]

（3）排水灌溉

幼年树新梢期要保持土壤湿润。成林树春芽期、谢花期、果实膨大期严防干旱。雨季要防果树盘积水，并及时排水。[58]

（4）中耕除草

耕作的目的是改善土壤环境。耕作中清除杂草、疏松土壤，能改善土壤的结构，调节土壤中水分与空气状况，以提高土壤的肥力。种植塘松土应由外及内，外部深，内部浅。根据当前八角产区生产力的水平，应推广混农经营模式，坡度小于 15° 的林地采取全面间作，16°～25° 的林地进行块状轮作，即把八角林地划分成许多块。采用耕 1 年停 1 年或耕 2 年停 1 年轮作的方法，以耕代抚，以短养长。八角林可采用以下几种间作模式：八角 - 粮食作物（玉米、旱谷、薏仁等）；八角 - 豆科作物（黄豆、花生、蚕豆等）；八角 - 经济作物（姜、花椒等）；八角 - 蔬菜（冬瓜、南瓜、白菜等）；八角 - 绿肥（苕子等），通过间作，能合理协调改善林地的土肥关系。[55-60]

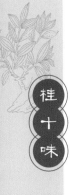

（5）施肥

若进行间套种，可不再另行施肥灌水，否则应加强施肥管理，施肥以氮肥为主，分别于6～8月和12月至翌年2月施肥1次，第1年幼林每株施农家肥2 kg或尿素100 g，3年树每株施尿素200 g+复合肥100 g。4年级以后可结合树势适当增加施肥量，穴施时在距树冠外沿滴水线20 cm对称开穴，施肥后覆土。八角喜湿不耐干旱，干旱时应在早上及时淋水，保证八角所需水分。八角较耐阴，刚种植苗较小，夏天易遭日灼而死亡，可利用杂木林、杂草、灌木丛等天然植物荫蔽幼树和覆盖树盘，保持树盘湿润，防止日灼；可间套种花生、甘薯、大豆等农作物，既可增加收入，又可增强园地的保水保肥能力，促进八角生长。[57]

（6）修枝整形

根据八角的生物学特性和实践经验，最佳树形是枝条柔软、均匀分布、丰满充实的圆柱形，其次是圆锥形。因此，幼林高1.5～2.0 m时，可截顶促分枝，每株保留2～5条分枝即可。果用林以保留2～3条为宜，叶用林以留3～5条为宜。经过3～4次修剪后，树冠骨架基本完成。[60]

结果树修剪：树冠外围生长健壮的一年生枝大多为优良结果母枝，应保留。如过密，则疏剪其中较弱的枝、生长过旺的结果母枝，应在其下方另留1～2枝培养成结果母枝，既可增加产量，又可分散养分、缓和生长势。若母枝因连年结果而趋于衰弱时，应予回缩修剪，并在下部培养新的结果母枝代替。对于结果母枝，应使其转弱为强，疏除病虫枝、交叉重叠枝。对一般弱枝可短截或回缩，促使剪口芽或剪口下方的枝条转化成新结果母枝。[59]

3. 病虫害防治技术

（1）褐斑病

主要为害叶片、枝条，4～5月开始侵染，6～7月病害迅速发展。3～4月用25%叶斑清1000～1500倍稀释液，或12%腈菌唑乳油500～2000倍稀释液喷雾防治。秋后将脱落的病叶烧毁或深埋。[57]

（2）煤烟病

枝条、叶片均可发病，及时防治介壳虫、蚜虫等害虫，疏除过密枝，以利于通风透光。发病初期用0.5∶0.5∶100波尔多液，或95%机油乳剂50～100倍稀释液喷雾防治。[57]

（3）炭疽病

发病初期可用25%叶斑清1000～1500倍稀释液防治。发病较重时，应剪除病枝、病叶，并集中烧毁，并用1∶1∶200波尔多液喷洒树干和地面。[64]

（4）煤污病

此病常随介壳虫、蚜虫、粉虱等害虫发生而发生，影响八角产量与质量，每年3～6月和9～11月是发病高峰期。可通过合理修剪，增加树体通风透光，以及合理施肥等抚育管理措施提高林木的抗病能力；在病区喷0.3～0.5波美度的石硫合剂，每15天喷1次，直至高峰期过后。

（5）白粉病

在八角叶子的主脉上发生，会出现白色的粉末状物质，在发病后期会出现黄褐色物质，最后导致叶片脱落。在病害严重的时候，会导致八角的果实脱落，造成严重的经济损失。此类病害多发生在每年5～10月，尤其是湿度与温度较高的时候，如果林分过密会导致病害发生更加严重。因此，在防治工作中，需先针对林分进行合理处理，做好间伐管理工作，选择磷肥与钾肥。

（6）蚜虫

为害芽、叶片、花、幼果，排泄的蜜露可诱发煤烟病。可用 50% 抗蚜威 1500～2500 倍稀释液，或 10% 蚜虱净 600 倍稀释液喷杀。

（7）中华简管蓟马

于花蕾未开放前、谢花后各喷药防治 1 次，可用阿维菌素 500～2000 倍稀释液喷杀。

（8）尺蠖

以幼虫为害叶片、花蕾、幼果、枝梢和嫩皮。在做好冬季清园和保护天敌的同时，做好幼虫的防治，可用 1.8% 阿维菌素乳油 500～3000 倍稀释液喷杀。幼虫 1～3 龄时，用苏云金杆菌防治，喷粉时用杆菌粉 15～30 kg·hm^{-2}，喷雾浓度为 50 倍稀释液。[60]

（9）叶甲虫

1 年发生 1 代，3～4 月为幼虫为害期，6～7 月为成虫为害期。叶甲咬食八角的叶片、幼芽及新梢。可于 5 月结合抚育管理进行铲草、松土、刮地表以灭虫蛹；在冬季进行修枝，摘除卵块。还可利用其喜光和假死的习性人工捕捉；可施放白僵菌粉孢子作生物防治。

（10）金花虫

其主要为害八角树叶，造成八角减产。防治方法：每年 3～4 月、6～7 月可人工捕杀，在育林时，结合除草铲除蛹，利用金花虫的假死性，振动树枝使其落地，再捕杀。

（11）八角象鼻虫

主要为害枝干。被害枝条有粉末，且与线状物黏结封住蛀洞。防治方法：一是在 4 月剪除受害枝条集中烧毁，减少虫源；二是利用成虫的假死性，于早晨振动树枝，使其落地，再捕杀。

（12）红蜡介壳虫

寄生于枝干，受害植株枝叶萎黄，生长不良。在若虫出现时，可用石硫合剂 0.2～0.3 泼美度喷杀。

（二）良种选育

八角栽培历史悠久，各地经过长期的人工栽培与自然选择，栽培和野生的种质资源丰富，八角药效成分的含量及药材产量差异较大，形成了丰富的种质资源。八角资源普查中发现由于长期实生繁殖，形成了类型众多和性状各异的单株，可挖掘的良种资源潜力很大，通过实生单株选择，选出符合要求的优良单株，并将其扩大利用于生产，不仅是实现良种化的一条捷径，而且对改变现在落后的生产面貌，迅速提高产量与质量具有重要意义。广西林业科学研究院经过多年的研究，提出了八角果用林单株选择指标。产量指标：母树抽梢合理；结果数量多；树冠表面积果实大于平均每平方米 320 个；肥厚均匀；每果角数 8～10 个，平均发育正常角数 70% 以上；干果含油量大于 6% 且油质优良。大红八角、柔枝红花八角、柔枝淡红花八角和柔枝白花八角为优良品种，主要特点为树大冠高，小枝柔软下垂，枝叶茂密，树体结构紧凑，具有大量挂果的骨架基础和充分利用光能条件，单株产量高，大小年不太显著，含油量高，油质好，可作为八角基地当前发展生产的主要品种。还有一些品种，具有某些优点，可根据生产和科研的需要加以利用。

（三）采收加工技术

春果在每年 3～4 月成熟，最佳采收时间为清明前后；秋果成熟期是 8～9 月，采收时间以霜降前后 10～20 天内最佳。采收果实应选择晴天进行：一是八角果实充分成熟，自行落到地面后捡

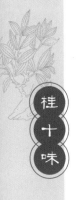

收，多适于春果采收；二是上树采收，即果实转黄褐色时人爬到树上采收，多适于秋果采收。由于八角枝叶细软，质地松脆，果实成熟时，正值新花开放和幼果共存，上树采收时既要保证安全，又不能损坏花和幼果，以保证翌年产量。因此，上树采收八角时严禁用竹竿敲打，必须坚持人工采摘。用长 1.0 ～ 1.3 m 的小竹钩，把果枝顺其长势方向钩转回来，一手握着果枝，一手握果，随即将果实摘下放入预先准备好的筐中，装满后用绳子吊下，竹筐到地后自动倒出果实，然后将筐提上去，依此循环往复采摘，直至摘完。[59]

杀青的方法有多种，可视不同情况选用。沸水煮黄法是将摘回的生果放入沸水中，用木棍搅拌，煮沸 5 ～ 10 min 后，果实由青色变黄色时即捞起，待晾至水滴完后，摊晒在晒场；也可以把生果装入竹筐内，把竹筐放入锅中，用水瓢舀取沸水淋烫，直至果实变为熟黄色为止。此法劳动强度大，而且部分油质流失，含油量降低，并增加含水量，果实易发霉脱瓣。烘炉焖黄法是把摘下的鲜果倒入烘炉内，用木板挡住进口，一面装入果实一面耙匀，直装至四周炉壁同高（也可以装成馒头状），上面用竹席盖好。在装入生果一半时开始生火烘烤，果实受热散发出水蒸气把青果焖黄。此法省力、省时、省燃料，加工出来的八角果实品质较好。[64]肠焖法是把摘下的鲜果在晒场上摊开，数量不限，摊匀、摊平，以 3 ～ 4 cm 厚为宜。然后用一块不漏气的白色塑料薄膜覆盖，四周用石块压紧，切忌漏风。盖好后，利用太阳光焖热，强光焖 3 ～ 5 h，弱光焖 5 ～ 7 h，以果实焖至适度熟为宜（即果皮由青色焖成褐黄色，过熟则易烂皮跑油，过生则晒成青果色）。此法既省柴火又简便易行，焖制的八角果实色泽鲜艳，含油量高，但只能在晴天进行。

（四）贮藏技术

置于阴凉干燥处保存。

八、现代研究

（一）化学成分

八角茴香中主要含有挥发油、黄酮类、微量元素等化学成分（图 3-4）。

1. 挥发油

（1）萜类化合物

采用亚临界 CO_2 流体萃取八角茴香油，并通过 GC-MS 技术对八角茴香油的组分及其相对含量进行分析，共检出 221 个化合物，鉴定了其中的 82 个化合物，被鉴定化合物峰面积占总峰面积的99.28%。在被鉴定出的 82 个化合物中，萜类化合物的数量最多（相对含量为 5.08%），主要为单萜类化合物和倍半萜类化合物，分别有 20 种、23 种，二萜类化合物仅 1 种，主要化合物有 D- 柠檬烯、桉油精、β- 石竹烯、大香叶烯 D、α- 甜没药烯、反式 -α- 香柠檬烯、萜品 -4- 醇、β- 水芹烯、α- 萜品醇、α- 柏木烯、α- 金合欢烯等。[52]从超临界 CO_2 萃取的八角茴香油中检出 47 种萜类化合物（相对含量为 3.15%），单萜类化合物、倍半萜类化合物和二萜类化合物分别有 21 种、25 种和 1 种，主要化合物有 D- 柠檬烯、桉油精、萜品 -4- 醇、香木兰稀、α- 萜品醇、α- 甜没药烯、α- 蒎烯、β- 石竹烯等。此外，倍半萜类化合物还包括倍半萜内酯及衍生物，倍半萜内酯类物质是八角茴香中主要有毒成分。[65]

（2）芳香族化合物

从亚临界 CO_2 流体萃取的八角茴香油中鉴定出芳香族化合物 30 种（相对含量为 94.32%），主要化合物有反式茴香脑（91.22%）、小茴香灵、顺式茴香脑、对甲氧基肉桂酸乙酯、异丁香酚、茴香醛、草蒿脑等。[56] 从超临界 CO_2 萃取的八角茴香油中检出 27 种芳香族化合物（相对含量为 96.11%），为八角茴香油的主要组成物质，主要化合物有反式茴香脑（92.93%）、顺式茴香脑、小茴香灵、异丁香酚、对甲氧基肉桂酸乙酯、二氢茴香脑、茴香醛、草蒿脑等。[66]

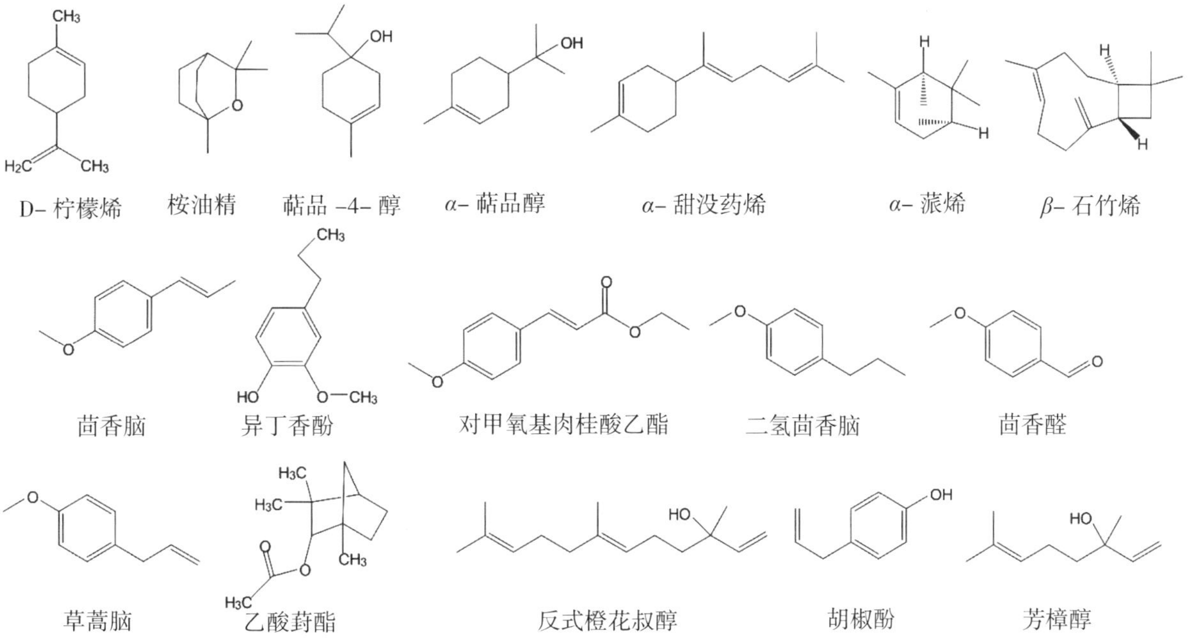

图 3-4　八角挥发油中主要成分结构式

（3）有机酸类化合物

从亚临界 CO_2 流体萃取的八角茴香油中鉴定出非萜类脂肪族化合物仅 8 种（相对含量为 0.61%），主要化合物有：反式橙花叔醇、棕榈酸等。利用 CO_2 超临界流体萃取技术提取八角种子油脂等成分，应用 GC-MS 技术对其中所含的脂肪酸成分进行系统分析。在 24 个脂肪酸甲酯化衍生物中，主要成分为油酸甲酯、亚油酸甲酯、棕榈酸甲酯和硬脂酸甲酯，占油脂总量的 87.95%；二十碳酸甲酯、二十二碳酸甲酯和十四碳酸甲酯是次要成分；有 12 个是不饱和脂肪酸酯类衍生物，如油酸甲酯、亚油酸甲酯等，占油脂总量的 57.28%，说明这些酯类衍生物所对应的不饱和脂肪酸是八角种子油脂的主要成分。[50] 采用气相色谱 – 质谱联用技术分析八角茴香化学成分及相对含量，研究表明，不同产地及不同提取方法的八角茴香均含有棕榈酸、亚油酸、油酸、硬脂酸，而超声波法对八角茴香油的提取率及油中脂肪酸含量高于索氏法。[51] 通过对超临界 CO_2 流体萃取（SFE-CO_2）八角油的皂化和酯化处理，鉴定为棕榈酸、亚油酸、油酸及硬脂酸。另有研究报道，不同产地及不同果实部位的挥发油成分存在差异。[58] 通过 GC-MS 分析比较了广西 6 个不同地区（容县、德保、玉林、梧州、防城港、那坡）的水蒸气蒸馏法制得八角茴香精油的成分，共检测出 45 种化合物，挥发性香成分相同的有 26 种，其含量较高的分别为反式茴香脑（含量大于 77.92%）、草蒿脑、柠檬烯、对 – 丙烯基 –1 –（3 – 甲基 –2 – 丁烯氧基）苯、芳樟醇、顺式茴香脑、茴香醛、α – 蒎烯等，其他成分有较大差异。[50] 采用水蒸气蒸馏法提取八角茴香种子和果壳的挥发油，用 GC-MS 法鉴定挥发油成分。从八角茴香果壳挥发油中鉴定了 39 个成分，占色谱总馏分出峰面积的 96.08%，主要成分是茴香脑，其次是胡椒酚、草蒿脑、柠檬烯、茴香醛等；从八角茴香种子中鉴定了 33 个成分，占色谱总馏分出峰面积的 97.77%，主要成分是茴香脑，其次是草蒿脑、胡椒酚。[67] 其中有 17 个成分是八角茴香果壳的特有成分，11 个成分是八角茴香种子的特有成分，两者的共有成分 22 个，包括茴香脑、胡椒酚、草蒿脑、柠檬烯、芳樟醇、α – 香柑油烯、2 –［2 – 吡啶基］– 环己醇等是八角挥发油的主要成分。[68]

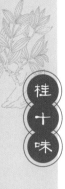

2. 黄酮类成分

黄酮类成分是八角茴香中的一类重要色素成分。在对八角植物化学成分和药理研究中发现其黄酮类成分包括 3- 芸香糖、3- 葡萄糖、3- 半乳糖取代的山柰酚和槲皮素，3- 鼠李糖槲皮素、3- 木糖槲皮素、山柰酚、槲皮素、木樨草素、木樨草素 –7–O–β–D– 葡萄糖苷、gallocatechin。[69-71]八角茴香95%乙醇提取物的石油醚、氯仿和正丁醇萃取部分含有7种黄酮苷类化合物，分别为异槲皮苷，槲皮素 –3'–O– 甲基 –3–O–β–D– 吡喃葡萄糖苷，槲皮素 –3–O–α–L– 阿拉伯糖苷，槲皮素 –3–O–D– 木糖苷，柽柳素 3–O– 橙皮糖苷，4- 甲氧基芦丁，异鼠李素 –3–O– 芸香糖苷。[72, 73]

3. 微量元素

用电感耦合等离子体原子发射光谱（ICP–AES）法检测出八角茴香中含有钼、铜、镉、镁、铅、锌、锰、铁、铝、镍、锶、砷、铬和硒 14 种微量元素。[74]采用火焰原子吸收光谱法对八角茴香中铜、锰、铁、锌、镍、钴、锡和铅 8 种微量元素进行分析测定，结果表明八角茴香中含有较丰富的铁、锰、锌、铜和镍。采用电感耦合等离子体质谱、发射光谱（ICP–MS/ICP–AES）法同时测定八角叶中的镁、铝、钙、锰、铁、钴、铜、镉、铅等 24 种元素，发现八角叶富含对人体健康有益的镁、钙、磷、锰、铁等宏量与微量元素，而对人体有害的铊、镉、铅含量极微。[75, 76]

4. 其他成分

八角茴香的其他成分包括糖脂、磷脂（包括卵磷脂和磷脂酰丝氨酸和磷脂酰肌醇）、β– 谷甾醇、菜油甾醇和维生素 E、胡萝卜苷、（+）– 儿茶素。[77]

（二）药理作用

1. 八角茴香的抗氧化作用

（1）八角茴香水提液抗氧化活性

通过水杨酸 –Fe^{2+} 法、邻苯三酚法以及 DPPH 法验证了八角茴香和八角茴香提取液对羟自由基、超氧阴离子和 DPPH 自由基均具有较强的清除能力，其中对 DPPH 自由基的清除能力最强，对DPPH 自由基的清除能力均强于抗坏血酸 2 倍以上。[78]

（2）八角茴香乙醇提取液抗氧化活性

八角茴香乙醇提取液具有清除 DPPH 的能力，提取液浓度在 0.02% ～ 0.10%，对 DPPH 的清除率为 22.5% ～ 67.6%，且清除率随着提取液浓度增加而增大。[79-81]同时，该提取液对猪油的自氧化也有明显的抑制作用。采用羟基自由基体系、亚硝酸根体系及超氧阴离子自由基体系，发现八角茴香乙醇提取液对 –OH、NO_2^- 和 O_2^- 均具有明显的清除作用，且清除率与其加入量呈正相关，表明八角茴香乙醇提取液具有良好的抗氧化活性。[82, 83]

（3）八角茴香其他溶剂提取液抗氧化活性

八角茴香叶甲醇提取液与乙酸乙酯提取液对 DPPH 自由基、羟基自由基、超氧阴离子自由基均具有明显的清除能力，清除率与其浓度呈正相关，均对二价铁离子具有还原能力，对自由基清除率的大小和还原能力的强弱均为甲醇提取液 > 乙酸乙酯提取液，并均大于水提取液，表明八角茴香叶甲醇提取液与乙酸乙酯提取液均具有抗氧化活性。[84]在八角茴香丙酮、乙酸乙酯和正丁醇提取液的抗氧化活性研究中，发现八角茴香不同溶剂提取液对 DPPH 自由基的清除能力不同，对猪油抗氧化性能的影响不同，但各提取液均具有一定的抗氧化活性，且以乙酸乙酯提取液的活性最强。综上说明八角茴香不同溶剂提取液均具有抗氧化活性。[85, 86]

微波提取和水蒸气蒸馏提取的八角茴香油对羟自由基均有较好的清除效果，均高于相同浓度 Vc 的清除率，表明八角茴香油具有良好的抗氧化活性。[87]研究发现八角茴香油对 DPPH 有明显的清除作用，清除率随其浓度增加而增大。[82]采用超临界和溶剂提取的八角茴香油均具有一定的清除 DPPH 自由基能力即抗氧化活性。综上可知，具有较强的抗氧化活性。[83]

（4）八角茴香其他成分的抗氧化活性

在温度低于 60℃、pH 值 3～6，自然光照 5 天的条件下，八角茴香黄酮类化合物具有稳定的抗氧化活性；Fe^{2+}、丙酸钠和抗坏血酸可增强其抗氧化活性，Mg^{2+}、柠檬酸会降低其抗氧化活性，Cu^{2+}、Zn^{2+}、蔗糖和氯化钠对其抗氧化活性影响不大。[88]在一定浓度范围内，随着八角茴香莽草酸浓度的增加，对 DPPH 的清除率上升，呈明显的量效关系，表明八角茴香莽草酸具有一定的抗氧化活性。从八角茴香果实和枝叶中分离获得的内生球毛壳真菌 BGEF11 和 BGEF13，对 DPPH 的清除率分别达到 84.845% 和 93.58%，表明其具有较强的抗氧化活性。[89]

2. 抗菌作用

八角茴香油（SAEO）具有良好的抗菌活性，但由于挥发性强、气味浓烈、理化性质不稳定等因素，八角茴香油的应用范围受到限制。[90]对水蒸气蒸馏法提取的八角茴香油进行抑菌性能研究，得到挥发油主要成分为苯基丙烯基类化合物，其中反式茴香脑占 94.9%。温度对八角茴香油质量影响较大，适宜的储藏方式为自然光下室温闭口保存。研究发现抑菌效果与浓度成正比，与储藏时间成反比，八角茴香油对大肠埃希菌体现出最优的抑制效果。通过研究八角茴香油及其主要成分反式茴香脑对植物病原真菌的抑菌活性，得出八角茴香油与反式茴香脑均具有很强的抑菌活性，大多数抗真菌特性源于油中所含的反式茴香脑。由于八角茴香油具有良好的抗菌活性，八角茴香油可在天然杀菌剂领域发挥作用，具有良好的生物活性且原料绿色健康，但如何克服其挥发性强等缺点需要进一步研究。

3. 镇痛作用

滴加二甲苯致小鼠耳肿胀，通过灌胃八角茴香油研究其治疗效果，结果表明高剂量（3.9 g·kg^{-1}）和低剂量（0.78 g·kg^{-1}）的八角茴香油处理后小鼠耳郭肿胀度明显降低，抑制率为 45.4%～50.0%；使用热板（55±0.5）℃致小鼠产生疼痛后给药八角茴香油可显著延长小鼠疼痛反应的痛阈值；八角茴香油具有拮抗 Ach 和 $BaCl_2$ 对小鼠小肠肌的兴奋作用，可降低肠肌张力，抑制小肠收缩。八角茴香油可有效减少冰醋酸引起的小鼠扭体反应次数，并且能够升高肝匀浆中 Ca^{2+}-Mg^{2+}-ATP 酶的活力，以及升高血浆及肝匀浆中丙酮酸和三酰甘油含量。[91]说明八角茴香油具有理气止痛作用。[92]

4. 抑菌、抗炎、抗病毒作用

八角茴香水煎剂对结核杆菌及枯草杆菌有抑制作用，其乙醇提取液对金黄葡萄球菌、肺炎球菌、白喉杆菌、霍乱弧菌、右寒杆菌、痢疾杆菌及一些常见病菌有较强的抑制作用。国外学者发现八角茴香甲醇提取物对 LPS/D- 半乳糖诱导的脓毒症有预防作用，而新发现的苯丙糖苷在 TNF-A 诱导小鼠脓毒性休克的模型实验中可降低血浆丙氨酸转氨酶水平。且八角茴香中重要的药效成分莽草酸还可作为抗病毒和抗癌药物中间体，也是合成临床上有效抗禽流感病毒的有效药物达菲的重要原料，对禽流感病毒有一定的抑制作用。

5. 抑制血小板聚集作用

莽草酸具有较强的血小板聚集抑制作用；而胶原引起的血小板聚集与花生四烯酸的释放和代谢

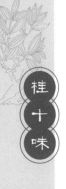

有密切的关系，推断莽草酸抗血小板聚集作用与其影响花生四烯酸代谢有关。以莽草酸为母核人工半合成的新化合物三乙酰莽草酸可能成为一种新的抗血小板聚集的药物。[93] 莽草酸的衍生物异亚丙基莽草酸对血小板聚集也有一定的抑制作用，能改善脑缺血后的血液流态，减轻脑缺血后局部微循环障碍，保护脑组织。[94]

6. 升高白细胞作用

湖南医学院肿瘤科试用安粒素（茴香醚制剂）治疗癌症和长期接触放射线、药物所致或原因不明白细胞减少症患者 30 余例，取得良好效果。从八角茴香中提取出来的甲基胡椒酚也能缓解白细胞减少症，其机制可能与保护血象、加强骨髓造血功能、促进骨髓造血干细胞的分裂增殖有关，这些因素使白细胞集落生成增多。[95]

7. 其他作用

茴香醚具有雌激素样作用和较强的致敏作用且能促进肠胃蠕动，可缓解腹部疼痛。八角科植物有一定的毒性，其毒性成分为倍半萜内酯类莽草毒素，伪莽草毒素和 6- 去氧伪莽草毒素、八角莽草毒素 A 和 B 及其衍生物，[63] 莽草毒素可使猫血压升高，引起呼吸系统兴奋，并致惊厥。[93, 95]

（三）临床及其他应用

1. 临床应用

（1）散寒止痛、理气和胃

在临床上，八角常用来治疗寒疝腹痛，睾丸偏坠胀痛，少腹冷痛，痛经等病症。在治疗寒疝腹痛时，八角常配伍乌药、川楝子等，如天台乌药散，或是将八角炒热，用布包裹温熨腹部；在治疗肝气郁滞，睾丸偏坠胀痛时，八角可以配伍橘核、荔枝核等；在治疗肝经受寒，少腹冷痛或虚寒痛经时，八角可以配伍当归、肉桂等。八角还可用于胃寒气滞所致的脘腹胀痛，呕吐食少等病症。

（2）舒筋活络、行血止痛

八角配伍后也常用于舒筋活络、行血止痛的外用药，如复方牙痛宁搽剂、风伤止痛膏、七香止痛丸、琥珀止痛膏、四季平安油和新型狗皮膏等，对于牙痛，急性扭伤，风湿痛，神经痛，关节和肌肉酸痛等症具有良好的止痛效果。

（3）通窍醒神

中成药苏合丸为温开剂的代表方，既是治疗寒闭证的常用方，又是治疗心腹疼痛属气滞寒凝的有效方，以突然昏倒，不省人事，牙关紧闭，或心腹卒痛，苔白脉迟为辨证要点；现代应用本方治疗急性脑血管疾病、癔症性昏厥、流行性乙型脑炎、肝昏迷、冠心病心绞痛、心肌梗死等属于寒闭与寒凝气滞者。

（4）解暑

桂香祛暑散和龙虎人丹都含有八角，具有开窍醒神，祛暑化浊，和中止呕的功效，常用于中暑头晕，恶心呕吐，腹泻，晕车晕船。

（5）止咳消炎

金嗓子喉片治疗慢性咽喉炎，既有外在消炎功能又有内在消除咽喉劳损，恢复机体活力的作用。桔贝止咳祛痰片通常适用于有气短、咽喉疼痛、声音嘶哑等症状的患者，另外还能用来缓解慢性支气管炎的痰多和咳嗽等症状，能起到清肺和祛痰的作用。甘草片含有樟脑、八角茴香油、苯甲酸钠等有效成分，有止咳的作用。

（6）利尿通淋

前列通片对癃闭，良性前列腺增生早期症状，以及前列腺炎，慢性非细菌性前列腺炎均可以起到一定的治疗效果，其中的八角就具有清热利湿，化瘀散浊等功效。

2. 食品工业应用

（1）在肉类制品加工中的应用

工业上通常以添加抗氧化剂和防腐剂，最终实现延长肉类制品销售货架期的目的。然而，随着消费者对自身健康及食品安全问题的日益关注，添加人工合成的抗氧化剂和防腐剂不再是提高食品贮藏稳定性的最佳选择，探究天然、无毒害的植物源抗氧化剂和防腐剂成为新的研究热点之一。八角茴香是抗氧化和抑菌作用兼备的天然香辛料，其不仅具有较好的抑菌和杀虫活性，对食品中常见污染菌革兰氏阳性菌（如金黄色葡萄球菌、蜡样芽孢杆菌等）和革兰氏阴性菌（如大肠杆菌、绿脓假单胞菌及伤寒沙门氏菌等）的生长具有显著的抑制作用，且具有与合成抗氧化剂相当的抗亚油酸氧化能力、还原能力以及 DPPH 自由基清除能力，能够显著降低食用油中丙二醛的含量。[96, 97]

（2）在果蔬制品保鲜中的应用

防腐保鲜是果蔬采后贮运过程中的一个重要问题，具有安全、无毒、无残留等优点的植物保鲜剂现已成为国内外研究的热点，研究发现八角茴香、大黄、高良姜、白藓皮、知母、丁香 6 味中草药提取液能有效地延长低糖苹果脯的保质期。[98-101]

（四）分子生物学研究

1. AFLP 体系的建立与种质亲缘关系分析

扩增片段长度多态性（AFLP，amplified fragment length polymorphism），被普遍认为是构建遗传图谱较好的分子标记。采用改良的 CTAB 法提取总 DNA，通过对酶切－连接反应、预扩增和选择性扩增反应过程中的关键因素进行优化，成功地分析了八角种质资源的遗传多样性。从 64 对引物中筛选出 6 对扩增产物丰富的引物进行扩增，引物组合分别为 P-GAG/M-CAA、P-GAG/M-CAG、P-GTC/M-CTA、P-GTC/M-CTG、P-GTG/M-CAA、P-GTG/M-CAC。所筛选的 6 对引物共扩增得到 989 条带，其中多态性条带为 988 条，多态性比率高达 99.90%。经过体系的优化，得到条带清晰的 AFLP 图谱。[102]对引物组合（PstI/MseI）共得到 989 条带，其中多态性条带 988 条（99.90%），45 个种类或品种（类型）具特征性条带。56 个种质资源的遗传相似性系数在 0.17 ～ 0.71，平均相似性系数为 0.47。UPGMA 聚类结果可将供试样品分为两大类型，来源于广西的八角茴香 47 个品种具有较近的亲缘关系，聚于 Ⅰ 类，大部分品种（类型）聚于 C 组（44 个品种）；披针叶八角等 7 个种类与八角茴香明显被区分，聚于 Ⅱ 类。[103, 104]

2. 高质量基因组 DNA 提取方法

基因组 DNA 提取是相关分子生物学研究的基础，而不同的研究材料所含的物质成分及含量存在着很大的差异，其 DNA 提取所采用的方法也就有所不同。八角叶片基因组 DNA 提取常受提取液黏稠不分层和多糖、多酚难去除的影响，研究发现改良 CTAB 法与试剂盒吸附柱结合法，提取的 DNA 溶液无色透明，DNA 量多，点样孔干净、条带平直、清晰，表明 DNA 提取的纯度较高，能最大限度地满足后续实验的要求。[104]

3. 莽草酸的生物合成和代谢调控

莽草酸是八角重要的药效成分，具有抗炎、镇痛作用，是抗病毒和抗癌药物的中间体，莽草酸

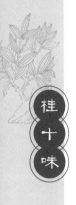

也有明显的抗血栓形成作用。莽草酸是制造药物"达菲"的重要原料，专家称"达菲"是目前世界上对付禽流感的唯一武器，又是甲型 H1N1 流感的两种治疗药物之一。[105] 莽草酸途径是生物合成芳香族化合物的重要途径，由中间体 3- 脱氢莽草酸、莽草酸、分支酸及其衍生物的合成基础。近年来，基于莽草酸途径，以大肠杆菌、谷氨酸棒杆菌、酿酒酵母等微生物为起始菌株，生物合成天然和非天然芳香族化合物及其衍生物取得了一定的进展。

D- 赤藓糖 -4- 磷酸（erythrose 4-phosphate，E4P）和磷酸烯醇式丙酮酸（phosphoenolpyruvate，PEP）是莽草酸途径的底物，经 3- 脱氧 -δ- 阿拉伯糖庚酮糖 -7- 磷酸合成酶催化，羟醛缩合生成 DAHP，其中 E4P 来源于戊糖磷酸途径，PEP 来源于糖酵解途径。DAHP 在 3- 脱氢奎尼酸合成酶作用下去磷酸，分子内羟醛缩合生成 3- 脱氢奎尼酸（DHQ）。随后，DHQ 在 3- 脱氢奎尼酸脱水酶（AroD）作用下，脱一分子 H_2O 生成 3- 脱氢莽草酸（DHS）。最后，莽草酸脱氢酶（AroE）催化 DHS 生成莽草酸（SA），伴随着副产物奎尼酸的生成，而奎尼酸多以游离、酯化、生物碱结合等形式存在。分支途径中，DHS 经脱 H_2O、烯醇化反应，可生成原儿茶酸，或脱氢、烯醇化反应合成没食子酸。在莽草酸激酶（AroK/AroL）催化下，莽草酸磷酸化生成莽草酸 -3- 磷酸（S3P）。S3P 在 5- 烯醇丙酮莽草酸 -3- 磷酸酯合成酶（AroA）催化下，与 PEP 缩合，生成 5- 烯醇丙酮莽草酸 -3- 磷酸（5EPSP）。EPSP 在分支酸合成酶（AroC）催化下，去磷酸形成分支酸（CHA）。CH 是芳香族氨基酸 L- 苯丙氨酸（L-Phe）、L- 酪氨酸（L-Tyr）、L- 色氨酸（L-Trp）生物合成途径到各分支途径磷酸合成酶（TrpC）和色氨酸合成酶作用下生成 L-Trp。[106]

九、常用古今方选

（一）经典名方

1. 家秘祛痛散

【组成】青皮（去瓤）、五灵脂（研飞，去砂）、八角茴香、川楝子各二钱，良姜（香油炒）、槟榔、延胡索、没药各一钱半、沉香一钱、木香一钱二分、砂仁少许。

【功效】主治诸般心气疼痛，气滞不行，攻刺心腹，痛连胸胁，小肠吊疝，妇人血气刺痛。

【出处】《直指》卷六。

2. 复方樟脑酊

【组成】樟脑 3 g、阿片酊 50 mL、苯甲酸 5 g、八角茴香油 3 mL、56% 乙醇 900 mL、50% 乙醇适量。

【功效】镇咳，镇痛，止泻。主治咳嗽、腹痛及腹泻。

【出处】《中华人民共和国药典》（1975 年版）。

3. 三香酒

【组成】南木香、小茴香、八角茴香、川楝肉各 9 g，白酒（陈酒）适量。

【功效】散寒，理气，止痛。主治偏坠气。

【出处】《万病回春》。

4. 沉香既济丸

【组成】枳壳（去瓤，酒浸，麸炒）、川楝子（干用，青盐炒）、巴戟天（去心，酒浸）、韭菜子（酒浸，炒焦）、八角茴香（青盐少许炒）、白茯苓各三两，木香、沉香、青盐各一两，麝香二钱，白马茎 1 条（微炒，晒干，切片，另研为末；如无白马茎，用黄狗茎 13 条，切，焙干；若有狐茎，仅用 9 条，切，焙干，另研末）。

【功效】滋补下元，调顺诸气，壮健阳事，加进饮食。

【出处】《普济方》卷二一九引《德生堂方》。

5. 回春丸

【组成】茯苓 30 g、白术 30 g、山楂子 30 g（炒）、枳实 24 g、八角茴香（炒）30 g、茱萸 30 g（炒）、橘核 90 g（炒）、荔枝核 30 g。

【功效】主治疝气。

【出处】《摄生众妙方》卷七。

6. 痛风药酒方

【组成】三角枫 6 g、八角 6 g、九节风 6 g、鸡血藤 6 g、白通草 6 g、黑马草 6 g、花椒根（或用花椒 3 g）6 g、白酒 250 mL。

【功效】祛风活血，通络止痛。主治痛风性关节疼痛。

【出处】《蒲辅周医疗经验集》。

7. 茴香丸

【组成】白术 30 g、白茯苓 30 g、八角茴香（炒）30 g、吴茱萸 30 g、荔枝核 30 g、山楂核 30 g、橘核 90 g、枳实 24 g。

【功效】温经导滞，理气止痛。主治寒凝肝经。

【出处】《疡医大全》卷二十四。

8. 止痛药

【组成】当归、牛膝、川芎、生地黄、赤芍、白芷、羌活、独活、杜仲、续断各 30 g，肉桂、八角茴香、乳香、没药各 15 g，木香、丁香皮、沉香、血竭各 7.5 g。

【功效】主治打扑损伤、折骨出臼、金疮破伤。

【出处】《证治准绳·疡医》卷六。

9. 灵砂固本丸

【组成】沉香、木香、葫芦巴（酒浸）、小茴香（炒）、川楝肉（炒）、八角茴香（炒）、菟丝子（酒浸）、巴戟天（去心，酒浸）、牛膝（酒浸）、杜仲（炒）、钟乳粉（另研）、续断（酒浸）、交趾桂、鹿茸（去皮生用）、山药、破故纸（补骨脂）（酒浸）、肉豆蔻（煨，另研）、阳起石（水飞）、灵砂各一两、黑锡丹头二两（与灵砂先研极细，又入前药再碾）。

【功效】夺阴阳造化之功，济心肾安养之妙。主治真阳虚损，精髓耗伤，肾气不足，面黑耳焦；下虚上盛，头目昏眩，心腹疼痛，翻胃吐逆，劳汗水气，盗汗水气，喘满，不思饮食；妇人血气，子宫久冷，崩中漏下。

【出处】《普济方》卷二二二引《德生堂方》。

10. 木香导气丸

【组成】木香、乳香、丁香、八角茴香、川楝子（去核）、破故纸（补骨脂）、葫芦巴、荆三棱、香附子、甘草各 30 g，杜仲 15 g。

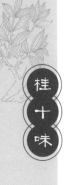

【功效】主治男子小肠气痛，一切气积，下元虚冷，脾胃不和。

【出处】《普济方》卷二四九。

11. 飞步丹

【组成】茅山苍术五两（米泔水浸一宿，切片，用老葱白同炒至半黄色为度），小茴香（炒）四两，杜仲（炒，去丝）、肉苁蓉（酒浸）、菟丝子（酒浸，为饼）各一两，八角茴香（炒）、南木香（生）、韭菜子（酒浸）、破故纸（补骨脂）（炒）、川楝子（取肉炒）、葫芦巴（炒）、川牛膝（酒浸）各半两，胡桃肉60枚（去皮，油用），好川乌2枚（炮裂，去皮脐）。

【功效】治诸虚。

【出处】《普济方》卷二二四。

12. 白沙丹

【组成】八角茴香（炒黄）、川乌（火炮炒）、南苍术（米泔水浸）、白茯苓、干山药（炒）各二两，熟地黄（蒸，不用酒）三两。

【功效】和补筋脉，起阴发阳，破滞气，化五积，益精神，安脏腑，除心气，去盗汗，乌须发，去风疾。主治五劳七伤、左瘫右痪。

【出处】《奇方类编》卷下。

13. 六香膏

【组成】白檀香、沉束香、丁香、零陵香、甘松香、八角茴香各一两。

【功效】治冬寒冻伤、皲瘃。

【出处】《东医宝鉴·杂病篇》卷九。

（二）中成药

1. 参茸三鞭丸

【成分】羊藿（羊油炙）、补骨脂、阳起石、覆盆子、金樱子肉、枸杞子、牛膝、鹿茸、鹿鞭、狗鞭、驴鞭、锁阳、韭菜子、菟丝子、续断、熟地黄、大青盐、人参、肉桂、附子、八角茴香、杜仲（炭）、白术、地黄、川芎、木香。

【功能主治】补肾助阳，益气生精。主治肾阳不足，肾阴亏虚引起的阳痿遗精、两目昏暗、精神疲倦、腰膝无力。

2. 复方牙痛宁搽剂

【成分】松花粉、花椒、冰片、丁香、薄荷脑、荆芥、荜茇、茵陈、甘草、八角茴香。

【功能主治】消肿止痛。主治牙痛、牙周肿痛。

3. 风伤止痛膏

【成分】桂皮、八角、丁香、苍耳子、桂子、蓖麻子、甘松、生天南星、白芷、海风藤、大黄、生半夏、羌活、生川乌、独活、生草乌、细辛、苤草、桂枝、当归、麻黄。

【功能主治】舒筋活络，行血止痛。主治风湿痹痛、跌打损伤。

4. 茴香橘核丸

【成分】小茴香（盐炒）、八角茴香、橘核（盐炒）、荔枝核、补骨脂（盐炒）、肉桂、川楝子、延胡索（醋制）、莪术（醋制）、木香、香附（醋制）、青皮（醋炒）、昆布、槟榔、乳香（制）、桃仁、穿山甲（制）。

【功能主治】散寒行气，消肿止痛。主治寒疝、睾丸肿痛。

5．琥珀止痛膏

【成分】山柰、石菖蒲、黄连、马钱子、斑蝥、威灵仙、天南星、蟾酥、琥珀油、丁香、罗勒油、薄荷油、八角茴香油、桂皮油、冰片、樟脑。

【功能主治】活血化痰，消肿散结，通络止痛。主治痰瘀互结引起的肿瘤疼痛、神经性疼痛、风湿痹痛、跌打瘀痛等。

6．四季平安油

【成分】薄荷脑、樟脑、冰片、丁香油、桂叶油、肉桂油、当归、木香、广藿香、甘草、八角茴香、肉桂、陈皮、栀子、川芎、血竭、薄荷油。

【功能主治】驱风，止痛。主治头晕头痛、腰酸背痛、风火牙痛、风湿骨痛、蚊虫叮咬。

7．新型狗皮膏

【成分】生川乌、羌活、高良姜、官桂、当归、防己、麻黄、红花、洋金花、白屈菜、花椒、蟾酥、白花菜子、透骨草、没药、乳香、薄荷脑、冰片、樟脑、水杨酸甲酯、八角茴香油、盐酸苯海拉明。

【功能主治】祛风散寒，舒筋活血，止痛。主治急性扭伤、风湿痛、神经痛、关节和肌肉酸痛等症。

8．龙虎人丹

【成分】薄荷脑、冰片、丁香、砂仁、八角茴香、肉桂、胡椒、木香、干姜、儿茶、甘草、糯米粉、苯甲酸钠。

【功能主治】开窍醒神，祛暑化浊，和中止呕。主治中暑头晕、恶心呕吐、腹泻、晕车晕船。

9．金嗓子喉片

【成分】薄荷片、金银花、西青果、桉油、石斛、罗汉果、橘红、八角茴香油。

【功能主治】疏风清热，解毒利咽，芳香辟秽。适用于改善急性咽炎所致的咽喉肿痛、干燥灼热、声音嘶哑。

10．胃气痛片

【成分】乌药、郁金、香附（制）、青皮、乳香（制）、没药（制）、五灵脂（炒）、高良姜、八角茴香、白芍（炒）、木香、丁香、肉桂。辅料为硬脂酸镁。

【功能主治】理气，和胃，止痛。主治胃脘疼痛、胸腹胀满、呕吐酸水、消化不良。

11．玉龙油

【成分】干姜、赤芍、天南星、草乌、川乌、附子、乳香、白芷、威灵仙、细辛、五倍子、薄荷油、水杨酸甲酯、樟脑、琥珀、薄荷脑、丁香罗勒油、肉桂油、八角茴香油。

【功能主治】驱风祛寒，止痛消瘀。主治风湿骨痛、关节扭伤、肩周炎、腰腿痛、跌打瘀痛，神经痛等。

12．前列通片

【成分】蒲公英、黄柏、车前子、两头尖、泽兰、薜荔、黄芪、琥珀、八角茴香油、肉桂油。

【功能主治】清热利湿，祛瘀通淋。

13．暖脐膏

【成分】当归、白芷、乌药、小茴香、八角茴香、木香、香附、乳香、母丁香、没药、肉桂、沉香、麝香。

【功能主治】温里散寒，行气止痛。主治寒凝气滞、小腹冷痛、脘腹痞满、大便糖泻。

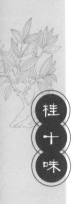

14. 桔贝止咳祛痰片

【成分】桔梗、远志浸膏、川贝母、氯化铵、桉油、八角茴香油、甘草、交联聚维酮、羧甲基淀粉钠。

【功能主治】清肺，止咳，化痰。用于治疗慢性支气管炎的咳嗽，痰多，咯痰不爽，胸满气短，咽痛音哑。

参考文献

［1］国家药典委员会. 中华人民共和国药典［M］. 北京：中国医药科技出版社，2020：5.

［2］李锡文，白佩瑜，李雅茹，等. 中国植物志：第三十卷［M］. 北京：科学出版社，1996：228.

［3］刘永华. 广西八角产业可持续发展的 SWOT 分析［J］. 广西农学报，2013，28（02）：77-80.

［4］苏永秀，李政. 八角的气候生态特性及其经济布局区划［J］. 中国农业气象，2007（01）：57-60.

［5］苏永秀，李政. 基于 GIS 的广西八角种植气候区划［J］. 福建林学院学报，2006（04）：353-357.

［6］王安. 八角树栽培管理技术与病虫害的防治策略设计［J］. 南方农业，2018，12（08）：41+43.

［7］陈国臣. 广西八角生产存在的问题与对策［J］. 广西林业科学，2000（04）：201-203.

［8］陈国光，黄露. 八角的种植技术［J］. 广西林业科学，2000（03）：153-155.

［9］陈坚荣. 八角高产规范化栽培技术要点［J］. 南方农业，2017，11（21）：33-34.

［10］刘少轩，蔡卫东，韦蓉静. 不同郁闭度林下种植八角莲收获量与土壤养分变化分析［J］. 广西林业科学，2019，48（04）：514-517.

［11］许欣荣. 中药八角茴香和剧毒伪品"莽茴"的生药学鉴定［J］. 齐鲁药事，1984（03）：27-28.

［12］周去非. 影印钦定四库全书·岭外代答［M］. 1781：71

［13］李时珍. 本草纲目［M］. 北京：人民卫生出版社，1982：1636.

［14］李中立. 本草原始［M］. 北京：人民卫生出版社，2017：207.

［15］朱晓光. 岭南本草古籍三种［M］. 北京：中国医药科技出版社，1999：338.

［16］汪绂. 医林纂要探源［M］. 北京：中国中医药出版社，2015：149.

［17］凌奂. 本草害利［M］. 北京：中医古籍出版社，1982：52.

［18］刘文泰. 本草品汇精要［M］. 北京：中国中医药出版社，2013：317-318.

［19］卢之颐. 本草乘雅半偈［M］. 北京：中国医药科技出版社，2014：178-179.

［20］莫俊卿. 八角茴香与繁荣壮族经济［J］. 民族研究，1992（01）：52-56.

［21］杨德俊，周仕林，黄宝康．茴香类药材的基原植物考证［J］．时珍国医国药，2018，29（11）：2664-2666．

［22］陈仁山，蒋淼，陈思敏，等．药物出产辨（十）［J］．中药与临床，2011，2（06）：69．

［23］广西通志馆旧志整理室．广西方志物产资料选编·北流县志［M］．南宁：广西人民出版社，1991：725-726．

［24］中国医学科学院药物研究所．中药志：第三册［M］．北京：人民卫生出版社，1961：116．

［25］中国药学会上海分会．药材资料汇编［M］．上海：上海科技卫生出版社，1959：177-179．

［26］王强．道地药材图典·中南卷［M］．福州：福建科学技术出版社，2003：81-82．

［27］冯兆张．冯氏锦囊秘录［M］．北京：人民卫生出版社，1998：739．

［28］陈其瑞．本草撮要［M］．上海：上海科学技术出版社，1985：25．

［29］张秉成．本草便读［M］．上海：上海科学技术出版社，1958：90．

［30］太平惠民和剂局．太平惠民和剂局方［M］．北京：人民卫生出版社，1985：427．

［31］刘泉明．八角茴香及其伪品莽草的比较鉴别［J］．求医问药（下半月），2011，9（11）：324-325．

［32］杨德俊，周仕林，黄宝康．红茴香及莽草的本草考证［J］．药学实践杂志，2018，36（03）：234-237，273．

［33］吴东霞，吴志怀．八角栽培技术［J］．现代农业科技，2012（08）：218，225．

［34］梁桂友，温放，韦毅刚．广西野生八角科植物种质资源及其开发利用的初步研究［J］．中国野生植物资源，2012，31（03）：43-49．

［35］谢滟，邓家刚，黄丽贞，等．高效液相色谱法测定广西不同产地八角茴香中反式茴香脑的含量［J］．广西中医药大学学报，2014，17（04）：67-68．

［36］李飞飞，魏悦，宋梦娇，等．一测多评法测定八角茴香中3种成分及药材指纹图谱［J］．中国新药杂志，2020，29（12）：1419-1424．

［37］彭善贵，许莉，曾桢，等．八角茴香中挥发油的GC特征图谱研究［J］．中国药师，2018，21（07）：1159-1161．

［38］张敏，佳宁，杨晓岚，等．八角茴香水溶性成分HPLC指纹图谱及莽草酸的定量研究［J］．上海中医药杂志，2011，45（12）：91-95．

［39］黄智波，刘布鸣，梁凯妮．气相色谱内标法测定八角茴香油中茴香脑的含量［J］．广西中医药，2005（03）：56-57．

［40］邹节明，吕高荣，钟小清，等．广西不同产地八角茴香中茴香脑的含量测定［J］．中药材，2005（02）：106-107．

［41］熊彩侨，穆小静，颜磊，等．中药八角茴香的毛细管电泳指纹图谱以及莽草酸的含量测定［J］．药物分析杂志，2007（07）：1024-1028．

［42］叶三多．莽草的品名考证［J］．南京药学院学报，1962（08）：85-86．

八角

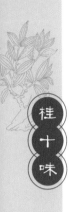

［43］杨春澍，王嘉琳，张志亮，河野功．野八角果毒性成分的研究［J］．药学学报，1991（02）：128-131．

［44］陈程．短柱八角干皮的化学成分研究及抗炎活性初探［D］．第二军医大学，2013．

［45］陈辰，刘鹏．八角茴香与莽草实的鉴别［J］．山西中医，2010，26（08）：44-45．

［46］方芳，张鹍．八角茴香真伪鉴别及其药理作用研究［J］．亚太传统医药，2009，5（02）：47-48．

［47］万珍明，靳湘．八角茴香及其伪品莽草果柄显微及紫外光谱比较鉴别［J］．湖北中医杂志，2006（12）：47-48．

［48］尹爱群，唐启令，陈雪峰．八角茴香与其伪品野八角的薄层色谱和紫外光谱鉴别［J］．中国药师，2003（11）：732-757．

［49］于彩云，穆阿丽，杨在宾，等．水蒸气蒸馏法提取八角茴香油工艺参数的研究［J］．中国粮油学报，2018，33（12）：63-68．

［50］赵丽娟，李婷．广西玉林地区八角茴香中脂肪酸的气相色谱-质谱联用分析及其对超氧阴离子自由基的抑制作用［J］．食品科技，2012，37（05）：285-287，291．

［51］赵丽娟．气相色谱-质谱联用分析八角茴香中脂肪酸［J］．食品科学，2012，33（12）：250-253．

［52］梁颖，陶勇，张小红，等．八角茴香不同部位挥发油化学成分GC-MS分析［J］．中药材，2010，33（07）：1102-105．

［53］袁经权，汪洋，周雅琴，等．八角茴香药材质量标准研究［J］．中华中医药杂志，2012，27（01）：199-201．

［54］农汉涛．八角育苗关键技术［J］．农村百事通，2017（04）：27．

［55］林祁，李超，刘长江，等．八角属（八角科）植物的种子形态［J］．植物研究，2007（02）：145-150．

［56］刘国华．富宁县八角生产中生理生化调控技术的应用［J］．林业建设，2015，（03）：50-54．

［57］韦龙宾，刘毅．广西八角的主要栽培管理措施［J］．安徽农业科学，2007（14）：4169-4171．

［58］郑维山．浅谈八角栽培技术［J］．绿色科技，2014（06）：139-141．

［59］李月．八角的丰产栽培技术［J］．云南林业科技，2002（01）：47-50．

［60］李展彬．八角高产规范化栽培技术［J］．福建农业科技，2011（03）：19-20．

［61］年奎．八角金盘栽培管理技术［J］．青海农林科技，2010（1）：55-56．

［62］郑进光．八角扦插育苗［J］．中国林业，1995（07）：37．

［63］马锦林．八角优良单株初选及其嫁接技术［J］．广西林业科学，1998（02）：50-51．

［64］林彩文，杨云标，魏启平，等．八角引种及规范化高产栽培技术的研究与推广［J］．现代农

业科技，2012（04）：225-227.

[65] 缪剑华，郭勇，陈乾平，等.超临界 CO2 萃取八角茴香油的 GC-MS 分析 [J].中国调味品，2008（02）：45-50.

[66] 黄明泉，田红玉，郑福平，等.广西不同地区茴香精油香成分分析比较研究 [J].中国调味品，2009，34（04）：97-100.

[67] 梁颖，陶勇，张小红，等.八角茴香不同部位挥发油化学成分 GC-MS 分析 [J].中药材，2010，33（07）：1102-105.

[68] 刘瑜新，吴宏欣，田璞玉，等.八角茴香种子和果壳挥发油成分 [J].河南大学学报（医学版），2009，28（02）：107-109.

[69] 阳小勇，黄初升，刘红星.八角茴香油的化学成分及其抗氧化性研究 [J].中国调味品，2010，35（07）：38-40+44.

[70] 刘昭明，黄翠姬，田玉红，许菀蓉.八角挥发油成分分析与抑菌活性研究 [J].中国调味品，2009，34（10）：52-55.

[71] 王琴，蒋林，温其标.八角茴香的研究进展 [J].中国调味品，2005（05）：18-22.

[72] 王琴，蒋林，温其标.八角茴香研究进展 [J].粮食与油脂，2005（05）：42-44.

[73] 黄建梅，杨春澍.八角科植物化学成分和药理研究概况 [J].中国药学杂志，1998（06）：3-9.

[74] 陈福北，张利敏，陈少东，等.原子吸收光谱法测定八角叶中八种元素含量 [J].中国调味品，2011，36（02）：102-104.

[75] 陈福北，黄巧燕，刘辉庭.ICP-MS/ICP-AES 法测定八角叶中的 24 种无机元素 [J].中国食品添加剂，2011（04）：196-199.

[76] 陈福北，张利敏.火焰原子吸收光度法测定八角叶中钙的不确定度评定 [J].中国调味品，2011，36（11）：81-84，120.

[77] 黄丽贞，谢滟，姜露，等.八角茴香化学与药理研究进展 [J].辽宁中医药大学学报，2015，17（02）：83-85.

[78] 阳小勇，黄初升，刘红星.八角茴香油的化学成分及其抗氧化性研究 [J].中国调味品，2010，35（07）：38-40，44.

[79] 王同禹.肉桂和八角茴香挥发性成分的分析及生物活性研究 [D].柳州：广西工学院，2010.

[80] 谢志新，陈琳琳，张文州，William Chandler.八角茴香挥发油超声辅助提取及抗氧化性研究 [J].中国调味品，2018，43（04）：124-128.

[81] 付敏东，李成欢.八角茴香油的提取工艺及抗菌、抗氧化性作用 [J].中国医药导报，2011，8（34）：29-31.

[82] 缪晓平，何泳欣，邓开野.八角茴香提取物抗氧化的研究 [J].中国调味品，2010，35（08）：56-58.

［83］阳小勇，黄初升，刘红星．八角茴香油的化学成分及其抗氧化性研究［J］．中国调味品，2010，35（07）：38-40+44.

［84］赵二劳，徐未芳，刘乐．八角茴香抗氧化活性研究进展［J］．中国调味品，2019，44（05）：194-196.

［85］何冬梅，刘红星，黄初升．八角茴香醇提物的抗氧化活性研究［J］．食品工业，2016，37（11）：126-128.

［86］谢冬惠．八角茴香提取物抗氧化活性分析［J］．热带生物学报，2012，3（03）：243-246.

［87］余炜，田玉红，张英，朱荣安．八角和肉桂油抗油脂氧化性能研究［J］．东北农业大学学报，2011，42（08）：34-39.

［88］王硕，司建志，龚小妹，周小雷，缪剑华．八角茴香总黄酮抗氧化活性研究［J］．食品工业科技，2015，36（23）：75-78.

［89］王强，沈华明，罗杰辉，牙氏小．八角茴香中莽草酸提取工艺及抗氧化性研究［J］．广州化工，2014，42（20）：70-75.

［90］王同禹，田玉红，周小柳．八角茴香水溶性挥发成分的抑菌活性研究［J］．中国调味品，2010，35（06）：46-49.

［91］黄丽贞，邓家刚，罗培和，等．八角茴香水提物理气止痛的实验研究（I）［J］．中华中医药学刊，2014，32（11）：2609-2611.

［92］谢滟，邓家刚，黄丽贞，等．八角茴香不同加工品反式茴香脑含量及温阳散寒、止痛作用的药效作用比较［J］．科学技术与工程，2016，16（16）：149-154.

［93］林森，孙振军，刘红星，黄初升，何冬梅．八角属植物药理作用的研究进展［J］．大众科技，2010（02）：136-137.

［94］方芳，张鹊．八角茴香真伪鉴别及其药理作用研究［J］．亚太传统医药，2009，5（02）：47-48.

［95］唐文照．少药八角果实及茎皮化学成分和药理活性研究［D］．中国协和医科大学，2007.

［96］缪晓平，邓开野，谭梅唇．三种香辛料提取物抑菌及抗氧化性能的研究［J］．中国调味品，2010，35（10）：107-109.

［97］权美平．八角茴香提取物在食品中的应用研究进展［J］．中国调味品，2016，41（11）：148-151.

［98］殷燕，张万刚，周光宏．八角茴香提取物在冷藏调理猪肉饼中抗氧化及抑菌效果的研究［J］．南京农业大学学报，2014，37（06）：89-96.

［99］王东明，应俊辉，傅兵．八角茴香提取物抗细菌性穿孔病菌活性初探［J］．浙江农业科学，2011（05）：1112-1113.

［100］陈奇，张根生，邢楠楠，等．八角茴香精油的抗菌活性及在肉类保鲜中的应用研究［J］．中国调味品，2007（04）：49-51，61.

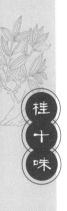

［101］王建清，刘光发，金政伟等．八角茴香提取物对甜樱桃保鲜效果的研究［J］．食品科技，2010，35（05）：186-190．

［102］潘晓芳，孙雪阳，张振林，等．八角属部分种质资源的 AFLP 分析［J］．中南林业科技大学学报，2012，32（04）：140-147，163．

［103］Sung Y Y，Kim H K．Illicium verum extract suppresses IFN-γ-induced I CAM-1 expression via blockade of JAK/STAT pathwayin HaCaT human keratinocytes［J］．Ethnopharmacol．2013，149（3）：626-632．

［104］陈海云，吴涛，耿树香，等．八角基因组 DNA 的提取方法［J］．福建林业科技，2012，39（04）：26-29．

［105］王祖磊，朱祥瑞．八角茴香及其提取物莽草酸的应用进展［J］．科技通报，2010，26（04）：531-535．

［106］江晶洁．基于莽草酸途径微生物合成红景天苷、迷迭香酸及其类似物［D］．上海：华东理工大学，2018．

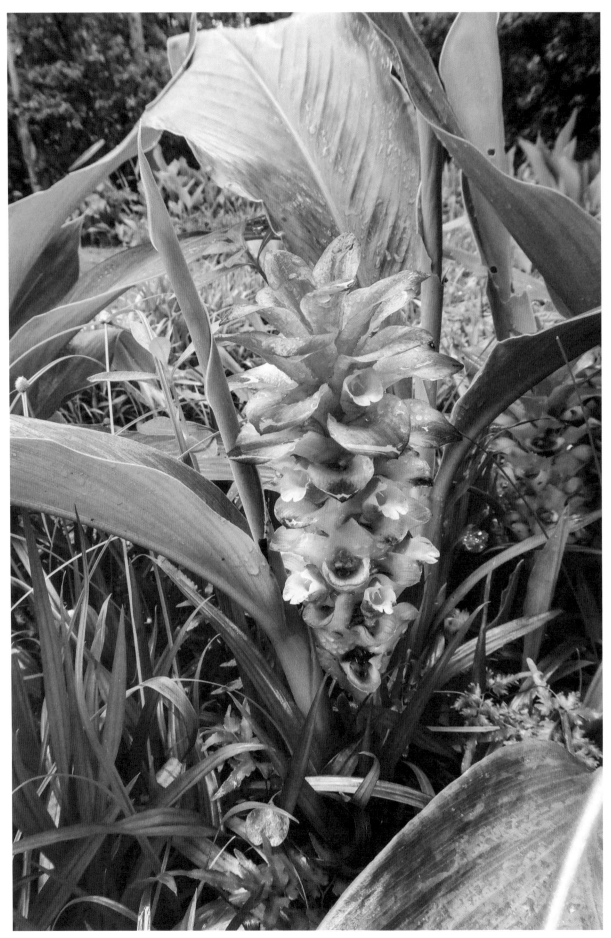

广西莪术

广西莪术（含桂郁金）

药材名	广西莪术
药用部位	根状茎
功能主治	行气破血，消积止痛。主治血气心痛，饮食积滞，脘腹胀痛，血滞经闭，痛经，癥瘕痞块，跌打损伤[1]
性味归经	辛、苦，温。归肝、脾经[1]
基原植物	姜科 Zingiberaceae 广西莪术 *Curcuma kwangsiensis* S. G.Lee et C. F. Liang

一、植物形态特征

多年生草本，高50～150 cm。主根茎卵圆形，长4～5 cm，侧根茎指状，根茎断面白色或微黄色。须根末端常膨大成纺锤形块根，断面白色。春季抽叶，叶基生，叶柄为叶片长度的1/4，被短柔毛；叶鞘长10～33 cm，被短柔毛；叶2～5片，直立，叶片椭圆状披针形，长14～39 cm，宽4.5～9.5 cm，先端短渐尖或渐尖，基部渐狭，下延，两面均密被粗柔毛，有的沿中脉两侧均有紫晕，叶舌边缘有长柔毛。穗状花序从根茎中抽出，圆柱形。先叶或与叶同时抽出，长约15 cm，直径约7 cm，花序长约15 cm，花序下的苞片阔卵形，淡绿色，长约4 cm，上部的苞片长圆形，淡红色，花生于下部和中部的苞片腋内；花萼白色，长约1 cm，较宽，一侧裂至中部，先端有3钝齿；花冠近漏斗状，长2～2.5 cm，花瓣3片，粉红色，长圆形，后方的1片较宽，先端略呈兜状；侧生退化雄蕊花瓣状，淡黄色，唇瓣近圆形，淡黄色，先端3浅圆裂，花丝扁宽，花药长约4 cm，药室紧贴，花药基部有距；子房被长柔毛，花柱丝状，无毛，柱头头状，具缘毛。花期5～7月。（图4-1）

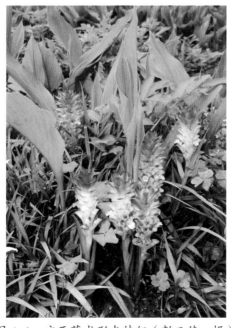

图4-1　广西莪术形态特征（彭玉德　摄）

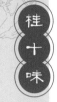

二、生物学特征

（一）分布区域

广西莪术是广西道地传统中药材，又名毛莪术、桂郁金，叶片表面具又短又密的茸毛。其地下茎为药材"莪术"，农民称"莪术头"，简称"莪术"；长须根末端的膨大根为药材"郁金"，农民称为"莪苓"。野生莪术资源主要分布于我国广西、云南、重庆等地，其中以广西莪术资源数量最多，主要分布于低丘陵山坡、山谷及田埂、地角的湿润向阳处。经实地调查，发现不同地区的野生莪术资源破坏十分严重，现有数量极少。广西仅在博白找到野生莪术，经鉴定为广西莪术。博白地处六万大山边缘，降水量丰富，森林覆盖率高，适合广西莪术生长。野生广西莪术主要生长在林下边缘地带，但没有发现成规模的野生种群，均为零星分布。除了贵港港南区、钦州灵山县，广西其他地方还采到部分人工种植但已经荒弃的广西莪术，据辨别，该莪术有别于真正的野生莪术和人工栽培的莪术，面积、数量均比野生莪术多，主要生长于荒弃的农田、旱地、沟边和林缘地带。在贵港港南区和钦州灵山县均为人工种植的广西莪术。

（二）对气温的要求

广西莪术喜欢温暖湿润的气候条件，年平均气温在 21 ℃以上，7 月平均气温在 25 ℃以上，1 月平均气温在 10 ℃以上，霜期较短，正常年份霜期不超过 3 天。

（三）对水分的要求

广西莪术喜湿怕涝，干旱不利于植株块根的生长，尤其要在苗期确保土壤存有一点湿度，否则易造成缺苗、死苗。不过在生长期提供适度的干旱胁迫（土壤含水量为 10%～15%）能提高挥发油中牻牛儿酮含量。

（四）对光照的要求

充足的光照不仅有利于广西莪术的生长发育，易获得高产，而且光照强度对广西莪术的主要有效成分的生物合成与累积也有显著影响，莪术挥发油和莪术醇生物合成最适宜的光照强度为 85%。

（五）对土壤的要求

广西莪术宜在土层深厚、上层疏松、下层较紧密的砂质土壤栽培，忌在黏土中种植。种植前施充足的厩肥或堆肥，深翻土壤，将肥料和土壤混合，整细土块，做好畦地，并整平畦面。忌连作，栽培多与高秆作物套作。

三、药材性状

广西莪术的环节稍凸起，断面黄棕色至棕色，常附有淡黄色粉末，内皮层环纹黄白色（图 4-2）。

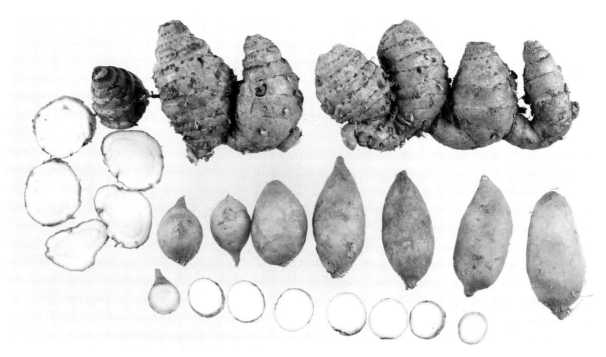

图 4-2　广西莪术的新鲜根茎、块根和根茎（黄色）、块根（白色）切片（黄雪彦　摄）

四、本草考证与道地沿革

（一）基原考证

历代本草中莪术至少包括莪术 *Curcuma phaeocaulis* Val.，温郁金 *C. wenyujin* Y. H. Chen et 和广西莪术 *C. kwangsiensis* S. G. Lee et C. F. Liang 3 种。莪术古名为蓬莪茂（音"述"），最早记载于唐代甄权所著的《药性论》。唐代《新修本草》记载："姜黄，叶、根都似郁金，花春生于根，与苗并出。夏花烂无子。根有黄、青、白三色。"宋代《开宝本草》记载："子似干椹，叶似蘘荷，茂在根下并生。"《本草图经》记载："三月生苗，在田野中，其茎如钱大，高二三尺。叶青白色，长一二尺，大五寸已来，颇类蘘荷。五月有花作穗，黄色，头微紫，根如生姜，而茂在根下，似鸡鸭卵，大小不常，九月采，削去粗皮，蒸熟暴干用"，并附"温州蓬莪茂和端州（今广东肇庆）蓬莪茂"图绘。《嘉佑本草》言："苏云姜黄是莲，又云郁金是胡莲。夫如此，则三物无别，递相连名，总称为莲，功状则合，不殊。"明代《本草品汇精要》载："叶长一二尺许，阔三四寸，青绿色，有斜纹如红蕉叶而小，花红白色。至中秋渐凋，春末复生，其花先生，次方生叶，不结实，根盘屈黄色，类生姜而圆有节。……花在根际，一如蘘荷……"《本草纲目》将蓬莪茂释名为"莲药"，然而"莲"在郁金、姜黄条内亦有。清代《植物名实图考》载："今所用者即此。昔人谓郁金、姜黄、莪术三物相近，其实性不同，形亦全别。"说明古代所用姜黄、莪术、郁金为当今姜黄属多种植物，且与当今同名植物相互混淆。结合形态描述、图绘及产地描述，猜测"温州蓬莪茂"即现今的温郁金、"端州蓬莪茂"即现今的莪术或广西莪术，其中根为黄色的为温郁金，根为青色的为蓬莪术，根为白色的为广西莪术。[1-3]

1977 年广西植物分类专家李树刚和梁畴芬根据南药调查队 1960 年、1972 年采自广西南宁茅桥六四药物所同一地点"毛莪术"的栽培植物标本，陈照宇 1957 年采自广西横县南乡区高蓬乡陆

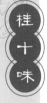

皓岭的 50660 号标本，1974 年采自广西横县的栽培植物标本 201393 号，发表了植物新种广西莪术 *Curcuma kwangsiensis* S. G. Lee et C. F. Liang。因此，广西莪术是经野生变家种后方被世人所认识的新物种，具有较长的栽培历史。

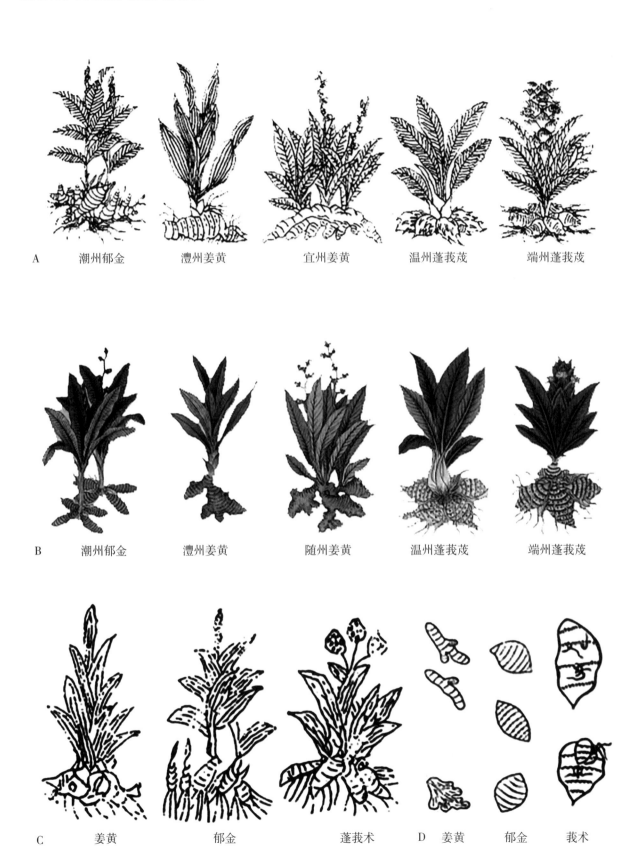

A　　潮州郁金　　　澧州姜黄　　　　宜州姜黄　　　　温州蓬莪茂　　　端州蓬莪茂

B　　潮州郁金　　　澧州姜黄　　　　随州姜黄　　　　温州蓬莪茂　　　端州蓬莪茂

C　　　姜黄　　　　　郁金　　　　　蓬莪术　　　D　姜黄　　　　郁金　　　　莪术

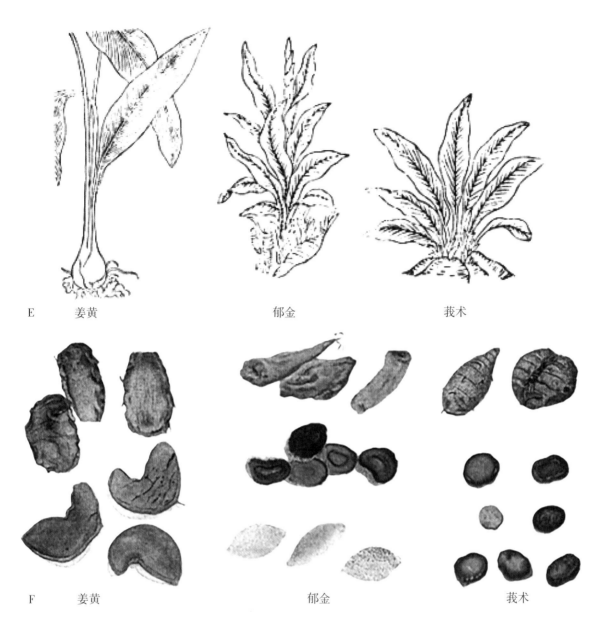

E　　姜黄　　　　　　　　　郁金　　　　　　　　　莪术

F　　姜黄　　　　　　　　　郁金　　　　　　　　　莪术

A.《本草图经》：从左到右依次为潮州郁金、澧州姜黄、宜州姜黄、温州蓬莪茂、端州蓬莪茂图；B.《本草品汇精要》：从左到右依次为潮州郁金、澧州姜黄、随州姜黄、温州蓬莪茂、端州蓬莪茂图；C.《本草纲目》：从左到右依次为姜黄、郁金、蓬莪茂图；D.《本草原始》：从左到右依次为姜黄、郁金、莪术图；E.《植物名实图考》：从左到右依次为姜黄、郁金、莪术图；F.《中国药物标本图影》：从左到右依次为姜黄、郁金、莪术图

图 4-3　历代本草中所附郁金、姜黄、莪术图

（二）产地变迁

宋代《开宝本草》是最早提到关于莪术生境分布情况的典籍，曰"蓬莪术，生西戎（指今甘肃、陕西等地）及广南诸州（指今广西及部分云南地域）"。宋代《图经本草》同样记载："蓬莪茂，生西戎及广南诸州，今江浙或有之。郁金，〈本经〉不载所出州土。"苏恭云："生蜀地及西戎，胡人谓之马蒁。今广南、江西州郡亦有之，然不及蜀中者佳。"明代《本草品汇精要》记载"姜黄，道地：宜州、澧州。郁金，道地：蜀地、潮州。蓬莪术，道地：西戎"。其后诸家本草所载姜黄、郁金和术的产地多沿用西戎、广南、江浙等。另图绘记录有"宜州姜黄"。清代《吴医汇讲》记载："郁金一物，出于川产，野者色黑，不可多得。其川中所种者，皆系外白内黄，即今人误呼为姜黄子者也。至肆中所用川郁金，乃莪蒁中拣出莪蒁之子，因其色黑，与川中野郁金相似而混之也。医

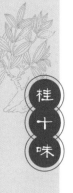

俱不究，反以川中种本之黄郁金谓广郁金，或谓姜黄子，殊堪捧腹。"说明此时已有广郁金这一说法。《药性蒙求·草部》记载："郁金，真者出川、广两处。"《本草备要》记载："郁金，出川广。"

《增订伪药条辨》记载："郁金，两广、江西亦有之……，老郁金虽产四川，近今名称广郁金"。近代以来逐步形成广西莪术 *Curcuma kwangsiensis* S．G．Lee et C．F．Liang、蓬莪术 *Curcuma phaeocaulis* Val.、温郁金 *Curcuma wenyujin* Y．H．Chen & C．Ling 三者之根茎作为莪术入药，而温郁金的根茎习称"温莪术"。此外广西等地所产的广西莪术的块根即"桂郁金"均为广西知名道地药材。经文献及实地考察证实，广西钦州灵山（陆屋、广江、广隆、三隆、太平、伯劳等地）、玉林博白、河池及其周边适宜地区为莪术的道地产区。广西莪术产地变迁见表4-1。

表4-1　广西莪术产地变迁表

年代	出处	产地及评价
唐	《新修本草》	生蜀地及西戎，马药用之
五代	《日华子本草》	海南生者，即名蓬莪荗。江南生者，即为姜黄
宋	《开宝本草》	蓬莪茂……生西戎及广南诸州
	《本草图经》	蓬莪茂，生西戎及广南诸州，今浙江或有之
明	《本草纲目》	今广南、江西州郡亦有之，然不及蜀中者佳
	《本草品汇精要》《本草蒙筌》	生广南诸州，今江浙亦有之（道地）西戎【用】根坚实者为好
清	《本草述钩元》	蓬莪茂：多产岭南诸州，或生江浙田野
1928	《药物产出辨》	蓬莪茂：一名广茂。生西戎广南诸州，江浙或有之莪术：产南宁、田州，大粒光滑者佳，安南东京亦有出
现代	《中华本草》	"蓬莪术"主产于四川温江及乐山地区
	《中国植物志》	"广西莪术(桂莪术)"主产于广西上思、贵县、横县、大新、邕宁等地。蓬莪术产于我国台湾、福建、江西、广东、广西、四川、云南等省（自治区）。广西莪术产自我国广西、云南

（三）药用沿革

莪术根茎肉质块状，圆柱形或卵圆形，须根末端常膨大成纺锤状的块根。历代本草均指出莪术质极坚硬难捣，这是其蒸煮后，所含淀粉糊化所致，由此可知历代莪术药用部位为其肉质根茎，与《中华人民共和国药典》中记载一致。历代典籍中对莪术的采收加工和品质评价详见表4-2[4]和表4-3。[3]

表4-2　历代典籍中对莪术的采收加工方法

年代	出处	原文表述
南北朝	《雷公炮炙论》	蓬莪茂：凡使，于砂盆中用醋磨令尽，然后于火畔吸令干重筛过用
唐	《药性论》	蓬莪茂：以酒醋磨服
五代	《日华子本草》	蓬莪荗：得酒醋良
宋	《本草图经》	蓬莪茂：九月采，削去粗皮，蒸熟曝干用。此物极坚硬难捣，治用时，热灰火中煨令透熟，乘热入白中捣之，即碎如粉。古方不见用者

年代	出处	原文表述
明	《本草品汇精要》	蓬莪茂：【时】（生）三月生苗（采）九月取根【收】曝干【助】得酒醋良【制】如图经、雷公云
	《本草纲目》	蓬莪茂：今人多以醋炒或煮熟入药，取其引入血分也
清	《本草备要》	蓬莪茂：灰火煨透。乘热捣之（入气分）。或醋磨酒磨。或煮熟用（入血分）
	《本草述钩元》	蓬莪茂：【修治】陈醋煮熟。锉焙干。或火炮醋炒。得酒醋良
	《中国药学大辞典》	蓬莪茂：八九月间，采根削去粗皮，蒸熟或曝干
现代	《中国药典》	莪术：冬季茎叶枯萎后采挖，洗净，蒸或煮至透心，晒干或低温干燥后除去须根和杂质。【炮制】除去杂质，略泡，洗净，蒸软，切厚片，干燥。醋莪术：取净莪术，照醋煮法煮至透心，取出，稍凉，切厚片，干燥

表 4-3　历代典籍中对莪术的品质评价

年代	出处	原文表述
宋	本草图经	今广南、江西州郡亦有之，然不及蜀中者佳
1963	《中华人民共和国药典》	莪术以个均匀、质坚实、断面灰褐色者为佳
1977	《中华人民共和国药典》	莪术以质坚实，气香者为佳
1997	《中华本草》	莪术、广西莪术和温郁金（温莪术）均以质坚实，气香者为佳。其品质标志为挥发油不得低于1.5%
1999	《500味常用中药材的经验鉴别》	莪术多于秋、冬季采收，以冬至前后产者质佳。莪术以个大，质坚实，断面色发绿，气香者为佳,全国以桂（广西）莪术为主流商品，质佳，尤以广西贵县所产为佳。川莪术、温莪术均不及桂莪术
2000	《现代实用中药鉴别技术》	莪术以质坚实、气香者为佳，其中温莪术或桂莪术质量最佳
2001	《现代中药材商品通鉴》	莪术分为蓬莪术、温莪术和广西莪术,均以个大、质坚实、断面淡绿色、气味香者为佳，挥发油含量《中华人民共和国药典》测定不得少于1.5%
2001	《现代实用本草》	均以个均匀、质坚实、断面灰褐色、气香浓者为佳
2010	《金世元中药材传统鉴别经验》	均以质坚实、香气浓者为佳。北京地区习惯用广西莪术。其品质以个小、均匀、坚实、断面棕色、光亮、气香的品质为优

五、道地产区

（一）道地产区分布范围

广西莪术分布于广西上思、贵港、横州、大新、邕宁。[2]

（二）生境特征

栽培或野生于山坡草地及灌木丛中。野生广西莪术多分布于中国桂南和桂西南地区的低丘陵山坡、山谷及田埂、地角的湿润向阳处。广西莪术喜欢温暖湿润的气候条件，年平均气温在 21℃以上，7 月平均气温在 25℃以上，1 月平均气温在 10℃以上，霜期较短，正常年份霜期不超过 3 天。年平均降水量在 1250 mm 以上，各月降水量分配均匀；年平均空气相对湿度宜在 75% 以上。喜偏酸性的壤质土或砂壤土，对低盐基饱和度的土壤较适应。[5]

（三）广西产区现状

1. 广西人工种植分布区域

经调查发现，原来文献记载的广西莪术栽培面积大、产量高的玉林、梧州产区，目前栽培面积已有所减少或无栽培。广西玉林新桥镇产区，现只有极少药农种植广西莪术，多在林下余地或池塘埂边种植；广西玉林博白县大部分广西莪术种植户都已改种其他作物或其他药材，只有个别农户有小面积栽培，且栽培面积较前几年均大幅减少。梧州藤县原种植广西莪术的乡镇，因经济效益差，已改种其他作物，仅存部分原先种植的广西莪术。新形成的广西莪术产区有以广西灵山县陆屋镇为中心的种植产区，包括旧州、三隆等周边乡镇，灵山县已成为广西最大的广西莪术种植产区（图 4-4）。

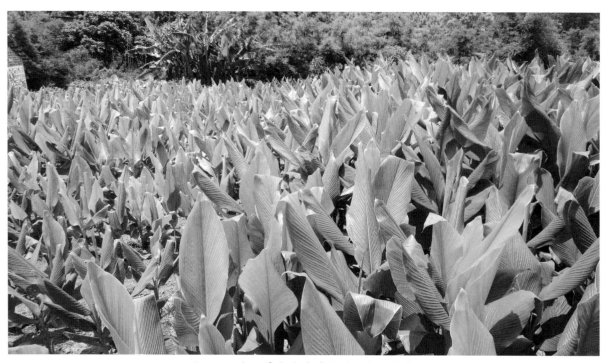

图 4-4　广西莪术生产基地（林杨　摄）

2. 产量及流通量

现市场上流通的广西莪术主产于广西玉林市各县和钦州市灵山县，广西莪术每年总产量及流通量约为 20000 t。

3. 价格趋势

广西莪术的交易方式主要为统片。从图 4-5 可见，2016 ～ 2020 年广西莪术按统片方式交易的单价变化幅度较大，其中 2017 年价格最高，为 15 元·kg^{-1}；2019 年价格最低，为 7.5 元·kg^{-1}，价格相差一倍。

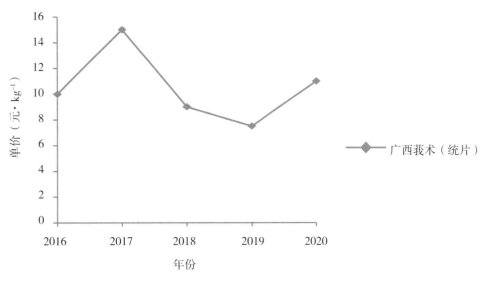

图 4-5　2016 ~ 2020 年广西莪术价格走势（元·kg⁻¹）
数据来源：中药材天地网 https://www.zyctd.com/

六、道地药材质量评价

广西莪术是传统中药莪术及郁金的基原植物，《中华人民共和国药典》（2020 年版）收载了莪术及郁金的性状、显微及薄层色谱鉴别，对其水分、总灰分等进行限定，并将挥发油含量作为莪术的质量控制指标。目前广西莪术的药材质量控制研究主要集中于药材基原鉴定，有效成分含量测定，药材指纹图谱研究，炮制对药材质量的影响及质量标志物等方面。

（一）基原鉴定 [3]

"莪术""郁金""姜黄""片姜黄"4 种药材同属于姜科姜黄属植物，《中国植物志》将我国境内姜黄属植物分为 5 种，该属植物间差异：①叶较狭，两面均被糙伏毛；根茎内部白色者为广西莪术；②叶较宽，仅背面有毛；根茎内部黄色者为郁金 *C. aromatica*；③叶无毛；植株秋季开花，花序由顶部叶鞘内抽出；根茎内部橙黄色者为姜黄 *C. longa*；④叶无毛；植株春季开花，花序单独由根茎抽出，花冠纯白不染红；叶片全部绿色，中央无紫色带；根茎内部淡黄色者为温郁金；⑤叶无毛；植株春季开花，花序单独由根茎抽出；叶片中央有紫色带；根茎内部黄色者为莪术 *C. phaeocaulis*。

（二）性状鉴别 [1]

根茎类圆形、卵圆形或长卵形，顶端钝尖，基部钝圆，长 3.5 ~ 6.5 cm，直径 2 ~ 4.5 cm。表面土黄色或土棕色，环节明显或不见，有点状须根痕，两侧各有 1 列下陷的芽痕和侧生根茎痕，侧生根茎痕较大，位于下部。质坚重，断面棕绿色或棕黄色，内皮层环纹黄白色，皮层易与中柱分离，可见条状或点状维管束。气香，味微苦、辛。

（三）显微鉴别

横切面木栓细胞数列，有时已除去。皮层散有叶迹维管束；内皮层明显。中柱较宽，维管束外韧型，散在，沿中柱鞘部位的维管束较小，排列较密。薄壁组织中散有油细胞，含有金黄色油状物。薄壁细胞充满糊化淀粉团块。[1]

粉末黄色或棕黄色。油细胞多破碎，完整者直径 62 ~ 110 μm，内含黄色油状分泌物。导管多为螺纹导管、梯纹导管，直径 20 ～ 65 μm。纤维孔沟明显，直径 15 ～ 35 μm，淀粉粒大多糊化。

（四）理化鉴别

1. 薄层色谱鉴别

（1）取样品粉末 0.5 g，置具塞离心管中，加石油醚（30 ～ 60℃）10 mL，超声处理 20 min，滤过，滤液挥干，残渣加无水乙醇 1 mL 使溶解，作为供试品溶液。另取吉马酮对照品，加无水乙醇制成每 1 mL 含 0.4 mg 的溶液，作为对照品溶液。参照《中华人民共和国药典》（2020 年版）薄层色谱法试验，吸取上述两种溶液各 10 μL，分别点于同一硅胶 G 薄层板上，以石油醚（30 ～ 60℃）– 丙酮 – 乙酸乙酯（94 ∶ 5 ∶ 1）为展开剂，展开，取出，晾干，喷以 1% 香草醛硫酸溶液，105℃加热至斑点显色清晰。供试品色谱中，在与对照品色谱相应的位置上，显相同颜色的斑点。

（2）取样品粉末少量，用挥发油测定器提取挥发油，点于硅胶 G 薄层板上，以己烷 – 乙酸乙酯（85 ∶ 15）或己烷为展开剂，展开，喷以 10% 磷钼酸乙醇液显色，检出芳樟醇、莪术醇、莪术二酮、1，8– 桉油素、姜黄酮和芳姜黄烯。

（3）取样品粉末 4.3 g，加石油醚（60 ～ 90℃）10 mL，密塞，振摇 30 min，滤过，滤液用石油醚（60 ～ 90℃）稀释至 10 mL 点于硅胶 G 薄层板上，以石油醚（60 ～ 90℃）– 乙酸乙酯（85 ∶ 15）为展开剂，展距 14 cm，喷以 1% 香草醛硫酸液，斑点显玫瑰红色，检出莪术醇和莪术二酮。

（4）取样品粉末适量，用水蒸气蒸馏法提取挥发油，点于硅胶 G 薄层板上，以石油醚（30 ～ 60℃）– 丙酮 – 乙酸乙酯（94 ∶ 5 ∶ 1）或甲苯 – 乙酸乙酯（93 ∶ 7）为展开剂，展开，喷以 10% 硫酸乙醇液显色，检出莪术醇或莪术酮。

（5）取样品粉末适量，用水蒸气蒸馏法提取挥发油，点于硅胶 G 薄层板上，以甲苯 – 乙酸乙酯（93 ∶ 7）为展开剂，展开，用 10% 硫酸乙醇液显色，检出莪术醇、莪术二酮和桂莪术。

2. 荧光鉴别

（1）取本品横切片在紫外光灯（365 nm）下观察，断面显淡紫色荧光，外皮深棕色。

（2）取本品粗粉 2 g，加溶媒 2 mL，2 h 后将溶媒吸出滴在分析滤纸上，置于 253.7 nm 和 365 nm 紫外光灯下检视。结果，莪术水浸液显蓝紫色荧光；2 mol·L^{-1} NaOH 浸出液显黄褐色荧光；2 mol·L^{-1} HCl 浸出液显浅褐色。

（3）吸取甲醇及三氯甲烷滴在药材切片上，充分浸润后，在 253.7 nm 和 365 nm 紫外光灯下观察，断面均呈淡蓝色。

3. 光谱鉴别

取样品中粉 30 mg，精密称定，置具塞锥形瓶中，加三氯甲烷 10 mL，超声处理 40 min 或浸泡 24 h，滤过，滤液转移至 10 mL 量瓶中，加三氯甲烷至刻度，摇匀，照紫外 – 可见分光光度法测定，在 242 nm 波长处有最大吸收，吸光度不得低于 0.45。[2]

（五）含量测定

1. 姜黄素、脱甲氧基姜黄素、双脱甲氧基姜黄素

采用高效液相色谱法，色谱条件为色谱柱：Inertsil ODS–3 C$_{18}$（250 mm × 4.6 mm，5 μm）；流动相：甲醇 – 异丙醇 – 水 – 冰醋酸（20 ∶ 27 ∶ 48 ∶ 5）；流速：0.5 mL·min^{-1}；柱温：25℃；检测波长：420 nm；参比波长：550 nm；色谱峰光谱采集范围：190 ～ 500 nm。

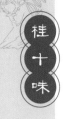

对照品溶液的制备：取 3 种姜黄素对照品各约 2 mg，精密称定，置于 1 mL 棕色容量瓶中，用甲醇溶解并稀释至刻度。

供试品溶液的制备：取莪术样品细粉 1 g（过 60 目筛），精密称定，置于 100 mL 具塞三角瓶中，加入甲醇 100 mL，密塞，冷浸 12 h，过滤，滤渣用适量甲醇冲洗，合并滤液并浓缩，浓缩液定量转移至 1 mL 棕色容量瓶中，用甲醇稀释至刻度。

2. 莪术醇

采用气相色谱法，色谱条件：色谱柱：石英弹性毛细管柱 HP-5（0.32 mm × 30 m，0.25 μm）；进样口温度：200℃；氢火焰检测器（FID）：250℃，不分流；流速：110 mL·min^{-1}；程序升温：初始 60℃，保持 4 min，以 3℃·min^{-1} 升至 210℃。

对照品溶液的制备：精密称取莪术醇对照品适量，加乙酸乙酯制成 400 μg·mL^{-1} 的溶液，即得。

供试品溶液的制备：精密称取 10 g 莪术药材粉末，置 500 mL 圆底烧瓶中，加水 300 mL，按挥发油提取法，侧管中加乙酸乙酯 2 mL 提取 2 次，每次 4 h，分别用乙酸乙酯将挥发油转移至 10 mL 容量瓶中，加乙酸乙酯至刻度，摇匀即可。

3. β- 香烯

采用气相色谱法，色谱条件：色谱柱：HP-5 石英弹性毛细管柱（30 m × 0.25 mm，0.25 mm）；升温程序：初始温度 100℃，然后以 10℃·min^{-1} 升温至 220℃；进样口温度：250℃；载气：高纯 N$_2$（纯度 > 99.999%）；载气流速：1 mL·min^{-1}；进样量：1 μL。质谱条件为电离方式：电子轰击（EI）；离子源温度：200℃；四极杆温度：150℃；溶剂延迟：5 min；扫描范围：45 ～ 600 amu。

对照品溶液的制备：精密称取 β- 香烯 100 mg，置 10 mL 容量瓶中，加无水乙醇稀释至刻度，即得。

供试品溶液的制备：取粉碎过莪术粉末精密称定，置 3000 mL 圆底烧瓶中，加 8 倍量水与玻璃珠数粒，自冷凝管上端加水使充满挥发油测定器的刻度部分，并溢流入烧瓶为止。将烧瓶置电热套中加热至沸，保持微沸 7 h，停止加热，收集挥发油。精密称取莪术油样品 100 mg，置 10 mL 容量瓶中，加无水乙醇稀释至刻度。精密吸取 5 mL 置 10 mL 容量瓶中，加无水乙醇稀释至刻度，即得。

4. 19 种无机元素

采用电感耦合等离子体质谱 – 发射光谱法，测定条件为 ICP-AES 入射功率：1150W；辅助气：0.5PSI；雾化器流量：26PSi；样品提升量：1.2 mL·min^{-1}。ICP-MS 入射功率：1400W；冷却气流速：13 L·min^{-1}；辅助气：0.7 L·min^{-1}；雾化器流速：0.85 L·min^{-1}。

结果：测定的 19 种元素中，含量最高的为磷，达 33680 μg·g^{-1}，含量最低的为锂，仅 0.087 μg·g^{-1}，含量依次为磷（P）>镁（Mg）>钙（Ca）>锰（Mn）>铝（Al）>铁（Fe）>锌（Zn）>钛（Ti）>铜（Cu）>钡（Ba）>硼（B）>铅（Pb）>锶（Sr）>镍（Ni）>钒（V）>铬（Cr）>镉（Cd）>钴（Co）>锂（Li）。[2]

（六）指纹图谱

莪术挥发油具有多种活性成分，是衡量莪术药材质量的关键。采用聚类分析、主成分分析法（principal component analysis，PCA）和正交偏最小二乘判别分析法（orthogonal partial least squares discriminate analysis，OPLS-DA）对莪术类药材指纹图谱综合分析，最后得出不同品种莪术的特征性挥发油成分：温莪术为莪术二酮和芳樟醇；蓬莪术为甲基正壬酮；广西莪术为蛇麻烯、γ- 芹子烯和蓬莪术环氧酮。[6]

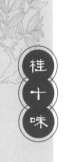

对 11 批广西莪术饮片挥发油进行分析，通过中药指纹图谱相似度软件进行相似度计算，建立了广西莪术饮片挥发油的指纹图谱。GC 条件：流速为 2.0 mL·min⁻¹，进样量 1 μL，进样温度 250℃，分流比 20：1；FID 检测器温度 280℃，氢气流量 45.0 mL·min⁻¹，空气流量为 450 mL·min⁻¹；程序升温：65℃保持恒温 2 min，之后以 5℃·min⁻¹ 的速率上升到 90℃后保持恒温 3 min，接着以 7℃·min⁻¹ 的速率上升到 105℃后保持恒温 7 min，最后以 6℃·min⁻¹ 的速率上升到 190℃后保持恒温 20 min。[7] 进一步采用以上的 GC 条件，准确、方便、快捷测定了 3 个批次广西莪术挥发油样品中莰烯、吉马酮、β- 榄香烯的含量。[8]

七、生产加工技术

（一）栽培技术

1. 繁殖技术

（1）种子繁殖

采收成熟的种子，晾干 1～2 天，去掉假种皮，可随采随播，也可置阴凉条件下贮藏至翌年开春后再播。先用 0.2% 多菌灵药液浸种 10 min，捞起晾干再播种。气温 24℃以上，8～10 天种子发芽，发芽率为 30%～50%。幼苗长出 4～5 片真叶后开始勤施追肥，结合除草适当松土，经一个生长周期至秋季茎叶自然干枯后，选取粗壮根茎作种。[9] 此法适于发展新产区，在老产区并不常用，但此法可以使品种获得复壮并可进行杂交育种。

（2）根茎繁殖

广西莪术根茎上有节和芽眼，可直接用于播种，此法简便易行，也是生产中最常用的繁殖方式。每年在采收药材时选取健壮结实、没有病虫害、完整无伤的侧生根茎作种，堆放于干燥通风处进行沙藏。翌年 2～3 月取出，将个头大的纵切成两半，不要伤芽，在切口蘸上草木灰后即可种植。有研究表明，10 月采收的广西莪术粗壮侧生根茎淀粉和可溶性蛋白质含量较高，作种较好。[10]

（3）组培繁殖

广西莪术的组织培养繁殖需经历不定芽诱导、继代、丛生芽增殖、壮苗及生根等阶段。切取 5～6 cm 高的单芽，分别接种到含 MS+30 g·L⁻¹ 蔗糖培养基中，每 10 天观察 1 次，记录芽的成活及诱导情况，30 天后统计芽的诱导率，此为不定芽诱导阶段。以 MS+ 蔗糖 30 g·L⁻¹ 为基本培养基，添加细胞分裂素，每瓶接种 2 个芽，每 10 天观察 1 次，记录芽的继代情况，30 天后统计增值系数。培养基中添加的琼脂粉为 6 g·L⁻¹，此为继代阶段。丛生芽增殖阶段：基本培养基为 MS+6-BA 3.0 mg·L⁻¹+NAA0.2 mg·L⁻¹+ 蔗糖 30 g·L⁻¹，培养基中添加的琼脂粉为 6 g·L⁻¹。壮苗阶段：以 MS+6-BA 3.0 mg·L⁻¹+ 蔗糖 30 g·L⁻¹ 为基本培养基，添加一定浓度的植物生长调节剂：萘乙酸（NAA）、吲哚丁酸（IBA）或多效唑（MET），每瓶接种 2 个芽，每 10 天观察 1 次，30 天后记录组培苗的生长情况，培养基中添加的琼脂粉均为 6 g·L⁻¹。生根阶段：MS+6-BA 3.0 mg·L⁻¹+ 蔗糖 30 g·L⁻¹ 为基本培养基，添加一定浓度生长素（NAA 或 IBA），接种数瓶，每瓶接种 1 个芽，每 10 天观察 1 次，30 天后记录组培苗的平均生根数，培养基中添加的琼脂粉为 6 g·L⁻¹。最后是组培苗炼苗移栽阶段，将广西莪术组培苗移入室外场地，待组培苗长出新叶并长势稳定时，移入种植地块。[11]

2. 种植技术

（1）选地整地

根据广西莪术的生长习性，适宜选择阳光充足，土层深厚、含腐殖质多，排灌良好，上层土质疏松，下层土质紧密的偏酸性壤土或砂壤土。广西莪术忌连作，连作会出现严重烂苓，连作首年烂苓率为10%～20%，翌年可增至50%以上。[12]广西莪术对 Cd 和 Pb 两种重金属具有富集作用，因此在选地前应该检测土壤中 Cd 和 Pb 两种重金属的含量，以防影响广西莪术的生长发育和药材重金属含量。[13]前作收获后，清除种植地上的杂草、杂物，犁翻、晒土过冬。种植前再经1～2次犁耙，起宽 1.2～1.5 m、高 20 cm 的畦。

（2）播种方式

一般每年3月中旬为播种期，按行距 35 cm，株距 30 cm，挖 8～10 cm 深的浅穴，每穴施腐熟有机肥 0.5 kg 并与土拌匀，接着放种茎，覆土填平畦面。每亩约栽 5000 穴。每穴播2个种茎比1个或3个要好，既能节约种茎，又可提高产量。[14]

（3）肥水管理

生产上应以有机肥为主，化肥为辅的原则，尤其是生长后期（8月之后）不宜再追施化肥。根茎和块根的产量受磷肥影响最大，其次是氮肥，受钾肥的影响相对较小，各营养要素在较低水平时，均随着该要素的增大而增加，但超过最佳水平后，则反而下降，最科学的配方组合为每亩 N：40 kg、P_2O_5 129 kg、K_2O 25 kg。生长后期叶面喷施 20～200 mg·L^{-1} 的乙烯利能有效提高根茎和块根的产量和品质，以 80 mg·L^{-1} 浓度处理效果最好。[16]广西莪术喜湿怕涝，播种期正值南方梅雨季节，为避免涝渍，宜作高畦栽种。营养生长前期，土壤相对含水量应保持在10%～15%，营养生长后期，特别是在10月以后，要保持田间干燥，通过适度干旱胁迫，既不会影响产量，也利于挥发油中次生代谢物质的积累。[17]

（4）田间管理

广西莪术齐苗后的管理主要是中耕除草，常年进行中耕除草3～4次，并结合追肥。肥料以人粪尿或硫酸铵等氮肥为主。9月应注重施磷钾肥，以促进块根生长。在块根形成膨大期也应注意规避干旱，此时期尤其注意水分管理，当水分过多、四周积水时，必须及时清沟排除，以免根腐。

3. 病虫害防治技术

（1）病害防治

广西莪术中富含挥发油，具有较强的抗真菌活性，对植物病原真菌孢子萌发和菌丝生长均有显著的抑制作用，因此病害较少。但当群体生长不良或环境条件适于病菌繁殖时，亦能产生某些病害。为害最大的就是烂苓，其病原菌及发生规律不明，田间9月开始出现，症状类似姜瘟却无腐臭味，连作地块发病尤其严重。药农曾试用各种药剂防治，但效果均不显著。目前，烂苓仍是解决不了的难题，已成为广西莪术连作障碍的主因。[12]此外，叶斑病的为害也较大。叶斑病的病原菌为大豆拟茎点种腐病菌 *Phomopsis longicolla*，病原菌一般先侵染嫩叶，初时叶尖或叶缘处出现黄色水渍状斑点，之后病斑向中脉扩展，形成边缘褐色、中间暗褐色并凹陷的 V 形大病斑，后期叶片枯黄、植株死亡；[18]生长盛期和高温期的7～8月为高发期；发病初期，可选用多菌灵、代森锰锌、托布津等药剂防治。

根腐病病原为害多发生在6～7月或12月至翌年1月，为害根部。发病初期侧根呈水渍状，后黑褐霉烂，并向上蔓延导致地上部分茎叶发黄，最后全株枯死。防治方法：雨季注意加强田间排水，

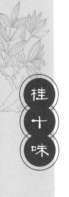

保持地面无积水；将病株挖起烧毁，病穴撒上生石灰粉消毒；植株 11 ～ 12 月自然枯萎时及时采挖，防止块根腐烂造成损失；发病期灌浇 50% 退菌特可湿性粉剂 1000 倍稀释液。[2]

黑斑病病原为害初发在 5 月下旬，6 ～ 8 月较重，为害叶片。染病叶产生椭圆形向背面稍凹陷的浸灰色的病斑，有时产生同心轮放，直径 3 ～ 10 mm，后期叶子枯焦。防治方法：发病初期及时摘除病叶，可清除病叶烧毁。用 50% 托布津 500 倍稀释液，1.5% 多抗霉素 150 倍稀释液，70% 百菌清可湿性粉剂 600 ～ 800 倍稀释液或 1 ∶ 1 ∶ 100 的波尔多液等药剂喷杀。[2]

（2）虫害防治

广西莪术虫害也不多，常见的有食叶性害虫姜弄蝶和蛀茎性害虫桃蛀螟，此外还有一些地下害虫，如蛴螬、小地老虎和蟋蟀等。

姜弄蝶属鳞翅目弄蝶科，又名苞叶虫，是为害郁金的主要害虫。以幼虫为害叶片，先将叶片作成筒状的叶苞，后在叶苞中取食，使叶片成缺刻或孔洞。防治方法：冬季清洁田园，烧毁枯枝落叶，消灭越冬幼虫，人工捕杀虫苞，幼虫发生初期用 9% 美曲膦酯晶体 800 ～ 1000 倍稀释液喷雾毒杀，5 ～ 7 天喷 1 次，连续 2 ～ 3 次。[2]

对桃蛀螟 Conogethes punctiferalis 的生物学特性、为害规律及防治方法进行研究，发现桃蛀螟在广西南宁一年发生 5 代，幼虫 5 龄；从心叶开始自上而下钻蛀为害茎部，7 ～ 9 月是全年为害高峰期。防治方法：可用氯虫苯甲酰胺或三氟氯氰菊酯等药剂喷杀，种植诱集植物红球姜并辅以使用 1 次氯虫苯甲酰胺，受害株率及虫口密度可大大降低。[19]

地老虎与蛴螬在幼苗期咬食须根，使块根不能形成，造成减产。防治方法：清晨人工捕杀幼虫；黑光灯诱杀；每亩用 25% 美曲膦面粉剂 2 kg，拌细土 15 kg，撒于植株周围，结合中耕，使毒土混入土内；每亩用 90% 美曲膦酯晶体 100 g 与炒香的菜子饼 5 kg 作成毒饵，撒在田间诱杀。[2]

（二）良种选育研究

因连年采用根茎进行无性繁殖，许多产区的种茎出现严重退化现象，也影响了药农的生产积极性。然而广西莪术的良种选育研究进展缓慢，目前仅见"广吉"和"广成"两个新品种。[20]

"广吉"株高 60 ～ 80 cm，主根茎似圆锥形顶尖，侧根茎指状，均有节；叶鞘紫红色，叶片双面均被毛，淡绿色、上举，长约 45.5 cm，宽约 10 cm，中脉紫红色；花序圆柱形色淡，少有开花。单株根茎产量 155.96 g，比对照的常用种增产 107.1%；鲜根茎中莪术油含量 6.1 mL·kg^{-1}，比对照的常用种高 2.6 mL·kg^{-1}。有一定的耐旱性和抗病虫害，适宜于桂中、桂南地区栽种。

"广成"株高 60 ～ 80 cm，主根茎似圆锥形顶平，侧根茎指状，均有节；叶鞘绿色，叶片平展，长约 44.5 cm、宽约 15.7 cm，双面均被毛，深绿色，中脉多为淡绿色。花序圆柱形，颜色鲜艳，群体开花多。单株根茎产量 226.67 g，比对照的常用种增产 200.9%；鲜根茎中莪术油含量 5.5 mL·kg^{-1}，比对照的常用种高 2.0 mL·kg^{-1}。有一定的耐旱性和抗病虫害，适宜于桂中、桂南地区栽种。

（三）采收加工技术

10 月、11 月、12 月采收的广西莪术挥发油含量都较高，吉马酮含量也较高，而 1 月、2 月、3 月采收的挥发油含量都较低，吉马酮含量也较低；桂郁金多糖含量以 12 月中旬相对较高。由此可见，12 月中旬是广西莪术的最佳采收期。采挖时，不得损伤根茎及块根，除净周围泥土，运回加工。将根茎和块根分开，除去须根和杂质，洗净，分别蒸煮熟透心，捞起置洁净晒场上晒干。[3]

（四）药材贮藏技术

产品装入内衬无毒塑料薄膜的编织或麻袋，密封后置清洁、干燥、通风、避光的库房内储藏，库房温度控制在 15～25℃，相对湿度保持在 60%～70% 即可。注意防潮、防霉变、防虫蛀。

八、现代研究

（一）化学成分

目前从广西莪术中分离得到多种化学成分，主要成分为挥发油类和姜黄素类，其中挥发油类以单萜及倍半萜类为主，姜黄素类主要为二苯基庚烃类化合物，多糖类、生物碱、甾醇类和微量元素占小部分。

1. 挥发油类

研究者已从广西莪术根茎、块根、叶等部位提取的挥发油中鉴定出近百种化合物，多为单萜和倍半萜类，其中单萜类主要有链状单萜 A、单环单萜（主要为对薄荷型 B）、双环单萜（蒎烷型 C、莰烷型 D、苽烷型 E），倍半萜类主要骨架构型有桉烷型、吉马烷型、莰烷型、榄香烷型、没药烷、蛇麻烷型、石竹烷型、愈创木烷型。[24] 对广西 8 个产地广西莪术根茎样本挥发油成分研究发现，桉油精、樟脑、异龙脑、β- 榄香烯、莪术烯、吉马酮和 α- 松油醇等为共有成分，并鉴定出 20 种化学成分，其中 β- 榄香烯、莪术酮、莪术醇、莪术二酮 4 种成分具有抗肿瘤活性成分。[26] 对不同颜色广西莪术根茎挥发油研究发现，桉油精、樟脑、β- 榄香烯、苯并呋喃、吉马酮为共有成分，其中颜色为紫色、棕黄色的挥发油中 β- 榄香烯、莪术二酮含量较高。[27] 比较广西莪术叶、根茎和块根中挥发油时发现，不同部位仍有 10 种共有成分，其中桉油精占总成分的 34.68%。[28] 挥发油中主要成分的化学结构见图 4-6。

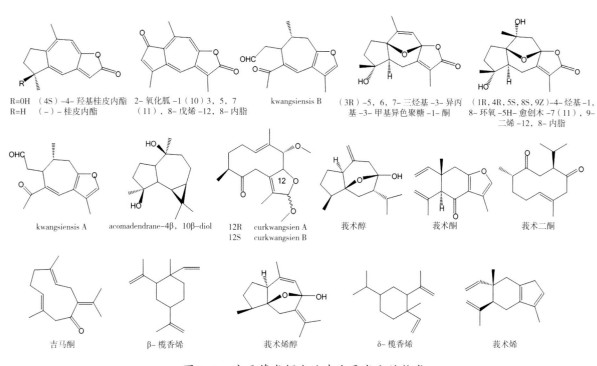

R=OH　（4S）-4- 羟基桂皮内酯　　2- 氧化胍 -1（10）3，5，7　　　kwangsiensis B　　　　（3R）-5，6，7- 三羟基 -3- 异丙　（1R，4R，5S，8S，9Z）-4- 羟基 -1，
R=H　　（-）- 桂皮内酯　　　　　　（11），8- 戊烯 -12，8- 内脂　　　　　　　　　　　　　　　基 -3- 甲基异色聚糖 -1- 酮　　8- 环氧 -5H- 愈创木 -7（11），9-
　　　二烯 -12，8- 内脂

kwangsiensis A　　acomadendrane-4β，10β-diol　　12R　curkwangsien A　　　莪术醇　　　莪术酮　　　莪术二酮
　　　　　　　　　　　　　　　　　　　　　　　　　　　　12S　curkwangsien B

吉马酮　　　　　β- 榄香烯　　　　　莪术烯醇　　　　　δ- 榄香烯　　　　　莪术烯

图 4-6　广西莪术挥发油中主要成分结构式

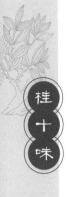

2. 姜黄素类

姜黄素类化合物即为二苯基庚烷类物质，其母核为二苯基庚烷，根据其结构中的苯环上有无酚羟基可分为酚性和非酚性两类，现已从广西莪术中分离鉴定出数十种二苯基庚烷类化合物。二苯基庚烷类物质根据取代基的不同而呈不同结构及性质，是广西莪术重要药理活性成分。[29]

3. 其他成分

从广西莪术块根中检测出含有微量元素 24 种，其中 Fe、Mn 和 Ti 含量较高，分别为 360.00 μg·g⁻¹、33.70 μg·g⁻¹ 和 16.71 μg·g⁻¹。[30]此外，广西莪术中还含有酯类、生物碱、黄酮和多糖等成分。[31, 32]

（二）药理作用

莪术具有行气破血、消积止痛等功效。现代药理研究表明莪术在抗肿瘤、消炎镇痛、抗凝血、抗血小板聚集、抗血栓、抗组织纤维化、保肝、降血糖等方面具有较好的作用。

1. 抗肿瘤作用

莪术挥发油中含有的 β- 榄香烯成分可抑制多种肿瘤细胞的增殖、阻滞细胞周期、诱导肿瘤细胞的凋亡与分化。吉马酮成分通过抑制 JAK2/STAT3 信号通路诱导人肝癌细胞凋亡，抑制肝癌细胞的增殖，表现出剂量依赖性，且对正常肝细胞的影响较小。[33]广西莪术的吉马酮成分能有效抑制人肺癌 A549 细胞增殖，且抑制作用与药物剂量呈正相关。[34]莪术醇通过诱导肿瘤细胞凋亡及分化、影响细胞膜电位、抑制肿瘤细胞核代谢等多种机制发挥抗肿瘤作用，实现对宫颈癌、卵巢癌、胃癌和鼻咽癌等肿瘤细胞的增殖抑制作用。莪术油可上调相关蛋白 caspase-3 和促细胞凋亡蛋白 Bax 的蛋白表达、下调抗细胞凋亡蛋白 B 和淋巴细胞瘤 2 的蛋白表达，明显抑制直肠癌 SW1463 细胞增殖，诱导肿瘤细胞凋亡，[35]莪术油还能通过上调 Bax 基因表达、下调 Bcl-2 基因表达，诱导胃腺癌 SGC-7901 细胞凋亡。此外，广西莪术多糖能通过上调 p53 基因表达、下调 Bcl-2 基因表达，抑制鼻咽癌 CNE-2 细胞增殖，诱导肿瘤细胞凋亡。[36]

2. 抗炎镇痛作用

莪术油具有抗菌、消炎、促进黏膜修复再生的作用，临床上广泛用于治疗宫颈糜烂。动物试验也证实了莪术油是一种有效的食管黏膜保护剂，效果显著优于常用黏膜保护剂，对小鼠急性糜烂性食管炎模型有显著的治疗作用，为临床研发特异性食管黏膜保护剂提供了科学基础。[37]

3. 抗凝血、抗血小板聚集和抗血栓作用

研究莪术二醇对凝血酶诱导大鼠血小板活化和聚集的影响时发现，莪术二酮可有效地抑制凝血酶诱导的大鼠血小板的聚集，而且莪术二酮是通过 PLC-PKC-MAPKs 通路抑制凝血酶诱导的血小板活化和聚集，为莪术二醇抗血小板活化提供了科学依据。[38]为探索广西莪术经大孔树脂不同洗脱部位的抗血栓作用效果，50% 乙醇洗脱部位、70% 乙醇洗脱部位、氯仿部位、乙酸乙酯部位、正丁醇部位提取物均能明显延长小鼠出血时间和凝血时间，抑制胶原蛋白 - 肾上腺素诱发的小鼠体内血栓形成，减轻大鼠体内静脉血栓湿重。[39, 40]

4. 保肝作用

保肝作用主要是指保护肝细胞、加速肝功能恢复、促使肝细胞再生、防止肝纤维化过程等，广西莪术对保肝作用的研究主要集中在药物性肝损伤和肝纤维化等方面。广西莪术醇提物能抑制人肝星状细胞株增殖、阻止细胞进入 DNA 合成增殖周期、诱导细胞发生凋亡、降低纤维化蛋白分泌、

抑制I型胶原合成、增加纤维化蛋白降解、提高基质金属蛋白酶表达，从而可以干预肝纤维化病程，发挥抗肝纤维化作用。[41]莪术含药血清可通过抑制大鼠肝星状细胞中 Hh 信号通路关键因子 Shh、Gli1 的表达，参与 Hh 信号通路抑制大鼠肝星状细胞的活化，并通过调控 Hh 信号通路分泌性信号糖蛋白配体 Shh 和 Wnt 信号通路，发挥抗肝纤维化的作用。[42, 43]

5. 降血糖作用

广西莪术多糖具有改善 2 型糖尿病大鼠血糖、调节脂代谢紊乱的作用，并可保护胰岛 β 细胞。[44]采用腹腔注射链脲佐菌素制备糖尿病大鼠模型发现，莪术多糖可抑制糖尿病大鼠胰腺组织中丙二醛的生成，提高糖尿病大鼠胰腺组织中超氧化物歧化酶、谷胱甘肽过氧化物酶、过氧化氢酶的活性，证明莪术多糖可清除氧自由基，减轻氧自由基损伤胰腺 β 细胞的有害氧化反应，改善胰腺功能。[45]

6. 其他作用

莪术醇提物乳膏能显著减轻咪喹莫特诱导的银屑病小鼠模型皮损，同时能显著抑制普萘洛尔致豚鼠银屑病样耳廓组织中的白细胞介素 2、白细胞介素 6、干扰素、肿瘤坏死因子的升高。[46]三棱和莪术 1∶1 的水煎液还能减少肺组织细胞过度凋亡，延缓肺纤维化进程，有效抑制肺纤维化形成。[47]此外，广西莪术还具有抗菌、抗病毒、调血脂、抗乳腺增生、抗动脉粥样硬化等作用。

（三）临床及其他应用

1. 临床应用

用于气滞血瘀所致的经闭痛经，症瘕痞块等证。莪术辛散苦泄，湿通行滞，既能破血祛瘀，又能行气止痛，用治上证，每与三棱相须而用，以加强破瘀消症止痛之功。或与当归、川芎、小茴香等配伍，以治妇人血气结滞，经闭腹痛。症瘕结聚，如《证治准绳》记载的莪术散。体虚者当与党参、白术、熟地等同用，以免损伤正气。此外，本品还治跌打损伤，血瘀肿痛，早期宫颈癌。[1]

用于饮食停滞，脘腹胀痛等证。莪术能行气消积而止痛，可配木香治疗心腹疼痛，发即欲死者。如病由寒凝气滞引起者，配高良姜；气滞血瘀而致者，配延胡索；与阿魏同用可治痃气腹痛；与小茴香配伍，可治寒疝腹痛等。治饮食积滞，脘痞腹痛，大便闭结，可与三棱、香附、谷芽等同用，如《证治准绳》记载的莪术丸。若兼见脾气虚弱者，应配合补气健脾药同用。[1]

另外，广西莪术在治疗慢性气管炎、泌尿系结石、中期引产胎膜残留和癌肿也有一定功效。广西莪术 5 g，与木防己 5 g，马鞭草 15 g 配伍，水煎服能治疗慢性气管炎；广西莪术 10 g，与三棱 10 g，皂角刺 9 g，牛膝 12 g，薏苡仁 15 g，青皮、枳壳各 9 g，水煎服能治疗泌尿系结石；广西莪术、三棱各 9 g，肉桂 3 g，五灵脂 9 g，生大黄 6 g，碾末，每次 3 g，开水冲服能治疗中期引产胎膜残留；广西莪术 10 g，半枝莲 10 g，三棱 10 g，七叶一枝花 6 g，水煎服能治疗癌症肿瘤。[48]

2. 其他应用

党参 15 g，白术、莪术、三棱各 9 g，车前草 5 g，粳米 100 g。粳米淘洗干净，将所有药材洗净用纱布包好，放入瓦锅中，先煎取汁。药汁中加入粳米煮成粥即可。此为莪术粥，具有行气破血，散结止痛的功效。金钱草 30 g，郁金 15 g，鸡内金 10 g，三棱、莪术各 12 g，炮山甲 6 g，薏苡仁、牛膝各 9 g，粳米 100 g，白糖适量。将上述药材水煎，取汁去渣，加入淘净的粳米煮成粥，再加白糖调味。此粥为三金排石粥，每日服用 2 次，温热服。具有清热通淋，化瘀排石的功效。适用于尿路结石，肾结石，症见小便不畅，淋漓热痛，肾绞痛。

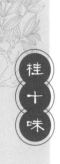

（四）分子生物学研究

姜科姜黄属植物全世界约有 60 种，我国有 5 种，常用中药郁金、莪术和姜黄等均来源于该属。莪术属于姜科植物，很多特征既不是独有，又不是通用，亲缘关系、系统分类及中药鉴定一直存在较大争议，而广西莪术与其他近缘种植物形态相似，不易鉴别。随着分子生物技术的发展，运用分子鉴定技术对植物 DNA 分子遗传的多样性进行分析已成为趋势，可从分子水平上对植物的不同种进行区分。

1. 基于 PCR 扩增的分子标记技术

通过随机扩增 DNA 多态性（RAPD）分析及数值分类，将国产姜黄属整理为 9 种、1 种复合体、3 种栽培变种，聚类分析不支持将广西莪术的两个变种紫脉莪术 *Curcuma kwangsisensis* var. *affinis* 和毛莪术 *Curcuma kwangsisensis* var. *puberula* 单列出来，建议撤销 2 变种或归并为一种复合体 *Curcuma kwangsisensis* complex；数值分类不支持新种 *Curcuma yunanensis* 成立；而 *Curcuma zedoaria* 及 *Curcuma phaeocaulis* 分类关系非常近缘，可能系同一所指，建议恢复莪术 *Curcuma zedoaria* 学名，撤销莪术的 *Curcuma phaeocaulis* 和 *Curcuma aeruginosa* 用名。[49, 50]

通过对中国和日本作为莪术郁金类药材的原植物的姜黄属植物核 18S rRNA 基因及叶绿体 *trn*K 基因分析发现，广西莪术和日本产蓬莪术的 18S rRNA 基因序列相同，并且与姜黄、蓬莪术、温郁金、郁金相比较，只有在 234 位上有 1 个碱基发生替换；而 *trn*K 基因序列发生碱基替换、缺失、插入相对较多，能较好地鉴别莪术、郁金类药材的原植物，并且基于 *trn*K 基因序列分析，认为广西莪术有 2 种基因型，分别是叶片中央有紫斑和叶片中央无紫斑，前者序列与日本产蓬莪术相同，而后者序列则与温郁金相同。[51]

2. 基于 DNA 序列的分子标记技术

运用扩增受阻突变系统（ARMS）技术分析核 18S rRNA 基因和叶绿体 *trn* K 基因，发现 18s RNA 序列仅在 234 位有区别，并且认为温郁金和叶片中央有紫斑的广西莪术是异形接合体；对 *trn* K 基因序列的扩增测序发现，蓬莪术在 730 bp、日本产蓬莪术和叶片中央有紫斑的广西莪术在 185 bp、叶片中央无紫斑的广西莪术在 527 bp 或者 528 bp、温郁金在 641 bp、郁金在 642 bp 表现出特定的片段，并与姜黄序列进行对比，发现他们有 897 ～ 904 bp 的共有序列。[52] 该团队同时运用另一种新的技术方法，通过单核苷酸多态性（SNP）技术来进一步分析 *trn*K 基因，以验证对中国和日本作为莪术郁金类药材的原植物的姜黄属植物的鉴定能力，最后通过检测含有荧光掺入的 ddNMPs 特定位点，发现蓬莪术有 3 个碱基发生变异，而姜黄、日本产蓬莪术和郁金则有 2 个碱基变异。[53] 采用分子遗传学鉴定结合 HPLC 指纹图谱的方法，对莪术不同来源的植物及其混伪品的 5S nRNA 序列进行测序，并与构建的 HPLC 指纹图谱进行比对，结果表明温郁金、蓬莪术、广西莪术并没有聚在一起，但是通过分析得知温郁金和蓬莪术亲缘关系较近，姜黄与川郁金亲缘关系较远，这一结果与 HPLC 聚类分析的结果一致。[54]

3. 基于 DNA 条形码分子鉴定技术

广西莪术的 DNA 条形码的研究基础是提取得到高质量的基因组 DNA，改良的 CTAB 法能提取得到纯度高、杂质少的广西莪术基因组 DNA，而且能有效地进行 PCR 扩增。研究人员对 44 种姜黄属植物及其 5 个近缘种共 96 个样品的叶绿体基因 *mat*K、*rbc*L、*trn*H–psbA、*trn*L–F 和核基因 ITS2 进行 PCR 扩增和测序，分析 PCR 扩增成功率、种内种间遗传距离、遗传距离间隔（barcoding gap），结果表明，*mat*K、*rbc*L、*trn*H–psbA、*trn*L–F、ITS2 序列的扩增效率分别为 89.7%、100%、100%、95.7%、82.6%，并且 5 条候选序列均不存在 barcoding gap。[55] 最近有文献报道，通过对广西莪术 DNA 条形码通用序列进行筛选，认为 ITS2 与 *psb*A–*trn*H 序列能够准确鉴定广西莪术植物，ITS2 可以作为广西莪术药用植物的候选 DNA 条形码序列，而 *psb*A–*trn*H 可作为 ITS2 的补充序列。[56]

九、常用古今方选

（一）经典名方

1. 蓬莪茂散

【组成】蓬莪茂二两，木香一两。为末。每服半钱、淡醋汤下。

【功效】主治一切冷气抢心切痛，发即欲死。如久患心腹痛时复发动者，此药可绝根源。

【出处】《卫生家宝》。

2. 蓬莪术散

【组成】蓬莪术半两，胡椒一分，附子半两。上三味，捣罗为散。每服半钱匕，醋汤调下，不计时候。

【功效】主治癖气发歇，冲心疼痛。

【出处】《圣济总录》。

3. 玄胡索散

【组成】蓬莪术半两（油煎趁热切片），延胡索一分。

【功效】主治妇人血气攻心（痛）不可忍并走注。

【出处】《鸡峰晋济方》。

4. 正脾散

【组成】蓬莪术、香附、茴香、陈橘皮、甘草各等分。为细末。每服二钱，煎灯心、木瓜汤下。

【功效】主治大病之后脾气虚弱，中满腹胀，四肢虚浮，状若水气。

【出处】《杨氏家藏方》。

5. 正元散

【组成】蓬莪术一两，金铃子（去核）一两。上件为末，更入硼砂一钱，炼过研细，都和匀。每服二钱，盐汤或温酒调下，空心服。

【功效】主治气不接续，气短；兼治滑泄及小便频数。

【出处】《孙尚药方》。

6. 神妙宜气丸

【组成】蓬莪术、赤芍、川当归、鳖甲等分。上为细末，煮面糊为丸麻子大。一岁 20 丸，熟水送下。量儿大小，加减服之。

【功效】主治小儿疳热久蒸，肌肉消瘦，形容憔悴，神情不乐，饮食虽多，不生肌肉。

【出处】《普济方》。

7. 魏香散

【组成】以温水化阿魏一钱，去砂石，浸蓬莪术半两，一昼夜取出，焙干为细末。每服半钱，煎米饮紫苏汤调下，空心服。

【功效】主治盘肠内吊腹痛。

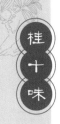

【出处】《小儿卫生总微论方》。

8．杨子建护命方

【组成】蓬莪术研末，空心葱酒服一钱。

【功效】主治小肠涨气，非时痛不可忍。

【出处】《本草纲目》引《杨子建护命方》。

（二）中成药

1．妇炎康片

【成分】赤芍、土茯苓、醋三棱、炒川楝子、醋莪术、醋延胡索、炒芡实、当归、苦参、醋香附、黄柏、丹参、山药。

【功能主治】清热利湿，理气活血，散结消肿。主治湿热带下，症见量多、色黄、气臭、少腹痛，腰骶痛，口苦咽干；阴道炎、慢性盆腔炎见上述证候者。

2．妇科乌金丸

【成分】香附（醋制）、蚕茧（炭）、当归、肉桂、没药（醋制）、红花、益母草、五灵脂（醋制）、大黄、乳香（醋制）、苏木、乌药、木香、莪术（醋制）、桃仁、黑豆、延胡索（醋制）。

【功能主治】活血祛瘀，行气止痛。主治血瘀经闭、腹痛烦燥。

3．消积化滞片

【成分】大黄、三棱、牵牛子、莪术、枳实。

【功能主治】清理肠胃，消积化滞。主治消化不良、胸闷胀满、肚腹疼痛、恶心倒饱、大便不通。

4．保妇康栓

【成分】莪术油、冰片。

【功能主治】行气破瘀，生肌止痛。主治湿热瘀滞所致的带下病，症见带下量多、色黄、时有阴部瘙痒；霉菌性阴道炎见上述证候者。

5．正骨水

【成分】九龙川、木香、海风藤、土鳖虫、豆豉姜、大皂角、香加皮、莪术、买麻藤、过江龙、香樟、徐长卿、降香、两面针、碎骨木、羊耳菊、虎杖、五位藤、千斤拔、朱砂根、横经席、穿壁风、鹰不扑、草乌、薄荷脑、樟脑。

【功能主治】活血祛瘀，舒筋活络，消肿止痛。主治跌打扭伤、骨折脱位及体育运动前后消除疲劳。

6．红花跌打丸

【成分】红花、大黄、枳实、当归尾、香附（醋制）、青皮、骨碎补（酒制）、郁金、陈皮、白及、莪术（制）、蒲黄、牡丹皮、防风、乌药、三棱（制）、续断、川乌（制）、五灵脂、威灵仙、砂仁、木香、赤芍、三七。

【功能主治】活血散瘀，消肿止痛。主治跌打扭伤、积瘀肿痛。

7．舒气丸

【成分】香附（醋炒）、槟榔、大黄、牵牛子（炒）、五灵脂（醋炒）、山楂（炒）、六神曲（麸炒）、枳实（麸炒）、厚朴（姜制）、三棱（醋炒）、莪术（醋煮）等19味。

【功能主治】消气破滞，理气止痛。主治胃肠积滞、胸闷脘痛、脘腹胀痛、呕恶便秘。

8. 安阳膏药

【成分】生川乌、生草乌、木瓜、白芷、阿魏、木鳖子、乳香、没药、三棱、莪术、血竭、大黄、乌药、关木通、当归、肉桂、白蔹、连翘、赤芍、白及、儿茶。

【功能主治】消积化块，逐瘀止痛，舒筋活血，追风散寒。主治症瘕积聚，风寒湿痹，腰、腿、膀、背、筋骨、关节、骨寒诸痛及手足麻木等症。

9. 十全大补丸（浓缩丸）

【成分】党参、白术（炒）、茯苓、炙黄芪、熟地黄、当归、白芍（酒炒）、川芎、肉桂、炙甘草。

【功能主治】温补气血。主治气血两虚，面色苍白，气短心悸，头晕自汗，四肢不温。

10. 复方莪术油软胶囊

【成分】莪术油、陈皮油。

【功能主治】行气破瘀，消积止痛。主治气滞血瘀，饮食积滞所致的胃脘疼痛，食欲不振，嘈杂饱胀。

11. 跌打风湿酒

【成分】五加皮、骨碎补、海风藤、细辛、麻黄、怀牛膝、莪术、桂枝、当归等23味。

【功能主治】祛风除湿。主治风湿骨痛、跌打损伤、风寒湿痹、积瘀肿痛。

12. 痛经宝颗粒

【成分】当归、红花、肉桂、三棱、莪术、丹参、五灵脂、木香、延胡索（醋制）。

【功能主治】温经化瘀，理气止痛。主治寒凝气滞血瘀、妇女痛经、少腹冷痛、月经不调、经色暗淡。

13. 乌金丸

【成分】益母草、小茴香（盐制）、川芎、补骨脂（盐制）、吴茱萸（制）、当归、艾叶（炭）、白芍、莪术（醋制）、蒲黄（炒）、百草霜、三棱（醋制）、香附（醋制）、熟地黄、延胡索（醋制）、木香。

【功能主治】调经化瘀。主治气郁结滞、胸胁刺痛、产后血瘀、小腹疼痛、五心烦热、面黄肌瘦。

14. 化积颗粒

【成分】茯苓（去皮）、莪术（醋制）、雷丸、海螵蛸、三棱、红花、鹤虱、鸡内金（炒）、使君子（去壳）、槟榔。辅料为蔗糖、倍他环糊精。

【功能主治】消积治疳。主治小儿疳气型疳积、腹胀腹痛、面黄肌瘦、消化不良。

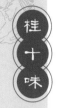

附：桂郁金

药材名	桂郁金
药用部位	块根
功能主治	活血止痛，行气解郁，清心凉血，疏肝利胆。主治胸腹胁肋诸痛，妇女痛经、经闭，症瘕结块，热病神昏，癫狂，惊痫，吐血，衄血，血淋，砂淋，黄疸
性味归经	辛、苦，寒。归肝、心、肺经
基原植物	姜科 Zingiberaceae 广西莪术 *Curcuma kwangsiensis* S.G.Lee et C.F.Liang

一、药材性状

郁金呈长圆锥形或长圆形，长 2～6.5 cm，直径 1～1.8 cm。表面具疏浅纵纹或较粗糙网状皱纹，淡棕色或红棕色。质坚实，断面灰棕色或棕色，角质样；内皮层环明显（图 4-7）。气微，味微辛苦。[58, 59]

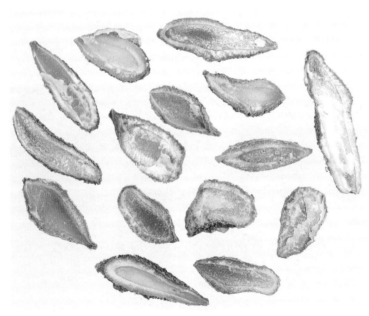

图 4-7 广西莪术块根干样（黄雪彦 摄）

二、本草考证

（一）药用部位考证

郁金始载于《药性论》，列为中品。《新修本草》云："此药苗似姜黄，花白质红，末秋出茎心，无实。根黄赤。取四畔子根，去皮，火干之。生蜀地及西戎……岭南者有实，似小豆蔻，不堪啖。"《本草图经》曰："今广南、江西州郡亦有之，然不及蜀中者佳。"《本草衍义》谓："郁金不香，今人将染妇人衣最鲜明，然不奈日炙。染成衣则微有郁金之气"。"《本草蒙筌》载："色赤兼黄，生蜀地者胜。体圆有节，类蝉肚者真"。《本草纲目》也云："其苗似姜，其根大小如指头，长者寸许，体圆有横纹如蝉腹状，外黄内赤"。综合典籍描述分析，明代以前所用郁金具有苗似姜黄，花红白（应为苞片），花秋季抽出茎心，药用部分为主根（应为主根茎）茎四畔子根（应为侧根茎），其形如指状，体圆有节或横纹而似蝉腹，色泽黄赤，可用作染料染衣。产区主要分布在今四川省，广东、广西、江西等地亦有。

参考《本草图经》附图"潮州郁金"及《本草蒙筌》附图，均与姜科植物姜黄 *Curcuma longa* L. 相符。而体圆有节或横纹说明当时药用部分为根茎，而非今之块根。直到清代的《植物名实图考》云："郁金，其生蜀地者为川郁金，以根如螳螂肚者为真。其用以染黄者为姜黄。"由此可见，已将染色部位作为姜黄，而郁金的药用部位则从横纹明显的"蝉腹状"变成似"螳螂肚"状，即从根茎转为块根。

苏颂的《本草图经》云："今广南、江西州郡亦有之，然不及蜀中者佳。"《药物出产辨》更是记载以"产四川为正地道"。郁金主产于四川、广西、浙江等省（自治区）。四川有一千多年的栽培历史，其品种主要是姜黄和蓬莪术，商品上分别称为"黄丝郁金"和"绿丝郁金"，产于四川省岷江河流域沿岸各区县，尤以成都市的双流、崇州为道地产区。

温郁金与广西莪术的药用历史较晚，温郁金主产于浙江瑞安县，商品称为"温郁金"；广西莪术主产于广西的横州和贵港，商品称为"桂郁金"。

郁金除外国舶来外，明代以前，国内则主要以 *Curcuma longa* 为正品，以川中产者为道地。但此期间两广或有少量 *Curcuma kwangsiensis* 作郁金用，如《经史证类备急本草》图"潮州郁金"。此外《大明一统志》提到柳州罗城县出郁金香，这应该是 *Curcuma* 属植物，而非 *Tulipa gesneriana*。清代以来各色 *Curcuma* 属植物混充郁金。《药物出产辨》中载郁金："产四川为正地道。"[57, 58]

（二）药用沿革

历代典籍中对桂郁金品质评价见表4-4[59]。

表4-4　历代典籍中对桂郁金品质评价

年代	原文表述	出处
宋	今广南、江西州郡亦有之，然不及蜀中者佳	本草图经
明	【用】根蝉肚者为好；【质】类姜黄轻浮而小	本草品汇精要
明	色赤兼黄，生蜀地者佳。体圆有节，类蝉肚者真	本草蒙筌
清	体锐圆如蝉肚，外黄内赤，色鲜微香，味苦带甘者真"	本草备要
清	其生蜀地者为川郁金，以根如螳螂肚者为真。其用以染黄者为姜黄	植物名实图考
1928	两广、江西咸有之，而以蜀产者为胜	增订伪药条辨
1977	以质坚实、外皮皱纹细、断面色黄者为佳	《中华人民共和国药典》

三、道地药材质量评价

（一）性状鉴别

桂郁金块根呈长圆锥形或长圆形，长 2～6.5 cm，直径 1～1.8 cm。表面具疏浅纵纹或较粗糙网状皱纹。商品为不规则厚片。外表皮棕褐色，有时可见纵皱纹及须根痕，切面皮部较薄，木部宽广，

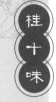

棕黄色，射线放射状，皮部与木部较易分离，根茎髓中有隔或呈空洞状。质坚硬。气微，味微辛苦。[60]

（二）显微鉴别

桂郁金根被细胞偶有增厚，根被内方有 1～2 列厚壁细胞，成环，层纹明显。中柱韧皮部束与木质部束各 42～48 个，间隔排列；导管类圆形，直径可达 160 μm。[60]

（三）理化鉴别

取桂郁金粉末 2 g，加无水乙醇 25 mL，超声处理 30 min，过滤，滤液蒸干，残渣加无水乙醇 1 mL 使溶解，作为供试品溶液。另取桂郁金对照药材 2 g，同法制成对照药材溶液。照薄层色谱法（通则 0502）试验，吸取上述两种溶液各 5 μL，分别点于同一硅胶 G 薄层板上，以正己烷 - 乙酸乙酯（17：3）为展开剂，预饱和 30 min，展开，取出，晾干，喷以 10% 硫酸乙醇溶液，在 105℃加热至斑点显色清晰。置日光和紫外光灯（365 nm）下检视。供试品色谱中，在与对照药材色谱相应的位置上，显相同颜色的主斑点或荧光斑点。[58]

（四）含量测定

1. 姜黄素

采用高效液相色谱法，色谱条件为色谱柱：Lichrospher ODS C_{18}（150 mm ×4.6 mm，5 μm）；流动相：乙腈 -5% 冰醋酸溶液（45：55）；流速：1.0 mL·min^{-1}；柱温：室温；检测波长：420 nm。理论板数按姜黄素峰计算应不低于 2000。

对照品溶液的制备：精密称取姜黄素对照品 5.20 mg，置 25 mL 量瓶中，加甲醇溶解并稀释至刻度，摇匀，精密吸取 5 mL 置 50 mL 量瓶中，加甲醇至刻度，摇匀，即得。

供试品溶液的制备：取饮片粉末（60 目筛）1.0 g，精密称定，置具塞锥形瓶中，精密加入甲醇 50 mL，密塞，称定重量，超声提取 30 min，放冷，再称定重量，用甲醇补足减失的重量，离心，取上清液，置旋转蒸发仪低温回收甲醇，定容于 5 mL 量瓶中，摇匀，用微孔滤膜滤过，即得。

2. 姜黄色素含量测定

采用高效液相色谱法，色谱条件为色谱柱：ZORBAX Rx C_{18}（4.6 mm × 250 mm，5 μm）；流动相：甲醇 -0.4% 醋酸溶液 - 异丙醇（27：54：19）；流速：1 m·min^{-1}；柱温：35℃；测定波长：420 nm。

对照品溶液的制备：精密称取 3 种姜黄素（姜黄素、脱甲氧基姜黄素和双脱甲氧姜黄素）对照品各 5 mg 置于 25 mL 容量瓶中，加甲醇溶解并定容至刻度，制成对照品混合溶液。

供试品溶液的制备：取样品粉末 0.5 g（过 40 目筛），精密称定，置 100 mL 具塞三角瓶中，加入 50 mL 甲醇，密塞，冷浸 12 h 提取，浓缩液定量转移至 10 mL 棕色量瓶中，用甲醇稀释至刻度，即得。

3. 牛犄牛儿酮含量测定

采用高效液相色谱法，色谱条件为色谱柱：Hypersil CN（4.6 mm × 250 mm，5 μm）；流动相：乙腈 - 水（40：60）；流速：1.0 mL·min^{-1}；柱温：室温；检测波长：210 nm；进样量：20 μL。理论板数按犄牛儿酮峰计算不低于 5000。

对照品溶液的制备：精密称取犄牛儿酮对照品 19.0 mg，置 25 mL 容量瓶中，用乙醇溶解并稀释至刻度，摇匀，即得。

供试品溶液的制备：取药材粗粉约 1 g，精密称定，置具塞锥形瓶中，精密加入乙醇 25 mL，摇匀，密塞，浸渍 24 h，滤过，精密量取续滤液 5 mL 置 50 mL 容量瓶中，加流动相稀释至刻度，摇匀，滤过，取续滤液即得。

4. 莪术醇

采用高效液相色谱法，色谱条件为色谱柱：Agilent C$_{18}$（4.6 mm × 250 mm，5 μm）；流动相：乙腈 – 水（58 : 42）；流速：1.0 mL·min^{-1}；柱温：25℃；检测波长：210 nm。此条件下莪术醇理论板数不低于 4300。

对照品溶液的制备：精密称取莪术醇对照品 5.3 mg，置于 50 mL 容量瓶，以流动相定容，即得。

供试品溶液的制备：精密吸取样品油 1 mL 于 25 mL 置容量瓶中，用甲醇稀释至刻度，摇匀，用 0.45 μm 微孔滤膜滤过即得。

（五）指纹图谱

姜黄属植物中药材的一个突出特点就是品种繁多，基原关系复杂，据《中华人民共和国药典》（2020 年版）规定，通常以植物的根茎作为莪术入药、块根作为郁金入药，而温郁金则是以主根茎用作片姜黄、根茎用作莪术、块根用作郁金。[60]

姜黄属植物在我国南方各省均有种植，如何快速区分不同品种和不同部位的活性成分差异，保证该属植物在药用上更合理、有效和安全是至关重要的环节。科研人员对不同基原郁金挥发油 GC 指纹图谱的比较研究，GC 条件为：HP-5（0.32 μm × 0.32 mm × 30 m）柱；氢火焰离子化检测器（FID）；进样口温度 280 ℃，检测器温度 300 ℃；程序升温初温 125 ℃，保持 5 min；速率 3 ℃·min^{-1}，升至 170 ℃，保持 5 min；速率 9 ℃·min^{-1}，升至 260 ℃，保持 0 min，对 4 种基原 20 批次郁金建立了 4 种郁金挥发油指纹图谱。结果显示，黄丝郁金和温郁金样品的相似度均在 0.95 以上；绿丝郁金样品相似度均在 0.99 以上；桂郁金相似度在 0.9 左右，说明通过 GC 指纹图谱均能快速区分不同基原郁金的挥发油差异，为科学制定郁金药材质量标准提供参考。[61] 通过对 10 批次不同来源的桂郁金进行 HPLC 分析，建立了可靠的桂郁金质量控制有效方法。色谱条件：Agilent SB-C$_{18}$ 色谱柱（250 mm × 4.6 mm，5 μm）；流动相为乙腈 – 水，梯度洗脱，流速为 1 mL·min^{-1}；柱温 30 ℃；二级管阵列检测器；检测波长 244 nm。[62]

四、现代研究

（一）化学成分

桂郁金的主要化学成分有 β- 蒎烯，桉叶素，龙脑（borneol），异龙脑，丁香烯，樟脑（camphor），β- 榄香烯（β-elemene），δ- 榄香烯（δ- elemene），蓬草烯（humulene），α- 松油烯，芳樟醇，乌药薁（linderazulene），异莪术烯醇（isocurcurnenol），桂莪术内酯（gweiculactone），β- 谷甾醇（sitosterol），胡萝卜甙（daucosteroi）及棕榈酸（palmitic acid）等。[61]

目前药材市场上郁金的主流品种是桂郁金，因此科研人员对桂郁金的化学成分研究高度重视。采用现代分离技术，从桂郁金中分离到 9 种化合物，分别为汉黄芩素、木犀草素、姜黄素、15，16-bisnorlabda-8（17），11-dien-13-one、桂莪术内酯、尿嘧啶、3，4- 二羟基苯甲酸、对羟基苯甲醛、对羟基苯甲酸。[63] 采用水蒸气蒸馏法提取不同产地郁金中挥发性成分，并用 GC-MS 法对其含量进

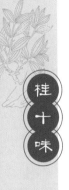

行分析，虽然不同产地郁金含量有明显差异，但均含有吉马酮、莪术烯、1- 石竹烯、莪术二酮等成分。[64] 对 3 种不同形态桂郁金挥发性成分用 GC-MS 法进行分析，结果发现其均含有 L- 乙酸冰片酯、δ- 榄香烯、β- 榄香烯、石竹烯、α- 葎草烯、吉玛烯 D、莪术烯、8- 异丙烯基 -1，5- 二甲基 - 环癸基 -1，5- 二烯等挥发性成分。[65] 在桂郁金中分析发现其主要挥发性成分有反式 - 对甲氧基肉桂酸乙酯、3，4- 二甲氧基肉桂酸、茴香脑、肉桂酸乙酯等。[66] 此类化合物可以归类为挥发性成分。

桂郁金还含有姜黄素类物质（姜黄素、脱甲氧基姜黄素和双脱甲氧基姜黄素）、微量元素（Co、Fe、Mn、Pb、Ti、Zn、Cd、Ni、Ag、As）和多糖等成分[67, 68]。

（二）药理作用

桂郁金主要具有止血、抗凝血，抗炎镇痛，收缩血管，负性肌力，对肝脏和肾脏的保护和利胆退黄等作用。

1. 止血、抗凝血作用

中药止血主要分为四大类：凉血止血药（大蓟、小蓟等）、收敛止血药（藕节、仙鹤草等）、化瘀止血药（三七、蒲黄等）、温经止血药（炮姜、艾叶等）。止血的生理过程比较复杂，影响止血的因素有很多。正常止血与凝血机制有赖于血小板、血管壁、凝血因子、抗凝因子、纤溶系统、血液流变学的完整性以及它们之间的生理性调节和平衡。

对桂郁金的研究发现其有明显的止血、凝血功效。与生理盐水组相比，给 3 组小鼠一次性灌胃桂郁金醇提物 $8g \cdot kg^{-1}$、$16g \cdot kg^{-1}$、$32 g \cdot kg^{-1}$，或连续给小鼠灌胃桂郁金醇提物 5 天有显著差异，在 3 个剂量组下，小鼠的出血时间均明显地缩短。说明桂郁金醇提物具有良好的止血功能。[69] 而杨秀芬等的试验表明，一次性灌胃给予桂郁金水提物，在低剂量（$8 \cdot kg^{-1}$）时无明显差异，在中、高剂量分别为 $16 g \cdot kg^{-1}$、$32 g \cdot kg^{-1}$ 时，出血时间均明显缩短。每天 1 次，连续给药 5 天，中、高剂量的桂郁金水提物对小鼠出血时间无影响，低剂量的桂郁金水提物能明显缩短出血时间。[70] 以上的试验说明，桂郁金醇提取物或水提物对小鼠出血时间和凝血时间均有影响，而与用药时间和用量显著相关。但桂郁金对止血作用的机制尚待深入解析。

目前发现数百种多糖具有生物活性和药理作用，如具有提高免疫功能、抗溃疡、抗氧化、抗衰老、抗病毒、抗肿瘤、降血脂、降血糖、抗自由基和增加各类细胞因子表达的作用。桂郁金中也富含多糖，对研究桂郁金多糖抗凝血及纤溶活性研究中发现，在连续 3 天给予小鼠灌胃高中低剂量桂郁金多糖后，桂郁金多糖能明显延长全凝血时间（CT）、活化部分凝血活酶时间（APTT）、凝血酶时间（TT）（$P < 0.05$），对凝血因子 II（PT）和凝血因子 I（Fbg）无明显影响，表明桂郁金多糖具有显著的体内抗凝血活性，该药可能是通过内源性凝血途径和共同凝血途径发挥抗凝血作用。[71]

2. 抗炎镇痛作用

用小鼠醋酸致痛、热致痛、二甲苯致小鼠耳郭肿胀和冰醋酸致小鼠腹腔渗出及小鼠棉球肉芽肿模型，观察桂郁金提取物的抗炎镇痛作用，结果表明桂郁金醇提物、水提物对冰醋酸致小鼠腹腔毛细血管通透性增高、小鼠棉球肉芽肿增生均有明显的抑制作用（$P < 0.01$），由此得出桂郁金提取物有抗炎镇痛作用。[72, 73]

3. 收缩血管作用

采用家兔离体主动脉平滑肌标本，以去甲肾上腺素预收缩主动脉后给予不同剂量的桂郁金水提液观察其张力变化，结果发现桂郁金水提液能收缩家兔腹主动脉血管，有量依赖性（$r=0.90, P < 0.01$），

桂郁金水提液组与桂郁金水提液＋酚妥拉明组比较，有显著差异（$P < 0.01$），与桂郁金水提液＋硝酸甘油组比较没有差异（$P < 0.05$），表明桂郁金水提液对兔离体腹主动脉有收缩作用，其作用机制可能与激动 α 受体有关。[74]还有研究表明，桂郁金水煎液对家兔胸主动脉条有非内皮依赖性收缩作用，其作用机制可能与激动 AT 受体、Ca^{2+} 通道有关，与 β 受体可能无关。[75]

4. 负性肌力作用

观察桂郁金醇提物和水提物对离体蛙心的作用时发现，桂郁金醇提物和水提物的终浓度分别达到 2.54×10^{-2} $g \cdot mL^{-1}$ 和 2.55×10^{-3} $g \cdot mL^{-1}$ 时，开始明显抑制蛙心的收缩张力最大值，两种提取物的终浓度分别达到 4.90×10^{-2} $g \cdot mL^{-1}$ 和 1.73×10^{-3} $g \cdot mL^{-1}$ 时，开始明显抑制蛙心的收缩力平均值，并表现出量效关系，两种提取物对蛙心收缩频率的影响并不明显，药物溶媒（纯净水）对蛙心没有明显影响，说明桂郁金醇提物和水提物有显著的负性肌力作用。[76]

5. 保肝作用

目前，肝病主要包括肝纤维化、药物性肝损伤、病毒性肝炎、脂肪肝、酒精肝、肝癌、肝硬化等，而保肝主要包括保护肝细胞、加速肝功能恢复、促使肝细胞再生、防止肝纤维化等。[77]

桂郁金在保肝作用方面的研究均有报道，研究桂郁金在保肝作用时表明，与空白组比较，四氯化碳和氨基半乳糖盐酸盐所致小鼠急性肝损伤模型小鼠 ALT、AST 活性均明显升高（均 $P < 0.01$），桂郁金水提物高中低剂量组及联苯双酯组均可明显降低急性肝损伤小鼠血清中 ALT、AST 活性（$P < 0.01$ 或 $P < 0.05$）。[78]另外，桂郁金水提物对卡介苗和脂多糖引起的小鼠免疫性肝损伤具有明显的保护作用，并指出其与抗脂质过氧化有关。[79]另一项研究发现，桂郁金水提物能降低肝纤维化模型大鼠肝组织中羟脯氨酸和丙二醛的含量并升高超氧化物歧化酶和谷胱甘肽过氧化物酶的含量，提示桂郁金水提物的抗肝纤维化作用机制与清除自由基、抗脂质过氧化和抗损伤有关。[80]另一项研究指出，桂郁金水提物能够显著降低谷丙转氨高白蛋白的水平（$P < 0.01$），表明桂郁金水提物具有保肝降酶、改善蛋白质合成、抗肝纤维化作用酶、谷草转氨酶、球蛋白、透明质酸、层黏连蛋白、Ⅲ型前蛋白水平的含量（$P < 0.01$ 或 $P < 0.05$），并显著提高白蛋白的水平（$P < 0.01$），表明桂郁金水提物具有保肝降酶、改善蛋白质合成、抗肝纤维化作用。[81]用血小板衍生生长因子（PDGF）诱导肝星状细胞 HSC-T6 活化，用桂郁金醇提物干预，与模型组相比发现桂郁金能显著降低 Ⅰ 型、Ⅲ 型胶原的含量（$P < 0.05$），其中 TGF-β1 mRNA 和 Smad3 mRNA 的水平存在显著差异（$P < 0.05$），说明桂郁金可能通过 TGF-β1/Smad 信号通络，起到抗肝纤维化的作用。[82]

6. 利胆退黄的作用

桂郁金利胆退黄方面的作用较少报道。研究人员通过 α- 萘异硫氰酸酯（ANTT）所致小鼠黄疸模型中，发现在 3.33 g（原生药）$\cdot kg^{-1}$ 的剂量下，桂郁金能明显降低 α- 萘异硫氰酸酯（ANIT）所致小鼠黄疸模型血清中总胆红素（TBIL）、直接胆红素（DBIL）及谷草转氨酶（AST）含量，有明显的利胆退黄的作用。但桂郁金其利胆退黄的作用机制及物质基础尚未清楚。

（三）临床及其他应用

1. 临床应用

用于胸腹胁肋胀痛，妇女痛经，经闭，癥瘕结块。郁金长于疏肝行气，活血止痛，治胸胁疼痛属气滞瘀者，可用郁金与木香配伍；偏于气滞痛者，倍用木香，偏于血瘀者，倍用郁金，如《医宗金鉴》颠倒木金散。治胸腹气痛，可与香附、甘草配用，如《云林神彀》九气汤。治妇女经行腹痛或闭经，

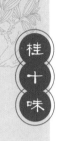

用郁金可以散瘀行气，通经止痛，常与当归、白芍、香附等配用，以增强行气活血的功效，如《傅青主女科》宣郁通经汤。治胁腹癥块，常配鳖甲、丹参、泽兰化瘀消癥。

用于温病神志不清及癫狂、痫诸证。治湿温病浊邪蒙闭清窍，神昏谵语，胸脘痞闷，烦躁不安，本品与清热化湿之菖蒲、连翘、栀子等清热化湿药配用，如《温病全书》菖蒲郁金汤。治癫狂气郁痰阻，闭塞心窍，本品与明矾配伍，以清心开窍，豁痰醒神，如《普济本事方》白金丸。治痫疾，郁金与皂角、蜈蚣等祛痰搜风定痫之品配用，如《摄生众妙方》郁金丹。

用于肝郁化火，气火上逆之吐血、衄血及妇女倒经，郁金配生地、牡丹皮、栀子等可使气火降而出血止。用于血热下结的血淋、尿血，则可与生地、蒲黄、赤芍等凉血止血药同用。

用于黄疸、砂淋。郁金疏肝解郁，活血化瘀，治湿热黄疸，可与茵陈、山栀等利胆退黄药同用；治胆道结石，可与鸡内金、海金砂、金钱草同用。治砂淋、石淋，本品可与滑石、木通等配用。[83]

2. 其他应用

主料粳米、荷叶、郁金。辅料干山楂、冰糖。将粳米、山楂、荷叶洗净。荷叶撕成小块入水煎煮。郁金浸泡在水中，用大火煮 10 min 左右。捞出煮透的荷叶、郁金，将山楂、粳米和冰糖放进用荷叶和郁金熬出的汤汁里，大火煮 20 min。再换小火煮 10 min 即可食用。具有解暑、理气、活血、养胃、生津的功效。适用于高血压病、高脂血症患者的日常饮食调理等。

五、常用古今方选

（一）经典名方

1. 郁金饮子

【组成】郁金，木香，莪术，牡丹皮。白汤磨服。

【功效】主治妇人胁肋胀满，因气逆者。

【出处】《本草汇言》引《女科方要》。

2. 辰砂一粒金丹

【组成】附子（炮），郁金，干姜。上药各等分，为细末。醋煮糊和丸，如梧桐子大，朱砂为衣。

【功效】主治一切厥心（痛）、小肠膀胱痛不可忍者。

【出处】《本草汇言》引《女科方要》。

3. 郁金丹

【组成】川芎二两，防风、郁金、猪牙皂角、明矾各一两，蜈蚣 2 条（黄，赤脚各一）。上药为末，蒸饼为丸，如桐子大。空心茶清下 15 丸。

【功效】主治痫疾。

【出处】《摄生众妙方》。

4. 通天再造散

【组成】郁金（生）半两，大黄（炮）一两，白牵牛（半生，半炒）六钱，皂角刺（炮，经年黑大者）一两。上药为末。

【功效】主治大风恶疾。

【出处】《三因方》。

138

5. 解毒雄黄丸

【组成】郁金、雄黄（研末，飞水）各1分，巴豆（去皮，出油）14粒。

【功效】解毒，主治缠喉风及急喉痹，卒然倒卧，失音不语，牙关紧急，不省人事；及治上膈壅热，痰涎不利，咽喉肿痛，赤眼痛肿，一切毒热。

【出处】《太平惠民和剂局方》。

6. 郁金散

【组成】生干地黄、郁金、蒲黄各等分，为细末。每于食前煎车前子叶汤，调下一钱，酒调下亦得。

【功效】主治血淋，心头烦，水道中涩痛，及治小肠积热，尿血出者。

【出处】《普济方》。

7. 金砂散

【组成】郁金、海金砂、滑石、甘草。为末。每服1～2钱，灯心、木通汤下。

【功效】主治石淋疼痛难忍。

【出处】《要童类萃》。

8. 灵异膏

【组成】郁金150 g，生地黄100 g，粉草50 g，腊猪板脂500 g。上药锉细，入脂内煎焦黑色，滤去渣，入明净黄蜡四两熬化，搅匀，以瓷器贮之，水浸之，去水收。用时先以冷水洗疮，拭干，敷药在疮上，外以白纸贴之。若汤烫火烧，不须水洗。

【功效】主治杖疮、金疮、跌仆皮破，汤火伤，久年恶疮，止血定痛，巨无瘢痕，治冻疮尤妙。

【出处】《证治准绳》。

9. 封三中黄膏

【组成】郁金40 g，黄柏20 g。取胡麻油1000 mL，炼至无泡沫后加黄蜡380 g熔化，滤过，稍冷后加入郁金、黄柏细粉混匀，即得。外用，涂敷患处。

【功效】主治急性化脓性皮肤炎患初期，皮肤炎症，化脓肿胀。

【出处】《辽宁中医》。

10. 五郁散

【组成】郁金30 g，五倍子9 g。以上二味，共研细粉，过筛。取10～15 g，用蜂蜜调成药饼，贴两乳头上，用纱布固定，每日换药1次。

【功效】主治自汗证。

【出处】《中医杂志》。

（二）中成药

1. 消栓通络胶囊

【成分】川芎、丹参、黄芪、泽泻、三七、槐花、桂枝、郁金、木香、冰片、山楂。

【功能主治】活血化瘀，温经通络。主治瘀血阻络所致的中风（脑血栓）恢复期（一年内）半身不遂，肢体麻木。

2. 清热安宫丸

【成分】胆膏粉、黄连、栀子、黄芩、朱砂、石决明、郁金、大黄、雄黄、黄柏、冰片、木香。

【功能主治】清热解毒、镇静。主治内热烦躁不安，头目眩晕，失眠，神昏谵语，癫狂症，大便秘结。

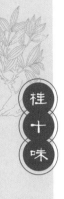

3. 止咳化痰丸

【成分】麻黄、射干、陈皮、百部（炙）、款冬花（炙）、半夏（姜制）、桔梗、五味子、猪牙皂、干姜、甘草、葶苈子、细辛、红枣、郁金。

【功能主治】止咳化痰，平喘。主治哮喘，痰盛，气急喉鸣等。

4. 郁金银屑片

【成分】秦艽、当归、石菖蒲、关黄柏、香附（酒制）、郁金（醋制）、莪术（醋制）、雄黄、马钱子粉、皂角刺、桃仁、红花、乳香（醋制）、硇砂（白）、玄明粉、大黄、土鳖虫、青黛、木鳖子（去壳砸碎）。

【功能主治】疏通气血，软坚消积，清热解毒，燥湿杀虫。主治银屑病（牛皮癣）。

5. 和胃片

【成分】蒲公英、丹参、瓦楞子（煅）、郁金、赤芍、川芎、黄芩、洋金花、甘草。

【功能主治】疏肝清热，凉血活血，祛瘀生新，和胃止痛。主治消化性溃疡及胃痛腹胀，嗳气泛酸，恶心呕吐等症。

6. 舒肝康胶囊

【成分】黄芪、党参、麦冬、当归、白芍、柴胡、黄芩、郁金、枳壳、茯苓、甘草、五味子、葡醛内酯。

【功能主治】益气养阴，柔肝健脾。主治肝郁脾虚所致的烦燥易怒、疲乏无力、食欲不振、胸胁胀痛。

7. 舒肝顺气丸

【成分】厚朴、川芎、香附（醋制）、白芍、柴胡、枳实（炒）、郁金、佛手、木香、陈皮、甘草、延胡索（醋炙）、马兰草、蜂蜜（炼）。

【功能主治】舒肝，理气，止痛。主治肝郁气滞所致的两胁胀满、胃脘疼痛、呕逆嘈杂、嗳气泛酸。

8. 温经颗粒

【成分】党参、黄芪、茯苓、白术（炒）、附子（制）、肉桂、干姜、吴茱萸（制）、沉香、郁金、厚朴（制）。辅料为糊精、蔗糖。

【功能主治】益气健脾，温经散寒。主治寒湿凝滞所致的痛经，症见少腹冷痛、得热痛减、经色暗淡，带下量多。

9. 白金丸

【成分】郁金、明矾、薄荷。

【功能主治】豁痰通窍，清心安神。主治痰气壅塞、癫痫发狂、猝然昏倒、口吐涎沫。

10. 强肝丸（浓缩水蜜丸）

【成分】当归、白芍、丹参、郁金、黄芪、党参、泽泻、黄精、地黄、山药、山楂（去核，炒）、神曲、茵陈、板蓝根、秦艽、甘草。

【功能主治】补脾养血，益气解郁，利湿清热。主治气血不足的肝郁，肾虚型慢性肝炎。

11. 芩黄喉症胶囊

【成分】黄连、人工牛黄、栀子、郁金、大黄、黄芩浸膏、冰片。

【功能主治】清热解毒，消肿止痛。主治热毒内盛所致的咽喉肿痛。

12. 脑心通胶囊

【成分】黄芪、赤芍、丹参、当归、川芎、桃仁、红花、乳香（制）、没药（制）、鸡血藤、牛膝、桂枝、桑枝、地龙、全蝎、水蛭。

【功能主治】益气活血、化瘀通络。主治中风所致的半身不遂、肢体麻木、口眼歪斜及胸痹所致的胸闷、心悸、气短等。

13. 舒肝调气丸

【成分】香附（醋制）、厚朴（姜制）、枳实（麸炒）、龙胆、青皮（醋制）、豆蔻、木香、郁金、白芍、延胡索（醋制）、五灵脂（醋制）、牵牛子（炒）等21味。

【功能主治】舒气开郁，健胃消食。主治两胁胀满、胸中烦闷、呕吐恶心、气逆不顺、倒饱嘈杂、消化不良、大便燥结。

14. 舒肝和胃丸

【成分】香附（醋制）、白芍、佛手、木香、郁金、白术（炒）、陈皮、柴胡、广藿香、炙甘草、莱菔子、槟榔（炒焦）、乌药。辅料为蜂蜜。

【功能主治】舒肝解郁，和胃止痛。主治肝胃不和、两胁胀满、胃脘疼痛、食欲不振、呃逆呕吐、大便失调。还可用于胃炎、消化性溃疡、胆囊炎、肋间神经痛的治疗。

参考文献

［1］国家中医药管理局《中华本草》编委会. 中华本草：第8卷［M］. 上海：上海科学技术出版社，1999：626-631.

［2］彭成，王永炎. 中华道地药材：上册［M］. 北京：中国中医药出版社，2011：1173-1188.

［3］王艺涵，金艳，张卫，等. 经典名方中莪术郁金姜黄片姜黄的本草考证［J］. 中国现代中药，2020，22（8）：1214-1229.

［4］黄璐琦，詹志来，郭兰萍. 中药材商品规格等级标准汇编［M］. 北京：中国中医药出版社，2019：674.

［5］吴庆华，黄宝优. 广西莪术栽培研究概述［J］. 现代中药研究与实践，2018，32（6）：83-86.

［6］蓝振威，王绿虹，李琦婷，等. 基于GC-MS与化学计量学的不同种莪术特征性挥发油成分分析［J］. 中国中药杂志. 2021，46（14）：11.

［7］柳阳，杨艳芳，洪宗超，等. 广西莪术挥发油气相色谱指纹图谱研究［J］. 湖北中医药大学学报，2018，20（4）：48-51.

［8］王秀兰，王金波，孙婉瑾，等. 气相色谱法同时测定广西莪术挥发油中莰烯、吉马酮、β-榄香烯的含量［J］. 湖北中医药大学学报，2018，20（6）：47-50.

［9］么厉，程惠珍，杨智. 中药材规范化种植（养殖）技术指南［M］. 北京：中国农业出版社，2006：601-607.

［10］盛爱武，刘念. 广西莪术种球分级依据及其特性研究［J］. 安徽农业科学，2008（12）：

4943-4944.

［11］杨世萍.广西莪术三个优良种质的组织培养研究及挥发油测定［D］.南宁：广西中医药大学，2018.

［12］劳创波.莪术生产研究与产业发展设想——以灵山县为例［J］.广西农学报，2016，31（3）：78-81.

［13］杨家玲，洪嘉夫，刘龙元.Cd、Pb单一及复合污染对广西莪术生长的影响及其富集特性研究［J］.广东农业科学，2016，43（12）：50-58.

［14］黎廷芝.广莪术穴播双颗好［J］.中国中药杂志，1981，6（2）：4-5.

［15］欧阳胜祥.广西莪术氮、磷、钾营养特性、优化施肥与品种复壮研究［D］.南宁：广西大学，2008.

［16］邓耀辉，卢声仙，黄美慧，等.乙烯利对广西莪术及桂郁金产量和品质形成的影响［J］.中药材，2014，37（6）：942-945.

［17］覃柳燕，蒋妮，缪剑华，等.水分胁迫对广西莪术产量及牻牛儿酮含量的影响［J］.中国热带农业，2012（3）：71-74.

［18］蒋妮，刘丽辉，胡凤云，等.广西莪术叶斑病病原鉴定及生物学特性研究［J］.中国现代中药，2016（5）：616-619.

［19］蒋妮，刘丽辉，缪剑华，等.桃蛀螟在广西莪术上的发生为害规律及防治研究［J］.湖北农业科学，2016，55（1）：82-85.

［20］王建，陆善旦，赵应学.广西莪术两个新品种的特征特性简介［J］.中药材，2009，32（8）：1191-1192.

［21］言坚平.宫粉郁金的栽培［J］.中国花卉盆景，1997（12）：31-31.

［22］曾宋君，方坚平.宫粉郁金的应用价值及其繁殖栽培［J］.中国野生植物资源，2000，19（1）：48-50.

［23］盛爱武，刘念，张施君，等.药用观赏广西莪术新品种"玛瑙桂莪术"［J］.园艺学报，2012，39（7）：1419.

［24］黄云峰、徐传贵、韦贵元.广西莪术的研究进展［J］.贵州农业科学，2020，48（8）：104-110.

［25］刘雯，王建，张炜，等.广西不同产地莪术挥发油的含量测定及其GC-MS分析［J］.广西中医药大学学报，2006，9（3）：73-74.

［26］陈旭，曾建红，戴平，等.广西莪术挥发油化学成分的分析［J］.药物生物技术，2008（4）：63-65.

［27］王建，赵应学.广西莪术种内变异类型中不同颜色挥发油化学成分分析［J］.中草药，2009，40（11）：1726-1727.

［28］王晓华，朱华，王孝勋，等.广西莪术叶与根茎、块根挥发油的比较研究［J］.时珍国医国药，2012（7）：1650-1652.

［29］张贵杰，黄克斌.广西莪术化学成分和药理作用研究进展［J］.广州化工，2015（11）：24-26.

［30］何飞龙，刘辉庭，黄巧燕，等．电感耦合等离子体法测定桂郁金中的微量元素［J］．桂林理工大学学报，2012，35（2）：250-250.

［31］王艳，张朝凤，张勉，等．桂郁金化学成分研究［J］．药学与临床研究，2010，18（3）：274-275.

［32］潘小姣，杨秀芬，陈勇，等．桂郁金纤溶活性多糖的提取和纯化工艺优化［J］．时珍国医国药，2014（5）：1125-1127.

［33］Liu Y Y，Zheng Q，Fang B，et al．Germacrone induces apoptosis in human hepatoma HepG₂ cells through inhibition of the JAK2/STAT3 signalling pathway［J］．Journal of Huazhong University of Sciecce and Technology，2013，33（3）：339-345.

［34］王超，张毅，何平．吉马酮对人肺癌 A549 细胞系增殖、凋亡的影响［J］．实用药物与临床，2013（4）：280-281.

［35］廖彬汛，唐超，潘年松，等．莪术油对直肠癌 SW1463 细胞株增殖、凋亡及 Caspase-3、Bax、Bcl-2 蛋白表达的影响［J］．药物评价研究，2017（7）：897-903.

［36］Zeng J H，Dai P，Ren L Y，et al．Apoptosis-induced anti-tumor effect of *Curcuma kwangsiensis* polysaccharides against human nasopharyngeal carcinoma cells［J］．Carbohydrate Polymers，2012，89（4）：1067-1072.

［37］谷颖，刘春英，夏允，等．莪术油对小鼠糜烂性食管炎的治疗作用［J］．胃肠病学，2014，19（3）：161-163.

［38］乔文豪，张冬玲，赵营莉，等．莪术二酮抑制凝血酶诱导血小板活化和聚集的研究［J］．安徽医科大学学报，2017，52（3）：376-382.

［39］陈晓军，蒋珍藕，韦洁，等．广西莪术抗血栓作用有效部位的筛选［J］．中国医院药学杂志，2017，37（24）：2436-2438.

［40］陈晓军，农云开，韦洁，等．广西莪术不同极性部位提取物抗血栓实验研究［J］．中医药导报，2018，24（4）：63-65.

［41］刘雪梅，张园，韦燕飞．桂莪术提取物对人肝星状细胞的影响［J］．世界科学技术：中医药现代化，2014，4（4）：780-780.

［42］冯藜枥，曹文富．莪术含药血清调控大鼠肝星状细胞 Shh 和 SFRP1 的机制研究［J］．中药药理与临床，2017，33（1）：111-116.

［43］冯藜枥，曹文富．莪术含药血清抑制 HSCs 中 Shh 和 Gli1 表达的机制研究［J］．中国中药杂志，2017，42（5）：964-969.

［44］肖旺，曾建红，陈旭．广西莪术多糖对 2 型糖尿病大鼠的降血糖作用［J］．中国实验方剂学杂志，2015，21（21）：144-147.

［45］段晋宁，肖旺，曾建红，等．莪术多糖对糖尿病大鼠血糖、抗脂质过氧化作用的影响与单糖组分分析［J］．时珍国医国药，2016（3）：569-572.

［46］李福长，李晋奇．莪术醇提物乳膏防治银屑病及其作用机理研究［J］．中药药理与临床，2016（3）：95-98.

［47］王英豪，姚欣，邱颂平，等．三棱和莪术对肺纤维化大鼠肺组织细胞凋亡的影响［J］．康复

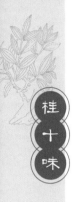

学报，2011，21（4）：28-30.

［48］梁启成，钟鸣.中国壮药学［M］.南宁：广西民族出版社，2005：317-318.

［49］肖小河，刘峰群，史成和，等.国产姜黄属药用植物 RAPD 分析与分类鉴定［J］.中草药，2000，31（3）：209-212.

［50］肖小河，钟国跃，舒光明，等.国产姜黄属药用植物的数值分类学研究［J］.中国中药杂志，2004，29（1）：15-24.

［51］Cao H，Sasaki Y，Fushimi H，et al. Molecular analysis of medicinally-used Chinese and Japanese Curcuma based on 18S rRNA gene and *trn*K gene sequences［J］. Biological & pharmaceutical bulletin，2001，24（12）：1389-1394.

［52］Sasaki Y，Fushimi H，Cao H，et al. Sequence analysis of Chinese and Japanese Curcuma drugs on the 18S rRNA gene and *trn*K gene and the application of amplification-refractory mutation system analysis for their authentication［J］. Biological & Pharmaceutical Bulletin，2002，25（12）：1593-1599.

［53］Sasaki Y，Fushimi H，Komatsu K. Application of single-nucleotide polymorphism analysis of the *trn*K gene to the identification of Curcuma plants.［J］. Biological & Pharmaceutical Bulletin，2004，27（1）：144-146.

［54］Xia Q，Zhao K J，Huang Z G，et al. Molecular genetic and chemical assessment of Rhizoma Curcumae in China.［J］. Journal of Agricultural and Food chemistry，2005，53（15）：6019-6026.

［55］Chen J. Testing DNA barcodes in closely related species of Curcuma（Zingiberaceae）from Myanmar and China［J］. Molecular Ecology Resourves，2015，2（15）：337-348.

［56］王娟，侯艳芳，白准，等.广西莪术 DNA 条形码通用序列的筛选［J］.中华中医药杂志，2015，30（1）：100-103.

［57］国家中医药管理局《中华本草》编委会.中华本草：第8卷［M］.上海：上海科学技术出版社，1999：637-642.

［58］彭成，王永炎.中华道地药材：上册［M］.北京：中国中医药出版社，2011：4311-4327.

［59］黄璐琦，詹志来，郭兰萍.中药材商品规格等级标准汇编：全2册［M］.北京：中国中医药出版社，2019：157

［60］国家药典委员会.中华人民共和国药典：2020年版 一部［M］.北京：中国医药科技出版社，2020：217.

［61］刘玉红，刘倩伶，黄志芳，等.不同基原郁金挥发油 GC 指纹图谱的比较［J］.中国实验方剂学杂志，2012，18（24）：166-170.

［62］王晓华，朱华，梁臣燕.桂郁金药材的高效液相色谱指纹图谱研究［J］.时珍国医国药，2014，25（7）：1614-1616.

［63］王艳，张朝凤，张勉，等.桂郁金化学成分研究［J］.药学与临床研究，2010，18（3）：274-275.

［64］翁金月，张春椿，陈茜茜，等.GC-MS 分析比较不同产地温郁金挥发油的化学组分［J］.中华中医药学刊，2015（4）：981-985.

［65］刘喜华，赵应学，黄敏琪，等．不同形态桂郁金挥发性成分GC-MS分析［J］．中药材，2014，37（5）：819-822．

［66］刘雪梅，杨秀芬，刘耀泉，等．超临界CO_2萃取桂郁金挥发油的化学成分［J］．中国实验方剂学杂志，2011，17（19）：114-114．

［67］袁晓旭，杨明明，赵桂琴．郁金化学成分及药理作用研究进展［J］．承德医学院学报，2016，33（006）：487-489．

［68］王晓华，朱华，陈旭，等．不同基原的郁金类药材中郁金多糖的含量测定［J］．安徽农业科学，2012（9）：5173-5174．

［69］周芳，杨秀芬，仇霞．桂郁金醇提物对小鼠出血及凝血时间的影响［J］．中国实验方剂学杂志，2010（11）：143-144．

［70］杨秀芬，周芳，李丽花，等．桂郁金水提物对小鼠出血与凝血时间的影响［J］．时珍国医国药，2010（9）：303-304．

［71］潘小姣，杨秀芬，陈丽萍，等．桂郁金多糖抗凝血及纤溶活性研究［J］．医药导报，2013，32（2）：163-165．

［72］林国彪，苏姜羽，杨秀芬．桂郁金提取物的抗炎镇痛作用［J］．中国实验方剂学杂志，2011，17（16）：171-173．

［73］周芳，林国彪，杨秀芬，等．桂郁金水提物的镇痛，抗炎和止血作用研究［J．中国药理学通报，2009，25（1）：280-282．

［74］石卫州，程允相，杨秀芬．桂郁金水提液对家兔主动脉的影响及机制初探［J］．时珍国医国药，2012，23（2）：283-285．

［75］程允相，石卫州，樊星花，等．桂郁金水提物收缩家兔主动脉条的机制研究［J］．时珍国医国药，2013（5）：1105-1107．

［76］程允相，石卫州，林国彪，等．桂郁金醇提物和水提物对离体蛙心的影响［J］．时珍国医国药，2012（02）：290-292．

［77］陈科力，易休．几种中药的保肝作用研究进展［J］．中南民族大学学报（自然科学版），2012，31（004）：51-56．

［78］秦华珍，郑作文，邓家刚，等．广西桂郁金对小鼠急性肝损伤的保护作用［J］．广西中医药大学学报，2008，11（001）：1-2．

［79］秦华珍，李彬，时博，等．广西桂郁金对小鼠免疫性肝损伤的保护作用［J］．时珍国医国药2009，20（11）：2671-2672．

［80］秦华珍，李彬，时博，等．广西桂郁金对肝纤维化大鼠肝脏组织病理的影响［J］．中国实验方剂学杂志，2010，16（07）：137-140．

［81］黄小鸥，秦华珍，李彬，等．广西桂郁金对肝纤维化大鼠血清学指标的影响［J］．广西中医药，2009，32（3）：59-61．

［82］张技，蒋淼，李白雪．桂郁金对肝星状细胞TGF-β1/Smad信号通路的影响［J］．中药与临床，2017，8（4）：27-29．

［83］蒋浩，宋军，鄢良春，等．不同基源郁金的比较药理研究［J］．中华中医药杂志，2015，30（12）：4491-4494．

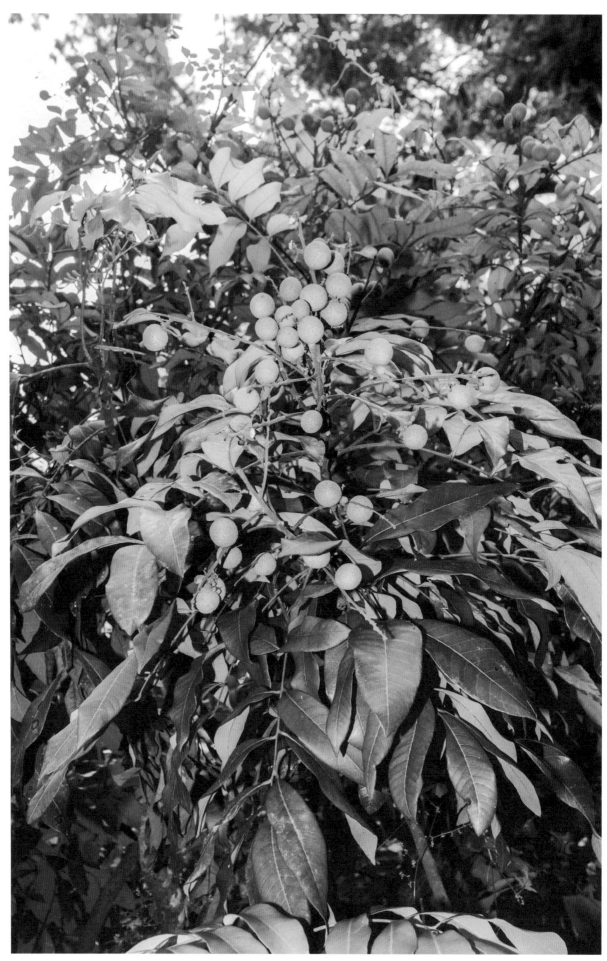

龙眼

龙眼肉

药材名	龙眼肉
药用部位	假种皮
功能主治	补益心脾，养血安神。用于气血不足，心悸怔忡，健忘失眠，血虚萎黄等症
性味归经	性温，味甘。归心、脾经
基原植物	无患子科 Sapindaceae 龙眼 *Dimocarpus longan* Lour.

一、植物形态特征

常绿乔木，高通常约 10 m，具板根的大乔木。小枝粗壮，被微柔毛，散生苍白色皮孔。叶连柄长 15～30 cm 或更长；薄革质，长圆状椭圆形至长圆状披针形，两侧常不对称，顶端短尖，有时稍钝头，基部极不对称，上侧阔楔形至截平，几与叶轴平行，下侧窄楔尖，腹面深绿色，有光泽，背面粉绿色，两面均无毛。花序大型，多分枝，顶生和近枝顶腋生，密被星状毛；花梗短；萼片近革质，三角状卵形，两面均被褐黄色茸毛和成束的星状毛；花瓣乳白色，披针形，与萼片近等长，仅外面被微柔毛；花丝被短硬毛（图 5-1）。果实近球形，通常黄褐色，有时灰黄色，外面稍粗糙，或少有微凸的小瘤体；种子茶褐色，光亮，全部被肉质的假种皮包裹。花期春夏间，果期夏季。[1]

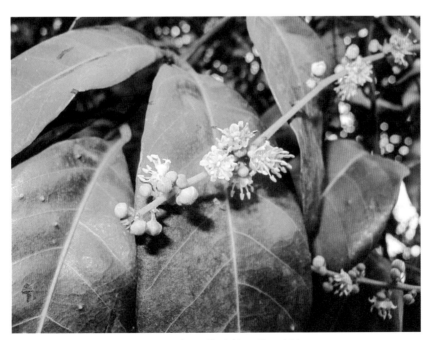

图 5-1　龙眼花（彭玉德　摄）

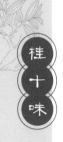

二、生物学特征

（一）分布区域

龙眼原产于我国亚热带区域。我国福建、广东、广西、台湾等为主产区，海南、云南、四川和贵州等省也有栽培。在广西，年均气温 21℃ 以上，为龙眼商业性栽培的最适宜区，分布于梧州、岑溪、藤县、平南、桂平、贵港、玉林、宾阳、上林、马山、都安、百色、天等，以及沿海以南的地区。

（二）对气温的要求

龙眼生长最适宜的温度为 23～32℃，一般年平均气温在 20℃ 以下的地区不适宜龙眼生产，而气温在 35℃ 以上，龙眼生长也会受到抑制。开花期对气温的要求很严格，在 20～27℃ 时开花最盛，超过 30℃ 或低于 15℃，均对授粉及结实不利。夏秋高温季节正值果实成熟，有利于提高果实质量。

（三）对水分的要求

龙眼比较耐旱，根系和枝梢旺盛生长期、果实迅速膨大期都需要充足的水分滋润。但开花期多雨，会引起落花；果实膨大期多雨，会引起裂果、落果；果实成熟期多雨，会降低果实品质；龙眼树长期淹水，容易引起根系腐烂，严重时会落叶淹死。

（四）对光照的要求

龙眼树喜光，光照好有利于枝梢生长、花芽分化、授粉和果实发育等。但如果遇到干旱天气，强光照射，果实生长也会受到影响。若光照不足或阴雨绵绵，则会导致果实品质降低及落果。

（五）对土壤的要求

龙眼植株在种植的过程中，要充分考量土壤结构，尽管其具有较强的适应性，但是碱性较强的土壤不宜种植龙眼。龙眼植株最佳的土壤生长环境是偏酸性，土层维持在 1～2 m，pH 值在 5.4～6.5。土质以砾质或者沙质为最佳，而且地势高、排水良好、腐殖质较为丰富的土壤也利于其生长。

三、药材性状

龙眼肉为囊球形纵裂的扁片块，多黏结在一起成团块状。完整的单一个体摊平呈扁片状。黄棕色或棕褐色，半透明，一面显粗糙，有不太明显的细皱纹，另一面光亮，有细密的纵皱纹。肉质，柔韧而微带黏性（图 5-2）。气微香，味甜而特殊。其细胞中含草酸钙结晶，呈针状、棒状或簇状。

根据外形、色泽、香味、口感等指标鉴别，龙眼肉品质分级见表 5-1。

特级：肉粒完整，且肉粒较大，质地硬脆坚挺不变形，颜色黄亮，甜味足，无异味，无焦黑粒，无霉变，无杂物污染。

一级：肉粒完整，肉粒中等大小，质地硬脆坚挺不变形，颜色黄亮，甜味足，无异味，无焦黑粒，无霉变，无杂物污染。

二级：肉粒稍有细裂，肉粒大小不均，质地硬脆，颜色黄亮，甜味足，无异味，无焦黑粒，无霉变，无杂物污染。

三级：肉粒稍有细裂，肉粒大小不均，甜味足，无异味，无霉变，无杂物污染，但颜色偏黑。

表 5-1 龙眼肉商品规格等级划分表

比较项目	特级	一级	二级	三级
肉粒	完整	完整	稍有细裂	稍有细裂，大小不均
质地	硬脆坚挺不变形	硬脆坚挺不变形	硬脆	硬脆
颜色	黄亮	黄亮	黄亮	颜色偏黑

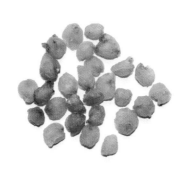

图 5-2 龙眼肉（彭玉德 摄）

掺红糖后的龙眼肉，形状大小几无变化，呈黄色至棕褐色，有蜜饯外观，肉厚明显增加，数片黏结一起，大小不一。掰开黏结在一起的龙眼肉，里面包含有糖质，糖味重，黏手，易吸潮。其分量较重，水浸黄棕色，有沉淀。

掺合果酱加工后的龙眼肉，形状大小几无变化，呈黄色至棕褐色，但有粒状物混杂其间，肉皮吸附有杂物，且光泽度差。仔细掰开，常有果酱在肉心，味甜，黏手，有湿润感，易吸潮。其分量较重，水浸黄棕色，沉淀物较多。

掺葡萄干、樱桃干等果干的龙眼肉，呈黄色至棕褐色，常数片黏结成块，有人为加工的痕迹，呈不规则薄片，表面皱缩不平，糖味重。其分量较重，水浸后脱色。[2]

四、本草考证与道地沿革

（一）基原考证

收载龙眼的本草百余部，龙眼之名最早出现于汉代，《神农本草经》列为中品。汉代的《东观汉记》中记载："单于来朝，赐橙、橘、龙眼、荔枝。"[3] 三国时期《广雅》记载："益智，龙眼也。"晋代时还称之为荔枝奴，在嵇含《南方草木状》记载："荔枝过，即龙眼熟，故谓之荔枝奴。"[4] 至宋代，龙眼以益智、比目、龙目、亚荔枝、圆眼等为其俗名，记载于本草典籍中，宋代《证类本草》记载："味甘，平……轻身不老，通神明。一名益智。"[5] 但是该益智和现在所指的益智为同名异物，这在《本草经集注》中有明确的记载："广州别有龙眼，似荔枝而小，非益智，恐彼人别名，今者为益智尔。"[6] 上述说法也在《开宝本草》得到印证："益智似连翘子头未开者。味甘、辛。殊不似槟榔。其苗、叶、花、根，与豆蔻无别惟子小尔。龙眼一名益智，而益智非龙眼也。"[7]《吴氏本草》记载"龙眼，一名比目。"[8]《本草纲目》中也称之为圆眼，《开宝本草》

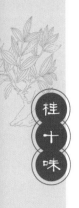

中名为亚荔枝。在此之后的本草也大都沿用龙眼为该种的正名。

龙眼肉药材入方剂，始载于南宋时期严用和《济生方》的归脾汤中，在此之前的本草记载将其作为果实食用，如《本草衍义》中记载："今除为果之外，别无龙眼。"[9]《绍兴本草》中记载："龙眼……，但作果实食之，罕入于方而疗疾。"[10]说明当时龙眼多用于食用，而不是作为药材使用。虽然龙眼肉在南宋时期才作为药材入方剂，但是龙眼之名早已在《神农本草经》中出现，其形态描述最早见于晋代《南方草木状》，曰："树如荔枝，但叶稍小，壳青黄色，形圆如弹丸，核如木梡子而不坚，肉白而带浆，其甘如蜜，一朵五六十颗，作穗如葡萄。"[4]西晋《广志》记载："龙眼树，叶似荔枝，蔓延缘木，子大如酸枣，色异，纯甜无酸。"

梁代《本草经集注》记载："龙眼一名益智，而益智非龙眼也。其龙眼树似荔枝，叶若林檎，花白色。子如槟榔，有鳞甲，大如雀卵。味甘、酸也。"[6]

宋代《开宝本草》记载："此树高二丈余，枝叶凌冬不凋。花白色。七月始熟。一名亚荔枝。大者形似槟榔而小，有鳞甲，其肉薄于荔枝，而甘美堪食。"[7]宋代《本草图经》对龙眼的记载最为详细："生南海山谷，今闽、广、蜀道出荔枝处皆有之。木高二丈许，似荔枝而叶微小，凌冬不凋。春末夏初，生细白花。七月而实成，壳青黄色，文作鳞甲，形圆如弹丸，核若无患子而不坚，肉白有浆，甚甘美。其实极繁，每枝常三二十枚。"[11]《证类本草》记载："其大如槟榔。生南海山谷。"[5]《本草衍义》记载："《本经》编入木部中品，……故知木部之龙眼，即是今为果者。"[9]

明代《本草蒙筌》记载："树颇大，叶微小凌冬常青；实极圆，壳淡黄纹作鳞甲。肉甘甚薄，名亚荔枝。亦产蜀闽岭南（今四川、福建、广西、广东）……"[12]上述的形态描述与现今的龙眼形似，且明代以后的本草记载中对龙眼的形态描述也多引用上述本草典籍，较为统一。如清代《闽小记》记载："树如荔枝，枝叶略小，凌冬不凋。然性极畏寒，惟岭外无霜之地可种，岭外以北绝无。结子甚繁"。[13]《本草纲目》将其从木部编入果部，同时指出："龙眼正圆。《别录》、苏恭比之槟榔，殊不类也。"[14]除文字描述外，部分本草还附有绘图。从绘图上看，历代本草记载的龙眼较为相似，叶片对生，羽状复叶，果实呈穗状；《证类本草》《植物名实图考》本草图绘中其表面有圆点状鳞甲，且与近代《中华本草》图绘较为一致，因此传统龙眼即今无患子科植物龙眼果实无疑。[5, 15-16]

（二）产地变迁

古代关于龙眼的形态描述相似，与今之所用龙眼相符，因此古今记载龙眼的基源是一致的。最早的龙眼记录始于汉代，《神农本草经》列为中品，生山谷。《东观汉记》中记载："南方果之珍翼者，有龙眼、荔枝，令岁贡焉。"[3]同时，东汉杨孚《南裔志》记载："龙眼、荔枝生朱提南广县（今云南昭通、四川内江）、犍为僰道县（今四川宜宾）。"[17]因此根据汉代记载可知，龙眼在云南和四川的部分地区已有分布。而在晋代的古籍本草中如《南方草木状》，记载了龙眼产于九真、交趾（今越南河内以北一带）；在西晋时期《蜀都赋》也有龙眼的记载："旁挺龙目，侧生荔枝。"由此可知龙眼在东汉时期从越南传播到了云南、四川，在传播路径和距离上，广西很可能是中国最早栽培龙眼的地方之一。现对本草古籍中关于龙眼产地的记载梳理如下表。

表 5-2　龙眼肉产地变迁表

年代	产地描述	出处
汉	出九真交趾（今越南河内一带）[3]	《东观汉记》
汉	龙眼、荔枝生朱提南广县（今云南昭通、内江）、犍为僰道县（今宜宾）[17]	《南裔志》
梁	广州（今广州一带）别有龙眼……[6]	《本草经集注》
宋	龙眼，生南海山谷，今闽、广、蜀道（福建、广西、广东、四川）出荔枝处皆有之。[11]	《本草图经》
宋	生南海（即广地）山谷及闽蜀[18]	《宝庆本草折衷》
明	闽中出者，味胜[19]	《食物本草》
明	亦产闽蜀岭南[12]（今福建、四川、广西、广东）	《本草蒙筌》
明	今闽、广、蜀道出荔枝处皆有之[20]	《本草原始》
清	桂产者佳，粤东者性热，不堪入药[21]	《本草求真》
清	闽、广皆有之，出桂林者最良[22]	《握灵本草》
清	产本土（台湾）者，比闽广者肉薄，香味亦少劣矣[23]	《质问本草》
清	龙眼则闽中者绝佳。福州所产……[24]	《调疾饮食辩》
清	闽产龙眼[25]	《对山医话》
1928	以产广西桂林为最好，其次广东广利，三则广州北海，四则广西北流……[26]	《药物出产辨》

表 5-2 可以看出，宋代《本草图经》中有明确的龙眼产自广西的记载，同时福建、四川、广东也是龙眼的产区。自清代开始有广西桂林龙眼质量为佳的记录。1928 年的《药物出产辨》中记载，广西桂林所产龙眼质量最好。综上所述，自古以来就有广西产龙眼的记录，且延续至今。随着龙眼的需求量增加，各地纷纷引种栽培，形成两广（广西、广东）、四川、福建三大产区，广西至今仍然是龙眼的主产区之一。

（三）药用沿革

古代本草对龙眼的品质评价多以肥而绿色者为佳，与现今龙眼肉质量评价指标"片大而厚、色黄棕、半透明、甜味浓者为佳"相似。龙眼的历代品质评论见表 5-3。

表 5-3　龙眼历代品质评论表

年代	品质评价	出处
明	肥白而绿者佳[27]	《仁寿堂药镜》
明	肥大而绿色者佳[28]	《颐生微论》
清	以核小、肉厚、味纯甘者良[29]	《随息居饮食谱》

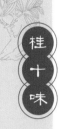
五、道地产区

（一）产区分布范围

我国龙眼栽培历史悠久，种质资源丰富。据调查，广西、海南和云南等地尚存野生、半野生种质资源，还发现珍稀"裂叶"龙眼种质资源。

在广西，龙眼主产区为玉林、贵港、防城港、钦州、桂林和南宁等地区。贵港产区的龙眼，以平南县为优。南宁产区，包括扶绥、武鸣等地。崇左产区，以大新县为优。合浦产区，以西场镇的西镇、老温、西坡、民丰、东坡、黄金、官井、那隆、镇海，以及常乐镇的皇后村一带为优。主要加工地区为博白，较为有名的是博白三滩镇。

（二）产区生境特征

广西热量丰富，雨量充沛，北回归线以南 11.4 万平方公里的土地属南亚热带区域，占全区土地总面积的 48%，占全国热带区域面积近 1/4。热带区域年均气温 20 ～ 22℃，有效积温 7000 ～ 8000℃，降水量 1100 ～ 2800mm，是我国龙眼最适宜种植区域之一。

（三）产区现状

龙眼肉的年需求量在 1500 t 左右。国内主产于广东、广西、福建等地，东南亚的越南、泰国等龙眼产区也有加工。历史上我国有龙眼产出的地方都有加工龙眼肉的习惯，但是随着时间的推移，至近年加工呈较大规模的有广西玉林、贵港、崇左以及广东茂名等地方。

正常年份龙眼肉的年产量在 1500 ～ 1600 t，但是由于大小年的原因，龙眼肉的产量变化也较为明显，幅度从 1000 t 到 2000 t。

六、道地药材质量评价

（一）基原鉴定

龙眼肉为无患子科植物龙眼的假种皮，与荔枝肉功效略同，但有寒热之分，需区别使用。两者因外形相似而使临床购药、用药易混淆。[30]

（二）性状鉴别

龙眼肉为纵向破裂的不规则薄片，常互黏结成团，长 1 ～ 1.5 cm，宽 1 ～ 3.5 cm，厚约 0.1 cm。黄棕色或棕褐色，半透明。外表面（近果皮的一面）皱缩不平，内表面（黏附种子的一面）光亮，有细纵皱纹。其质地柔润，有黏性。气味微香，味道甚甜。以片大而厚，色黄棕，半透明，味甜浓者为佳。

（三）显微鉴别

外表皮细胞形状不一，垂周壁有时可见细小念珠状增厚。内表皮细胞垂周壁念珠状增厚较明显，平周壁有时有大的圆纹孔。内外表皮细胞可见少数杆状、棒状、针状、菱状或不规则形状的草酸钙结晶，长 5 ～ 17 μm，直径 1 ～ 36 μm。

（四）理化鉴别

取本品粉末 1 g，加乙酸乙酯 20 mL，超声处理 20 min，滤过，滤液蒸干，残渣加乙酸乙酯 1 mL 使其溶解，作为供试品溶液。另取龙眼肉对照药材 1 g，同法制成对照药材溶液。照薄层色谱法吸取上述两种溶液各 10 μL，分别点于同一硅胶 G 薄层板上，以环己烷 – 丙酮（4：1）为展开剂，展开，取出，晾干，喷以 5% 香草醛硫酸溶液，在 105℃ 加热至斑点显色清晰。供试品色谱中，在与对照药材色谱相应的位置上，显相同颜色的斑点。

（五）含量测定

《中华人民共和国药典》（2020 年版）中龙眼肉药材的水分不得超过 15.0%，总灰分不得超过 4.0%，照水溶性浸出物测定法的热浸法测定的浸出物，不得少于 70.0%。[31]

1. 糖分

龙眼肉通常采用水提醇沉、三氯乙酸除蛋白等方法进行提取和纯化，并采用苯酚 – 硫酸法对不同产地的龙眼肉多糖含量进行测定。结果显示，福建福州、莆田、泉州和江西九江、广东等不同产地的龙眼肉多糖含量分别为 24.57%、20.32%、26.32%、15.78% 和 16.78%。[32]

葡萄糖是龙眼肉中的重要生物活性成分。文献报道测定葡萄糖的含量常采用旋光度法，该法主要用于测定注射剂中的葡萄糖含量。通过正交设计优选比色条件测得龙眼肉（干果肉）中葡萄糖含量为 16.41%，该法操作简单，准确，灵敏度高，重现性好，可作为龙眼肉的质量控制方法。[33]

采用 Phenomenex Luna NH₂ 柱（4 mm × 250 mm，5 μm），以乙腈 – 水（80：20）为流动相，建立了龙眼肉药材中果糖、葡萄糖、蔗糖的 HPLC–ELSD 检测方法，色谱图结果显示果糖、葡萄糖、蔗糖均能很好分离。[34]

采用苯酚 – 硫酸法测定龙眼壳中多糖含量，采用水提醇沉法提取分离龙眼壳多糖，经酶 –Sevage 法除蛋白和 H₂O₂ 氧化法除色素后，进一步用 DEAE– 纤维素柱层析和葡聚糖凝胶 Sephadex G-100 柱层析对龙眼壳多糖进行纯化，测定得到龙眼壳多糖含量为 51.84%，龙眼壳粗多糖得率为 3.22%，经过纯化之后的龙眼壳多糖的糖含量为 92.01%。[35]

以 96-1、反季节龙眼、立冬本、松风本、晚香、翠玉、施冲蒲等 7 份龙眼种质果实为试材，利用高效液相色谱法（HPLC）对成熟期和挂树保鲜后的果实糖组分含量进行测定分析，得出 7 个龙眼种质挂树保鲜 7 ～ 26 天后，果糖和葡萄糖含量提高，蔗糖含量降低，果糖 / 葡萄糖的值不变；果糖和葡萄糖含量增幅最大的是翠玉（比增 62.2%、64.9%），其次是晚香（比增 44.3%、45.5%），最小的是反季节龙眼（比增 7.8%、5.3%），蔗糖含量降幅最大的是立冬本（下降 21.7%），其次是翠玉（下降 21.4%），最小的是晚香（下降 1.2%），晚香、翠玉的总糖、甜度值升高，其他 5 个品种的总糖、甜度值降低；糖组分含量和比例的变化导致了不同种质挂树前后风味品质的差异。[36]

对 63 份龙眼种质资源成熟果实中的可溶性糖组分及含量进行分析，得出成熟果实中的可溶性糖主要包括蔗糖、果糖和葡萄糖，其中蔗糖含量最高，均值为 94.14 mg，占总糖的 62.5%；葡萄糖与果糖含量接近，分别占总糖的 19.3% 和 18.2%；果糖、葡萄糖和蔗糖含量变异系数为 25.0% ～ 25.5%，蔗糖与单糖比值为 0.75 ～ 4.83；总糖含量与甜度值、蔗糖与总糖含量间均呈极显著正相关（r=0.99、0.82），果糖与葡萄糖含量间呈极显著的直线正相关（斜率为 1.0605，R_2=0.9583）。[37]

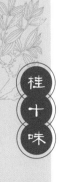

2. 氨基酸

采用 HPLC 法对 18 个龙眼品种的鲜果肉中的 16 种氨基酸进行了含量测定，得出龙眼肉中含量较高的氨基酸分别是谷氨酸、天冬氨酸、丙氨酸。[38]

3. 黄酮

采用乙醇回流法从不同采收期的龙眼叶中提取黄酮类物质，并用紫外分光光度法测定其总黄酮的含量，得出以 1 月、7 月、9 月、11 月采收的龙眼叶中黄酮的含量较高，5 月、8 月、10 月含量较低，总黄酮含量波动范围在 14%～19%。[39]

4. 甾醇

采用紫外分光光度法测定龙眼核中总甾醇的含量，以磺基醋酸汞试剂为显色剂，豆甾醇为对照品，测定波长为 410 nm。[40]

（六）指纹图谱

HPLC 法测定龙眼叶中槲皮素、木犀草素和山奈素含量的色谱条件：色谱柱为 Hypersil ODS C_{18} 柱（4.6 mm×250 mm，5 μm），以甲醇 –0.2% 磷酸溶液（47：53）为流动相，流速 1.0 mL·min^{-1}，柱温 30℃，检测波长 360 nm。结果显示，广西梧州产的龙眼叶中槲皮素和木犀草素含量最高，分别为 3.9036 mg·g^{-1} 和 0.4891 mg·g^{-1}，广西贵港产的龙眼叶中山奈素的含量最高，达到 0.6245 mg·g^{-1}。[41]

肖维强[44]采用 HPLC 法建立了石硖龙眼的 HPLC 指纹图谱的色谱条件为：NucleosilC_{18} 反相柱（4 mm×250 mm，5 μm），流动相为 0.01 mol·L^{-1} 的 KH_2PO_4 和甲醇，二元梯度洗脱，流速 0.8 mL·min^{-1}，检测波长 260 nm，柱温 4℃。结果表明，14 批次的石硖龙眼水溶性提取物色谱图共有峰 13 个。经"中药指纹图谱鉴别分析系统"统计分析，共有峰相对保留时间的相对标准偏差在 1.2% 以下，相似度均在 0.967 以上。[42]

七、生产加工技术

（一）栽培技术

1. 繁育技术

（1）种子繁殖

选避风防霜、排灌水良好、土层深厚、质地疏松肥沃的山坡地作育苗基地。深翻 20～33 cm，施厩肥 2000 kg，然后筑畦，畦高 20～25 cm，宽 1 m，畦沟深 33～40 cm。龙眼苗圃与移植圃的比例宜 1：6 或 1：7。

龙眼种子须随采随播种。取出的种子，马上以 1：（2～3）的比例混入沙中堆积发芽，发芽温度以 25℃ 最宜，细沙含水量约 5%。当胚芽伸长 0.5～1 cm 时，即可在苗床播种。可以撒播，粒距 8 cm×10 cm，每亩播种量 115～250 kg。播种后盖 2500～3000 kg 烧土或沙，上面盖稻草，再引水灌溉，湿后即排。出苗后须加强管理，如淋水、去稻草、施肥，保证幼苗健壮生长。在春季梅雨时移植。移植时整好地，施好肥，定植行株距一般 4 m，每亩 600 株左右为宜。移后及时管理。

（2）嫁接繁殖

用定植后 5～6 年的实生苗做砧木，用嵌接法进行嫁接。接穗选 2 年生强壮枝条，粗 1 cm，长 4～12 cm 者也可用靠接法，时间以 3～4 月最佳，也可用舌接法和芽片贴接法进行嫁接繁殖。

（3）扦插繁殖

取当年生的龙眼嫩枝，剪成 15 ～ 17 cm 的枝段，插入 27 ～ 29 m 的温床，平时遮光淋水。扦插之前，选中的枝条底部先进行环生，经 1 ～ 2 天后，涂以稻草灰 100 份、红泥 10 份、食盐 0.18 份的混合涂料 300 g，再行包扎。待 2 个半月后，再切离母枝扦插。

2. 种植技术

（1）建园

选择生态条件适宜的区域建设果园。园地应选择交通方便、阳光充足、排灌良好的平地或缓坡地，土层深厚，肥力中等以上，微酸性沙壤土、壤土为佳。

（2）种植

种植时间一般为春季或秋季，每亩种植 20 ～ 25 株，苗木采用健壮、嫁接口愈合完好的嫁接苗或圈枝苗。

（3）幼树管理

幼树管理重点在确保植后成活，并培养早结丰产树冠。土壤管理主要是植后淋足定根水，遇旱及时浇水，遇雨及时排除积水；待第一次梢老熟后才开始施肥，幼树以薄施为原则，促发新梢及时抽吐和转绿，并做好树盘的覆盖和松土除草等工作。

树冠管理主要是整形修剪，一般定主干 40 ～ 50 cm：主干以上选分布均匀的一级分枝 3 ～ 4 条，二级分枝留 2 条，以后每级分枝留 1 ～ 2 条。在每次新梢长约 4 ～ 5 cm 及刚转绿时各喷一次药杀虫护梢。

（4）灌溉

对于整地情况良好，土地平整的情况，在设备的使用方面更加节约，因此主要采用地面灌溉的方式，保证植株生长。但这种方式容易造成土壤板结，因此需要进行一定的改良。对于地势不平或者灌溉条件差的位置，为提高作业标准，加强管理，通常会选择地下灌溉、喷灌或者滴灌的方式为龙眼的生长提供必要的水分。龙眼的灌溉，在种植过程中根据龙眼的品种以及温度、湿度、季节进行灌溉调整。

（5）施肥

施肥结合树势和放秋梢次数，以速效肥为主，结合有机质肥。当年结果多或树势较弱的植株于采果前 15 天施肥，结果较少或树势较壮的植株于采果后施肥。初投产幼年树、生势壮旺树，肥水条件充足，采果后可放二次秋梢；树龄较大，树势弱，管理水平较低的果园，只能放一次秋梢。放 2 次梢的树在 9 月上旬放一次，10 月下旬至 11 月上旬再放一次；放一次梢的树，放梢时间一般在 9 月中下旬。要求末次秋梢在 11 月下旬至 12 月底前老熟，作为翌年结果母枝。

促梢肥（全年按结果 50 kg 树面计）：放第一次秋梢肥，每株施腐熟花生麸水 50 kg（含干麸 1.5 ～ 2.5 kg），尿素 0.5 kg，复合肥（N∶P∶K = 15∶15∶15）0.75 kg，氯化钾 0.4 kg；不施花生麸肥的要以相应量的鸡粪等有机肥替代。放第二次秋梢肥，每株施尿素 0.25 kg，复合肥（N∶P∶K = 15∶15∶15）1.0 ～ 2.0 kg，氯化钾 0.5 ～ 0.75 kg。

放一次秋梢肥：尿素约施 0.25 kg，并增施磷、钾肥。

施肥采用沟施、淋施、撒施均可。在山地果园，一般要求开沟施肥。放梢期若遇秋旱，有条件的果园要及时灌水促发秋梢。秋梢生长期可在喷药防虫时适当加入叶面肥。

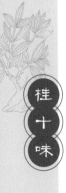

（6）修剪

秋季修剪宜早不宜迟，要求在采果后短期内完成。主要剪除交叉枝、病虫枝、荫枝、弱枝、重叠枝、过密枝、徒长枝，使树体大枝结构合理，枝条分布均匀，结果母枝基部叶片能得到光照。树壮重剪，否则轻剪，树体较高时适度回缩短截。

（7）花果期管理

①促进花穗形成：在花穗生长发育期遇上干旱天气，花穗不能正常生长，要及时采取淋水、施肥等措施，促进花穗正常生长，保证花穗在2月上、中旬抽出，3月中、下旬现蕾，4月上、中旬开花。在花穗形成期间（2～3月），若遇高温天气，容易造成花穗"冲梢"。采取人工摘除小叶、短截花穗或当花穗长至约5 cm时，喷施一次"龙眼控梢促花剂"，促使其形成纯花穗。

②壮花保果：在花穗现蕾期和初开花期各喷一次"龙眼丰产素"壮花保果。花期放蜂，提高授粉率；开花期遇雨应及时摇落花穗上水滴及残花，防止沤花；遇旱及时喷水，促进授粉。

③肥水管理：花蕾期施肥在花穗已经形成、无"冲梢"现象时施用。每株施复合肥（N：P：K = 15：15：15）1.0 kg，或施腐熟花生麸水50 kg（折合干麸1.0～1.5 kg），加钾肥0.25 kg。并在每株树盘施约1 kg石灰粉，补充钙肥。

果实膨大肥在5月下旬至6月上旬施用。每株施复合肥（N：P：K = 15：15：15）1.5 kg，加尿素0.5 kg、花生麸1.0 kg、钾肥0.5 kg。对结果较多的果园，可加入叶面肥。在果实发育期，遇旱要及时灌水，果园积水时要及时排水。

④疏花疏果：当龙眼花果量过多时（80%以上结果母枝形成花穗），要适当进行疏花疏果。疏花在花穗发育完成至开花前进行；疏果在小果长至黄豆大小时进行。花量大，树势较弱，以疏花为主。根据花量、树势、肥水条件，综合考虑疏花量，一般疏去全树30%～40%的花穗整穗，并短截过大的花穗。花量少，则以疏果为主，只疏结果过多的植株或枝组。

疏花疏果原则：疏树冠顶部、高位外围花果为主，留中下部花果。疏花穗主要疏去弱穗、病虫穗、过长过大穗；疏果穗主要疏去坐果稀少、病枝、残枝的果穗，过密过多的果穗，对果粒过多的大果穗疏去一些小穗、病虫果粒和过密果，使果穗着粒均匀。

3. 病虫害防治技术

龙眼生长过程中各种病虫害是影响其口感、产量的重要因素，在龙眼栽种过程中必须要加强对病虫害的防治。具体说来，龙眼的病虫害有白蛾蜡蝉、鬼帚病、龙眼煤烟病、龙眼炭疽病、龙眼霜疫霉病和龙眼藻斑病等。鬼帚病（又称丛枝病、麻疯病）是龙眼主要的病害之一，会导致龙眼的嫩叶不能伸展，对龙眼生长产生抑制，在防治的过程中要及时对一些传病媒介昆虫进行预防，例如防治�蝽蟓、龙眼角颊木虱等，同时对患病的枝叶进行剪除，加强龙眼种植过程中的管理，提高龙眼的抗病能力。另外，在龙眼的花果期，病虫害现象也十分严重，因此必须要注重花果期龙眼病虫害的防治。

预防的手段为科学管理果园，具体方式为：①及时灌溉与科学施肥，在连绵阴雨的日子要注意较低洼处树的排水，在干旱的日子要注意及时淋水。提高果树的自身抵抗力，当病虫害来临的时候，可以在一定程度上避免掉花、落果导致减产甚至果树的枯死。②及时修剪果树，控制树梢、树冠，修剪杂乱的枝条，除去弱枝、无果挡光枝，创造良好的通风、光照条件，降低病虫发生的可能性。③适时采摘果实，在大多数果实成熟的时候进行采摘工作，并且注意采摘的时间限制，在采摘果实完毕以后，要注意果园的清理，将一些可能导致病虫害发生的枝条清理出园。

（1）白蛾蜡蝉

危害龙眼，表现为群聚在枝叶上，刺吸汁液，使树势衰退，并引发煤烟病。

（2）鬼帚病

症状：幼叶颜色浅、叶面卷曲不能正常伸展；成叶凹凸不平，呈波状，叶缘向叶背卷缩，叶尖下弯；严重时果树叶呈深褐色并发生畸变，畸变叶不断脱落直至枯枝，蹿升大量新梢。鬼帚病的媒介是龙眼角颊木虱荔枝蛾，防治措施是杀死这两种害虫的若虫。仔细检查果树叶片，如果龙眼角颊木虱与荔枝蛾若虫的密度低，除去这些枝叶即可。

（3）龙眼煤烟病

症状：得病的叶片与果实会产生一层黑色的物质，如同覆了一层煤烟。

（4）龙眼炭疽病

症状：茎叶出现褐色或者黑色的斑块，伴随大量的黑色斑点。

（5）龙眼霜疫霉病

症状：叶片出现褐色的斑点，扩散后形成淡黄色病斑，病叶会生成白色的霉状物。

（6）龙眼藻斑病

症状：树干生成灰色的青苔状物，直至树干枯死。

（二）采收加工技术

龙眼干的加工工艺：原料选择→剪果→日晒→剥肉→干燥→分级→包装。材料选择肉厚、核小、干脆、易离核的龙眼作为加工原料。将选好的龙眼果穗用清水冲洗。用手把果粒从果穗上拔下来，最好能拔掉一小块果皮利于取肉。取出果肉。取出的果肉裂口朝上整齐排列在烘焙筛上，铺满一层后移到焙灶进行烘焙。

干燥龙眼肉有生晒和熟晒2种方法。生晒法是将龙眼剥皮，取出果肉，摊于干净的竹筛里，暴晒至五成干，转入焙灶烘至干燥。如遇雨天可直接送入焙灶烘焙。在晒和烘的过程中，为使果肉水分充分逸出，要进行回软。即将烘晒了一段时间的果肉趁热移入室内，堆积成堆，上面覆盖晒席，放置过夜。这样果肉内部的水分自然向外转移，可使果肉内外水分分布均匀，接着再烘或晒。如此反复3～4次，直到用手抓一把果肉，握紧，再松开，果肉仍松散、不黏手即可。熟晒法则是将龙眼果放入沸水烫漂1～2 mm，捞起，沥干，晒或烘至七成干时，剥出果肉，放在竹筛里继续烘或晒至干燥。期间也要回软几次。要求的干燥度同生晒法。干燥的质量要求：生晒的色泽黄亮，火焙的深黄带红，片间易分开，片大肉厚，无火烟味，无霉变，无泥沙。

（三）药材贮藏技术

将晒干的龙眼肉装入防潮箱，或者用食品袋密封包装好，放置于储藏室内保存；储藏室应清洁、通风、避光、干燥、无异味，有防潮、防霉、防鼠、防虫设施。将5-羟甲基糠醛含量作为龙眼肉质量的评价依据，对比简易库和冷藏库贮藏龙眼肉的5-羟甲基糠醛含量，并从市场采购不同来源的龙眼肉进行质量评价，提出龙眼肉应以龙眼干或冷藏密封贮存。[43，44]

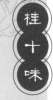

八、现代研究

（一）化学成分

龙眼肉营养丰富，主要化学成分为糖类、脂类、核苷类、总黄酮和挥发性成分。

1. 糖类

龙眼干果肉含 79.77% 可溶性物质和 19.39% 不溶性物质。主要营养成分为 12.38% ～ 22.55% 总糖，3.85% ～ 10.15% 还原糖。采用高效液相色谱 – 蒸发光散射测定法，测定龙眼果中水溶性单糖和寡糖组分的种类和含量，发现龙眼鲜果和干果中的单糖和寡糖主要为果糖、葡萄糖、蔗糖。3 种糖的质量分数在鲜果中为 830.36 mg·g⁻¹，而在干果中下降了 14.8%，其中又以蔗糖的下降最为明显，达 20.6%。采用苯酚 – 硫酸比色法测定龙眼肉（干果肉）中葡萄糖含量，结果显示龙眼肉（干果肉）中葡萄糖含量为 16.41%。有研究发现，龙眼多糖是由鼠李糖、葡萄糖、半乳糖等单糖组成的杂多糖，其组成比例为 31：46：23。从龙眼肉中提取分离粗多糖，测定纯化后的组分由葡萄糖组成，构成 α、β 两种半缩醛羟基构型并存的吡喃环多糖。

2. 脂类

龙眼肉溶血磷脂酰胆碱（LPC）含量比例为 13.8%、磷脂酰胆碱（PC）为 49.5%、磷脂酰肌醇（PI）为 2.4%、磷脂酰丝氨酸（PS）为 3.8%、磷脂酰乙醇胺（PE）为 8.0%、磷脂酸（PA）为 2.8%、磷脂酰甘油（PC）为 19.7%。国外研究者从龙眼肉中分离出 3 种 6 个主要成分：大豆脑苷脂Ⅰ、Ⅱ，龙眼脑苷脂Ⅰ、Ⅱ，苦瓜脑苷脂Ⅰ以及商陆脑苷脂，这些脑苷脂是带有 2– 羟基脂肪酸的鞘氨醇或植物鞘氨醇型的葡糖脑苷脂的几何异构体（图 5–3）。

图 5–3　龙眼肉主要脂类成分化学结构式

3. 核苷类

对不同品种龙眼果实及果实不同部位的腺苷进行含量测定，结果显示不同品种龙眼果实及果实不同部位的腺苷含量存在差异，以假种皮含量最高，果皮次之，种子最低。

4. 总黄酮

乙醇法提取果肉总黄酮含量为每 100 g 鲜重中含 15.48 mg。

5. 挥发性成分

采用固相微萃取法和气质联用（GC-MS）技术对龙眼正常果实与裂开果实的挥发性物质进行定

性和定量分析。结果表明，裂果中检出 52 种化学成分，正常果中检出 49 种化学成分，其中烯类最多，分别为 29 种和 20 种。裂果中的罗勒烯、别罗勒烯、α- 蒎烯、石竹烯、香叶烯、γ- 烯榄香烯、β- 烯月桂烯、1，3，8- 对三烯在裂果中的含量高于正常果；而 α- 桉叶烯、α- 叶石竹烯在正常果中没有检测到。

（二）药理作用

研究表明龙眼肉具有抗应激、抗焦虑、抗氧化、抗菌、抗衰老、抗肿瘤、免疫调节等多种作用。[48]

1. 抗应激

龙眼肉的提取液对小鼠遭受低温、高温、缺氧刺激有明显的保护作用。

2. 抗焦虑

龙眼肉甲醇提取物给予小鼠皮下注射（2.0 g·kg^{-1}），发现小鼠冲突缓解试验饮水次数明显增加，证明其具有明显的抗焦虑活性。

3. 对内分泌的影响

大鼠分别注射龙眼肉的乙醇提取物 2.5 g·kg^{-1}·d^{-1}、5.0 g·kg^{-1}·d^{-1}，可明显降低雌性大鼠血清中催乳素的含量，雌二醇和睾丸酮只在大剂量时才显著减少，明显增加孕酮和促卵胞刺激素的含量，而对促黄体生成素无影响。因此，龙眼肉乙醇提取物可明显影响大鼠垂体 – 性腺轴的机能。

4. 抗氧化

热水法提取的龙眼肉干品活性物质具有良好的抗氧化活性，其清除 DPPH 自由基的 IC$_{50}$ 为 2.2 g·L^{-1}。龙眼多糖及龙眼果皮乙醇提取物对自由基有很强的清除作用，清除能力远远优于 3，5- 二叔丁基 –4- 羟基甲苯（BHT），不同的提取方法所得的提取物对自由基的清除作用有显著差别，其中以微波提取物的效果最佳，当其质量浓度为 1.2 mg · mL^{-1} 时，最大清除率高达 83.11%；龙眼肉高浓度水提取液可使动物血中谷胱甘肽过氧化物酶（GSH-Px）活力显著升高，LPO 及超氧化物歧化酶（SOD）活力未见改变。证明龙眼肉提取液具有一定的抗自由基作用。

5. 抗菌作用

龙眼肉的水浸剂（1：2）在试管内对奥杜盎小芽胞癣菌有抑制作用。用纸片法测试煎剂对痢疾杆菌有抑制作用。

6. 抗衰老

龙眼肉可以抑制体内的一种黄素蛋白酶 – 脑 B 型单胺氧化酶（MAO-B）的活性，这种酶和机体的衰老有密切的关系，即 MAO-B 的活性升高可加速机体的老化过程。该提取液在试管内可抑制小鼠肝匀浆过氧化脂质（LPO）的生成。因此，龙眼肉提取液可选择性地对脑 MAO-B 活性有较强的抑制作用。

7. 抗肿瘤

龙眼肉水浸液对人的子宫颈癌细胞 JTC-26 有 90% 以上的抑制率，比对照组博莱霉素（抗癌化疗药）要高 25% 左右，几乎和常用的抗癌药物长春新碱相当。

8. 增强免疫

龙眼多糖口服液给予小鼠连续灌胃 30 天后，能使小鼠的胸腺指数升高，能使小鼠的抗体数明显升高，同时使动物的溶血空斑数明显增加，能明显增强小鼠迟发型。

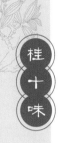

9. 神经系统调节作用

研究表明,龙眼果实提取物有增强小鼠记忆力的作用。龙眼肉中含有的阿糖腺苷具有抗焦虑作用,扭体实验发现其也具有镇痛作用。因此,龙眼肉的甲醇提取物可以通过作用于 GABA-er-gic 系统增强戊巴比妥的催眠作用。

(三)临床及其他应用

1. 临床应用

龙眼肉用于心脾两虚,惊悸、怔忡、失眠、健忘。本品能补益心脾,既不滋腻,又不雍气,故为滋补良药。常用于思虑过度、劳心伤脾引起的上述证候。单用即有效;也可与黄芪、人参、当归、酸枣仁等补气养血安神药同用,以增强疗效,如归脾汤。

龙眼肉用于气血不足之证。本品有补益气血的功效。如玉灵膏(代参膏),即以本品加白糖蒸熟,开水冲服,治气血不足之证。

龙眼肉用于恶性肿瘤术后恢复。本品与当归、党参、白术和排骨共同熬制,有利于恶性肿瘤化疗后和以血虚为主的病人。[46]原位乳腺癌不会造成患者死亡,但若癌细胞出现游离或扩散,形成转移,则会危及患者的生命。目前临床上多采用手术切除肿瘤,术后化学治疗,以改善患者的临床症状,提高生活质量,延长生存期。研究表明,化疗药物的毒副作用易引发其他并发症。中医药应用参术胶龙汤联合化疗用于乳腺癌术后治疗,可通过整体调理减少复发和转移及不良反应发生率,提高疗效。参术胶龙汤的组成包括党参、炙黄芪、炒白术、阿胶、龙眼肉、当归、白芍、补骨脂、柴胡、大枣、煨木香、陈皮、炙甘草。[47]

2. 其他应用

(1)食疗

龙眼肉质鲜嫩、色泽晶莹、营养丰富。现代药理研究表明,龙眼肉中含有的葡萄糖、蔗糖、蛋白质、脂肪、维生素、酒石酸、腺嘌呤、胆碱等成分能改善心血管循环、安定精神状况、疏解压力和紧张情绪,具有良好的滋养补益作用。可用于治疗病后体弱或脑力衰退,妇女在产后调补也很适宜。合理食用龙眼可以预防疾病,起到食疗同步的效果。

龙眼的吃法很多,除了直接吃以外还可加工成罐头、龙眼膏等,也可添加在八宝饭、莲子粥、大枣粥中,以下是龙眼的常见吃法。

① 睡前吃 10 枚龙眼肉,可养心安神,治疗心悸失眠。

② 龙眼肉 30 g,红枣 10 枚,粳米 100 g,煮粥 2 碗,加适量红糖,早晚各吃 1 碗。可健脾生血、养心益智,老年人尤宜。

③ 每天早晨用龙眼 10 枚,取出龙眼肉,煮荷包蛋 2 个,加适量白糖,空腹吃。补脾养心,生血益气。

④ 取龙眼肉 200 g,加高粱白酒 500 mL,泡 1 个月。每晚临睡时饮 15 mL。可消除疲劳、安神定志。

⑤ 取龙眼肉 20 g,放进 300 mL 的沸水浸泡约 5 mm。为经常熬夜、快节奏人群提神的首选。

⑥ 取龙眼肉 30 g,放进 500 mL 水中煮沸约 10 mm,加鸡蛋 2 个,稍煮片刻即可食用。经常食用可抗衰老、增强人体免疫力。

(2)龙眼酒

龙眼肉中具有较高糖分及营养物质,利用现代发酵原理,制备龙眼发酵酒。利用龙眼肉浆汁为培养基，以活性耐高温酒精发酵的干酵母和植物乳杆菌为菌种，经发酵、过滤、贮存和勾兑可获风味柔和醇香、味醇甜并具有浓郁龙眼香气的龙眼烧酒。利用滋补食药品人参、龙眼、红枣和糯米为原材料，采用传统工艺发酵黄酒，该滋补黄酒比普通黄酒具有更好的滋补营养功效。

（3）其他保健食品

果醋风味独特，营养价值丰富，富含保健因子，是深受消费者喜爱的保健食品，利用深层液态发酵原理，优化龙眼果醋发酵条件，研发出果香浓郁、醋香纯正、柔和可口、龙眼特色突出的果醋产品，市场前景良好。龙眼、银耳等原材料制备饮料。以五味子、龙眼、生姜、红茶为原料，制备复合保健饮料，经工艺优化，复合保健饮料口感良好、营养保健作用明显，具有龙眼等原材料的特色香味。龙眼还被运用到风味酸奶的制作，利用单因素和正交实验优化龙眼酸奶生产工艺条件，产品质量优异，口味独特，符合国家质量标准。龙眼与枣、枸杞、刺五加等食品原材料复合生产保健食品也多有报道。

（四）栽培生理学研究

龙眼一般采用小苗嫁接或高接换种等方法进行繁殖。龙眼嫁接的时间因地区和气候不同而有所差异，嫁接宜选择春季的 2~4 月和秋季的 9~10 月，该时段气温适宜，龙眼的成活率高。龙眼在生长发育过程中应注意修剪整形，尤其是幼树时期，需留主枝，控干高。龙眼春季栽培管理，应把握住"促、控、防、保"四字要诀；夏季管理则应注意生产上因时、因地制宜，参照"一个中心，两个合理，三个及时"的标准措施；在水肥管理方面，应及时排灌，施肥宜勤施薄施；结果母树则应施好花前肥、壮果促梢肥和采前肥；龙眼生长旺盛，年抽梢次数多，应适时培养结果母枝；暖冬时节，必要时可采取断根控冬梢。[48]龙眼常常出现大小年结果现象，可以加强果园深翻改土和有机肥施用，培养深厚的土壤和强大的根系，以恢复树势，也可采用枝组轮番结果方式，花果发育时期疏花疏果，以期促进果实增大和提高果实经济性状，同时也要抓好病虫害防治工作。此外，"冲梢"作为龙眼树种特殊的生理现象，也跟龙眼大小年结果有关。[49]龙眼生长的不同时期对生态因子中温度、日照和降水需求不同，如秋梢结果母枝抽生期气温高、日照多对其有利，降水多对其不利。龙眼花芽分化需要适当的寒积量。[50]根据土壤 pH 等特性施加不同比例的微量元素肥或能使龙眼增产。[51]

（五）遗传育种研究

1. 倍性育种

倍性育种包括单倍体与多倍体育种，其关键点和难点是单倍体的获取以及植株染色体的加倍。以优良品种"东璧"处于单核期的花药为材料，获得再生龙眼单倍体植株。[52]以龙眼幼胚培养诱导并筛选出细胞中含有三倍体甚至四倍体等染色体数目变异的愈伤组织团，对于离体筛选龙眼多倍体具有重要意义。[53]用流式细胞技术发现"早紫 1 号"×"无核荔"属间回交群体和"石硖"×"紫娘喜"属间杂种群体均可能有基因组大于高亲的超倍体和基因组小于低亲的亚倍体存在，这些变异幅度较大的杂种个体具有重要的遗传研究价值。[54]

2. 分子标记辅助育种

RAPD、SSR、ISSR 等分子标记可用来分析亲缘关系远近，确定杂交育种的父母本；鉴定杂种后代的真实性，降低假杂种率，缩短育种周期。此外，基于基因组重测序的 SNP 标记在分析亲缘关系、鉴定真假杂种的基础上，精确关联控制性状的 QLT，可为生物技术育种奠定基础。以"大乌圆"×"蜀冠"F1 代群体 90 个结果单株为材料，应用 SNP 分子标记数据构建了目前密度最大的分子遗传图谱，为后续的分子标记辅助选择育种奠定了基础。[55]

3. 生物技术育种

稳定高效的转化再生体系是生物技术育种的基础，精确定位控制目标性状的关键基因是生物技术育种的前提（尤其是质量性状基因与主效基因）。胚胎培养方面，诸多学者对龙眼胚培养中的培养基激素浓度、品种、材料大小、生长发育时间、光照以及培养过程中胚胎超微结构和内源激素变化等影响因素开展了大量研究，为深入开展龙眼胚培养的研究提供依据。[59-62]原生质体培养是品种改良和种质创新的重要方法，不仅可以导入外源目的基因，还可获得突变体材料。[56-59]通过建立单细胞和原生质体的体胚发生系统，探讨电融合技术进行荔枝与龙眼的原生质体融合的适宜条件，为龙眼新种质创建提供了技术平台。[60-61]

2017年，我国科学家赖钟雄主持的科研团队攻克了龙眼基因组杂合度高的难关，组装了高质量的龙眼基因组草图；[65]对10多个代表性龙眼品种进行了重测序，揭示了龙眼遗传上的高度多样性。同时，结合对不同组织器官的转录组分析，揭示了龙眼果实富含酚类等次生代谢物质以及抗性强的机制。这对于龙眼及近缘种属果树的种质资源研究、遗传改良以及药用价值的利用具有重要意义，对于无患子科植物的进化、比较基因组学和相关领域研究，具有重要参考价值。

（六）分子生物学研究

1. 分子标记研究

分子标记是进行种质亲缘关系分析和检测种质多样性的有效工具。分子标记可以鉴定植物品种或类型的亲本，分子标记辅助选择可大大提高选择的准确性和育种效率。应用DNA分子标记来构建遗传连锁图谱，比基于性状分离的传统作图方式速度快、效率高。目前，开展龙眼分子评价研究主要是RAPD与AFLP标记。

品种鉴定方面，应用RAPD技术对"热引17号""石硖""储良""大乌眼""广眼"等5个龙眼品种进行了分析，澄清了"热引17号"与其他4个品种为同物异名的可能。[63]应用RAPD技术分析了热带龙眼"四季蜜"与9个常规龙眼品种的遗传差异，从扩增的DNA图谱中，找到了3条"四季蜜"龙眼的RAPD特征带和2条"储良"龙眼的特征带，这些特征带可在一定程度上反映该品种的特异性，可能适用于品种的快速鉴定。[64]王心燕等用双引物RAPD成功地将"石硖"龙眼芽变系与母株（对照）区分开来。[65]用RAPD从DNA水平分析了龙眼品种间的亲缘关系，对31个品种或品系进行分类，把龙眼分为6大类：水涨乌龙岭类、赤壳处暑本类、东壁类、立冬本类、南湖焦核类、荔枝本类，该分类结果与形态学分类大体吻合。[66]

应用26条随机引物（RAPD）对22份龙眼资源进行了遗传多样性和亲缘关系分析，共扩增出190个位点，其中多态性位点102个，聚类分析结果认为台湾的"Fungkok"、中国的"Fukuyan"、马来西亚的"Malay"比较独特，各为一组，而其他的19个品种分为2组。[67]

利用RAPD标记技术对不同地域有代表性的16个基因型龙眼品种进行了遗传分析，表明地域不同的基因型龙眼具有丰富的遗传多样性，6条随机引物共扩增出84个多态性位点，平均每条引物扩增出14条多态性条带。其中云南、贵州和广东的龙眼遗传多样性较高，其次是福建、台湾、广西、四川和泰国，而印度尼西亚的最低。[68]

对95份龙眼遗传资源进行RAPD扩增分析，选用18条引物共产生197条扩增带，每条引物产生10.944条带；其中最多的207产生15条带；最少的是234产生7条带。根据RAPD表型数据矩阵建立亲缘关系聚类树状图，以结合距离 D=0.75 为界，将 95 个龙眼遗传资源分为中国龙眼和泰国龙眼两大品种群；以结合距离 D=0.6 为界，又将 89 份中国龙眼遗传资源分为红核子类、储良 – 壁类、福眼 – 乌龙岭类 3 大类；以 D=0.4 为界，把供试的 89 份中国龙眼遗传资源分为 11 组。[69]

利用 AFLP 标记对 46 份龙眼的 DNA 材料进行了遗传多样性和亲缘关系分析，根据各材料 DNA 选择性扩增结果计算出相互之间的相似系数，由相似系数构建亲缘关系树状图，在相似系数 0.76 水平上将供试材料分为 11 个品种群。[70]

应用 AFLP 标记和部分 rbcL 基因序列分析了中国龙眼的遗传多样性，发现在龙眼及其近缘种龙荔、荔枝三个物种之间无共有的 AFLP 标记，表明所有的龙眼品种与龙荔、荔枝在基因组水平上的遗传距离都比较远；9 对引物对 41 份龙眼资源分析共获得了 226 个 AFLP 标记，其中 66 个标记具有多态性；泰国品种 "Miaoqiao" 与中国的 40 个品种相比，遗传差异较大，而中国品种之间的遗传变异较小；4 个红核子品种存在着多态性；3 个东壁龙眼存在着变化。[71]

2. 功能基因研究

（1）*rbcL* 基因克隆及分析

1，5- 二磷酸核酮糖羧化酶 / 加氧酶（RuBisCo）是一种具有羧化和加氧双重功能的酶，在光合作用和光呼吸中都起着重要作用。RuBisCo 酶由 16 个亚基组成，包括 8 个大亚基和 8 个小亚基。其中大亚基基因（rbcL）由叶绿体基因组编码，小亚基基因（rbcS）由核基因组编码，全酶的底物活化中心和催化中心位于大亚基分子上。研究表明，利用 rbcL 基因的核苷酸序列，在分子水平上研究植物系统发育和分子进化已经发挥了重要作用。通过 southern 杂交和酶切等分析，分离和克隆了龙眼叶绿体的 *rbcL* 基因，对 *rbcL* 基因进行测序，序列长为 1836 bp，其中编码区 1428 bp，编码 475 个氨基酸和一个终止密码子。*rbcL* 基因的 5'上游区长 284 bp，在基因上游区 –191 ～ 220 bp 的范围内有推测的类钋原核生物的启动子序列，–10 区为 TACAAT（原核生物为 TATAAT），–35 区为 ITGCGC（原核生物为 ITGACA），两者都不同程度地表现出类似原核生物相应启动子元件的结构特征。[72] 龙眼 *rbcL* 基因的全长 cDNA 序列是亚热带果树中的第一个完整基因序列。

（2）抗坏血酸过氧化物酶（APX）基因及分析

抗坏血酸过氧化物酶（ascorbate peroxidase，APX）是活性氧清除的重要酶类。高等植物中的抗坏血酸存在多种同工酶，它们最大的区别在于叶绿体型和胞浆型，两者在酶学特性和核酸序列和分子机制上均有不同，核酸的同源性较低。采用 mRNA 差别显示法和 3'RACE 方法克隆了龙眼胚性愈伤组织叶绿体型 *APX* 和胞浆型 *APX*，以探讨龙眼胚发生机制的分子机制。在对叶绿体型 *APX* 分析时发现，龙眼体细胞胚胎在愈伤组织和形胚阶段具有一条子叶胚和成熟胚阶段不具备的 POD 同功酶谱带相印证，说明 *APX* 应该是龙眼体细胞胚胎发生的关键基因之一。[73]

（3）成花基因及分析

龙眼在生产过程中存在成花不同步、成花逆转等花发育调控问题，严重影响其生产的稳定性，因此有关龙眼成花相关基因的研究成为当前的热点之一。FLO/LFY 同源基因是花分生组织特异基因，为成花调控一个关键基因，该基因突变会导致花分生组织不能形成正常的花，而保持花序生长。根据不同植物 FLO/LFY 同源基因 3'端保守序列设计了简并引物，运用 RT–PCR 技术在龙眼花芽总 RNA 中扩增得到长度为 408 bp 的 *FLO/LFY* 同源基因片段。序列分析的结果表明，该同源基因片段与金鱼草 FLO、苹果 AFL2、AFLl、拟南芥 LFY 的核苷酸同源性分别达 98.8%、81.6%、81.1% 和

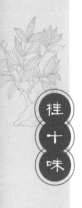

76.2%。[74]根据植物 *APETALAl*（AP1，控制花序分生组织特异基因）同源基因的高度保守性，设计合成一对特异引物，从龙眼基因组 DNA 中扩增得 N-r 长为 370 bp 的 AP1 同源基因片段。该片段序列包含两个内含子（长 96 bp 和 165 bp），编码区编码 36 个氨基酸。其核酸序列与花椰菜 AP1 基因同源性高达 91%，与欧亚种葡萄、苹果、柑橘、枇杷的 *AP1* 基因同源性均在 80% 以上，具有高度保守性。[75]

3. 蛋白组研究

为探讨龙眼成花逆转和正常发育阶段花芽的蛋白质组的变化，比较分析 2-DE 图谱后发现了 15 个差异表达的蛋白质，经 LC-MS/MS 串联质谱分析和数据库检索，有 10 个差异表达的蛋白质得到鉴定，4 个为 RuBisCo 大亚基，RuBisCo 是植物光合作用中一个最关键的酶；1 个为果糖二磷酸醛缩酶类蛋白，是植物光合作用、呼吸作用中的重要酶之一；1 个为推定的花色素还原酶，与植物花色素合成和花粉育性有关；1 个为 NDPK I 蛋白，该酶蛋白在植物体能量代谢途径中有重要作用；1 个为推定的 AP 蛋白，和植物细胞衰老、凋亡相关；1 个为 Asb-POD 酶蛋白，与植物体内自由基的清除有关；1 个为无机二磷酸酶 / 镁离子结合 / 焦磷酸酶，该酶蛋白在植物体中的作用尚不清楚。[76]

为探讨龙眼胚胎发育与分化的分子本质，阐明龙眼胚胎发育过程中从基因到性状表达的规律，对"立冬本"和"红核子"龙眼合子胚发育不同时期的蛋白质组进行了分离比较，发现龙眼胚胎不同发育时期蛋白质组存在差异，分离得到上调和下调差异蛋白质 36 个，初步鉴定了"立冬本"龙眼胚胎中的 12 个蛋白质（7 个为持家蛋白、5 个为差异蛋白）。[77]

4. 转录组研究

基于对龙眼胚性愈伤组织（EC）转录组及龙眼体胚发生早期的转录组分析发现，大量的植物开花时间相关基因在体胚发生过程中表达，包括光受体、生物钟、自主途径、春化途径、赤霉素途径、开花信号整合因子及下游开花时间相关基因等，通过 qRT-PCR 发现其在体胚发生不同阶段的表达具有差异性。[78]嫁接于"福眼"龙眼砧木上的"四季蜜"和"立冬本"新枝顶芽的转录组测序表明，SVP、GI、FKFI 和 ELF4 可能参与调节龙眼四季开花的性状，*ELF4* 可能是其中的一个关键基因。[79]Chen 等建立了龙眼胚性愈伤组织转录组。[80]对不同光处理的龙眼 EC 进行了转录组测序，共有 4463、1639 和 1806 个基因分别在黑暗与蓝光（DB）、黑暗与白光（DW）和白光与蓝光（WB）组合中差异表达。根据 GO 和 KEGG 分析，鉴定出的差异表达基因（DEGs）大部分涉及跨膜转运、牛磺酸和亚牛磺酸代谢、钙转运等。Mapman 分析显示，DB 处理的 DEG 比 DW 处理的更多，表明蓝光对龙眼 EC 代谢的调节作用明显强于其他处理。基于前期研究和转录组数据挖掘，构建了蓝光影响龙眼功能代谢物的基因信号网络，并显示 HY5、PIF4 和 MYC2 是该网络中的关键调控基因。[81]

5. 体胚发生研究

对龙眼体胚发生过程中的小 RNA（sRNA）进行了深入的研究分析，发现龙眼体胚的 sRNA 长度以 22-24 nt 为主，其中 24 nt 的 miRNA 所占的比例最多。[82]通过 RT-PCR 结合 RACE 法从龙眼胚性培养物中获得了不少参与体胚发生的基因，如参与能量代谢的小 G 蛋白亚族 *Ran* 基因。[83]还有越来越多的基因家族在龙眼胚性培养物中被鉴定出来，如 *AP2/ERF* 超基因家族。[84]用 2.5 uM 5-azac 处理龙眼胚性愈伤组织 9 d，以不加 5-azac 为对照组，采用 BGISEQ-500 测序平台进行 RNA 高通量测序。测序结果表明，对照组与处理组相比总共有 1,617 个差异表达的基因，主要富集在植物病原互作、植物激素信号转导、植物 MAPK 信号通路、淀粉和糖代谢及丁酸盐代谢、C5- 支化二元酸代谢、硫代谢、硒代化合物代谢等代谢通路。经 5-azac 处理后，龙眼 DNA 甲基化水平降低，促进与龙眼体胚发生相关基因（FUS3、ABI3、FT1、GABA-T3、CAS、GLP 等）和 AGO4 基因上调表达，从而促进龙眼早期体胚的发生。[85] Lin 等研究了内源 miRNA 诱捕靶标（eTMs）和 miR160 及靶基因 ARFI0、ARFI6、ARFI7 在龙眼体胚发生过程及响应外源激素的调控关系，dlo-miR160a、dlo-miR160a*、dlo-miR160d* 分别在鱼雷形胚、球形胚和子叶形胚阶段表达量最高，说明它们对龙眼体胚发生的中期和晚期的发育具有重要的作用；同时，鉴定出 4 个潜在的 miR160 的 eTM，其中 2 个可能参与破坏 *miR160a** 与靶基因的结合，并参与生长素和 ABA 的信号转导，揭示了 eTM-miR160-ARF10/16/17 在体胚发生过程中的潜在作用。[86] 此外，Lin 等研究了 eTM-miR167-ARF6/8 在龙眼体胚发生过程的功能，鉴定出了 2 个 miR167 的 eTM，发现这 2 个 eTM 在不完全胚性紧实结构和鱼雷形胚阶段几乎不表达，在球形胚中表达量却最高；eTM 在龙眼发生后期可能通过裂解靶基因 *ARF8* 进而负调控 dlo-miR167 的表达。[87] Xu 等在龙眼早期体细胞胚胎发生（SE）过程中鉴定出了来自 106 个不同 miRNA 家族的 289 已知 miRNA 和 1087 个新 miRNA，大多数 miRNA 潜在靶点与植物激素信号转导、可变剪接、酪氨酸代谢和硫代谢途径有关。通过 RNA 连接酶介导的 cDNA 末端快速扩增证实了 *dlo-miR166a-3p* 和 *lHD-zip8*、*dlo-miR397a* 和 *DlLAC7*、*dlo-miR408-3p* 和 *DlLAC12* 之间的调控关系。[88]

6. 龙眼种质遗传多样性研究

选用 10 对 AFLP 引物组合分析广西 38 个龙眼品种（优良单株）和两个龙眼近缘亚种龙荔单株，以及 10 个来自国内外其他产区龙眼品种的遗传多样性。在所扩增的 570 条 AFLP 主带中，有 485 条具有多态性，占 85.1%。所用引物可将供试的品种（优良单株）区分开来，供试材料的遗传相似系数在 0.39（两个亚种间）至 0.98 之间。根据遗传相似系数得到的分类树状图与传统方法的分类结果相类似，表明广西龙眼种质具有较广泛的遗传多样性。

广西龙眼优良单株分为 10 个类群。类群 1 有细核脆香、龙眼 0506、桂香、石硖、五象岭石硖、国庆 1 号、龙眼 1 号等 7 个品种（优良单株），为石硖类型或性状与之相近的品种（优良单株）。类群 2 包括白平及储良等 19 个品种，其又可以分为 5 个亚类，亚类包括白平、早熟广眼、大广眼、小广眼、龙眼 0501 等大部分广眼类型品种；亚类 II 包括龙眼 0503、桂龙早 1 号、大乌圆 8213、巨乌、大乌圆 8902、大乌圆（nxy-2）、大乌圆、大圆（nxy-1）、木格大乌圆等大乌圆类型品种（优良单株）和早白露、车站等品种，其余 3 个品种（优良单株）中秋 1 号、热带型龙眼（pn-1）、储良与同一类群中的其他品种（优良单株）亲缘关系较远，分别单独归为一个亚类。类群 3 有桂明 1 号和良庆类 2 号 2 个品种。类群 4 有博白广眼、桂焦 2 号、冰糖肉、六司、灵龙、迟白露等 6 个品种。类群 5 有 5 个品种，包括 1 个泰国品种（依登），一个广东品种（双孖木）和 3 个福建品种油潭本、立冬本和普明庵。类群 6 有油面石硖和国宝两个品种。类群 7 有中秋（北流）、冰糖果和迟广眼 3 个品种，类群 8 有国庆 2 号 1 个品种，类群 9 有桂焦 1 号 1 个品种。类群 10 为依器和苗翘两个泰国品种。

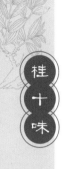

九、常用古今方选

（一）经典名方

1. 补脾安神合剂

【处方】白术3g，当归3g，白茯苓3g，黄芪（炙）3g，龙眼肉3g，远志3g，炒酸枣仁3g，木香1.5g，炙甘草1g，人参3g。

【功能主治】主治神经衰弱、失眠、头晕、功能性子宫出血、崩漏、血小板减少性紫癜、再生障碍性贫血、白细胞减少症；又用以治疗胃、十二指肠溃疡、脑外伤后遗症、头痛、脱发、特发性水肿、心脏病、月经不调等病症。

【出处】《正体类要》卷下。

2. 人参归脾丸

【处方】人参41g，白术（麸炒）81g，茯苓81g，炙甘草20g，炙黄芪41g，当归81g，木香20g，远志（制）81g，龙眼肉81g，酸枣仁（炒）41g，蜂蜜（炼）483g，小蜜丸341g。

【功能主治】益气补血，健脾养心。主治心脾两虚，气血不足所致的心悸、怔忡，失眠健忘，食少体倦，面色萎黄以及脾不统血所致的便血、崩漏，带下等症。

【出处】《中华人民共和国卫生部药品标准》中药成方制剂（第四册）。

3. 养心宁神丸

【处方】党参1440g，酸枣仁（炒）281g，茯苓（炒）467g，远志（制）55g，白术（炒）287g，莲子（炒）641g，山药（炒）641g，丹参608g，大枣428g，龙眼肉641g，石菖蒲21g，陈皮45g。

【功能主治】养心益脾，镇静安神。主治神经衰弱，心悸失眠，耳鸣目眩。

【出处】《中华人民共和国卫生部药品标准》中药成方制剂（第十一册）。

（二）中成药

1. 归脾丸

【成分】党参、白术（炒）、炙黄芪、茯苓、远志（制）、酸枣仁（炒）、龙眼肉、当归、木香、大枣（去核）、炙甘草。

【功能主治】益气健脾，养血安神。主治气血两亏、体力衰弱、惊悸不寐、崩漏便血。

2. 乌圆补血口服液

【成分】龙眼肉、制何首乌。

【功能主治】补益气健脾，益气养血。主治心悸怔忡、健忘失眠、头昏目眩、倦怠乏力等。

3. 心神安胶囊

【成分】绞股蓝、黄芪、人参、茯苓、白术、当归、龙眼肉、木香、石菖蒲、酸枣仁、远志、五味子、麦冬、丹参、川芎、延胡索。

【功能主治】健脾益气，养心安神。主治心脾两虚证，症见倦怠乏力，神疲健忘，心慌，失眠多梦。

4. 肾宝合剂

【成分】蛇床子、川芎、菟丝子、补骨脂、茯苓、红参、小茴香、五味子、金樱子、白术、当归、龙眼肉、覆盆子、制何首乌、车前子、熟地黄、枸杞子、山药、淫羊藿、葫芦巴、黄芪、肉苁蓉、炙甘草。

【功能主治】调和阴阳，温阳补肾，扶正固本。主治腰腿酸痛、精神不振、夜尿频多、畏寒怕冷；妇女月经过多，白带清稀。

5. 参茸卫生丸

【成分】人参、莲子、白芍、琥珀、牡蛎、龙骨、鹿茸、秋石、鹿尾、陈皮、牛膝、砂仁、木香、当归、黄芩、川芎、红花、续断、沉香、鹿角、大枣、茯苓、甘草、地黄、党参、木瓜、黄芪、锁阳、远志（制）、麦冬、苍术、清半夏、枸杞子、紫河车、桑寄生、猪脊髓、熟地黄、猪腰子、制何首乌、龙眼肉、香附（醋制）、肉苁蓉（酒制）、杜仲（盐制）、没药（醋制）、乳香（醋制）、狗脊（沙烫）、肉豆蔻、补骨脂（盐制）、白术（麸炒）、酸枣仁（炒）、山茱萸（酒制）。

【功能主治】补血益气，兴奋精神。主治气血两亏，思虑过度所致的身体虚弱、精神不振、筋骨无力、腰膝酸痛、自汗盗汗、头昏眼花、妇女白带量多、腰疼腹痛。

6. 红芪口服液

【成分】红芪、莲灵芝、冬虫夏草、淫羊藿、核桃仁、肉苁蓉、刺五加、酸枣仁、天冬、枸杞子、百合、炙黄芪、山药、茯苓、薏苡仁、熟地黄、制何首乌、丹参、龙眼肉、莲子、芡实、金樱子、山楂、鸡内金、陈皮、炙甘草、大枣、蜂蜜。

【功能主治】补气固表。主治阴阳两虚、气血亏损所致的神疲体倦，头晕目眩。

7. 消疲灵颗粒

【成分】人参、麦冬、五味子、黄芪、当归、龙眼肉、肉桂、灵芝、鸡血藤、茯苓、山楂、丹参、枣仁、阿胶。

【功能主治】益气活血，养血安神。主治过度疲劳引起的心悸气短、四肢酸痛、全身无力、精神疲惫、烦躁失眠、食欲不振和病后体质虚弱。

8. 养心宁神丸

【成分】党参、莲子（炒）、龙眼肉、丹参、山药（炒）、白术（炒）、茯苓（炒）、酸枣仁（炒）、远志（制）、石菖蒲、陈皮、大枣。

【功能主治】养心益脾，镇静安神。主治神经衰弱、心悸失眠、耳鸣目眩。

9. 乌鸡桂圆养血口服液

【成分】乌鸡粉、龙眼肉、枸杞子、大枣。

【功能主治】滋补肝肾，益气养血。主治肝肾不足、气血两虚所致的腰膝酸软、头晕耳鸣、心悸气短、食欲不振、四肢乏力。

参考文献

［1］李锡文，白佩瑜，李雅茹，等．中国植物志：第三十一卷［M］．北京：科学出版社，1982：223-226．

［2］谢世华．龙眼肉掺伪鉴别［J］．时珍国医国药，1999（05）：40．

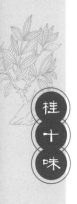

［3］刘真.东观汉记［M］.北京：中华书局，2008.

［4］嵇含.南方草木状［M］.北京：商务印书馆，1955：12.

［5］唐慎微.证类本草［M］.北京：人民卫生出版社.1982.330.

［6］陶弘景.本草经集注［M］.北京：人民卫生出版社.1994：187.

［7］卢多逊.开宝本草［M］.合肥：安徽科学技术出版社，1998：273.

［8］吴普.吴氏本草［M］.北京：中医古籍出版社，2005：16.

［9］寇宗奭.本草衍义［M］.北京：人民卫生出版社，1990：86.

［10］王继先.绍兴本草［M］.北京：中医古籍出版社，2007：349.

［11］苏颂.本草图经［M］.合肥：安徽科学技术出版社，1994：360.

［12］陈嘉谟.本草蒙筌［M］.北京：中国古籍出版社，2008：295.

［13］周亮工.闽小记［M］.福州：福建人民出版社，1985.

［14］李时珍.本草纲目［M］.北京：科学出版社.2018：5085.

［15］吴其浚.植物名实图考［M］.北京.中华书局.1963：754.

［16］国家中医药管理局《中华本草》编委会.中华本草：第5卷［M］.上海：上海科学技术出版社.
1999：109.

［17］杨孚.南裔志［M］.广州：广东科技出版社出版，2009.

［18］陈衍.宝庆本草折衷［M］.北京：人民卫生出版社，1991：93-94.

［19］李杲.食物本草点校本［M］.北京：人民卫生出版社，1994.

［20］李中立.本草原始［M］.北京：人民卫生出版社，2007：353.

［21］黄功绣.本草求真［M］.北京：中国中医药出版社，1997：8-9.

［22］王翃.握灵本草［M］.北京：中国中医药出版社，2012：144.

［23］吴继志.质问本草［M］.北京：中医古籍出版社，1984：375-376.

［24］章穆.调疾饮食辩［M］.北京：中医古籍出版社，1987：96.

［25］毛对山.对山医话［M］.北京：人民军医出版社，2012：85.

［26］陈仁民.药物出产辨［M］.1930：94.

［27］梅得春.海外回归中医善本古籍丛书：第9册［M］.北京：人民卫生出版社，2003：772.

［28］李中梓.李中梓医学全书［M］.北京：中国中医药出版社，1999：718.

［29］王士雄.随息居饮食谱［M］.天津：天津科学技术出版社，2003：54.

［30］万斯斯，黄琳琅.龙眼肉和荔枝肉的真伪鉴别［J］.中国现代药物应用，2010，4（21）：
179-180.

［31］国家药典委员会.中华人民共和国药典［S］.北京：中国医药科技出版社，2020：100.

［32］李玥.不同产地龙眼肉多糖含量测定［J］.甘肃中医学院学报，2012，29（01）：59-60.

［33］罗国平，孟会宁.龙眼肉中葡萄糖的含量测定［J］.药品评价，2006，3（6）：440-442.

［34］钟名诚，饶伟文，肖聪.HPLC-ELSD法测定龙眼肉中果糖、葡萄糖、蔗糖的含量［J］.中
国药品标准，2011，12（01）：44-48.

［35］秦洁华，李雪华，肖庆，等.龙眼壳多糖含量的测定及其免疫活性研究［J］.西北药学杂志，

2010，25（02）：110-112．

［36］陈秀萍，胡文舜．龙眼果实挂树保鲜前后糖组分含量的变化［J］．东南园艺，2019，7（02）：5-9．

［37］陈秀萍，邓朝军，胡文舜，等．龙眼种质资源果实糖组分及含量特征分析［J］．果树学报，2015，32（03）：420-426．

［38］戴宏芬，黄炳雄，王晓容，等．18个龙眼品种果肉中氨基酸含量的HPLC测定［J］．广东农业科学，2010，37（10）：125-128．

［39］彭新生，周艳星，郑伟清，等．采收季节对龙眼叶中总黄酮含量影响［J］．广州化工，2013，41（16）：76-77．

［40］王芳，王俊，傅秀娟．紫外分光光度法测定龙眼核提取物中总甾醇的含量［J］．现代医药卫生，2014，30（04）：501-502．

［41］梁洁，柳贤福，孙正伊，等．不同产地龙眼叶中3种黄酮类物质含量测定［J］．医药导报，2013，32（08）：1064-1066．

［42］肖维强，戴宏芬，黄炳雄，等．石硖龙眼HPLC指纹图谱的研究［J］．食品科学，2009，30（04）：154-157．

［43］吴翠，马玉翠，巢志茂．龙眼肉理化指标与两类贮藏库温度积的动态分析［J］．中国中医基础医学杂志，2017，23（08）：1158-1161．

［44］吴翠，唐春风，马玉翠，等．不同色泽龙眼肉中5-羟甲基糠醛的含量测定及相关性分析［J］．时珍国医国药，2018，29（01）：42-44．

［45］盛康美，王宏洁．龙眼肉的化学成分与药理作用研究进展［J］．中国实验方剂学杂志，2010，16（05）：236-238．

［46］林越．恶性肿瘤病人化疗后药膳五则［J］．东方药膳，2008，12：16．

［47］何千．自拟参术胶龙汤联合化疗在乳腺癌术后的应用［J］．中国中医药科技，2019，26（4）：622-624．

［48］姚文，林文忠，武竞超，等．中国龙眼的研究进展［J］．南方农机，2018，49（02）：181-182．

［49］郑少泉，曾黎辉，张积森，等．新中国果树科学研究70年—龙眼［J］．果树学报，2019，36（10）：1414-1420．

［50］李艳兰，苏志，涂方旭．若干气候因素对广西荔枝龙眼产量的影响［J］．广西科学院学报，2002，18（03）：135-140．

［51］叶素莲，陈金洪．钙硫锌硼肥对龙眼产量及品质的影响［J］．广西农业科学，2009，40（06）：696-699．

［52］杨永青，魏文雄．龙眼花粉植株的诱导［J］．遗传学报，1984，11（4）：288-293．

［53］赖钟雄，陈春玲，黄素华，等．龙眼胚性愈伤组织长期继代培养及其染色体数目变异［J］．福建农业大学学报，2001（01）：29-32．

［54］胡磊．龙眼荔枝有性杂交、杂种流式细胞术鉴定及优株选育［D］．广州：华南农业大学，

龙
眼
肉

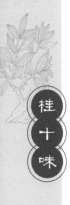

2016.

［55］薛鑫，石胜友，侯世奎. 龙眼‘蜀冠’×‘大乌圆’杂交后代果实品质性状多样性分析及综合评价［J］. 园艺学报，2020，47（05）：827-836.

［56］廖斌，李汉生，徐小萍，等. 不同光照条件对龙眼胚性悬浮细胞培养及柯里拉京合成的影响［J］. 福建农业学报，2019，34（01）：27-34.

［57］赖钟雄，陈春玲. 龙眼体细胞胚胎高质量浓度蔗糖成熟培养后的超微结构变化［J］. 福建农林大学学报（自然科学版），2002，31（2）：188-191.

［58］方智振，赖钟雄. 龙眼体胚发生中期发育同步化的初步调控［J］. 中国农学通报，2009，25（01）：152-155.

［59］赖钟雄，陈春玲. 龙眼体细胞胚胎发生过程中的内源激素变化［J］. 热带作物学报，2002，23（2）：41-47.

［60］赖钟雄，陈振光. 龙眼单细胞培养及其体胚发生再生植株［J］. 热带作物学报，2003，24（02）：16-18，98.

［61］赖钟雄，陈振光. 龙眼荔枝属间原生质体电融合［J］. 福建农业大学学报（自然科学版），2001，30（3）：347-352.

［62］Lin Y，Min J，Lai R，et al. Genome-wide sequencing of longan（*Dimocarpus longan* Lour.）provides insights into molecular basis of its polyphenol-rich characteristics［J］. Giga science，2017，6（5）：1-14.

［63］陈有志，刘成明. 龙眼品种 RAPD 鉴别及分析［J］. 中国果树，2001（04）：31-32.

［64］钟伟，林晓东，朱芳德，等. 应用 RAPD 技术分析热带龙眼四季蜜与常规龙眼品种的遗传差异［J］. 中山大学学报（自然科学版），2004，43（S1）：65-68.

［65］王心燕，肖璇，乔爱民，等. ‘石硖’龙眼芽变系双引物 RAPD 鉴定的研究［J］. 园艺学报，2006，33（1）：134-136.

［66］林同香，陈振光，戴思兰，等. RAPD 技术在龙眼品种分类中的应用研究［J］. 植物学报，1998，40（12）：76-82.

［67］Yonemoto Y，Chowdhury A K，Kato H，et al. Cultivars identification and their genetic relationships in *Dimocarpus longan* subspecies based on RAPD markers［J］. Scientia horticulturae，2006，109：147-152.

［68］高慧颖，姜帆，陈秀萍，等. 不同地域的代表性基因型龙眼 RAPD 分析［J］. 福建林业科技，2007，34（1）：67-71，88.

［69］钟凤林，潘东明，郭志雄，等. 龙眼种质资源的 RAPD 分析［J］. 中国农学通报，2007，23（7）：558-563.

［70］易干军，谭卫萍，霍合强，等. 龙眼品种（系）遗传多样性及亲缘关系的 AFLP 分析［J］. 园艺学报，2003，（3）：272-276.

［71］Lin T，Lin Y，Ishiki K. Genetic diversity of *Dimocarpus longan* in China revealed by AFLP markers and partial *rbcL* gene sequences［J］. Scientia horticulturae，2005，103（4）：

489–498.

［72］林同香，陈振光 . 龙眼 *rbcL* 基因结构分析［J］. 园艺学报，1999，26（5）：291–296.

［73］李惠华，赖钟雄，陈桂信，等 . 龙眼胚性愈伤组织胞浆型抗坏血酸过氧化物酶基因 3' 末端序列的同源克隆［J］. 农业生物技术学报，2006，14（1）：141–142.

［74］郑丽霞，林晓东，朱芳德，等 . 龙眼 *FLO/LFY* 同源基因 cDNA 片段的克隆［J］. 中山大学学报（自然科学版），2004，43（S1）：60–64.

［75］高慧颖，李韬，姜帆，等 . 龙眼 *APETALA1*（*AP1*）同源基因的克隆与序列分析［J］. 福州：福建果树，2006，137（2）：1–3.

［76］龙强 . 龙眼（*Dimocarpus longan* Lour.）成花逆转蛋白质组学的初步研究［D］. 福州：福建农林大学，2006.

［77］李燕，蔡建秀，郑少泉，等 . "红核子" 龙眼胚胎发育不同时期的蛋白质组分析［J］. 热带作物学报，2006，27（4）：64–68.

［78］Lai Z，Lin Y . Analysis of the global transcriptome of longan （*Dimocarpus longan* Lour.）embryogenic callus using Illumina paired–end sequencing［J］. BMC Genomics，2013，14（1）：561.

［79］Jia T，Wei D，Meng S，et al . Identification of regulatory genes implicated in continuous flowering of longan （*Dimocarpus longan* L.）［J］. PLoS One，2014，9（12）：el14568.

［80］Chen Y，Xu X，Liu Z，et al . Global scale transcriptome analysis reveals differentially expressedgenes involve in early somatic embryogenesis in *Dimocarpus longan* Lour［J］. BMC Genomics，2020，21（1）：4.

［81］Li H，Lyu Y，Chen X，et al . Exploration of the Effect of Blue Light on Functional metabolite Accumulation in Longan Embryonic Calli via RNA Sequencing［J］. International Journal of molecular Sciences，2019，20（2）：441.

［82］Lin Y L，Lai Z X . Comparative analysis reveals dynamic changes in miRNAs and their targets and expression during somatic embryogenesis in longan （*Dimocarpus longan* Lour.）［J］. PloS one，2013，8（4）：e60337.

［83］Fang Z，Lai C，Zhang Y，et al . Molecular cloning，structural and expression profiling of *DlRan* genes during somatic embryogenesis in *Dimocarpus longan* Lour.［J］. Springerplus，2016，5（1）：181.

［84］Zhang S，Zhu C，Lyu Y，et al . Genome–wide identification，molecular evolution，and expression analysis provide new insights into the APETALA2/ethylene responsive factor （*AP2/ERF*）superfamily *in Dimocarpus longan* Lour［J］. BMC Genomics，2020，21（1）：62–82.

［85］Chen R，Chen X，Huo W，et al . Transcriptome analysis of azacitidine （5–AzaC）–treatment affecting the development of early somatic embryogenesis in *Dimocarpus longan*［J］. Journal of Horticultural Science and Biotechnology，2020，96（3）：1–13.

［86］Lin Y，Lai Z，Tian Q，et al . Endogenous target mimics down–regulate miR160 mediation of

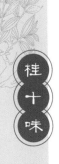

ARF10,-16, and -17 cleavage during somatic embryogenesis in *Dimocarpus longan* Lour［J］. Frontiers in Plant Science，2015，6：e219.

［87］Lin Y，Lai Z，Lin L，et al. Endogenous target mimics，microRNA 167,and its targets *ARF6* and *ARF8* during somatic embryo development in *Dimocarpus longan* Lour.［J］. Molecular Breeding，2015，35（12）：227.

［88］Xu X，Chen X，Chen Y，et al. Genome-wide identification of miRNAs and their targets during early somatic embryogenesis in *Dimocarpus longan* Lour.［J］. Scientific Reports，2020，10：4246.

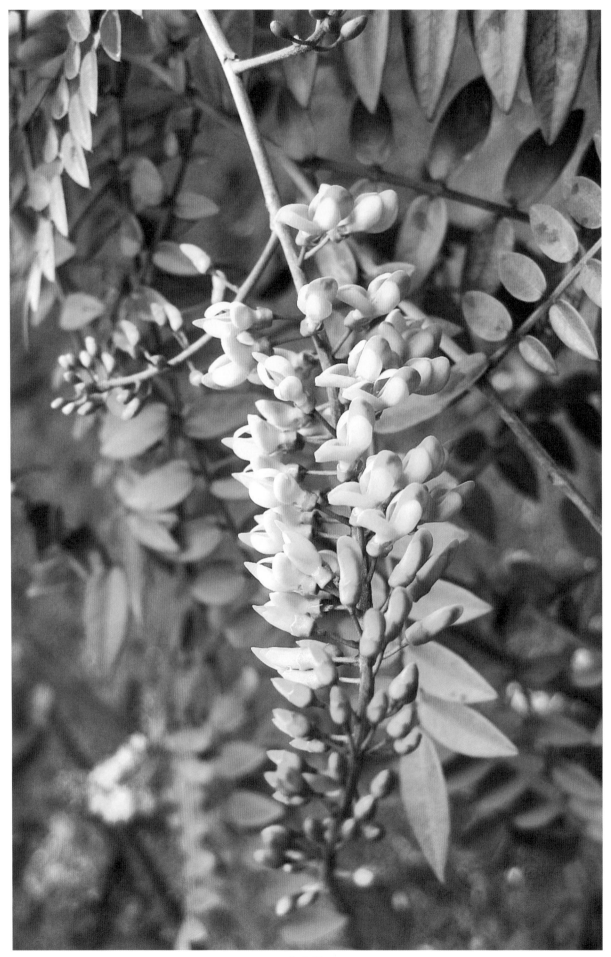

越南槐

山豆根

药材名	山豆根
药用部位	干燥根和根茎
功能主治	清热解毒，消肿利咽。用于火毒蕴结，乳蛾喉痹，咽喉肿痛，齿龈肿痛，口舌生疮
性味归经	苦，寒；有毒。归肺、胃经
基原植物	豆科 Fabaceae 越南槐 *Sophora tonkinensis* Gagnep.

一、植物形态特征

灌木，茎纤细，有时攀缘状。根粗壮。枝绿色，无毛，圆柱形，分枝多，小枝被灰色柔毛或短柔毛（图6-1）。羽状复叶长 10 ～ 15 cm；叶柄长 1 ～ 2 cm，基部稍膨大；托叶极小或近于消失；小叶 5 ～ 9 对，革质或近革质，对生或近互生，椭圆形、长圆形或卵状长圆形，长 15 ～ 25 mm，宽 10 ～ 15 mm，叶轴下部的叶明显渐小，顶生小叶大，长达 30 ～ 40 mm，宽约 20 mm，先端钝，骤尖，基部圆形或微凹成浅心形，腹面无毛或散生短柔毛，下面被紧贴的灰褐色柔毛，中脉腹面微凹，背面明显隆起；小叶柄长 1 ～ 2 mm，稍肿胀。总状花序或基部分枝近圆锥状，顶生，长 10 ～ 30 cm；总花梗和花序轴被短而紧贴的丝质柔毛，花梗长约 5 mm；苞片小，钻状，被毛；花长 10 ～ 12 mm；花萼杯状，长约 2 mm，宽 3 ～ 4 mm，基部有脐状花托，萼齿小，尖齿状，被灰褐色丝质毛；花冠黄色，旗瓣近圆形，长 6 mm，宽 5 mm，先端凹缺，基部圆形或微凹，具短柄，柄长约 1 mm，翼瓣比旗瓣稍长，长圆形或卵状长圆形，基部具 1 三角形尖耳，柄内弯，与耳等长，无皱褶，龙骨瓣最大，常呈斜倒卵形或半月形，长 9 mm，宽 4 mm，背部明显呈龙骨状，基部具 1 斜展的三角形耳；雄蕊 10 枚，基部稍连合；子房被丝质柔毛，胚珠 4 粒，花柱直，无毛，柱头被画笔状绢质疏长毛。荚果串珠状，稍扭曲，长 3 ～ 5 cm，直径约 8 mm，疏被短柔毛，沿缝线开裂成 2 瓣，有种子 1 ～ 3 粒；种子卵形，黑色。花期 5 ～ 7 月，果期 8 ～ 12 月。[1]

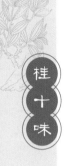

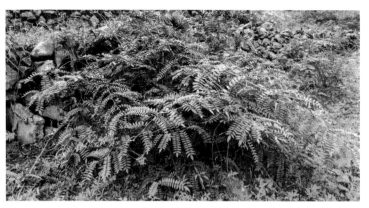

图 6-1　山豆根基原植物（彭玉德　摄）

二、生物学特征

（一）分布区域

山豆根主要分布在北热带、南亚热带以及中亚热带的石山地区，往往长于石灰岩山区山腰、山顶的石缝中，或者长在石山地区的乔灌混交林下的腐殖土中。在中国主要分布于滇黔桂的石灰岩山区：东至广西忻城县，西至云南蒙自市，南至广西龙州县，北至贵州长顺县，经度 E103° 13′ ～ 109° 7′，纬度 N22° 27′ ～ 26° 17′，海拔 340 ～ 1700 m。在中国数字植物标本馆收录的山豆根标本共 152 份，采集地分布于广西（70 份）、贵州（54 份）、云南（22 份）、重庆（5 份），可见广西为山豆根的主要野生分布区域之一。

（二）对气温的要求

适合山豆根生长的年平均气温 18 ～ 22℃，最适生长气温 22 ～ 32℃。在其他气候生态因子保持一定水平时，6、7、8 月平均极端高温适当降低和年均降水量适当增加将有利于山豆根生物碱含量的合成与累积。[2]

（三）对水分的要求

适宜生长的年均降水量为 1500 ～ 2000mm，年平均空气相对湿度宜在 75% 以上。重度干旱时，山豆根的主根弱小，须根丛生；供水良好，山豆根主根粗壮，但是水分过高，易造成根腐病。

（四）对光照的要求

山豆根适宜的生长环境一般位于光照充足的山顶或山坡，光照不佳的区域通常植株较小或不易开花。山豆根幼苗期荫蔽度为 50% ～ 60%，定植 1 年后荫蔽度为 15% ～ 20%。此外，种植密度能显著影响山豆根药用活性成分的含量，每亩种植 3000 ～ 3500 株更利于山豆根的产量和质量的提高。[3]

（五）对土壤的要求

人工栽培应选土层深厚、土质疏松、渗水透气良好的砂质壤土，也可种植于石灰岩地区的山顶、山脊等，土壤类型为棕色石灰土、黑色石灰土、黄棕壤土，土壤偏酸性，其中富含腐殖质的黑色石灰岩土或黄棕壤土最佳。镉、汞、砷、铜、铅、铬等各项土壤污染指标必须低于国家标准的限值。[4]另外，山豆根的主要有效成分为生物碱类，土壤中的氮素对山豆根的生长及氧化苦参碱的合成有明显的促进作用，因此在山豆根种植过程中应重视氮元素的补充。

三、药材性状

根茎呈不规则的结节状，顶端常残存茎基，其下着生根数条。根呈长圆柱形，常有分枝，长短不等，直径 0.7 ～ 1.5 cm。表面棕色至棕褐色，有不规则的纵皱纹及横长皮孔样突起。质坚硬，难折断，断面皮部浅棕色，木部淡黄色。有豆腥气，味极苦，其性状描述分别见表 6-1 和图 6-2。[5]

表 6-1　山豆根商品规格等级划分表

规格	性状描述	
	共同点	区别点
选货	根茎呈不规则的结节状，顶端常残存茎基，其下着生根数条。根呈长圆柱形，常有分枝，长短不等。表面棕色至棕褐色，有不规则的纵皱纹及横长皮孔样突起。质坚硬，难折断，断面皮部浅棕色，木部淡黄色。有豆腥气，味极苦	根径 1.0 ～ 1.5 cm，根长 38 ～ 50 cm，单株重达到 60 g 以上
统货		根径 0.7 ～ 1.5 cm，根长 20 ～ 50 cm，单株重达到 20 g 以上

注：当前药材市场山豆根规格按照入药部位的外观性状进行划分，主要以根的大小和长短区分优劣等级，优选出大小及长度较均匀的药材作为选货，未加以精选的药材为统货。

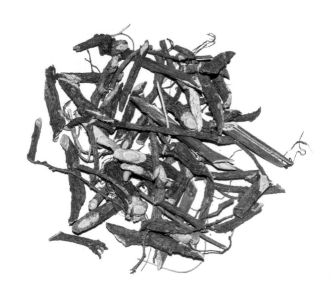

图 6-2　山豆根药材饮片（彭玉德　摄）

四、本草考证与道地沿革

（一）基原考证

山豆根药材始载于宋代的《开宝本草》，此后有十多部本草对其收载。根据对历代文献考证，山豆根的形态描述主要集中在四种，一是《开宝本草》《本草图经》《证类本草》《本草乘雅半偈》等记录的"苗蔓如豆根"，[6-9] 二是《本草品汇精要》《本草纲目》等记载的"广南（今广西一带）者如小槐，高尺余"，[10,11] 三是《本草蒙筌》记录的"俗呼金锁匙，苗长一尺许。叶两傍而有曲钮，

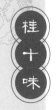

子成簇而色鲜红。粒似豆圆，名因此得"，[12]四是《质问本草》记载的"苗高六七寸，布地，叶厚硬，六月开小白花，晚秋熟实。细观此种，根叶原与山豆根无异。再查其苗蔓，如豆，经冬不凋，便是山豆根。"[13]除了文字描述，部分本草还附了绘图。从图绘来看，本草收载的山豆根药材基原物种有近 10 种，比文字描述的物种更为混乱。结合文字描述、图绘（图 6-3）和产地记录，自宋代开始，不同地点的山豆根药材具有不同的基原物种，而《植物名实图考》记载的"山豆根，今以治咽喉痛要药，江西、湖南别有山豆根，皆以治喉之功得名，非一种"，[14]也说明了这一点。对照《全国中草药汇编》的图绘，"广南者如小槐，高尺许"的描述以及《本草图经》《本草品汇精要》《本草纲目》和《金石昆虫草木状》的山豆根图绘与槐属植物形态相似，主要表现在植株性状、根系和羽状复叶，与现代山豆根药材基原物种越南槐的形态特征"灌木。根粗壮。茎纤细，有时攀缘状。羽状复叶，小叶 5～9 对。"相似。而《本草原始》等的山豆根图绘则与越南槐药用部位的形态特征基本相同。结合本草对山豆根产地的记载"广南一种如小槐"，说明产自广西的山豆根应为越南槐。通过查阅大量腊叶标本信息，其余基原物种疑为防己科、紫金牛科等科属的植物。

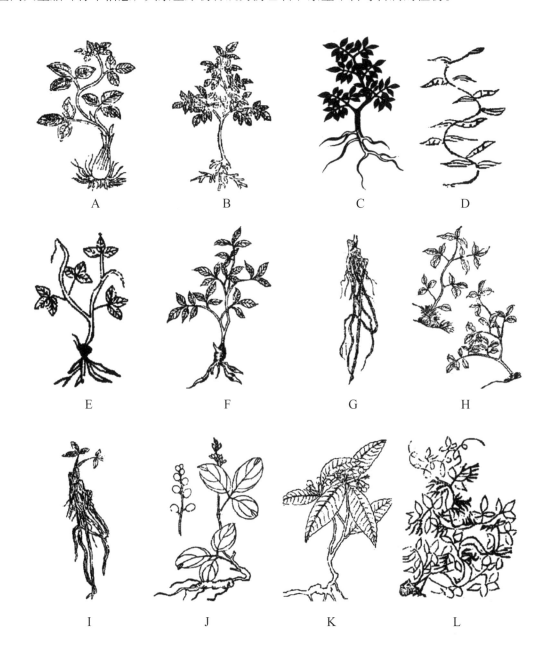

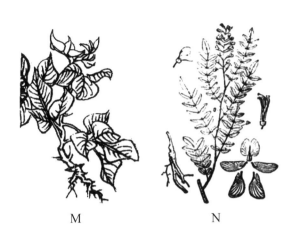

M　　　　　　　　　　N

A.《本草图经》《本草品汇精要》和《金石昆虫草木状》中山豆根[15, 16]；B.《本草图经》中山豆根[15]；C.《本草品汇精要》和《金石昆虫草木状》中山豆根[16]；D.《太乙仙制本草药性大全》中山豆根[15]；　E、F.《本草纲目》中山豆根[15]；G.《本草原始》中山豆根[15]；H.《三才图会》《古今图书集成·草木典》和《植物名实图考》中山豆根[15]；I.《本草汇言》和《本草求真》中山豆根[15]；J.《质问本草》中山豆根[15]；K.《植物名实图考》中山豆根[15]；L.《草木便方》中山豆根[15]；M.《本草简明图说》中山豆根[15]；N.《全国中草药汇编》中山豆根[17]

图6-3　山豆根绘图

（二）产地变迁

山豆根药材的产地始载于《本草图经》，道地产区的记载在不同时期有一定的变化，主要记载详见表6-2。

表6-2　山豆根药材产地变迁表

年代	出处	产地描述
宋	《本草图经》	生剑南山谷，今广西亦有，以忠、万州者佳。广南者小如槐[7]
宋	《证类本草》	生剑南山谷[6]
南宋	《宝庆本草折衷》	生剑南山谷，及广西、广南，忠、万、宜、果州[18]
明	《本草品汇精要》	生剑南山谷，今广西亦有。[道地]宜州、果州，以忠、万州者佳[11]
明	《药性粗评》	两广山谷处处有之，以忠、万州者佳[19]
明	《本草蒙筌》	各处山谷俱有，广西出者独佳[12]
明	《本草纲目》	生剑南及宜州、果州山谷，今广西亦有，以忠州、万州者为佳[20]
明	《本草原始》	始生剑南山谷，今广西亦有，以忠、万州者为佳[21]
明	《本草乘雅半偈》	出剑南、宜州、果州，及广西忠州、万州[8]
清	《握灵本草》	出广西[22]
清	《伤寒瘟疫条辨》	广出者佳[23]
清	《植物名实图考》	以产广西者良。江西、湖南别有豆根，皆以治喉之功得名，非一种。……然余所见江右、湘、滇之产，味皆薄，而与原图异。而原图又非如小槐者。不至其地，焉知其是耶？非耶[14]
清	《本草易读》	生剑南及宜州、果州，广西忠州、万州诸处[24]
1930	《药物出产辨》	产广西南宁、百色等处[25]

由表6-2可以看出，从宋代开始就有山豆根药材产自广西的记载，四川、重庆、广东、江西、湖南等地也曾是山豆根药材的产区。自明代开始有广西山豆根药材质量为佳的记录，并一直延续至今，且现代已形成以广西为主产区的栽培中心。结合本草的形态描述和图绘，可以判断不同产地的山豆

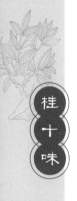

根药材基原为不同物种。

关于道地产区，宋代《本草图经》记载："生剑南（今四川一带）山谷，今广西亦有，以忠（今重庆忠县一带和广西扶绥一带均称为忠州）、万州（今重庆万县一带）者佳。苗蔓如豆根，以此为名。广南（今广西一带）者如小槐，高尺余。"南宋《宝庆本草折衷》记载："生剑南山谷，及广西、广南、忠、万、宜（今广西河池一带）、果州（今四川南充一带）。"说明山豆根在宋代时有四川和广西两个主要产区，不同产区的基原物种不同，产自广西的应为越南槐。

明代《本草品汇精要》记载："生剑南山谷，今广西亦有。［道地］宜州、果州，以忠、万州者佳。"《药性粗评》记载："两广山谷处处有之，以忠、万州者佳。"《本草纲目》记载："生剑南及宜州、果州山谷，今广西亦有，以忠州、万州者为佳。"《本草蒙荃》记载："各处山谷俱有，广西出者独佳。"本草记载逐渐认为广西产地的山豆根品质更佳。

清代《握灵本草》记载："出广西。"《伤寒瘟疫条辨》记载："广出者佳。"《植物名实图考》记载："以产广西者良。江西、湖南别有豆根，皆以治喉之功得名，非一种。"并记录了当时因"山豆根治喉痛，举世知之，赖之"，但"物之利于人者易于售伪"的情景，补充"然余所见江右、湘、滇之产，味皆薄，而与原图异。而原图又非如小槐者。不至其地，焉知其是耶？非耶？"说明江西、湖南、云南等省的基原与广西产地的山豆根不同，山豆根药材仍以广西产地的品质为佳。

1928 年的《药物出产辨》记载"产广西南宁、百色等处"，记录了山豆根在广西的 2 个主产地，南宁、百色一度是山豆根市场流通的 2 个集散地，这与越南槐原变种 *S. tokinesis* var. *tonkinensis* 和多叶越南槐 *S. tokinesis* var. *polgphylla* 的分布地也相吻合。其中南宁集散地主要是红水河流域一带的县域，包括马山、都安、忻城、南宁、武鸣、隆安等县域，其基原物种为多叶越南槐及越南槐。百色集散地主要包括百色一带的县域，由原来主要有靖西和那坡，扩增至百色、德保、天等、隆林、乐业、田东、田阳等县域。河池集散地原来主要是指河池，后因资源量逐渐减少，现已扩增至环江、罗城、天峨、南丹、凤山、田林、凌云等县域。与广西相邻的贵州兴义、盘县、贞丰、安龙、独山、平塘、长顺等县域，以及云南文山、西畴、马关、麻栗坡、蒙自等县域也作为山豆根的产区之一，其基原物种为越南槐。

《中国道地药材》记录："分布于江西、广东、广西、贵州、云南等。但药材生产集中在两广。"《中华本草》记录："主产广西、贵州、云南，广东亦产。"

综上所述，山豆根药材产区的历史记载以广西、四川和重庆的产地记录最多，这与当前越南槐的实际分布区域稍有不同，主要原因是山豆根药材基原较为混乱，至今仍有多个不同物种的药材名称为山豆根。宋代开始即有广西产区的记录，并一直延续至今。现代记载江西、广东、贵州、云南等地也有分布，经查阅大量标本信息，江西和广东的记录疑为误载。越南槐的实际产地范围为广西、贵州及云南等石灰岩山地，其中广西的山豆根产量最大，主要产自百色、南宁及河池等地，与本草文献记载一致；贵州以安顺等地产量较多，也称苦豆根；云南以麻栗坡为主要产地。

（三）药用沿革

据《证类本草》卷第十一载："山豆根味甘，寒，无毒。主解诸药毒，止痛，消疮肿毒，人及马急黄发热，咳嗽，杀小虫。"[6]《苏沈良方》卷一载："山豆根极苦。《本草》言味甘者，大误也。"《本草品汇精要》卷之十四载："山豆根无毒，附石鼠肠，主解诸药毒，止痛，消疮肿毒，人及马急黄，发热咳嗽，杀小虫。味苦，性寒泄。气薄，味厚，阴中之阳。臭朽。主治咽痹，消疮肿。刮去皮锉用。"《本草求真》上编载："山豆根大苦大寒，功专泻心保肺，及降阴经火逆，解咽喉肿痛第一要药。及解药毒，杀小虫，并腹胀喘满。热厥心痛，并疗人马急黄。磨汁以饮。五痔诸疮，服之悉平。总赖苦以泄热，寒以胜热耳，但脾胃虚寒作泻者禁用。"《药鉴》记载："解热毒而止喉疼，嚼汁吞之为妙。"《中华人民共和国药典》（2020年版）收载山豆根："苦，寒；有毒。清热解毒，消肿利咽。用于火毒蕴结，乳蛾喉痹，咽喉肿痛，齿龈肿痛，口舌生疮。"可见，山豆根古今用法基本相同，均为治疗咽喉肿痛的要药。

古籍中因山豆根使用适应症不同，其用法也相对不同，归纳起来主要有切片含之咽汁、研末或为丸汤服（或以白汤或以酒下或橘皮汤下等，依病证而择）和捣末调涂或吹之等。①治疗咽喉肿痛，用法主要为取汁服、含之咽汁。《本草图经》中记载山豆根"八月采根用。今人寸截，含以解咽喉肿痛"；[7]《本草发明》指出山豆根治疗咽喉肿痛"取汁服之"；《本草蒙筌》则指出"凡资疗病，惟取其根。口嚼汁吞，止咽喉肿痛要药"；[12]《植物名实图考》记载"以治喉痛"。[14]②治疗蛇虫咬伤，多外敷使用。《本草发明》中有山豆根"敷蛇虫咬伤"的记载；《本草备药》《本草从新》中记载山豆根"解诸药毒，敷秃疮，蛇狗蜘蛛伤"；《本草纲目》中则指出山豆根可"研汁涂诸热肿秃疮，蛇狗蜘蛛伤"。③治疗腹胀喘满、发热咳嗽、急黄疸症，多研末水调服。《本草纲目》中记载山豆根"研末汤服五分，治腹胀喘满"；《本草蒙筌》指出山豆根"水调末服，除人马急黄捷方"；[12]《本草纲目》中记载山豆根"研末汤服五分，治腹胀喘满"。④治疗血气腹胀、杀小虫，多以酒调服。《本经逢原》中记载"血气腹胀，酒服三钱"；《本草纲目》更加明确指出山豆根"酒服三钱，治女人血气腹胀，又下寸白诸虫"；《本草发明》中亦有山豆根"杀小虫，酒调服"的记载。⑤其他。《本经逢原》中记载山豆根"卒患热厥心痛，磨汁服"，《本草求真》记载"磨汁以饮五痔诸疮，服之悉平"，《重订本草征要》中记载山豆根"切片夹患处，治牙龈肿痛"。目前市场上以山豆根为原料生产的中成药功效大部分与文献记载相同，如喉痛片、清咽润喉丸、速感宁胶囊、抗病毒颗粒、喉疾灵胶囊、双料喉风散等。

五、道地产区

（一）道地产区分布范围

山豆根药材野生种分布范围较小，主要分布于我国广西石灰岩山区，贵州和云南部分石灰岩山区也有分布。广西山豆根产区主要有：桂西地区，包括田阳、凌云、乐业、田林、那坡、靖西、德保、凤山、南丹、环江、金城江等地，基原种以越南槐为主；桂南地区，包括南宁、都安、马山、武鸣等地，基原种以多叶越南槐为主。云南的产区有紧邻广西边境的西畴、麻栗坡、蒙自等地，贵州的产区有兴义、安龙、独山、长顺等地。在贵州安龙、独山一带，一直把紫花越南槐（变种）*Sophora tonkinensis* var. *purpurescens* 等同越南槐一并收购和使用，但是由于大量采挖，目前已经无法采挖到紫花越南槐。此外，越南也是山豆根主要产区之一，其基原种为越南槐，我国靖西、那坡、麻栗坡等县（市）的货源部分通过越南进口，本地野生资源均已十分稀少。[26]

（二）生境特征

山豆根生长的周边环境通常有季雨林、常绿阔叶林、季风常绿阔叶林、常绿落叶阔叶林等不同类型的植被类型。通常在乔木、灌木相对稀疏，群落覆盖率一般低于40%，阳光比较充

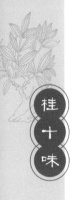

裕，通风透气的环境下，山豆根植株健壮、长势良好。其伴生植物也以喜光、耐旱、树冠较小、叶片较少的植物为主。不同分布区植被的组成种类有一定差异，伴生植物主要有剑叶龙血树 *Dracaena cochinchinensis*、三脉叶荚蒾 *Viburnum triplinerve*、米念芭 *Tirpitzia ovoidea*、白马骨 *Serissa serissoides*、石山棕 *Guihaia argyrata*、四子海桐 *Pittosporum tonkinense*、清香木 *Pistacia weinmannifolia*、光亮瘤蕨 *Phymatosorus cuspidatus*、锥序蛛毛苣苔 *Paraboea swinhoei*、千里光 *Senecio scandens*，以及一些兰科植物等。[27]

山豆根很少在树冠高大、植株密布、郁闭度过高的混交林中出现，偶有发现，通常数量稀少、植株弱小、长势欠佳；在有人工林种植的区域也极少有山豆根出现，山豆根的生长与其生长环境的生态群落息息相关。

山豆根分布于广西西南部、西北部及中部红水河流域，云南东南部，贵州西南部、南部等地区，地跨北热带、南亚热带、中亚热带3个气候带，全年气候温和，雨量充沛，干湿季节明显。山豆根生于石灰岩地区的山顶、山脊和灌丛中，大多岩石裸露，土壤主要存在于岩隙之间，土壤类型为棕色石灰土、黑色石灰土、黄棕壤，偏酸性。

（三）广西产区现状

1. 广西人工种植分布区域

广西为中国山豆根野生资源的主要分布地。2008年前，广西的山豆根药材全部依靠采挖野生资源，随着环境被破坏，资源的枯竭，2008年开始，山豆根在百色的那坡、靖西等地进行人工种植，随后在百色多地开始推广，种植面积达5000～6000亩，百色地区成为山豆根药材人工种植的最大产区。2013年起，河池地区开始大力推广山豆根种植，金城江、环江、南丹、凤山、罗城、都安均有种植。至2020年，河池地区山豆根种植面积约5000～6000亩，与百色地区种植面积基本持平，成为广西山豆根生产的第二个主产区。南宁周边的隆安、马山等地自2010年开始推广山豆根种植，面积约1000亩。随着山豆根种植面积的不断增加，近年来山豆根药材价格由几年前的不断上涨转为逐渐平稳，广西山豆根种植面积也由原来的多地种植转为重点区域种植，其中百色地区和河池地区成为山豆根的两大主产区，其他地区均为少量的零星种植，截至2021年，广西山豆根种植总面积约4万亩。

2. 产量和流通量

山豆根分布范围比较狭窄，仅在广西、贵州、云南的一些石灰岩地区零星分布，野生资源量少且自然更新缓慢，长期过度采挖已导致各地药材收购量急剧下降。广西作为主产区，药材收购量从2004年前的100 t以上到2014年野生资源不足20 t。20世纪70～80年代，在贵州兴义、安龙、独山等地，农户每人每天可采挖到山豆根药材鲜品100～200 kg，但目前农户每天采挖到的药材鲜品不到10 kg，全省药材收购量也从2009年前的每年60 t左右急降到2014年每年不足20 t。在广西、贵州和云南开展的样方（带）调查时也发现，各地样方（带）中见到的植株绝大部分为小苗，偶尔在悬崖峭壁上或较深的石缝中才可见到稍大的山豆根植株，说明目前各地现有的蕴藏量在短期内很难形成经济效益。广西是我国山豆根资源蕴藏量、分布面积最大的地区，共有靖西、那坡等19个分布县域，蕴藏量约占全国总蕴藏量的86%。[27] 2015年以前山豆根药材基本都依靠野生资源和从东南亚进口，2015年后人工种植的山豆根药材逐渐成为市场主流。据调查，2019～2020年广西山豆根药材年产量为1000 t左右。

3. 价格走势

山豆根作为广西道地药材，多年来主要依靠野生资源，尤其是自 2000 年后，价格一路攀升，直到 2018 年人工种植的山豆根药材进入市场后价格才逐渐稳定下来。总体来说，山豆根的市场价格分为 3 个时期，20 世纪八九十年代为低价位时期，当时市面上山豆根的购销价格为每千克 1 ~ 2 元。进入 21 世纪后，山豆根价格开始飙升，进入上涨期，2000 年至 2015 年，山豆根价格由原来的每千克数元上升到每千克 110 元，上涨幅度高达数十倍。2015 年后，山豆根价格上升速度放缓，价格居高不下，进入高价位时期。通过 2015 ~ 2020 年山豆根价格走势图（图 6-4）可知，山豆根统货价格从 2015 年的 110 元·kg⁻¹ 上涨至目前的 200 元·kg⁻¹，最高达 215 元·kg⁻¹。根据资料分析，山豆根价格飞升的原因主要包括：①山豆根在广西及周边的云南、贵州都有分布，作为全国主产区的广西分布更广；多年的人为采挖导致广西境内山豆根野生资源基本枯竭，然后开始从云南和贵州收购野生药材，很快，国内的山豆根野生资源都面临枯竭。②在国内资源受限的情况下，山豆根药材从东南亚国家如越南等地大量进口，随着越南对华贸易和政策的改变，进口的山豆根药材数量也在逐年减少。③ 2008 年后，山豆根开始人工种植，由于种苗短缺，并没有形成规模，前期种植的山豆根，多用于生产种子来扩繁种苗，而药材生产基本没有。因此，山豆根的价格多年来一直居高不下，直至 2015 年后，随着种植的山豆根药材流向市场，价格才逐渐回落，可以预计，山豆根价格短期内不会有大的浮动，在药材采收期应该有一定的回落。

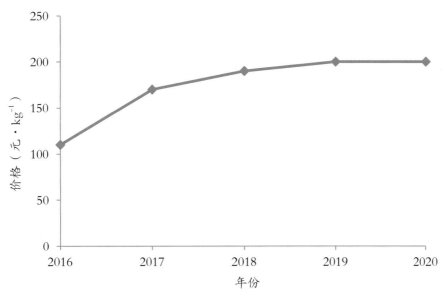

图 6-4 2016 ~ 2020 年山豆根价格走势

数据来源：中药材天地网 https：//www.zyctd.com/

六、道地药材质量评价

（一）基原鉴定

历版《中华人民共和国药典》收载山豆根药材的基原植物为越南槐。越南槐具有 3 个种下分类单位，分别为越南槐原变种 *S. tonkinensis* var. *tonkinensis*、越南槐紫花变种 *S. tonkinensis* var. *purpurescens* 和越南槐多叶变种 *S. tonkinensis* var. *polyphylla*。紫花越南槐模式标本信息显示，该植物产于贵州省安龙县，实地调查发现贵州安龙、独山一带有分布；而多叶越南槐只分布在广西红水河流域的马山、都安、忻城等地。不同产区具有使用不同种的现象，例如，广西习惯将多叶越南槐等同越南槐原变种一并收购和使用，贵州安龙县和独山县习惯将紫花越南槐等同越南槐原变种一并收购和使用。

由于历史及各地民间用药习惯不同，山豆根的植物来源比较复杂，混伪品较多，主要有北豆根（来源为防己科植物蝙蝠葛 *Menispermum dauricum* DC.，木蓝根（来源为豆科植物多花木蓝 *Indigofera amblyantha* Craib、花木蓝 *Indigofera kirilowii* Maxim. ex Palibin 等几种同属植物），滇豆根［来源为毛茛科植物铁破锣 *Beesia calthifolia*（Maxim.）Ulbr.］，百两金［来源为紫金牛科植物百两金 *Ardisia crispa*（Thunb.）A. DC.］、胡枝子（来源为豆科植物二色胡枝子 *Lespedeza bicolor* Turcz.），苦甘草（来源为豆科植物苦豆子 *S. alopecuroides* L.）、千斤拔（来源为豆科植物千斤拔 *Flemingia prostrata* C. Y. Wu）。除此之外，山豆根基原植物越南槐的同属密切相关物种由于形态及药材性状相似，也易成为混伪品的来源。[28、30]

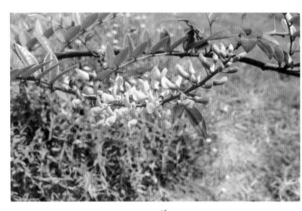
A. 花

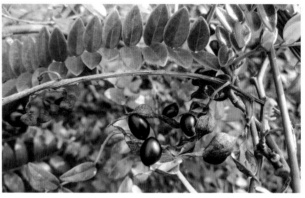
B. 果实

图 6-5　越南槐的花和果实（彭玉德　摄）

（二）性状鉴别

采用传统鉴别方法对山豆根及其混淆品的形状、表面、质地、断面、气味等特征进行观察和比较，正品山豆根及其混淆品主要鉴别特征见表 6-3。

表 6-3　山豆根及其主要混伪品的性状特征[29-33]

名称	形状	表面	质地	断面	气味
山豆根	根茎呈不规则的结节状。根呈长圆柱形，常有分枝，长短不等，直径 0.7～1.5 cm	表面棕色至棕褐色，有不规则的纵皱纹及横向皮孔	质坚硬，难折断	断面皮部浅棕色，木部淡黄色	有豆腥气，味极苦
北豆根	根茎呈细长圆柱形，弯曲，有分枝，长可达 50cm，直径 0.3～0.8cm	表面暗棕色、黄棕色至褐棕色，具细纵纹及多数细长而弯曲的细根	质韧，难折断	断面纤维性，切面皮部浅棕黄色，木部淡黄色、白色或类白色，中心有白色的髓，淡黄色木部束与黄白色射线相间呈辐射状	气微，味苦

续表

名称	形状	表面	质地	断面	气味
木蓝根	根茎呈不规则块状，根呈圆柱形，长约 30 cm，直径 0.3～1.5 cm	表面灰黄色或黄棕色，有不规则纵纹及横长皮孔，栓皮易剥落	质坚实，难折断，略显纤维性	切面皮部较薄，黄白色或浅黄棕色，黄色木部与浅黄色射线相间排列呈辐射状	气微，味微苦
滇豆根	根茎呈圆柱形，弯曲，常分枝或簇生，长 3～7 cm，直径 0.8～1.3 cm	表面棕色或棕褐色，具纵皱纹及微隆起的环节，节间明显，长约 0.5～1.2 cm，有白色圆点状微突起的须根痕	质硬而脆，易折断	断面黄色或暗黄色，呈蜡样光泽	气微，味苦
百两金	根茎略膨大。根圆柱形，略弯曲，长 5～20 cm，直径 0.2～1 cm，有数个分枝，节明显，节间长 0.5～1.2 cm	具纵皱纹及横向环状断裂痕，木部与皮部易分离	坚脆	断面皮部厚，类白色或浅棕色，木部灰黄色	气微，味微苦、辛
胡枝子	根为圆柱形，梢弯曲	表面灰棕色，有支根痕，横向突起	质坚韧，不易折断	断面中央无髓，皮部棕褐色，木部灰黄色	味微苦而涩
苦甘草	苦甘草形状似甘草，根茎成不规则结节状，根呈圆柱形，长 30～50 cm，直径 0.5～1.5 cm	表面红棕色或黄棕色，具明显的深纵纹、裂纹及横向皮孔，栓皮易脱落	质脆，易折断	断面皮肤较薄，呈棕黄色，木部黄色，可见细小导管孔	气味，有腥气，味极苦
千斤拔	根长圆柱形，上粗下渐细，长 30～70 cm，上部直径 1～2 cm	表面棕黄色、灰黄色至棕褐色，有稍突起的根长皮孔及细皱纹，栓皮薄，鲜时易刮离，刮去栓皮可见棕红色或棕褐色皮部	质坚韧，不易折断	横切面皮部薄，棕红色，木部宽广，淡黄白色，有细微的放射状纹理	气微，味微甘、涩

（三）显微鉴别

山豆根中断续环状方晶主要位于皮层外侧薄壁细胞 2～6 列，薄壁细胞有淀粉粒。木栓层由 7～19 列排列紧密的长方形细胞构成，有单个散在或多个成束的纤维；韧皮部具形成层明显的纤维束，木质部的纤维束较多。射线细胞为 2～7 列。

多叶越南槐为越南槐变种，断续环状方晶主要位于皮层外侧薄壁细胞 2～3 列，皮层有单个散在或多个成束的纤维。木质部木纤维较多，含 1～8 个径向排列的导管。射线细胞 3～6 列，稍弯曲。[34]

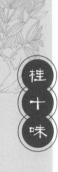

表6-4 山豆根基原种石蜡切片显微特征

基原种	方晶（皮层外侧薄壁细胞排列）	导管	木栓层细胞列数	木质部射线细胞列数
越南槐	2～6	单个散在或多个成束的纤维	7～19	2～7
多叶越南槐	2～3列，多集中第3列	4～8个聚在一起	7～15	3～6

（四）理化鉴别

（1）取氢氧化钠试液数滴滴检品外皮，山豆根先呈橙红色，然后变为血红色，久置色不褪。

（2）取检品粉末2g，加70%乙醇20mL，加热回流30 mm，滤过，滤液蒸干，残渣加1%盐酸溶液5mL使溶解。滤过后取滤液1mL，加碘化汞钾试液1滴，山豆根立即产生明显的淡黄色沉淀；滤液滴加改良碘化铋钾试液，产生红棕色沉淀。

（3）取本品粗粉约0.5g，加氯仿10mL，浓氨试液0.2mL，振摇15 mm，滤过，滤液蒸干，残渣加氯仿0.5mL使溶解，作为供试品溶液。另取苦参碱和氧化苦参碱对照品，加氯仿制成每1mL各含1 mg的混合溶液，作为对照品溶液。参照薄层色谱法试验，吸取供试品溶液1～2 μL，对照品溶液4～6 μL，分别点于同一以羧甲基纤维素钠为黏合剂的硅胶G薄层板上，以氯仿-甲醇-浓氨试液（4：1：0.1）为展开剂，展开，取出，晾干，喷以稀碘化铋钾试液。供试品色谱中，在与对照品色谱相应的位置上，显相同的橙黄色斑点。[30]

（五）含量测定

1. 生物碱

参照《中华人民共和国药典》（2020年版）高效液相色谱法（通则0512）测定。[35]

色谱条件与系统适用性试验：以氨基键合硅胶为填充剂；以乙腈-异丙醇-3%磷酸溶液（80：5：15）为流动相；检测波长为210 nm。理论板数按氧化苦参碱峰计算应不低于4000。

对照品溶液的制备：取苦参碱对照品、氧化苦参碱对照品适量，精密称定，加流动相分别制成每1 mL含苦参碱20 μg、氧化苦参碱150 μg的混合溶液，即得对照品溶液。

供试品溶液的制备：取本品粉末（过三号筛）约0.5 g，精密称定，置具塞锥形瓶中，精密加入三氯甲烷-甲醇-浓氨试液（40：10：1）混合溶液50 mL，密塞，称定重量，放置30 mm，超声处理（功率250W，频率40kHz）30 mm，再称定重量，用三氯甲烷-甲醇-浓氨试液（40：10：1）混合溶液补足减失的重量，摇匀，滤过；精密量取续滤液10 mL，40℃下减压回收溶剂至干，残渣加甲醇适量使溶解，转移至10 mL量瓶中，加甲醇至刻度，摇匀，滤过，取续滤液，即得供试品溶液。

测定法：分别精密吸取对照品溶液与供试品溶液各5 μL，注入高效液相色谱仪中，测定，即得苦参碱和氧化苦参碱含量。

按干燥品计算，含苦参碱（$C_{15}H_{24}N_2O$）和氧化苦参碱（$C_{15}H_{24}N_2O_2$）的总量不得少于0.70%。

2. 黄酮

山豆根黄酮的提取工艺：山豆根切片→预处理（脱脂）→粉碎→过筛（60目）→称量→加入一定量乙醇→热水浴浸泡（60℃，6 mm）→超声-微波协同提取（超声功率为50W）→真空抽滤→旋转蒸发回收乙醇→浸膏即为黄酮粗提物。

标准曲线的制作：用体积分数 40% 的乙醇水溶液溶解芦丁（0.2000 g）并定容至 100 mL，制备成对照品溶液；分取对照品溶液 0 mL、1.0 mL、2.0 mL、3.0 mL、4.0 mL、5.0 mL，分别置于 25 mL 具塞试管中，并补水至 5.0 mL，加质量分数 5% 的亚硝酸钠水溶液 1.0 mL，混匀，放置 6 mm；加质量分数 5% 的硝酸铝水溶液 1.0 mL，混匀，放置 6 min；加 1 mol·L⁻¹ 的氢氧化钠水溶液 10.0 mL，再加体积分数 40% 的乙醇水溶液至刻度，摇匀，放置 15 mm 进行显色，显色后用紫外可见分光光度计在 510 nm 处测定吸光度；以体积分数 40% 的乙醇水溶液为空白对照校正零点，以吸光度为纵坐标，芦丁质量浓度为横坐标，绘制芦丁标准曲线。

山豆根黄酮的提取及含量测定：称取 5.00 g 山豆根粉末，按山豆根黄酮的提取工艺路线方法进行提取，采用体积分数 40% 的乙醇水溶液将黄酮粗提物溶解并定容至 100 mL，精密移取 1 mL，采用标准曲线的制作方法，用体积分数 40% 的乙醇水溶液显色并测定溶液吸光度，根据芦丁标准回归方程计算总黄酮浓度。黄酮得率（mg·g⁻¹）按下式计算：Y 为黄酮得率（mg·g⁻¹）=100× 总黄酮质量浓度（g·L⁻¹）/ 山豆根投料量（g）。[38]

3. 多糖类

山豆根多糖的提取：将山豆根剪碎，60℃ 下干燥至恒重，粉碎，过 60 目筛。称取一定量山豆根粉末，按解析剂比加入蒸馏水，于微波炉中进行微波预处理，取出进行热水浸提，真空抽滤，浓缩滤液并进行醇沉（加 4 倍 95% 乙醇），离心，弃除上清液，沉淀复溶后再次醇沉离心，所得沉淀即为山豆根粗多糖。

总糖标准曲线的制作：采用苯酚 - 硫酸法测量山豆根多糖含量，以吸光度值为纵坐标，总糖浓度为横坐标作图，拟合，得线性回归方程。

山豆根多糖的含量测定及其得率计算：将山豆根粉末提取物溶解并稀释一定倍数后，吸取 1 mL 样品溶液加入容量瓶中，补水 1 mL，摇匀，加入 1 mL 6% 苯酚溶液，摇匀，迅速加入 5 mL 浓硫酸，盖上塞，摇匀，在室温条件下显色 20 mm。以空白校正零点，于 490 nm 处测定其吸光度，根据总糖标准回归方程计算总糖浓度。[39]

（六）指纹图谱

采用 HPLC 法构建山豆根药材的指纹特征谱，有助于山豆根药材的标准化种植及质量控制。广西不同产地的山豆根均含有氧化苦参碱和苦参碱。因产地不同，氧化苦参碱和苦参碱的含量差异很大，其中氧化苦参碱以广西百色的山豆根含量最高，广西玉林的山豆根含量最低；相反，苦参碱则以广西玉林的山豆根含量最高，广西百色的山豆根含量最低。[40] 采用 UPLC-PDA 对山豆根 70% 甲醇部位的提取物进行指纹图谱分析，生成山豆根的指纹图谱共有模式、共有峰以及相似度。指定氧化苦参碱作为参照峰，通过计算其他共有峰的相对保留时间和相对峰面积对不同产地的山豆根的差异进行评价。不同产地的山豆根的生物碱含量差异显著，道地产区有效成分含量相对较高。苦参碱和氧化苦参碱总量大于 1.00% 的产地大部分为广西，苦参碱与氧化苦参碱的含量呈现"此消彼长"。[41] 利用 UPLC 技术对山豆根进行指纹图谱鉴定，该方法重复性和精密度符合《中药注射剂指纹阁谱研巧的技术要求（暂行）》中的相关规定；[42, 43] 通过紫外光谱（UV）法和傅里叶变换红外光谱（FTIR）法对市售山豆根进行光谱指纹图谱分析，此方法可以鉴定山豆根的真、伪品；[44] 用微波消解（ICP - MS）建立测定广西山豆根中的 14 种重金属元素含量的快速、简便、准确的方法，是目前对山豆根药材重金属质量控制较为理想的方法。[45]

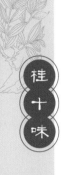

七、生产加工技术

（一）栽培技术

1. 繁殖技术

目前，山豆根以种子繁殖为主，也可采用组织培养、扦插等无性繁殖方式。

（1）种子繁殖技术

种子的采收与萌发：自然状况下山豆根靠种子繁殖。

山豆根最佳的种子采收时间为每年9月中旬至10月初，采用分批采收的原则；成熟的山豆根种子具备以下特征：荚果外壳坚硬，色泽淡黄或黄绿色，种子饱满坚硬，荚果外壳微微裂开，露出的种子种皮光滑有光泽，为黄褐色或黑色。种子采收后立即进行阴干。[46]

种子萌发形成的完整幼苗根系发育良好，有明显的初生根和次生根。子叶两片，子叶出土型发芽，有伸长的上胚轴和下胚轴，绿色。初生叶两片，单叶，对生，通常绿色或黄绿色。[47]

种子的保存：山豆根种子为顽拗性种子，贮藏较为困难，在室温下贮藏不能超过1个月，4℃下贮藏可明显延长山豆根的种子活力，但贮藏时间不宜超过6个月，建议在生产上采用随采随播的方式进行种苗繁育，以避免种子失活造成影响。[48]

育苗：播种育苗季节，春季播种在2月底至3月中旬进行，秋季播种将采收的种子晾晒干，去除杂质后进行。育苗采用大棚营养袋集中育苗，在播种前，准备装好基质的营养袋，浇透水，采用种子经催芽露白后放入营养袋，每个营养袋放入1～2粒种子，营养袋高20cm，盖土3cm。营养袋之间的距离为10cm×10cm，苗高15～20cm时进行移栽。[49,50]

（2）组织培养技术

利用山豆根茎尖分生组织培养，诱导出丛生芽，获得试管苗植株，构建山豆根组培苗生产技术体系，不受季节影响，具有繁殖速度快、后代生长一致性高，能保持原有品种的优良性状、商品性高、经济效益高等特点。

山豆根组织培养包括初代培养、继代培养、生根培养三个阶段。以山豆根顶芽或腋芽作为外植体，在平均光照照度1500～2000 lx、光照时间12 h·d^{-1}、温度（25±3）℃的无菌条件下培养一段时间后开始膨大形成愈伤组织，再经过分化培养后获得丛生芽；或者以种子作为外植体，用0.1%升汞溶液，灭菌10 min，无菌水冲洗3～4次，于暗室培养至萌发。选取生长势旺盛的山豆根无菌胚芽，剪切成带腋芽或顶芽的茎段，接入继代培养基（MS + BA 1.5 mg·L^{-1} + IAA 0.3 mg.L^{-1} + KT 0.5 mg·L^{-1} + 白糖3% + 琼脂3.8 g·L^{-1}，pH 5.8）上，培养丛生芽（继代代数 <30代）。将丛生芽切成带有叶片的单芽，接入生根培养基（1/2MS + NAA1.0 mg·L^{-1} + IBA 0.2 mg·L^{-1} + 白糖3% + 琼脂3.8 g·L^{-1}，pH 5.8）上，当苗高≥3 cm时，移至大棚炼苗。[51]组培生根苗质量要求见表6-5。

表6-5 组培生根苗质量要求[52]

项目	指标		
	一级	二级	三级
苗高 /mm	≥ 50.0	≥ 40.0	≥ 30.0
地径 /mm	≥ 1.20	≥ 1.00	≥ 0.80

续表

项目	指标		
	一级	二级	三级
叶数	≥ 4	≥ 3	≥ 2
根数	≥ 6	≥ 4	≥ 2
根长 /mm	≥ 30	≥ 20	≥ 10

试管苗（图 6-6）移栽：组培瓶内的试管苗处在高营养、高湿度、高激素的无菌条件下，由于光照强度比较弱，植株的光合作用非常弱，基本处于异养状态，而试管苗的移栽会使其失去组培瓶内的营养与环境，迅速地从异养状态转变到自养状态。这一过程中如果植物无法迅速适应新环境，则容易造成植株叶片缺水萎蔫、枯死，因此需要有一个炼苗过程。

炼苗的具体方法是将根长大于 0.5 cm 的生根试管苗转移到光照较强的育苗大棚中放置培养 25 天，大棚培养条件为温度 23 ～ 30℃，光照为自然光，大棚上部覆盖一层遮阳网，遮光度约 15%，相对湿度 85% ～ 90%。获得根系发达、适宜移栽的完整植株后，将瓶盖打开，取出生根苗，洗净根部残留培养基，于阴天后傍晚移栽至平整精耕的育苗床上，育苗要求相对湿度 90% ～ 95%，温度 25 ～ 30℃，遮光度 70%（加盖两层黑色遮阳网），基质为沙（20%）+ 泥土（75%）+ 有机肥（5%）；或移栽至育苗大棚，大棚内相对湿度为 90% ～ 95%，温度 25 ～ 30℃，遮光度 70%，基质为沙（20%）+泥土（75%）+ 有机肥（5%）。[53] 组培出圃苗质量要求见表 6-6。

表 6-6　组培出圃苗质量要求 [52]

项目	指标		
	一级	二级	三级
苗高 /mm	≥ 110	≥ 90	≥ 70
地径 /mm	≥ 2.10	≥ 1.80	≥ 1.50
叶数	≥ 8	≥ 6	≥ 4
根长 /mm	≥ 90	≥ 70	≥ 50

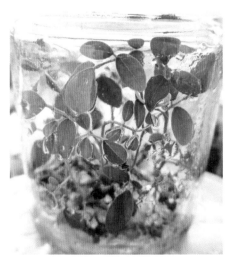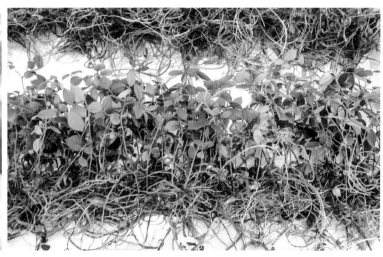

图 6-6　山豆根试管苗（李林轩　摄）

（3）扦插繁殖技术

插穗选择：选择生长健壮、无病虫害的植株，剪取直径 0.5～1.0 cm 的一年生枝条，取中下段截成长 25 cm、带有 2～3 个节的短枝段。

插穗处理：用吲哚丁酸（IBA）150 mg·L^{-1} 溶液浸泡插条的 1/3，浸泡 5 h，取出后扦插。

扦插：①插床与基质以洁净河沙或蛭石为基质，宽 120 cm，深 30 cm，有遮阳网；②扦插时间春季在 3 月份，秋季在 10 月中旬至 11 月；③扦插时用小铲在插床内开 15 cm 深的沟，将插条按株行距 5 cm×15 cm 斜摆入沟内，入沙深 2/3，覆沙使插条与沙面成 45°，浇透水。[54]

2. 种植技术

（1）选地整地

山豆根是多年生药用植物，以根部入药。因此应选择土层深厚、质地疏松、排水良好、光照充足的砂质壤土地块，在平地、坡地或石山区均可。翻耕、打碎、耙平，起畦宽 70 cm，高 15～20 cm，畦长视地形而定。每亩施基肥（厩肥、草皮灰、人畜粪混合）3000 kg，将肥料均匀地撒于畦面上，用锄头翻入土层内。根据种植地的不同，山豆根的人工抚育种植分为平地密集种植、坡地种植与石山生态种植（图 6-7）。[55]

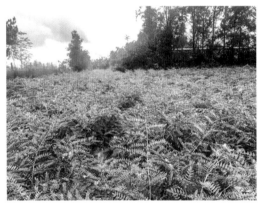

A. 平地密集种植　　　　　　　　　　B. 石山生态种植

图 6-7　山豆根人工种植基地（梁莹　摄）

（2）种植规格

按每亩 2000 株的种植密度开行种植，即株行距为 55 cm×60 cm，可用育苗移栽和直播 2 种方式。直播：种子采收后应及时播种，于当年 11 月初在整好的畦面上按株行距 55 cm×60 cm 开穴点播，种子覆土 2 cm。育苗移栽：苗床（河沙）上培养的山豆根实生苗，培养 4 个月左右、苗高 10～15 cm 可移栽。可于 4 月 5 日前后移栽，种植规格同直播。山豆根植株茎粗在 0.5 cm 以上者开花结荚率达到 100%。为提高种子繁育圃的种子产量，在有前期栽培基础的条件下，可采挖枝条茎粗 ≥ 0.5 cm 的山豆根植株种植于种子繁育圃，株行距同样为 55 cm×60 cm。大苗移栽可缩短种子繁育圃的种子生产速度，一般种植第 2 年移栽苗就可以开花结荚。[49]

（3）中耕除草

山豆根幼苗期（前 6 个月）生长比较缓慢，且定植时株行距间隙较大，在未封垄前，非常容易滋生杂草。有条件的宜在畦面铺上稻草或蕨草，既可防止杂草滋生，又起到保墒作用。种植一年后即可封垄。每年 4 月、7 至 8 月和 11 月各除草 1 次。为了避免伤害其根部，锄草宜浅。

（4）排灌

经常保持土壤湿润，有利于植株生长和根部的膨大，因此遇到天旱时要及时淋（灌）水。但土壤湿度过大，也容易发生根部病害，因此，在雨季（灌水后）要及时排水，畦沟里不能有积水。

（5）施有机肥

配合中耕除草一起进行，每年施 2 次追肥，在 3 至 4 月与 11 月中耕除草后一起进行。幼苗（指株高 15 cm 左右小苗）生长期平均每株 1 kg，第二年后平均每株 2 kg，均匀撒施于植株旁的地面，施后培土。[54]

（6）花枝搭架

山豆根开花结荚时，花枝常常不堪花荚重负垂倒于地面，与地面接触的花枝常腐烂，使花荚凋谢。为防治花枝倒伏，可用厚 1.5 cm、长 60 cm 的竹条支撑起山豆根花枝。一般将竹条下端插于土壤中，在竹枝上端用绳子将竹条与花枝捆绑在一起，使枝条伸展于空中。

（7）修剪

山豆根的花期较长，基部小花凋谢坐果后，花序末端仍有大量小花尚未开放。坐果的小花多着生于花序基部与中部，末端小花基本不能挂果或挂果量非常少，而且花期需要消耗大量的营养来供给花序生长与小花的开放，结合这些因素，对花序进行修剪处理（剪除 1/3、1/2、2/3 花序）来提高山豆根的坐果率。花期对花序修剪后，生理落花会明显减少；修剪过的植株生理落果率明显减少，而且荚果饱满，单果荚种子数量可增加 2 ～ 4 粒，最多达 6 粒，平均每个花序形成种子的粒数从 13 粒增加到 15 ～ 19 粒，结实率增加 14.2% ～ 44.8%，从而使种子产量显著增加。在花期剪除 1/2 花序对种子的产量影响最为显著，单花序种子数量可增加 45%。因此生产上可以考虑通过花期对花序的修剪来提高山豆根的种子产量。

3. 病虫草害防治术

防治原则：主要采用"预防为主，绿色防治"的原则。在预防时，使用生物农药，禁止使用农药残留高的农药，以免影响山豆根的药效。

农业防治：加强田间日常管理，增施腐熟的农家肥。发现病株时，立即拔出病株进行烧毁或者深埋。采取轮作的方式减少病虫害的发生，在育苗移栽前，深耕土壤后在高温阳光下暴晒，采用生石灰对土壤进行消毒处理等措施抑制病虫害发生。

化学防治：

①根腐病。为害的主要原因是病原菌由根部侵入，破坏根部的维管束，造成根部腐烂，使水分养分输导受阻，地上部分呈萎蔫状。该病全年均有发生，以夏、秋季为严重发生期。在发病初期以百菌清兑水 500 倍稀释液灌根。

②白绢病。为害茎基部和根部，使受害部纵裂变褐，后期腐烂。该病主要在高温高湿季节发生。发病初期以多菌灵兑水 800 倍稀释液灌根或喷雾。

③黄斑病。为害的主要原因是虫螨刺吸山豆根的叶片，造成山豆根的叶片正面出现不规则黄色小黄斑，严重影响光合作用。初发病时，可使用 75% 的百菌清 700 倍稀释液，每隔 7 ～ 8 天对着病叶喷雾 1 次，持续 2 ～ 3 次。[56]

④蛀茎螟虫害。以幼虫钻蛀山豆根的茎部及枝条，造成内部完全中空，最后地上部分枯死。受害株地面会发现有白色长条形排出物。防治时，抓住该虫的卵期及幼龄期（4 ～ 6 月）进行防治，

以乐斯本兑水 800 倍稀释液喷雾或从蛀口灌入。

⑤豆荚螟虫害。山豆根花果期，豆荚螟幼虫在豆荚内取食豆粒，使豆荚萎蔫干扁，无种子可收。因此，在山豆根孕蕾开花期注意观察，一经发现，用敌百虫兑水 800～1200 倍稀释液喷雾。

⑥红蜘蛛虫害。该虫害全年均可发生，主要在植株叶片背面刺吸为害，使叶片正面出现不规则褪绿变成白色小斑，严重影响光合作用。发病初期用吡虫啉 1200～1500 倍稀释液喷雾。

⑦蚧壳虫害。该虫害全年均可发生，集中在山豆根植株的幼嫩部位刺吸为害，使嫩叶卷缩畸形。可用敌敌畏或吡虫啉兑水 1200～1500 倍稀释液喷雾。

防治草害方法：山豆根幼苗期需重视防治草害。宜在畦面铺上稻草或蕨草，防止杂草滋长。每年 4 月、7～8 月和 11 月各除草 1 次；同时，注意在雨季及时排水，防止产生根部病害。

（二）良种选育

越南槐属于豆科槐属植物，我国槐属植物栽培历史悠久，但是迄今槐属植物遗传改良、种质创新和新品种培育工作薄弱，新品种研发数量少、质量低。对槐属植物种质资源尚未充分开发利用，只局限在利用部分种类，且推广面积相对较小，许多种类资源尚处于野生状态。[57]

中药材是中医药事业的源头，其质量优劣和安全直接影响中药系列产品的质量和疗效。优良的药材品种是药材质量稳定的基础，是中药材规范化生产的保证。[58]研究人员在系统收集整理野生山豆根种质资源、评价不同山豆根种类结荚特性的基础上，筛选具有高结荚率的自然变异单株，研究山豆根结荚遗传规律以及影响山豆根结荚的环境因素及栽培条件，探索提高山豆根种子产量的关键技术，筛选出优良山豆根种质 2 份，目前暂无山豆根新品种登记认定。

（三）采收加工技术

山豆根种植 3 年可采收，但最好是 4 年以后采收。秋季 8～9 月，将根部挖出，用枝剪除去地上部分。把根部的泥沙洗净，晒干或烘干即成商品。

（四）贮藏技术

应提前一周对山豆根药材库房进行清扫消毒，库房应有防潮、防霉、防鼠、防虫设施，同一仓库内及仓库附近不应存放可能造成污染或者串味的其它产品，保持清洁、通风、避光、干燥、无异味。将干燥后的山豆根药材装入干净卫生的塑料编织袋中，将袋口扎紧并附有标记，需标明药材名称、产地、数量、日期、质量等级等内容。每个月通风一次。常温贮藏，贮藏期 4 年。

八、现代研究

（一）化学成分

1. 生物碱类

生物碱是山豆根的主要有效成分。2016 年，从山豆根切片 95% 乙醇提取物中分离得到（−）-N–hexanoylcytisine、（3S,4R）-4-hydroxy-7,4'-dimethoxyisoflavan 3'-O-β-D-glucopyranoside、（−）- 臭豆碱。[59]采用硅胶色谱、MPLC 及 HPLC 等多种色谱技术从山豆根中分离得到 12 种喹诺里西啶类生物碱，分别是 3-（4-hydroxyphenyl）-4-（3-methoxy-4-hydroxyphenyl）-3,4-dehydroquinolizidine、lanatine A、cermizine C、senepodine G、senepodine H、jussiaeiine A、

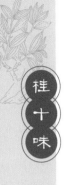

jussiaeiine B、（＋）-5α-hydroxyoxysophocarpine、（−）-12β-hydroxyoxysophocarpine（9）、（−）-clathrotropine、（−）-cytisine、（−）-N-methylcytisine。[61]2019 年，经质谱定性分析和 X 射线单晶衍射及电子圆二色性分析，分离出 5α，14β- 二羟基苦参碱和 7β-槐胺碱这两个苦参型生物碱，[60]以及 β- 咔啉生物碱和两种苦参型生物碱，分别为山豆根碱 C、11，12-dehydroallmatrine、11，12-dehydromatrine。[62]山豆根中生物碱类化合物见表 6-7，成分结构式见图 6-8。

表 6-7　山豆根中生物碱类成分

序号	化合物名称	结构式	序号	化合物名称	结构式
1	苦参碱	$R_1=α$-H；R_2=H	24	12α- 羟基槐果碱	$R_1=R_2$=H；$R_3=α$-OH
2	氧化苦参碱	$R_1=α$-H	25	12β- 羟基槐果碱	$R_1=R_2$=H；$R_3=β$-OH
3	5- 羟基苦参碱	$R_1=α$-H；$R_2=α$-H	26	氧化槐醇	
4	5α，9α- 二羟基苦参碱	$R_1=β$-H；R_2=H	27	5α- 羟基氧化槐果碱	R_1=H；$R_2=α$-OH
5	槐定碱		28	12β- 羟基氧化槐果碱	$R_1=β$-OH；R_2=H
6	9α- 羟基苦参碱		29	莱蔓碱	R=H
7	5α- 羟基氧化苦参碱	R_1=OH；R_2=H	30	5α- 羟基莱蔓碱	R=OH
8	14β- 羟基氧化苦参碱	R_1=H；R_2=OH	31	槐胺碱	R=α-H
9	14β- 乙酰基苦参碱		32	7β- 槐胺碱	R=β-H
10	14α- 乙酰基苦参碱		33	1-［6，7-dihydro-5H-pyrrolo（1，2-α）imidazol-3-yl］ethenone	
11	7，11- 去氢苦参碱		34	环（脯氨酸 - 脯氨酸）	
12	5α，14β- 二羟基苦参碱		35	烟酸	
13	5α- 羟基苦参碱	R_1=H；R_2=OH	36	金雀花碱	R=H
14	14α- 羟基苦参碱	R_1=OH；R_2=H	37	N- 甲基金雀花碱	$R=CH_3$
15	山豆根碱 C		38	N- 醛基金雀花碱	R=CHO
16	11，12-dehydroallmatrine	R=β-H	39	N- 乙基金雀花碱	$R=CH_2CH_3$
17	11，12- 去氢苦参碱	R=α-H	40	N- 乙酰基金雀花碱	$R=COCH_3$
18	川芎哚		41	N- 丙酰基金雀花碱	$R=COCH_2CH_3$
19	哈尔碱		42	N- 己酰基金雀花碱	$R=CO（CH_2）_4CH_3$
20	氧化槐果碱		43	Tonkinensines A	
21	9α- 羟基槐果碱	R_1=H；R_2=OH；R_3=H	44	臭豆碱	
22	5α- 羟基槐果碱	R_1=OH；R_2=H；R_3=H	45	Tonkinensines B	
23	槐果碱	$R_1=R_2=R_3$=H			

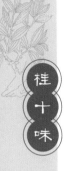

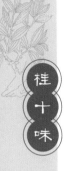

图 6-8　山豆根主要生物碱成分结构式

2. 黄酮类

2007 年，从山豆根中分离出黄酮醇类化合物 tonkinensisol 以及黑豆黄素、牡荆苷等已知化合物。[63] 采用超声波提取山豆根中的总黄酮，运用分光光度法测定其含量，发现山豆根中总黄酮含量为 5.7 mg·g⁻¹。[64] 山豆根中的黄酮类成分还有高丽槐素（maackiain）、红车轴草苷（trifolirhizin）、苷草素（liquiritigenin）、7,4'- 二羟基黄酮（7,4'-dihydroxy-flavone）、豆甾醇（stigmasterol）、羽扇豆醇（lupeol）、十五烷酸（pentadecanoic acid）、苯甲酸（benzoic acid）、β- 谷甾醇（β-sitosterol）、胡萝卜苷（daucosterol）。[65] 2014 年，从山豆根 95% 乙醇提取物中首次分离出 shandougenines C 和 shandougenines D 两种聚异戊二烯基黄烷酮化合物及其他已知黄酮类化合物如高丽槐素、染料木苷等。[66] 2019 年，从山豆根中分离鉴定出新的类黄酮化合物 sophoratonin H、sophoratonin A ～ G 等 7 个新的黄酮类化合物。[67]

3. 多糖类

2000 年，采用离子交换柱和凝胶层析从山豆根沸水提取液中分离纯化得到水溶性多糖 SSP1。[68] 2001 年，从山豆根碱提取液中分离得到木葡聚糖，而后又从山豆根中分离得到 8 种均一的多糖，分别为山豆根水提多糖 SSa1-4、山豆根碱提多糖 SSb 1FA、SSb 2、SSb 3 和 SSc 1。[69] 2007 年，发现山豆根粗多糖提取的最优化工艺为：水提取 2 次，每次 60 mm，75% 的乙醇沉淀最终浓度。[70]

4. 其他成分

山豆根中的其他化学成分除了生物碱类、黄酮类、多糖类、三萜类、有机酸类、木脂素类、芳香类活性化合物、酚性化合物、香豆素、蛋白质、脂肪酸、氨基酸外，也含有铁、铜、锌等较高含量的微量元素，还含有镉、铅等极微量含量的有害元素。此外，2014 年，从山豆根中首次分离出 2 个新的苯并呋喃化合物 shandougenines A、shandougenines B。[66] 2015 年，从山豆根醇提取物中分离得到松脂酚、丁香脂素和皮树脂醇等 3 个化合物。[71]

（二）药理作用

1. 抗肿瘤

山豆根颗粒及其饮片通过抑制细胞因子的表达对抗肝癌 H22 腹水瘤和 S180 实体瘤。[72]山豆根多糖能抑制肝癌 SMMC-7721 细胞增殖，并诱导细胞发生早期凋亡。[73]山豆根生物碱对肝癌大鼠有明显的抑制作用，改善肝癌大鼠的免疫调节，延长生存时间。[74]山豆根提取物通过诱导细胞凋亡和阻滞细胞 G0/G1 期，对体外肺癌细胞 A549 有抑制作用。[75]有研究报道，山豆根多糖能提高 Lewis 肺癌小鼠的免疫能力，从而达到抗肿瘤作用。[76]山豆根总黄酮通过 *bcl*-2 家族、caspase 家族和 p53 信号途径抑制鼻咽癌细胞 CNE1 的增殖、迁移与侵袭。[77]

2. 抗炎

山豆根颗粒通过清除氧自由基，抑制细胞膜脂质过氧化反应和细胞因子的表达，减少炎症因子释放等多途径减轻角叉菜胶致小鼠足跖肿胀程度，缓解其炎症反应。[78]山豆根中的 maackiapterocarpan B 可以抑制经脂多糖刺激的巨噬细胞中的一氧化氮、肿瘤坏死因子 α、白介素 -1β、白介素 -6、核因子 $-\kappa B$ 和丝裂原活化蛋白激酶的表达，发挥抗炎作用。[79]人的肠道菌群可以将山豆根中的黄酮苷转化为对应的黄酮苷元，从而增强山豆根的抗补体活性，抑制细胞产生一氧化氮，增强山豆根总黄酮的抗炎作用。[80]另外，从山豆根中分离的翼果木型消炎化合物 sophotokin 具有抗神经炎症的作用。[81]

3. 抗心律失常

山豆根总碱及其所含多种生物碱单体如苦参碱均能对抗心律失常，具有正性肌力作用。大鼠静脉注射苦参碱能显著拮抗乌头碱、氯化钡、结扎冠脉前降支诱发的心律失常，且随剂量的增加而加强：静脉注射苦参碱 18.75 mg·kg^{-1}，心率明显减慢，P-R 和 Q-T 间期明显延长；用苦参碱 200 μmol·mL^{-1} 能显著减慢离体大鼠右心房自发频率，拮抗异丙肾上腺素诱发的心率加快，提示苦参碱具有抗 β-肾上腺受体作用。氧化苦参碱能显著增强心肌收缩力和心输出量，对心率无明显影响，且对衰竭性心脏的作用较正常心脏强。此外，氧化苦参碱能降低大鼠血压，且有剂量依赖性，氧化苦参碱还能增强多沙唑嗪的降压作用，但不增强普萘洛尔的降压作用。

4. 抗肝损伤

山豆根碱具有显著的保肝降酶活性，能防治多种肝病引起的肝功能损伤，用其制成的肝炎灵注射液目前广泛应用于肝炎的治疗。肝炎灵注射液与胸腺肽合用有抑制乙肝病毒（HBV）复制及明显改善肝功能的作用。肝酶灵注射液（从中药山豆根、黄芪中提取的有效成分配制而成的复方注射液）对小鼠四氯化碳中毒性肝损伤的保护作用，肝酶灵能明显降低四氯化碳所致小鼠 AST、ALT 值的升高，减轻对四氯化碳所致小鼠肝细胞气球样变、脂肪变性、肝细胞坏死。另外，山豆根中的槐果碱对小鼠免疫性肝损伤具有保护作用，其作用机制是抑制炎症因子 IFN-γ 的产生和趋化因子以及多种黏附因子的表达。[82]山豆根中的非生物碱化合物对免疫性肝损伤小鼠具有明显的保护作用。[83]

5. 抗病毒

山豆根总碱对咽喉部常见柯萨奇 B 型病毒（CB）、人 Elisa-腺病毒（ADV）、呼吸道合胞病毒（respiratory syncytial virus，RSV）有抑制作用，最小抑病毒浓度为 24.41 μg·mL^{-1}，对流感、副流感病毒也有一定抑制作用。山豆根水煎剂还有抗柯萨奇 B5 病毒作用，山豆根总碱、苦参碱、氧化苦参碱具有抗 HBV 活性，可降低乙型肝炎病毒转基因小鼠肝脏内 HBsAg 和 HBcAg 的含量，且无

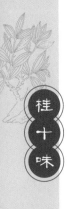

选择性作用。临床研究表明，山豆根注射液用于治疗病毒性肝炎，退黄、降酶和缓解慢性肝炎症状等疗效显著。山豆根苦参碱具有抗柯萨奇病毒（CVB）活性。苦参碱在 HeLa 细胞和实验性小鼠心肌炎模型上，均显示出低毒和明显的抗 CVB 的作用。当苦参碱浓度在 5 ～ 312 μg·mL^{-1} 时，能抑制 CVB 对 HeLa 细胞致病变作用。

6. 其他作用

山豆根还具有提高免疫力的作用。山豆根多糖通过改变体内髓过氧化物酶和黄嘌呤氧化酶的活性清除体内自由基，提高机体的免疫功能，保护机体免疫器官免受过氧化损伤。[84] 山豆根甲醇提取物具有止泻和缓解平滑肌痉挛作用，且其作用与山豆根剂量呈正相关。[85] 山豆根醋酸乙酯提取物具有降血糖、保护糖尿病所致肝脏和胰腺损伤的作用。[86] 山豆根不同溶剂（乙醇、正丁醇、乙酸乙酯、氯仿）提取物具有一定的抗氧化能力。[87] 此外，当多糖的醇沉浓度为 90% 时，山豆根多糖的抗氧化能力最强。[88]

（三）临床及其他应用

山豆根除常规应用于咽喉疾病外，还具有抗癌和抗霉菌作用，可用于治疗冠心病、鼻癌、喉癌、肺癌等，生产上大量研制开发治疗肝炎的针剂（肝炎灵）、咽喉肿痛的片剂以及抗肿瘤的中成药和抗病毒颗粒。

1. 治疗急慢性扁桃体炎

从中医的角度来看，急慢性扁桃体炎主要是由外感风热、火热内壅所导致的，中医学上针对该种疾病是以清热解毒、疏风散热为主要治疗原则。可采用山豆根、鬼针草等制成片剂，每片规格为 0.5 g，每日 3 次，每次 2 ～ 4 片，平均治疗时间为 3 天。[89] 应用含山豆根（20 g）复方水煎剂可治疗急性扁桃体炎，痊愈比例超过 90%。[90] 以山豆根为君药的喉癀汤或咽炎合剂治疗急性咽炎患者总有效率达到 100%。含山豆根（15 g）的复方制剂可治疗急性放射性食管炎并降低其发生率（$P<0.05$）。[91]

2. 治疗病毒性肝炎

山豆根具有较强的清热解毒作用，对治疗肝炎（脾胃湿热）黄疸、谷氨酸氨基转移酶升高明显的患者有显著疗效。近年来，有关山豆根用于治疗肝炎的研究多有报道。山豆根注射液（每次 2 mL）能促进慢性肝炎患者肝功能的恢复。[92] 拉米夫定联合山豆根注射液（17.5 mg·mL^{-1}）能够有效提高慢性乙型病毒性肝炎患者 HBeAg 和 HBV DNA 的阴转率，使血清丙氨酸氨基转移酶（alanine aminotransferase，ALT）恢复正常（$P<0.05$）。[93] 苦参素和山豆根注射液联合使用或山豆根（9 g）复方汤剂能够促进慢性乙型病毒性肝炎患者肝功能恢复正常水平。[94] 此外，以山豆根（30 g）为君药外用治疗人乳头瘤病毒导致的多发性跖疣总有效率达到 97.6%。[95]

3. 治疗鼻咽癌、肺癌等肿瘤

火毒是促使肿瘤发展和病灶恶化的因素之一，通过清热解毒药控制和清除肿瘤及其周围的炎性水肿，能减轻患者的症状，并在一定程度上具有抑制肿瘤发展的作用。大部分清热解毒药有较强的抗肿瘤活性，常与其他疗法综合运用。山豆根水提物及所含有的多种生物碱对多种实验性肿瘤均有不同程度的抑制作用。药理研究结果表明，复方山豆根注射液对 B16 黑色素瘤、Lewis 肺癌有较好的抑制作用，可显著延长小鼠的生存期。临床研究发现，山豆根粉末（每次 10 g）治疗多次复发的喉部乳头状瘤患者数周后喉部异物感明显减轻，获得了良好的疗效。以山豆根（9 g）为主要成分的中药复方汤剂进行非霍奇金氏淋巴瘤术辅助治疗疗效明显，且山豆根配伍玄参常用于治疗头颈部恶性肿瘤。[96] 此外，山豆根在宫颈癌、鼻咽癌、肺癌等恶性肿瘤的治疗中也发挥一定的作用。

4. 减轻新型冠状病毒肺炎

山豆根的主要成分与苦参碱氯化钠配制而成的注射液（18.33 mL·kg^{-1}、36.67 mL·kg^{-1}）可有效减轻新型冠状病毒肺炎（coronavirus disease 2019，COVID-19）模型小鼠的肺损伤，降低肺组织中病毒核酸载量和相关炎性因子的生成并升高外周血淋巴细胞比例（$P<0.01$）。[97] 此外，临床上，使用苦参碱氯化钠注射液（0.8 mg·mL^{-1}）可明显缓解 COVID-19 患者的不适症状并提高其核酸转阴率。[98]

5. 民族应用

山豆根，又名教弱（三江侗语），山头肯（环江毛南语），棵近（都安瑶语），三豆（靖西壮语），省豆久（柳城壮语）。民族药用根，有小毒，水煎服治咽喉痛、慢性咽炎（壮、毛南），感冒、肝炎、小儿支气管炎（瑶），痧病、痢疾、胃痛（壮），腹痛（瑶、壮），研粉泡开水搽患处治头部烂疮（壮）。用量 3～9g，外用适量。[99]

壮医：调龙路火路，通气道水道，清热毒，止痛。用于货烟妈（咽痛），牙龈肿痛，埃病（咳嗽），能蚌（黄疸），阿意咪（痢疾），宫颈柱状上皮异位，仲嘿啰尹（痔疮），呗农（痈疮），痤疮，痂（疥癣），蛇虫犬咬伤。[100]

（四）分子生物学研究

1. 山豆根叶绿体基因组

2020 年构建了山豆根的叶绿体基因组图谱（见图 6-9）。[101] 山豆根叶绿体基因组长度为 154644 bp，其中 85810 bp 的大单拷贝（LSC）区和 18321 bp 的小单拷贝（SSC）区由一对总长为 50513 bp 的反向重复（IRs）区隔开。山豆根叶绿体基因组注释到 129 个功能基因，包括 83 个蛋白编码基因，38 个 tRNA 和 8 个核糖体 RNA。山豆根叶绿体基因组的结构、基因顺序以及 GC 含量与苦参、苦豆子的相似。山豆根叶绿体基因组共鉴定出 1760 个简单序列重复序列（SSR），其中大多数是单核苷酸重复（占 93.1%）；SSRs 主要分布在 LSC 区域（占 60%），其余 316 个（占 18%）分布于 SSC 区域，383 个（占 22%）分布于 IR 区域。边界扩张收缩分析发现，由于 IR 区域的扩张收缩变化导致了 rpl2 基因仅在 LSC/IRB 区存在一个完整的拷贝。系统发育分析结果表明，山豆根与苦参的亲缘关系最近，蝶形花亚科中与槐属亲缘关系较近的是沙冬青属。山豆根叶绿体基因组中包含较多 SNP 位点的基因（ycf1，ndhF，accD 和 rpoC2）以及 6 个正向选择的基因（matK，psbE，psbF，psbM，psaI 和 rpl36）可作为潜在的 DNA 条形码用于物种鉴定研究。

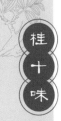

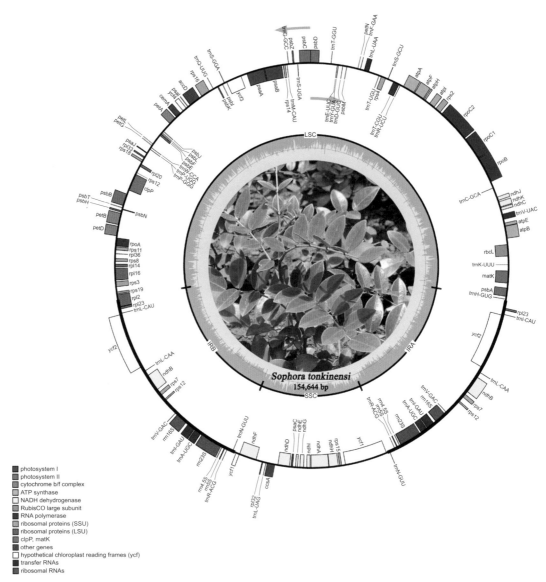

不同的颜色代表不同功能的基因，圆圈内基因顺时针转录，圆圈外基因逆时针转录；内圈较深的灰色表示 GC 含量，较浅的灰色表示 AT 含量

图 6-9　山豆根叶绿体基因组图谱

2. 山豆根转录组

采用第二代高通量测序技术分析获得大量的有效信息，建立了高效表达体系。将 Solex 高通量测序技术应用到山豆根转录组和表达谱的研究中，用组培苗、移栽后 6 月、移栽后 12 月山豆根 RNA 分别构建 3 个转录组。得出：山豆根根茎转录组数据不少于 4.5G，组装得到了 107575 条 Unigenes。通过初步的生物信息学分析，发现了山豆根生物碱、萜类、甾醇类、黄酮类以及其他大量的次生代谢相关的基因，找到与相关 Unigenes 共 7971 条，其中涉及已知的生物碱合成途径的 Unigene 有 151 条，发现了与山豆根生物碱合成相关的 CYP450s、Lysine decarboxylase、Diaminopimelate decarboxylase、Diamine oxidase 等相关基因，以及苦参碱和氧化苦参碱的前体——赖氨酸的合成与降解途径中大部分基因，赖氨酸生物合成途径发现有 111 条 Unigenes，其降解途径发现有 154 条 Unigenes（表 6-8）。这些基因的发现为进一步克隆山豆根全长基因和研究山豆根功能基因提供了基础数据，同时也为调控山豆根苦参碱合成的分子调控机制研究奠定了基础。[102]

表6-8 与赖氨酸合成与代谢相关的 Unigenes 统计

Lysine pathway	Number（ratio）	Pathway ID
Lysine biosynthesis	111（0.28%）	ko00300
Lysine degradation	154（0.39%）	ko00310

表6-9 山豆根生物碱生物合成部分相关基因的 Unigenes 数目

基因功能	基因名称	Unigenes 数目
Cytochrome P450	Cytochrome P450 71A1	144
	Cytochrome P450 77A1	6
	Cytochrome P450 90A1	36
Decarboxylase	Lysine decarboxylase（LDC）	7
	Diaminopimelate decarboxylase	7
Oxygenase/ Dioxygenase	Amine oxidase（AO）	13
	Diamine oxidase（DAO）	3
	Hyoscyamine 6-dioxygenase	25
Methyltransferase	Probable methyltransferase PMT11	83
	（RS）-norcoclaurine 6-O-methyltransferase	18

3. 分子鉴定

山豆根是我国常用中药材，对山豆根基原植物及其易混伪品进行 DNA 分子鉴定研究具有重要意义，可以对山豆根基原植物及其混伪品样品的 ITS2 序列进行序列变异分析、K-2p 遗传距离比较及 NJ 系统发育聚类树构建。[28]山豆根基原植物越南槐 ITS2 序列长度为 220 bp，GC 含量为 59.6%，不含 Poly 结构，易于进行 PCR 扩增和测序。越南槐与其同属密切相关物种的平均 K-2P 遗传距离为 0.0721，与其他属混伪品的平均 K-2P 遗传距离为 0.5943。从 NJ 聚类树可以看出，越南槐与其同属植物多叶越南槐聚为一支，支持率为 98%。越南槐与多叶越南槐的系统发育树枝长不同，ITS2 序列间具有一个稳定的 T-C 颠换变异位点及一个稳定的缺失变异位点。因此可以使用 ITS2 序列区分山豆根基原植物越南槐及其混伪品。山豆根基原植物样品种内 ITS2 序列无变异，其同属密切相关物种的 ITS2 序列变异位点为 102 个，平均 K-2p 遗传距离为 0.072，与其他混伪品的 ITS2 序列变异位点为 200 个，平均 K-2p 遗传距离为 0.594。山豆根基原植物在 NJ 系统发育聚类树上聚为一支，支持率为 98%。因此，ITS2 作为 DNA 条形码序列能够有效的区分山豆根基原植物及其混伪品，为山豆根药材及其混伪品的鉴定提供基础。采用 PVP 和 β-巯基乙醇的方法提取山豆根叶片 DNA 可以获得质量不错的 DNA，且步骤相对较少，可以用于对 DNA 质量要求不高的基因筛查类实验。用样品预处理法提取的山豆根 DNA，其浓度和质量是最佳的，可以用于需求高质量山豆根 DNA 的分子标记实验。[103]

九、常用古今方选

（一）经典名方

1. 山冰茶

【组成】山豆根 1g，甘草 5g，冰糖 10g。

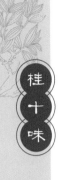

【功效】泻火利咽。主治咽痛口渴。

【出处】《传统药茶方》。

2. 管仲黄连散

【组成】管仲、黄连、板蓝根、山豆根各等分。

【功效】水气。

【出处】《医方类聚》卷一二九引《医林方》。

3. 保灵丹

【组成】朱砂（研）、山豆根（杵末）各一两，麝香（研）二钱，巴豆（去皮，出油，研）二分，斑蝥（去头足，炒半生半熟）、雄黄各一分，蜈蚣（一生、一炙）2条，黄药子（研）一钱，续随子（去皮，生用，研末）一钱。

【功效】解虫毒及一切毒。

【出处】《刘涓子治痈疽神仙遗论》

4. 宝灵丹

【组成】山豆根（生）、朱砂（研，水飞）、雄黄（研，水飞）各一两，黄丹（研）、苦药子、续随子、斑蝥（去头翅足，半生半炒）各一分，蜈蚣2条（1条微炙，1条生用），巴豆（去皮膜，出油尽）、麝香（研）各二分。

【功效】主治小儿中蛊毒。

【出处】《卫生总微》卷十五。

5. 黄连凉膈甘桔解毒汤

【组成】甘草、桔梗、黄连、黄芩、黄柏、栀子、连翘、薄荷、大力子、麦冬、升麻、山豆根。

【功效】主治小儿毒火内甚，上攻咽喉而致痘疮发热、咽喉作痛、饮水难吞。

【出处】《片玉痘疹》卷三。

6. 犀蜈汤

【组成】犀牛皮10g，苦参10g，防风10g，山豆根10g，蜈蚣3条，全蝎5g，白藓皮15g，炮穿山甲15g，赤芍15g，蚤休20g。

【功效】活血搜风，清热解毒。主治风毒内蕴、气滞血瘀、经脉阻滞、肌肤失养。

【出处】《吴新元方》。

7. 达原解毒汤

【组成】土牛膝30g，鲜生地黄15g，京玄参12g，麦冬、浙贝母、香白芷、花槟榔、粉牡丹皮、连翘壳、金银花、山豆根、牛蒡子、草果仁、嫩射干各10g，粉甘草6g。

【功效】疏风透达，清解瘴毒，豁痰开窍。主治山岚瘴气，居伏膜原，蕴集肺胃，火动痰生，上蒸咽喉。

【出处】《言庚孚方》。

8. 含化三黄丸

【组成】大黄、黄芩、黄连各二两半、黄药子一两半、白药子各一两半，黄柏、苦参、山豆根、硼砂各一两，脑子一钱半，京墨三钱，麝香少许（一方有甘草）。

【功效】主治三焦积热，咽喉肿闷，心膈烦躁，小便赤涩，大便秘结。

【出处】《袖珍》卷三。

（二）中成药

1. 鼻咽灵片

【成分】山豆根、茯苓、天花粉、茅莓根、麦冬、半枝莲、玄参、石上柏、党参、白花蛇舌草。

【功能主治】解毒消肿，益气养阴。主治火毒蕴结、耗气伤津所致的口干、咽痛、咽喉干燥灼热、声嘶、头痛、鼻塞、流脓涕或涕中带血；急慢性咽炎、口腔炎、鼻咽炎见上述证候者。亦用于鼻咽癌放疗、化疗辅助治疗。

2. 肝炎灵注射液

【成分】主要成分为山豆根。

【功能主治】降低转氨酶，提高机体免疫力。主治慢性、活动性肝炎。

3. 复方益肝丸

【成分】茵陈、板蓝根、龙胆、野菊花、蒲公英、山豆根、垂盆草、蝉蜕、苦杏仁、人工牛黄、夏枯草、车前子、土茯苓、胡黄连、牡丹皮、丹参、红花、大黄、香附、青皮、枳壳、槟榔、鸡内金、人参、桂枝、五味子、柴胡、炙甘草。

【功能主治】清热利湿，疏肝理脾，化瘀散结。主治湿热毒蕴所致的胁肋胀痛、黄疸、口干口苦、苔黄脉弦；急、慢性肝炎见上述证候者。

4. 桂林西瓜霜

【成分】西瓜霜、煅硼砂、黄柏、黄连、山豆根、射干、浙贝母、青黛、冰片、无患子果（炭）、大黄、黄芩、甘草、薄荷脑。

【功能主治】清热解毒，消肿止痛。主治风热上攻、肺胃热盛所致的乳蛾、喉痹、口糜，症见咽喉肿痛、喉核肿大、口舌生疮、牙龈肿痛或出血；急、慢性咽炎，扁桃体炎，口腔炎，口腔溃疡，牙龈炎见上述证候者及轻度烫伤（表皮未破）者。

5. 桂林西瓜霜胶囊

【成分】西瓜霜、山豆根、射干、木汉果（炭）、黄连、黄芩、黄柏、大黄、浙贝母、硼砂（煅）、青黛、薄荷脑等14味。

【功能主治】清热解毒，消肿止痛。主治咽喉肿痛，口舌生疮，牙龈肿痛或出血，急慢性咽炎，扁桃体炎，口腔溃疡，轻度烫火伤。

6. 清咽润喉丸

【成分】射干、山豆根、桔梗、炒僵蚕、栀子（姜炙）、牡丹皮、青果、金果榄、麦冬、玄参、知母、地黄、白芍、浙贝母、甘草、冰片、水牛角浓缩粉。

【功能主治】清热利咽，消肿止痛。主治风热外袭、肺胃热盛所致的胸膈不利、口渴心烦、咳嗽痰多、咽部红肿、咽痛、失音声哑。

7. 云香精

【成分】白芷、大皂角、桂枝、木香、莪术、五味藤、豆豉姜、千斤拔、朱砂根、羊耳菊、枫荷桂、虎杖、买麻藤、过岗龙、广西海风藤、穿壁风、香樟、徐长卿、山豆根、细辛、薄荷脑、樟脑。

【功能主治】祛风除湿，活血止痛。主治风湿骨痛，伤风感冒，头痛，肚痛，心胃气痛，冻疮。

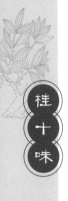

8. 开喉剑喷雾剂

【成分】八爪金龙、山豆根、蝉蜕、薄荷脑。

【功能主治】清热解毒，消肿止痛。主治肺胃蕴热所致的咽喉肿痛，口干口苦，牙龈肿痛以及口腔溃疡，复发性口疮见以上证候者。

9. 忍冬感冒颗粒

【成分】板蓝根、忍冬藤、山豆根、重楼、鱼腥草、绵马贯众、青蒿、白芷、蔗糖、糊精。

【功能主治】清热解毒。主治上呼吸道感染所致的发热、咽痛。

10. 清膈丸

【成分】金银花、连翘、玄参、射干、山豆根、黄连、熟大黄、龙胆、石膏、玄明粉、桔梗、麦冬、薄荷、地黄、硼砂、甘草、人工牛黄、冰片、水牛角浓缩粉。

【功能主治】清热利咽，消肿止痛。主治内蕴毒热引起的口渴咽干、咽喉肿痛、水浆难下、声哑失音、面赤腮肿、大便燥结。

11. 透表回春丸

【成分】防风、山豆根、川芎、赤小豆、羌活、牛蒡子、黄连、天花粉、荆芥、大青叶、赤芍、当归、甘草、栀子（姜汁炙）、连翘、滑石、薄荷、柴胡、玄参、黄芩、升麻、雄黄、朱砂。

【功能主治】清热透表。主治小儿内热伤风、头痛发烧、乍寒乍热、鼻流涕、咽痛腮肿、烦燥身倦、隐疹不出。

12. 清咽抑火丸

【成分】山豆根、连翘、桔梗、栀子、黄芩、大黄、玄参、牛蒡子、芒硝、知母、防风、薄荷、黄柏、甘草。

【功能主治】清热散风，解毒消肿，清利咽喉。主治咽喉肿痛、肺炎咳嗽。

13. 喉疾灵片

【成分】人工牛黄、冰片、连翘、桔梗、山豆根、广东土牛膝、猪牙皂、诃子、珍珠层粉、南板蓝根、天花粉、了哥王。

【功能主治】清热，解毒，散肿止痛。主治腮腺炎、扁桃体炎、急性咽炎、慢性咽炎急性发作及一般喉痛。

14. 清热暗疮片

【成分】穿心莲、牛黄、金银花、蒲公英、大黄、山豆根、栀子、珍珠层粉、甘草。

【功能主治】清热解毒，凉血散瘀。主治痤疮（粉刺）。

15. 抗病毒颗粒

【成分】板蓝根、忍冬藤、山豆根、川射干、鱼腥草、重楼、贯众、白芷、青蒿。

【功能主治】清热解毒。主治病毒性感冒。

参考文献

［1］中国科学院中国植物志编辑委员会. 中国植物志：第17卷［M］. 北京：科学出版社，2006.

［2］姚绍嫦，凌征柱，蓝祖栽，等．广西道地药材山豆根的适宜气候条件分析［J］．中国农业气象，2013，34（6）：673-677．

［3］蓝芳，向维，张平刚，等．不同种植密度对山豆根生长及有效成分的影响［J］．北方园艺，2017（4）：140-142．

［4］凌征柱，蓝祖栽，姚绍嫦，等．山豆根种植基地环境质量评价－土壤和灌溉水质量［J］．现代中药研究与实践，2011，25（03）：10-12．

［5］余丽莹，黄雪彦，吕惠珍，等．T/CACM 1021.112-2018 中药材商品规格等级－山豆根［S］．2018．

［6］唐慎微．证类本草［M］．北京：华夏出版社，1999．

［7］苏颂．本草图经［M］．合肥：安徽科学技术出版社，1994．

［8］卢之颐．本草乘雅半偈［M］．北京：人民卫生出版社，1986．

［9］卢多逊．开宝本草（辑复本）［M］．合肥：安徽科学技术出版社，1998．

［10］李时珍．本草纲目校注（中）［M］．沈阳：辽海出版社，2001．

［11］刘文泰．本草品汇精要［M］．北京：人民卫生出版社，1982．

［12］陈嘉谟．本草蒙筌［M］．北京：人民卫生出版社，1988．

［13］吴继志．质问本草［M］．北京：中医古籍出版社，1981．

［14］吴其浚．植物名实图考［M］．北京：商务印书馆，1959．

［15］郑金生．药物图录总部：墨线图卷三［M］//中华大典：医药卫生典．成都：巴蜀书社，2006．

［16］郑金生．药物图录总部：彩绘图卷二［M］//中华大典：医药卫生典．成都：巴蜀书社，2006．

［17］全国中草药汇编编写组．全国中草药汇编（第二版）：上册［M］．北京：人民卫生出版社，1996．

［18］陈衍．宝庆本草折衷［M］．北京：人民卫生出版社，1991．

［19］许希周．药性粗评：卷三［M］．北京：华夏出版社，1999．

［20］李时珍．本草纲目［M］．沈阳：辽海出版社，2001．

［21］李中立．本草原始：卷四［M］．光绪影印本．

［22］王翃．握灵本草［M］．北京：中国中医药出版社，2012．

［23］杨璇．伤寒温疫条辨［M］．北京：学苑出版社，2006．

［24］汪讱庵．本草易读［M］．北京：人民卫生出版社，1987．

［25］陈仁山，蒋淼，陈思敏，等．药物出产辨（七）［J］．中药与临床，2011，2（03）：64-65．

［26］曾成．山豆根药材全国生产区划研究［D］．桂林：广西师范大学，2015．

［27］黄宝优，农东新，黄雪彦，等．中药材山豆根资源调查报告［J］．中国现代中药，2014，16（9）：740-744．

［28］徐晓兰，石林春，宋经元，等．基于ITS2条形码序列的山豆根基原植物及其混伪品的DNA分子鉴定［J］．世界科学技术（中医药现代化），2012，14（1）：1147-1152．

［29］曾成，梁士楚，谢月英，等．越南槐与多叶越南槐的叶形态研究［J］．广西科学院学报，2015，31（02）：126-131，138．

山豆根

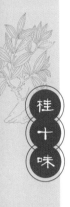

［30］华应顺．山豆根与其常见7种伪品的鉴别［J］．西部中医药，2015，28（4）：21-24．

［31］杨媛．药用植物花木蓝地上部分化学成分研究［D］．天津：天津大学，2006．

［32］蓝祖栽，宁小清，谈远锋，等．越南槐与多叶越南槐的性状与显微鉴别比较研究［J］．时珍国医国药，2010，21（4）：939-940．

［33］蔡卓芳．浅谈五组易混淆中药的鉴别［C］．2016年广东省药师周大会，广州，2015．

［34］林书生．山豆根与千斤拔的鉴别［J］．中国中药杂志，1990（2）：13．

［35］国家药典委员会．中华人民共和国药典（2015年版）：一部［M］．北京：中国医药科技出版社，2015．

［36］张守润，纪瑛，蔺海明．氧化苦参碱和苦参碱含量在苦参生长发育过程中的动态变化［J］．草业科学，2008（07）：41-45．

［37］李胜华，伍贤进，郁建平，等．超声波提取鱼腥草叶总黄酮优化工艺研究［J］．食品科学，2006，27（12）：270-273．

［38］蔡锦源，韦坤华，熊建文，等．山豆根黄酮的提取及抗氧化抑菌活性［J］．精细化工，2017，34（3）：285-293．

［39］蔡锦源，朱炽雄，李林轩，等．山豆根多糖的微波预处理 – 热水浸提工艺及其抗氧化活性研究［J］．应用化工，2016，45（10）：1860-1864．

［40］黄亚非，黄际薇，陶玲，等．广西不同产地山豆根的指纹图谱特征研究［J］．中药材，2005（1）：21-22．

［41］程钱．山豆根指纹图谱、含量测定及成分分析研究［D］．北京：北京中医药大学，2017．

［42］刘吉成，卢森华，谢巍，等．广西多叶越南槐HPLC指纹图谱的建立及与山豆根HPLC指纹图谱一致性比较研究［J］．中国实验方剂学杂志，2014，20（23）：89-94．

［43］黄颖，王乃平，陈勇．广西产山豆根HPLC指纹图谱测定［J］．中国实验方剂学杂志，2011，17（14）：66-68．

［44］张桂芝，张婧．市售山豆根的光谱指纹图谱鉴定研究［J］．时珍国医国药，2006，17（6）：1026-1028．

［45］谷筱玉，龙海荣，谢景千，等．广西山豆根中14种重金属元素的微波消解ICP-MS法测定［J］．时珍国医国药，2013，24（2）：332-333．

［46］林杨，韦坤华，缪剑华，等．山豆根种子生产技术规程：DB45/T 1730-2018［S］．2018．

［47］韦范，韦坤华，朱艳霞，等．山豆根种子检验规程：DB45/T 1729-2018［S］．2018．

［48］覃柳燕，唐美琼，黄永才，等．贮藏温度及时间对山豆根种子活力的影响［J］．中国种业，2011（01）：35-37．

［49］黄永才，韦坤华，林杨，等．山豆根种子生产标准操作规程（SOP）［J］．北方园艺，2016（18）：163-165．

［50］林杨．山豆根种子生产若干技术研究［D］．南宁：广西大学，2014．

［51］韦坤华，李林轩，缪剑华，等．山豆根组培苗生产技术规程：DB45/T 1036-2014［S］．2014．

［52］李林轩，韦坤华，黄永才，等．山豆根组培苗质量要求：DB45/T 1035-2014［S］．2014．

［53］李林轩，梁莹，秦双双，等．山豆根无菌播种产业化繁育技术研究［J］．中国现代中药，

2019，21（10）：1392-1396.

［54］蓝祖栽，姚绍嫦，凌征柱，等.中药材山豆根栽培技术规程［J］.现代中药研究与实践，2009，23（2）：9-10，30.

［55］覃文流，凌征柱，吴庆华，等.山豆根野生变家种研究［J］.时珍国医国药，2006（09）：1668-1669.

［56］彭富海，赵伟，支永明，等.贵州石漠化地区山豆根高产栽培技术研究进展［J］.耕作与栽培，2019（3）：24-26.

［57］毛秀红，荀守华，孙居文，等.我国槐属植物育种及种质资源开发利用进展［J］.植物生理学报，2015，51（4）：399-406.

［58］马晓晶，郭娟，唐金富，等.论中药资源可持续发展的现状与未来［J］.中国中药杂志，2015，40（10）：1887-1892.

［59］Pan Q，Zhang G，Huang R，et al.Cytisine-type alkaloids and flavonoids from the rhizomes of Sophora tonkinensis［J］.Journal of asian natural products research，2016，18（5）：429-435.

［60］He L，Liu J，Luo D，et al.Quinolizidine alkaloids from *Sophora tonkinensis* and their anti-inflammatory activities［J］.Fitoterapia，2019，139：104391.

［61］张艳，胡文忠，陈效忠，等.山豆根中具有生物活性的喹诺里西啶类生物碱研究［J］.中国中药杂志，2016，41（12）：2261-2266.

［62］Wu C，He L，Yi X，et al.Three new alkaloids from the roots of *Sophora tonkinensis*［J］.Journal of natural medicines，2019，73（3）：667-671.

［63］Deng Y H，Xu K P，Zhou Y J，et al.A new flavonol from *Sophora tonkinensis*［J］.Journal of asian natural products research，2007，9（1）：45-48.

［64］邹玉龙，张颖，徐丹，等.山豆根中总黄酮的含量测定［J］.中国民族民间医药，2016，25（09）：13.

［65］隆金桥，林华，羊晓东，等.广西山豆根化学成分的研究［J］.云南大学学报（自然科学版），2011，33（01）：72-76.

［66］Luo G，Yang Y，Zhou M，et al.Novel 2-arylbenzofuran dimers and polyisoprenylated flavanones from *Sophora tonkinensis*［J］.Fitoterapia，2014，99：21-27.

［67］Ahn J，Kim Y，Chae H，et al.Prenylated Flavonoids from the Roots and Rhizomes of *Sophora tonkinensis* and Their Effects on the Expression of Inflammatory mediators and Proprotein Convertase Subtilisin/Kexin Type 9［J］.Journal of natural products（Washington，D. C.），2019，82（2）：309-317.

［68］李志孝，黄成钢，陈耀祖.山豆根多糖的研究［J］.西北植物学报，2000（02）：294-298.

［69］董群，方积年.山豆根多糖的性质和化学组成［J］.中国药学杂志，2001（02）：13-15.

［70］尹龙萍，邓毅，贾伟，等.山豆根粗多糖最优化提取工艺研究［J］.中药材，2007，30（3）：351-353.

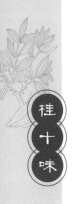

［71］Lee J W，Lee J H，Lee C，et al．Inhibitory constituents of *Sophora tonkinensis* on nitric oxide production in RAW264．7 macrophages［J］．Bioorg med Chem Lett，2015，25（4）：960-962．

［72］彭百承，黄健，李萍，等．山豆根颗粒及其饮片抗肿瘤作用及其机制［J］．中国实验方剂学杂志，2014，20（23）：190-193．

［73］彭湘君．山豆根多糖的提取工艺及抗肿瘤活性研究［D］．赣州：赣南师范学院，2012．

［74］曹洛云，李天娇，孟宪生，等．山豆根生物碱对DEN诱发肝癌大鼠的作用及机制研究［J］．中国现代应用药学，2018，35（3）：370-374．

［75］张奇峰．山豆根提取物体外抗肿瘤实验研究［J］．中医药临床杂志，2015，27（9）：1269-1271．

［76］路海滨，高洋，禹珊珊，等．山豆根多糖对Lewis肺癌小鼠抑瘤作用及免疫功能影响的实验研究［J］．中药材，2018，41（6）：1459-1462．

［77］王杰．壮药壤笃岜总黄酮抑制鼻咽癌细胞株CNE-1作用的初步研究及安全性评价［D］．广西中医药大学，2019．

［78］彭红华，黄健，席雯，等．山豆根颗粒及其饮片抗炎作用及其机制的研究［J］．中国实验方剂学杂志，2013，19（12）：265-269．

［79］Chae H S，Yoo H，Choi Y H，et al．Maackiapterocarpan B from *Sophora tonkinensis* Suppresses Inflammatory mediators via Nuclear Factor-kappaB and mitogen-Activated Protein Kinase Pathways［J］．Biol Pharm Bull，2016，39（2）：259-266．

［80］Jin X，Lu Y，Chen S，et al．UPLC-MS identification and anticomplement activity of the metabolites of *Sophora tonkinensis* flavonoids treated with human intestinal bacteria［J］．Journal of pharmaceutical and biomedical analysis，2020，184：113176．

［81］Xia W，Luo P，Hua P，et al．Discovery of a New Pterocarpan-Type Antineuroinflammatory Compound from *Sophora tonkinensis* through Suppression of the TLR4/NFκB/MAPK Signaling Pathway with PU．1 as a Potential Target［J］．ACS chemical neuroscience，2019，10（1）：295-303．

［82］桑秀秀．山豆根主要活性成分的保肝抗病毒作用及免疫学机制研究［D］．承德：承德医学院，2017．

［83］周明眉，范自全，赵爱华，等．山豆根非生物碱部位对免疫性肝损伤模型小鼠的影响［J］．时珍国医国药，2011，22（11）：2709-2710．

［84］帅学宏，胡庭俊，曾芸，等．山豆根多糖对免疫抑制模型小鼠免疫器官指数和自由基相关酶活性的影响［J］．南京农业大学学报，2009，32（02）：170-172．

［85］Li Y，Li J，Liu X，et al．Antidiarrheal activity of methanol extract of *Sophora tonkinensis* in mice and spasmolytic effect on smooth muscle contraction of isolated jejunum in rabbits［J］．Pharm Biol，2019，57（1）：477-484．

［86］Huang M，Deng S，Han Q，et al．Hypoglycemic Activity and the Potential mechanism of the Flavonoid Rich Extract from *Sophora tonkinensis* Gagnep．in KK-Ay mice［J］．Front

Pharmacol, 2016, 7: 288.

[87] 许海棠, 卢建芳, 赵彦芝, 等. 山豆根提取物抗氧化和抑菌活性的研究 [J]. 食品工业科技, 2015, 36 (14): 111-114.

[88] 许海棠, 廖华珍, 赵彦芝, 等. 响应面法优化山豆根多糖提取工艺及其分级醇沉组分的抗氧化活性 [J]. 食品工业科技, 2019, 40 (22): 157-162.

[89] 郭留书. 山豆根及其制剂在临床治疗中的应用与不良反应分析 [J]. 亚太传统医药, 2014, 10 (3): 111-112.

[90] 车桂彦, 姜明煤. 中药治疗急性扁桃体炎30例临床观察 [J]. 中国中医基础医学杂志, 2003 (05): 65.

[91] 曾柏荣, 李为. 养阴清热生肌汤防治急性放射性食管炎的临床观察 [J]. 湖南中医药大学学报, 2009, 29 (2): 60-61, 79.

[92] 郭佳佳. 山豆根提取物联合甘草酸单铵注射液对慢性肝炎患者血清 MDA、CD^{4+} 及纤维化指标的影响研究 [J]. 辽宁中医杂志, 2018, 45 (01): 73-76.

[93] 胡长征. 拉米夫定联合山豆根注射液治疗慢性乙型病毒性肝炎86例疗效评价 [J]. 新医学, 2005 (08): 453-454.

[94] 甘国林, 张斌. 张斌治疗慢性乙型病毒性肝炎经验介绍 [J]. 新中医, 2019, 51 (11): 328-330.

[95] 段爱军. 中西医结合治疗多发性跖疣42例 [J]. 山西中医学院学报, 2009, 10 (04): 25.

[96] 严敏. 杨金坤治疗恶性肿瘤验案3则 [J]. 江苏中医药, 2014 (9): 50-51.

[97] 孙静, 赵荣华, 郭姗姗, 等. 苦参碱氯化钠注射液对人冠状病毒肺炎寒湿疫毒袭肺证小鼠病证结合模型的治疗作用 [J]. 药学学报, 2020, 55 (03): 366-373.

[98] 杨明炜, 陈锋, 朱定俊, 等. 苦参碱氯化钠注射液治疗40例新型冠状病毒肺炎的临床疗效分析 [J]. 中国中药杂志, 2020, 45 (10): 2221-2231.

[99] 黄燮才, 周珍诚, 张骏. 广西民族药简编 [M]. 南宁: 广西壮族自治区卫生局药品检验所, 1980.

[100] 广西壮族自治区食品药品监督管理局. 广西壮族自治区壮药质量标准: 第一卷 [M]. 南宁: 广西科学技术出版社, 2008.

[101] Wei F, Tang D, Wei K, et al. The complete chloroplast genome sequence of the medicinal plant *Sophora tonkinensis* [J]. Sci Rep, 2020, 10 (1): 12473.

[102] 邹恒伟. 山豆根转录组高通量测序及生物信息学分析 [D]. 昆明: 昆明理工大学, 2014.

[103] 占塔鹏, 黄舒婷, 乔柱, 等. 山豆根基因组 DNA 高效提取方法的建立与优化 [J]. 分子植物育种, 2020, 18 (08): 2585-2590.

山豆根

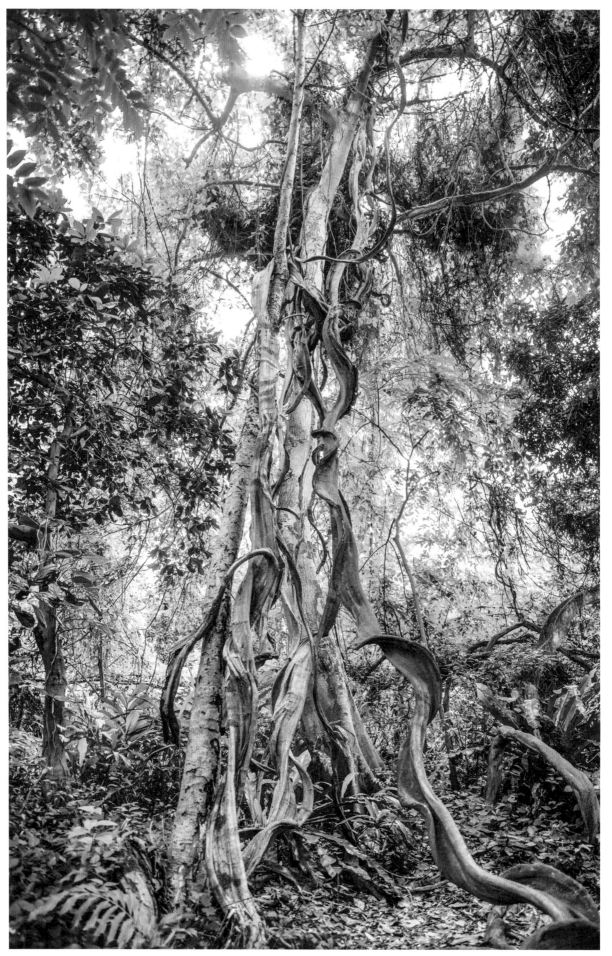

密花豆

鸡血藤

药材名	鸡血藤
药用部位	藤茎
功能主治	活血补血、调经止痛、舒筋活络的功效，用于月经不调、痛经、经闭、风湿痹痛、麻木瘫痪、血虚萎黄[1]
性味归经	味苦、甘，性温。归肝、肾经[1]
基原植物	豆科 Fabaceae 密花豆 *Spatholobus suberectus* Dunn

一、植物形态特征

攀缘藤本，幼时呈灌木状。小叶纸质或近革质，异形，顶生的两侧对称，宽椭圆形、宽倒卵形至近圆形，长 9～19 cm，宽 5～14 cm，先端骤缩为短尾状，尖头钝，基部宽楔形；侧生的两侧不对称，与顶生小叶等大或稍狭，基部宽楔形或圆形，两面近无毛或略被微毛，下面脉腋间常有髯毛；侧脉 6～8 对，微弯；小叶柄长 5～8 mm，被微毛或无毛；小托叶钻状，长 3～6 mm。圆锥花序腋生或生于小枝顶端，长达 50 cm，花序轴、花梗被黄褐色短柔毛，苞片和小苞片线形，宿存；花萼短小，长 3.5～4 mm，萼齿比萼管短 2～3 倍，下面 3 齿先端圆或略钝，长不及 1 mm，上面 2 齿稍长，多少合生，外面密被黄褐色短柔毛，里面的毛银灰色，较长；花瓣白色，旗瓣扁圆形，长 4～4.5 mm，宽 5～5.5 mm，先端微凹，基部宽楔形，瓣柄长 2～2.5 mm；翼瓣斜楔状长圆形，长 3.5～4 mm，基部一侧具短尖耳垂，瓣柄长 3～3.5 mm；龙骨瓣倒卵形，长约 3 mm，基部一侧具短尖耳垂，瓣柄长 3～3.5 mm；雄蕊内藏，花药球形，大小均一或几近均一；子房近无柄，下面被糙伏毛（图 7-1A）。荚果近镰形，长 8～11 cm，密被棕色短茸毛，基部具长 4～9 mm 的果颈（图 7-1B）；种子扁长圆形，长约 2 cm，宽约 1 cm，种皮紫褐色，薄而脆，光亮（图 7-1C）。花期 6 月，果期 11～12 月。[2]

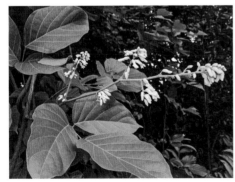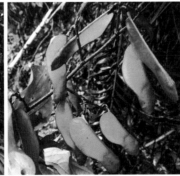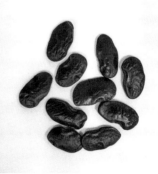

A. 花（彭玉德 摄）　　　　B. 果实（秦双双 摄）　　　C. 种子（秦双双 摄）

图 7-1 鸡血藤基原植物形态

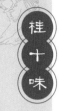

二、生物学特征

（一）分布区域

鸡血藤在我国分布地域较狭窄,主要分布于北纬21°16′～25°07′,东经97°34′～117°21′,海拔50～1300 m。《中国植物志》上记载密花豆分布于云南、广西、广东和福建等省、自治区。此外,与我国接壤的越南、老挝、缅甸等东盟国家也有分布。[3]

（二）对气温的要求

鸡血藤喜温暖的热带、亚热带气候,主要生长区域温度范围为年平均气温14.7～24.4℃,极端最低气温 –5.5℃,极端最高气温43.2℃。结合栽培过程中温度对鸡血藤的影响,在冬季短暂的低温霜冻,鸡血藤会落叶、嫩枝干枯,对种苗影响较大,其适宜生长地的气候条件是在年平均温度18℃以上。

（三）对水分的要求

鸡血藤喜湿润,耐干旱,忌积水。鸡血藤在水分充足的地方生长旺盛,着地生根,藤蔓长且粗壮,节间长;而在干旱的地方生长缓慢,着地不生根,藤蔓细而短,但雨水过多则会造成根腐烂。

（四）对光照的要求

鸡血藤幼株喜阴,成年株喜光,稍耐阴,疏林下可种植。栽培过程中发现荫蔽情况下,鸡血藤藤茎细、节间长、木质化程度低、发枝力弱,在枝条过于密集地方一些枝条常因缺少光照而枯死。因此,在生产过程中应注意光照强度对鸡血藤生长的影响,合理密植,采用正确的种植方式,定期修剪,以提高药材产量和品质。[4]

（五）对土壤的要求

鸡血藤是豆科植物,根系上有发达的根瘤菌,故具有天生的固氮优势,其营养特点如下:插穗出苗至植株健壮,为营养生长前期,此阶段为细胞分裂生长的旺盛时期,需要大量氮元素,而此阶段由于可固氮的根瘤尚未发育完全,因此氮元素的吸收主要来自土壤;自始花至终花,为营养生长与生殖生长并进阶段;自终花至种子成熟,为生殖生长阶段,这2个阶段根瘤发育成熟,较少产生缺氮素的症状,但根瘤菌从空气中每固定一个氮分子,需要15个三磷酸腺苷分子,如果土壤中磷元素养分不足,也会影响根瘤菌的固氮作用,因此在后期可减少氮元素的施用,但不能忽略磷元素的补充。另外,鸡血藤的主要有效成分为黄酮类成分,环境中充足的氮、磷元素可以促进植物中黄酮类成分的积累,因此在鸡血藤生产前期更应重视加强这2种元素的补充。[5]

鸡血藤对土壤的适应性较强,鸡血藤喜肥,耐贫瘠。无论是沙土、沙壤土、轻壤土、中壤土,微酸性至微碱性土壤,都能生存。但以排水和透水性良好、土层疏松深厚、肥沃湿润、土壤为微酸性的砂质壤土或含腐殖质的砂质红壤土为好,在土层贫瘠、干燥和排水不良地,以及碱性土壤则生长不良。在生产实践中,土质过沙,则土壤保水保肥能力差,水分、养分易流失,一旦干旱,往往容易造成阶段性缺肥或失水,导致鸡血藤生长不良。土质过黏,易板结,土壤通气性差,土壤中有益微生物活动困难,不利于养分分解利用,导致鸡血藤根系呼吸受阻,根系生长不利,枝条生长缓慢。针对贫瘠土壤,可在基地建设过程中,通过施用腐熟的有机肥或复合肥进行改善。对于 pH 值过低的土壤,可通过施用膨润土、石膏、熟石灰等土壤改良剂调节土壤 pH 值,还可通过施用适量熟石灰及碳酸镁补充土壤中的量元素。[6]

三、药材性状

本品为椭圆形、长矩圆形或不规则的斜切片，厚0.3～1cm。栓皮灰棕色，有的可见灰白色斑，栓皮脱落处显红棕色。切面木部红棕色或棕色，导管孔多数；韧皮部有树脂状分泌物呈红棕色至黑棕色（图7-2A），与木部相间排列呈3～8个偏心性半圆形环；髓部偏向一侧（图7-2B）。质坚硬。气微，味涩。[1]

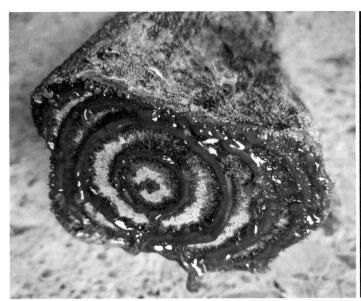
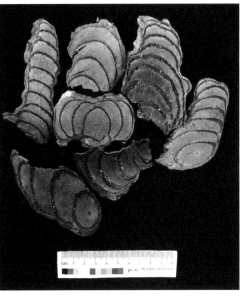

A.藤茎横切面　　　　　　　　　　　　B.药材

图7-2　鸡血藤藤茎（秦双双　摄）

鸡血藤药材在符合《中华人民共和国药典》（2020年版）标准要求的前提下，其药材商品规格标准分为四个等级：一等、二等、三等、末等。鸡血藤商品规格等级划分见表7-1。[7]

表7-1　鸡血藤商品规格等级划分表

项目	规格等级标准			
	一等	二等	三等	末等
外观	干货。呈椭圆形、长矩圆形或不规则斜片，厚0.3～1.0cm。质坚硬，气微，味涩。片长轴直径平均在10cm以上，片短轴直径均在6cm以上。无杂质，无破碎，无虫蛀、霉变	干货。呈椭圆形、长矩圆形或不规则斜片，厚0.3～1.0cm。质坚硬，气微，味涩。片长轴直径平均在6～10cm，片短轴直径均在4～6cm。无杂质，无破碎，无虫蛀、霉变	干货。呈椭圆形、长矩圆形或不规则斜片，厚0.3～1.0cm。质坚硬，气微，味涩。片型基本大小均匀，片长轴直径平均在6cm以下，片短轴直径均在4cm以下。无杂质，无虫蛀、霉变	干货。呈椭圆形、长矩圆形或不规则斜片，厚0.3～1.0cm。质坚硬，气微，味涩。片型基本大小均匀，片长轴直径平均在5cm以下，片短轴直径均在3.5cm以下。无杂质，无虫蛀、霉变

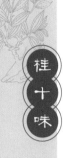

项目	规格等级标准			
	一等	二等	三等	末等
血环数	呈红棕色至黑棕色，与木部相间排列7～8个以上同心性椭圆形环或偏心性半圆形环	呈红棕色至黑棕色，与木部相间排列5～7个同心性椭圆形环或偏心性半圆形环	呈红棕色至黑棕色，木部相间排列3～4个同心性椭圆形环或偏心性半圆形环	呈红棕色至黑棕色，木部相间排列2～3个同心性椭圆形环或偏心性半圆形环
水分（%）	≤ 7.0		≤ 10.0	
芒柄花素（mg·100 g^{-1}）	≥ 15.0		≥ 11.0	

四、本草考证与道地沿革

（一）基原考证

鸡血藤始载于《本草备要》，记载了功效而未说明形态和产地："鸡血藤，活血舒筋，治男女干血劳，一切虚损劳伤，吐血咯血，咳血嗽血，诸病要药。"[8]《顺宁府志》记载了形态："鸡血藤，枝干年久者周围四五寸，少者亦二三寸，叶类桂叶而大，盘屈地上或缠附树间，伐其枝，津液滴出，入水煮之色微红，其茎皮有光身与有刺者二种。"[9]赵学敏（1765）记载："长儿景炎在四川叙州府，与滇之昭通接界，因嘱其往觅此藤，所寄来者，外形不殊，而中心惟作小红点，干之也不突起。据来书云，实金沙江土司山中所得，然与龚太守所带来者绝不相类，岂此藤也有二种耶，附记于此，以俟考。"[10]四川叙州府即今四川宜宾市，昭通在云南东北部，此时鸡血藤基原植物已不止一种，说明在清代鸡血藤已经是多来源药材。云南产的鸡血藤主要有凤庆（旧称顺宁）鸡血藤和禄劝鸡血藤两种，据杨竞生和曾育麟考证，凤庆鸡血藤中光身者为异型南五味子 *Kadsura heteroclita*（Roxb.）Craib.，有刺为近缘五味子中间变种 *Schisandra propinqua*（Wall.） Hk. f. var. *intermedia* A. C. Sm.，禄劝鸡血藤为豆科的巴豆藤 *Craspedolobiumschochii* Harms。《中药志》最先收载白花麻油藤（*Millettia birdwoodiana* Tutch.）作为鸡血藤的基原植物。[11]《广西本草选编》记载鸡血藤来源于豆科植物密花豆。[12]此外，密花崖豆藤 *Millettia congestiflora* T. Chen、丰城崖豆藤 *M. dielsiana* Harms、亮叶崖豆藤 *M. nitida* Bth.、美丽崖豆藤 *M. speciosa* Champ.、大种崖豆藤 *M. acsperma* Dunn、常春油麻藤 *Mucuna sempervirens* Hemsl. 在广东、广西、福建、云南、贵州等地亦作为鸡血藤的基原植物。[13]可见各地习用代用品种之多，鸡血藤来源极其复杂。

为了弄清鸡血藤的基原植物，参与起草《中华人民共和国药典》（1977年版）的鸡血藤编写组深入各产区采集标本，与商品鸡血藤进行仔细对照鉴定，最终将使用时间长、应用面广、产量大的植物密花豆作为鸡血藤正品载入《中华人民共和国药典》，其他品种均为各省区的地方用药品种。[14, 15]《全国中草药汇编》（1975年版）和《中药大辞典》（1977年版）也正式将密花豆收载作为鸡血藤的基原植物。[16, 17]谢宗万亦认为"粗如竹竿，略有纵楞，质硬，色棕红，刀切处有红墨色汁者为佳"一般是指密花豆，这与文献记载"剖断流汁，色赤如血""砍断汁出如血"等特征相符，以密花豆藤作为鸡血藤正品药材符合现时国内多数地区的用药情况。[18]《中华人民共和国药典》（2020 年版）仍将豆科植物密花豆作为鸡血藤的基原植物。[1]

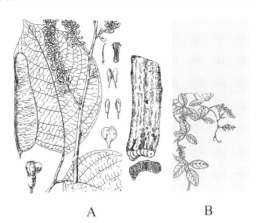

图 7-3 鸡血藤绘图
A. 摘自《全国中草药汇编》；B. 摘自《中华大典》

（二）产地变迁

《顺宁府志》中记载"鸡血藤……滇南唯顺宁有之"，[9]详细记载了鸡血藤产自顺宁即今云南临沧市凤庆县。《本草纲目拾遗》中记载"鸡血藤，产猛缅，去云南昆明记程一月有余，乃藤法也，土人取其汁，如割漆然，滤之殷红，似鸡血，作胶最良。云南省亦产，其藤长亘蔓地上或山崖，一茎长数十里，土人得之以刀砍断，则汁出如血，每得一茎可得汁数升。彼处有店市之，干者极似山羊血，取药少许，投入滚汤中，有一线如鸡血走散者真"，[10]说明古代以豆科植物密花豆来源的鸡血藤产地均在云南一带。现代以密花豆作为鸡血藤基原植物的产地最早记载于谢宗万的《中药材品种论述》记载："产广西、广东、云南等地。"[19]《全国中草药汇编》第二版（1994）记载："鸡血藤分布于广东、广西、云南等省区。"[20]《广西道地药材》（2007 年版）记载："鸡血藤分布于广西、福建、广东、云南。广西主要分布于凌云、邕宁、南宁、金秀。"[21]说明现代以密花豆为基原的鸡血藤产地记载均以广西、广东、云南为主。

（三）药用沿革

鸡血藤的药用功效在《本草备要》中首次被记载，《本草纲目拾遗》中进一步扩充了鸡血藤的功效："壮筋骨，已酸痛，治老人气血虚弱，手足麻木瘫痪等症。男子虚损，不能生育，及遗精白浊，男腹胃寒痛。妇女经血不调，赤白带下，干血劳及子宫虚冷不受胎。"[10]《本草正义》记载："鸡血藤胶，信为补血良药，乃用好酒蒸化服之。未及三四两，而暴崩如注，几于脱陷，然后知此物温通之力甚猛，活血是其专长。"[22]再次明确了鸡血藤为补血良药。《广西本草选编》同样记载"鸡血藤具有活血补血，通经活络的功效"。[12]《中华本草》载："鸡血藤，活血舒筋，养血调经。主治手足麻木，肢体瘫痪，风湿痹痛，妇女月经不调，痛经，闭经。"[23]此外，鸡血藤在少数民族地区作为民族药也有广泛应用，如瑶族、苗族、侗族、仫佬族、彝族、壮族等。鸡血藤在各民族地区的名称、入药部位及药用功效会稍有不同。除将鸡血藤茎入药外，瑶族、侗族、仫佬族还将鸡血藤根皮水煎入药治疗贫血症。[24]目前，市场上以鸡血藤为原料生产的中成药功效大部分与文献记载相同，如鸡血藤膏、鸡血藤颗粒、花红片、妇科千金片、金鸡虎补丸、金鸡口服液、金鸡抑菌洗液、活血通脉片、舒筋活血片等。因各地习用代用品种众多，为保证药材质量，应加强对鸡血藤的管理，保证鸡血藤原料的来源准确与中成药产品的质量稳定。生产企业应重视对鸡血藤药材的品种鉴别与质量控制。

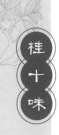

五、道地产区

（一）道地产区分布范围

鸡血藤道地产区为广西（南宁市、融安县、融水苗族自治县、永福县、隆林各族自治县、乐业县、凌云县、田林县、河池市、环江毛南族自治县、都安瑶族自治县、柳城县、恭城瑶族自治县、荔浦市、金秀瑶族自治县、贺州市、昭平县、德保县、靖西市、天等县、平果市、隆安县、上林县、武鸣区、苍梧县、凭祥市、上思县、北流市、岑溪市、防城港市），广东（广州市、深圳市、韶关市、从化区、连州市、英德市、平远县、封开县、怀集县、高要区、德庆县、新兴县）和云南（贡山独龙怒族自治县、福贡县、保山市、盈江县、施甸县、凤庆县、永德县、南涧彝族自治县、云县、景东彝族自治县、双柏县、通海县、澜沧拉祜族自治县、勐海县、思茅区、景谷县、元江哈尼族彝族傣族自治县、勐腊县、元阳县、绿春县、金平苗族瑶族傣族自治县、西畴县、文山市、富宁县）。[4]

（二）生境特点

野生鸡血藤多分布于山谷、山沟、林下、溪沟边、阳坡，攀附于大树上或平卧于地面。植株藤茎粗壮，植株下部较少有叶片生长，主要密集生长于林冠上层的植株上部，叶片呈深绿色，厚纸质；生境遭受破坏水源相对缺乏的地方，种群的数量较少，植株长势弱，藤茎细，叶片呈黄绿色。茎粗一般为 2～4 cm，它们依附乔、灌木的茎干缠绕攀援，有的可至林冠，其周围有大量蕨类植物以及苔藓类植物，易攀援于高大树木上，主要分布在亚热带常绿阔叶林、次生毛竹林的中下层或灌丛中，通常下层荫蔽度较大，上层光照比较充足。鸡血藤的伴生物种较为丰富，常见乔木层有柿叶木姜 *Litsea monopetala*、水锦树 *Wendlandia uvariifolia*、鹅掌柴 *Schefflera octophylla*、重阳木 *Bischofia polycarpa*、白楸 *Mallotus paniculatus*、大果榕 *Ficus auriculata*、黄毛榕 *Ficus esquiroliana*、木油桐 *Vernicia montana* 和苹婆 *Sterculia monosperma* 等，灌木层有对叶榕 *Ficus hispida*、三桠苦 *Evodia lepta*、水东哥 *Saurauia tristyla*、罗伞树 *ArdiSia quinquegona*、紫麻 *Oreocnide frutescens* 和杜茎山 *Maesa japonica* 等，草本层有火炭母 *Polygonum chinense*、金毛狗 *Cibotium barometz*、野芭蕉、露兜勒 *Pandanus tectorius*、假蒟 *Piper sarmentosum*、狗肝菜 *Dicliptera chinensis*、江南卷柏 *Selaginella moellendorffii*、乌毛蕨 *Blechnum orientale*、渐尖毛蕨 *Cyclosorus acuminatus*、棕叶芦 *Thysanolaena latifolia*、五节芒 *Miscanthus floridulus* 等，层间植物主要为藤本植物，有两面针 *Zanthoxylum nitidum*、扁担藤 *Tetrastigma planicaule*、刺果藤 *Byttneria grandifolia*、多花瓜馥木 *Fissistigma polyanthum* 和玉叶金花 *Mussaenda pubescens* 等。

（三）广西产区现状

1. 广西人工种植分布区域

通过市场调研和产地实地走访，发现近年来由于生态环境的破坏，人们无序乱采，使得野生鸡血藤的数量越来越少，资源匮缺。广西贺州市的钟山、八步一带于 2005 年左右开始在林下人工种植鸡血藤并取得成功，目前贺州市有鸡血藤林下种植基地约 8 万亩，是广西鸡血藤最主要的种植区域之一。受广西梧州制药（集团）股份有限公司对鸡血藤原料需求量增长的影响，梧州市苍梧一带在 2010 年前后开始林下种植鸡血藤，目前梧州市拥有鸡血藤林下种植基地约 2.5 万亩，是广西鸡血藤最主要的种植区域之一。柳州市融安一带自2013年推行"融安模式"以来，大力发展鸡血藤种植及种苗繁育，目前种苗基地年产种苗约20万株，主要销往广西、广东、湖南等地。随着市场对鸡血藤原料需求量的不断扩大，以及贺州市八步和梧州市苍梧一带人工种植实践的成功，近5年来，鸡血藤的人工种植区域逐渐扩大至百色市靖西、田东、田阳，贵港市，桂林市恭城、永福，来宾，柳州市融安、融水、柳城，南宁市西乡塘，玉林市陆川、博白等地，其中种植面积最大的两大产区为贺州市和梧州市。目前鸡血藤种植区域非常广，种植总面积超过15万亩。

2. 产量及流通量

市场调查得出鸡血藤原料药材主要供应给华润三九医药股份有限公司、北京同仁堂股份有限公司、广西灵峰药业有限公司等药品生产企业，市场需求量10000～20000 t。

近几年，广西玉林药材市场鸡血藤的每年流通量为3000～4000 t，鸡血藤药材主要来源于野生，国内产地以云南、广西居多，国外产地前十年主要是越南，现在转为老挝、柬埔寨、缅甸等其他东盟国家，且2020年由于新冠肺炎疫情的影响市场上基本看不到鸡血藤进口品。

根据实地走访种植基地，林下种植的鸡血藤亩产量100～200 kg·亩$^{-1}$（6年生干品），广西2020年总产量2300 t。可见，鸡血藤药材的供应缺口非常大，长期依靠东盟国家进口也已导致越南野生资源大幅减少，而人工种植鸡血藤的生产年限长且产量低，仍需扩大种植面积以缩小供应缺口。

3. 价格走势

2016～2020年鸡血藤价格呈逐年递增的趋势，价格走势见图7-4，统货价格从2015年的4.6元·kg^{-1}上涨至目前的9.2元·kg^{-1}。价格上涨的主要原因是：①东盟国家野生资源减少，从越南、老挝、柬埔寨等国家的进口量逐年降低，新冠肺炎疫情暴发以来更是出现断供现象；②国内野生资源蕴藏量少，广东境内野生资源主要分布于粤北、粤东北、粤中及粤西山区，广西境内主要分布于贺州、玉林、梧州、防城港等南部地区的山地林中，云南主要分布于云南南部地区，福建也有少量分布。其中，两广境内野生种群多位于不易到达的深山林中，资源已濒临枯竭，云南的野生种群保存比较完好，但资源蕴藏量也较少；③国内开展人工种植的时间短，虽已建立了大量林下种植基地，但由于人工种植生产周期长产量低，一时难以形成大量产出。因此，目前市场上鸡血藤非常紧俏，价格仍有上涨势头。

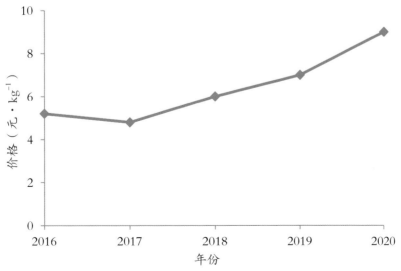

图7-4　2016～2020年鸡血藤药材（统货）价格走势
数据来源：中药材天地网 https://www.zyctd.com/

六、道地药材质量评价

（一）基原鉴定

密花豆 *Spatholobus suberectus* Dunn 是中药鸡血藤的基原植物。市场上常有被覆盖着鸡血汁液的藤茎被当作鸡血藤使用，常见混淆品的来源特征见表 7-23。

表 7-2　鸡血藤及其主要混淆品的来源特征

植物名	基原	形态特征	药用部位	分布区域
光叶密花豆	*Spatholobus harmandii* Gagnep.	小叶背面和叶柄全部无毛	藤茎	海南
红血藤	*S. sinensis* chum et T. Chen.	小叶背面和叶柄全部无毛	藤茎	海南
香花崖豆藤	*Millettia dielsiana*	小叶长椭圆形、被针形；叶背面无毛或疏生短柔毛；荚果无果颈	藤茎、根	江西、四川
丰城崖豆藤	*M. nitida* var. *hirsutissima*	小叶卵形；叶背面密生红褐色硬毛；荚果有果颈	藤茎、根	江西、广东
美丽崖豆藤	*M. speciosa* Champ.	花冠白色	根	海南
常春油麻藤	*Mucuna sempervirens* Hemsl.	花冠红紫色；荚果无翅；种子扁矩圆形，棕色	藤茎	福建
白花麻油藤	*M.birdwoodiana* Tutch.	花冠白色；荚果无翅；种子扁矩圆形，棕色	藤茎	广东
巴豆藤	*Craspedolobium schochii* Harms	小叶 3 叶，荚果具狭翅	藤茎、根	云南
异型南五味子	*Kadsura heteroclite*（Roxb.）Craib.	最外层的花被色退化成苞片状；心皮 3 ~ 55	藤茎	云南

（二）性状鉴别

正品鸡血藤药材为椭圆形、长矩圆形或不规则的斜切片，厚 0.3 ～ l cm。栓皮灰棕色，有的可见灰白色斑点，栓皮脱落处显红棕色。质坚硬。切面木部红棕色或棕色，导管孔多数；韧皮部有树脂状分泌物呈红棕色至黑棕色，与木部相间排列，呈数个同心性椭圆形环或偏心性半圆形环；髓部偏向一侧。气微，味涩。[1]

（三）理化鉴别

取鸡血藤药材粉末 2 g，加乙醇 40 mL，超声处理 30 mm，滤过，滤液蒸干，残渣加水 10 mL 使溶解，用乙酸乙酯 10 mL 振摇提取，乙酸乙酯液挥干，残渣加甲醇 1 mL 使溶解，作为供试品溶液。另取鸡血藤对照药材 2 g，同法制成对照药材溶液。照薄层色谱法（通则 0502）试验，吸取供试品溶液 5 ～ 10 μL、对照药材溶液 5 μL，分别点于同一硅胶 GF254 薄层板上，以二氯甲烷 – 丙酮 – 甲醇 – 甲酸（8：1.2：0.3：0.5）为展开剂，展开，取出，晾干。置紫外光灯（254 nm）下检视，供试品色谱中，在与对照药材色谱相应的位置上，显相同颜色的斑点；喷撒 5% 香草醛硫酸溶液，105℃下加热至斑点显色清晰，在与对照药材色谱相应的位置上，显相同颜色的斑点。

（四）含量测定

1. 浸出物含量测定

鸡血藤药材浸出物按《中华人民共和国药典》（2020 年版）四部通则 2201 项下的热浸法测定，

216

用乙醇作溶剂，不得少于 8.0%。[1]

2. 总黄酮含量测定

通过紫外 – 可见分光光度法可测定鸡血藤有效部位提取物总黄酮含量，以表儿茶素为对照品，以 5% 亚硝酸钠 –10% 硝酸铝 – 氢氧化钠试液为显色体系，在 498 nm 波长下以分光光度法测定总黄酮。结果表明表儿茶素浓度在 0.0500 ～ 0.3003 mg·mL^{-1} 范围内线性关系良好，其线性回归方程为 Y=3.7341X–0.0238，r=0.9998（n=6），精密度 RSD 为 0.11%，稳定性 RSD 为 2.20%，重复性 RSD 为 1.80%，平均加样回收率为 97.86%，RSD 为 2.15%（n=9），测得鸡血藤有效部位提取物总黄酮含量为 77.99%。说明总黄酮含量的紫外 – 可见分光光度法准确度高、重复性好。[25]

3. 儿茶素和表儿茶素含量测定

采用薄层色谱法（TLC）鉴别，并用高效液相色谱法（HPLC）可测定鸡血藤有效成分儿茶素和表儿茶素总量。TLC 以 0.7% 羧甲基纤维素钠硅胶 G 作为吸附剂，三氯甲烷 – 丙酮 – 正丁醇 – 甲醇 – 甲酸（67 ：13 ：14 ：3 ：3）为展开剂，5% 香草醛硫酸溶液为显色剂。在 TLC 鉴别中，鸡血藤提取物与儿茶素、表儿茶素对照品在相对应的位置上显相同颜色、相同形状的斑点，且斑点清晰、分离度好。在 HPLC 定量分析中，儿茶素、表儿茶素的线性范围（质量浓度与峰面积积分值）分别为 9.9 ～ 98.8 mg·L^{-1} 和 20.6 ～ 12.4 mg·L^{-1}，相关系数均为 0.9999。儿茶素、表儿茶素的平均回收率分别为 98.12% 和 97.94%，RSD 分别为 1.7% 和 1.4%。说明建立的 TLC 专属性强、分离度好，建立的测定儿茶素、表儿茶素总量的 HPLC 准确度高、重复性好，可用于鸡血藤提取物的质量控制。[26]

4. 芒柄花素含量测定

采用 HPLC 法可测定芒柄花素，不同批次的鸡血藤中芒柄花素含量介于 0.018% ～ 0.028%，总黄酮含量介于 3.34% ～ 5.28%。芒柄花素测定采用 HPLC 法具有操作简便，结果稳定可靠，可用于鸡血藤的质量评价。[27] 此外，采用 HPLC 法还可同时测定鸡血藤中原儿茶酸、儿茶素、表儿茶素、甘草素、美迪紫檀素等成分的含量。[28]

（五）指纹图谱

指纹图谱技术是针对中药有效成分复杂，任何单一活性成分含量都不能准确表达中药的质量的缺陷，建立起来的一种综合的，可量化的鉴定中药质量的手段，它强调的是多个成分以相对稳定的比例关系及位置顺序相互制约的完整的色谱或综合的光谱特征，具有系统性、特征性、稳定性。前人已建立了一系列鸡血藤的指纹图谱评价方法，实现了对专属性强的药效成分的考察。通过 HPLC 法可获得鸡血藤药材的色谱图，再用聚类分析法进行考察，发现鸡血藤共有 11 个峰，其中非共有峰 6 个，共有峰 5 个分别是峰 1（原儿茶酸）、峰 5（大豆黄素）、峰 7（刺芒柄花素）、峰 8（樱黄素）、峰 10（大黄素），共有峰的相对保留时间分别为 0.046、0.664、1.000、1.198、1.383，相对峰面积分别为 0.819、0.221、1.000、0.331、0.458。鸡血藤及其混淆品种的色谱指纹图谱存在明显差异，所提取的 11 个色谱峰可作为指纹特征。[29] 采用 ZORBAX SB-C$_{18}$ 柱（150 mm × 4.6 mm，5 μm），以乙腈（A）–0.2% 磷酸水溶液（B）为流动相进行梯度洗脱，体积流量为 1 mL·min^{-1}，检测波长为 260 nm，柱温为 30℃，运用聚类分析和主成分分析对鸡血藤指纹图谱进行模式识别研究，建立了鸡血藤药材 HPLC 指纹图谱，确定了 35 个共有峰，17 批药材的相似度分析结果与聚类分析、主成分分析结果基本一致，说明 HPLC 指纹图谱结合聚类分析、主成分分析可以快速、高效地评价不同产地鸡血藤药材的质量差异。[30] 采用 Diamonsil C$_{18}$ 色谱柱（250 mm × 4.6 mm，5 μm），以

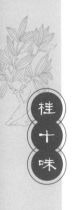

乙腈（A）–0.1% 醋酸水（B）为流动相梯度洗脱，流速 1.0 mL·min⁻¹，检测波长 260 nm，柱温为室温，建立了鸡血藤药材的 RP-HPLC 指纹图谱分析方法，有 16 个共有峰，分别由原儿茶酸、表儿茶素、大豆苷元、染料木素、毛蕊异黄酮、异甘草素等组成。测定了 23 批鸡血藤药材的 HPLC 图，建立了标准指纹图谱，结果表明鸡血藤化学成分的 HPLC 指纹图谱特征性及专属性强，方法重复性好，可为鸡血藤药材质量控制提供依据。[31]

七、生产加工技术

（一）繁殖技术

1. 繁殖材料

（1）种子

鸡血藤果实为荚果，结实率低，内具一粒种子，极少数具 2 粒，位于果荚顶端。在鸡血藤果实成熟期（11 ～ 12 月），选择晴天采收成熟果实，置干燥、通风、阴凉处摊开晾干后，选取健康种子备用。鸡血藤种子千粒重约 537.53 g，[32] 新鲜成熟种子含水量较高，萌发率可达 96.7%。[33] 种子也可经充分干燥后进行低温贮藏，保存前需将种子干燥至含水量 10% 以下，密封贮藏于 0 ～ 10℃ 温度下，至翌年开春后取出进行常规播种育苗。

（2）枝条

鸡血藤植株生长快速，无明显的生长停滞期，一年当中抽茎可达 3 ～ 6 次，其藤茎年生长长度可达到 3 ～ 5 m。因此种植 3 年以上的植株，可以作为采集扦插枝条的母株。5 ～ 10 年生植株，冠幅可达 15 m，在林下或有支架条件下其攀爬高度甚至可达到 20 m，从生长健壮无病虫害的母株上剪取长 20 ～ 25 cm 且带 2 ～ 3 个芽的木质化枝条作插穗。

2. 繁殖方式

（1）有性繁殖

选取健康成熟的种子，播种前用 40℃ 温水浸种 8 ～ 10 h，然后捞起用布袋装好保湿，每天用清水淘洗 2 ～ 3 次，置于室温（约 25℃）条件下催芽，3 天后陆续露白、冒芽，当露白 50% 以上或发芽至 10% 时即可播种。

春季 2 ～ 4 月，天气回暖、土温升高至 15℃ 以上时，选择疏松、肥沃、易排灌的壤土、沙壤土地块，整成宽约 1 m、高 25 cm 的畦，翻耙成细土，将催芽后的种子均匀撒播于畦面上，覆盖一层厚约 2 cm 的细土，每亩用种量 2 ～ 3 kg。大田直播可采用穴播，按穴距 20 ～ 30 cm 挖浅穴，每穴放 2 ～ 3 粒种子，覆土，浇水。10 天左右种子陆续露土，保持播种地块土壤湿润，畦面无板结，及时拔除杂草。

（2）无性繁殖

由于鸡血藤结实率低，难以获得大量种子，因此生产上常用无性繁殖，无性繁殖方式包括压条、分株、扦插，鸡血藤插穗生根类型为皮部生根型，生根较容易，因此扦插繁殖是鸡血藤最常见的繁殖方式。鸡血藤的皮孔发达，在木质化的藤茎上可见明显皮孔，这些皮孔多为白色线状，呈不规则小开口。当温度、湿度较高时，藤茎上的皮孔可逐渐膨胀，位于皮孔下方的薄壁细胞由于具有快速分裂与生长的能力，类似填充细胞，可逐渐发育并进一步形成根原基，而此时皮孔也逐渐发胀突出并进一步开裂，根原基在外部环境的刺激下继续向外发育伸长形成不定根。因此在自然环境下，生于河沟、山谷边湿润地带的鸡血藤，其藤茎在生长发育过程中，常常由于接触湿润地面或靠近水体，促使靠近接触部位的藤茎皮孔膨胀并长出不定根，这些不定根最后可发育成具有很强吸收能力的辅助根系，帮助鸡血藤植株吸收土壤养分或进一步固定藤茎，以利于其向上、向外竞争攀爬。此外，鸡血藤藤茎切断面也可形成愈伤组织并进一步生成不定根（图7-5）。鸡血藤植株这种对生态环境的高度适应性以及藤茎皮部、愈伤组织混合生根的表现，不但提高了其自身生长养分吸收的能力，也为其世代繁衍提供了无性繁殖的机会。

① 压条、分株

利用鸡血藤藤茎皮孔容易生长形成不定根的现象，可对其木质化藤茎进行压条处理扩繁种苗。先将梢顶及其压条藤茎上部的叶片摘除，在茎芽眼以下约3 cm处以小刀进行细口环割，环剥宽度约为1 cm，大藤茎可适当剥宽，然后以湿润黄泥沙、红泥沙、木屑或苔藓等保湿物包裹藤茎，覆盖一层长度15～20 cm的保鲜膜或塑料膜，两边扎口保湿，一个月后可陆续生长出不定根。低压法为摘除顶芽和叶片后直接将鸡血藤的木质化藤茎压入土中，埋土稍压紧、保湿，待不定根长出和新梢生长后，于移栽前切断带根和新梢的藤茎。分株则直接利用自然条件下茎段上已长出不定根，并萌出了新梢，截取有根茎段，并保留2～3个芽眼或已有枝条，进一步分株培育壮苗或次年开春直接分株栽植。

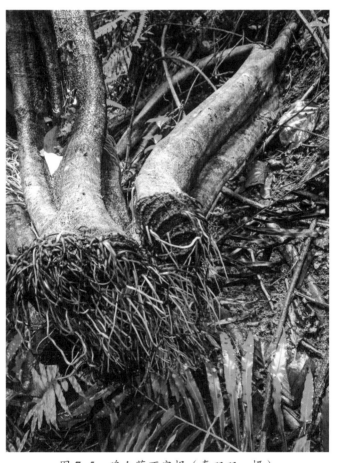

图7-5　鸡血藤不定根（秦双双　摄）

② 组织培养

组织培养研究过程中发现，褐化是鸡血藤组织培养过程中普遍存在的一个突出现象，致使在诱导培养期间还未形成愈伤组织时，培养材料就已褐化死亡。以嫩叶为材料，筛选出愈伤组织诱导的

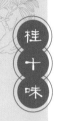

理想培养基为MS培养基 + 1.0 mg·L^{-1} 6-苄氨基嘌呤（6-BA）+ 0.5 mg·L^{-1}NAA + 30 g·L^{-1}蔗糖 + 0.1 g·L^{-1}维生素C，诱导率达到95%，此培养基也具有防止愈伤组织褐化的效果。[34]初步分析显示，鸡血藤藤茎富含酚类物质，酚类物质的富集容易造成培养材料的褐化和死亡。且随着茎段年龄的增加，酚类物质含量越高，褐化现象越严重，幼龄材料处于生长初期，酚类物质分解能力强，褐化率相对较低。当培养基中加入抗褐化物质如维生素C、硫代硫酸钠等，可延迟褐化出现的时间和降低褐化率。虽然采用改良MS培养基进行诱导时，可诱导出黄绿色的愈伤组织，但愈伤组织在后期诱导培养时逐渐出现褐化，并随着时间延长逐渐死亡（图7-6），未能进一步分化获得鸡血藤无菌苗。

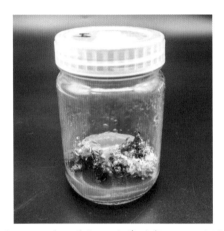

图7-6 鸡血藤组织培养（秦双双 摄）

③扦插

鸡血藤为大型木质化藤本植物，藤茎发达，枝条繁茂，因此采集枝条进行插穗扦插育苗，是批量生产种苗的有效方式。由于扦插时幼嫩藤茎髓心中空，芽体幼嫩易失水，扦插容易失活，因此生产上常常选择健康苗壮、芽体饱满的木质化或半木质化枝条插穗，经过生根处理，进行大田扦插育苗（图7-7A）或容器基质扦插育苗（图7-7B）。实践证明，鸡血藤扦插繁育成本低，采穗方便，操作简单，易于成活，是规模化生产优质种苗的首选。

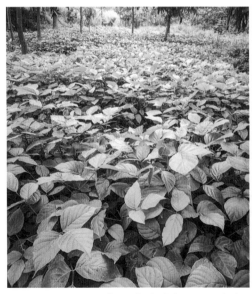

A. 大田扦插育苗（秦双双 摄）　　B. 容器基质扦插育苗（黄雪彦 摄）

图7-7 鸡血藤扦插育苗

3. 育苗技术

（1）育苗地的选择

育苗地选择的好坏直接影响苗木的生长。育苗地宜选择有水源保障、作业方便、背风向阳的缓坡地或平地，一般宜选择土层深厚、肥沃疏松的地块，土壤宜弱酸性至中性的沙壤土或壤土。扦插育苗基地应选择在采穗圃附近，且交通方便。

容器育苗地块选择不受土壤性质限制，育苗基质则以黄心泥、红心泥或腐殖质土为好，不宜过于黏重，也不宜含沙量太多以致过于松散不利于保水。

（2）整地作床

秋冬季深耕、碎土、平整。整地可进一步改善苗圃地土壤的水、肥、气、热等条件，减少病虫害的发生，消灭杂草等。宜于育苗前一个月对育苗地进行清除杂灌、杂草，并深翻晾晒，深度应达30cm以上，捡除石块、树根、草根等杂物，并把育苗床土块碎成细土、耙平。将育苗地整成单个苗床宽100～120cm、高15～20cm的畦，畦长度随地形而定，畦沟宽40～50cm，畦沟里不能积水，同时在基地四周开排水沟，并深于畦沟，以免畦面积水。[35]

容器育苗基质宜粉碎过筛（筛孔径为0.1～0.2cm），容器选择径宽10～15cm、高15～20cm的黑色塑料膜袋。

（3）苗床消毒

苗床整平或装好扦插基质后，在扦插前3～5天，可用0.5%高锰酸钾溶液或50%多菌灵可湿粉剂800倍稀释液浇透苗床土壤进行消毒。扦插前一天以同样方法进行再次消毒。

（4）扦插时间

全年均可扦插，最佳时间为每年的3～5月，此时气温较凉爽，病虫害少，正值枝条萌动前后，插穗生根快，苗木生长快速。

（5）插穗采集

选择粗壮、无病虫害的木质化枝条，枝条直径0.5～3cm，以0.8～1.5cm的枝条为好。采集枝条宜在早晚进行，剪取枝条后应及时移至阴凉处制成插穗。鸡血藤叶片为纸质，且叶面积大，扦插时容易凋落，因此采集插穗时宜剪除全部叶片，如叶腋间有已萌发小枝也应剪除。并剪成长20～25cm、带1～3个茎节的插穗，插穗上端剪切为平滑圆切口，上端切口与芽体距离1～2cm；下端切口剪成平滑斜面，斜面与芽体反向，切口与芽体距离2～4cm。插穗采制后，应立即竖插于清水中，或码齐摆放后淋水保湿，不宜久置，防止失水失活或堆沤发霉。

（6）插穗处理

将插条放入50%多菌灵可湿性粉剂溶液或甲基托布津1500～2000倍稀释液中浸泡20～30mm，或用高锰酸钾溶液1000～3000倍稀释液浸泡3～5mm后取出，再将插穗下端4～5cm浸入ABT（1～6号）、IBA、NAA等生根剂溶液150～500倍稀释液浸泡约30mm后取出稍晾即可扦插。

（7）扦插方法

扦插时，可预先用竹木签在苗床上按行距15～20cm、株距10～15cm插孔，然后将插穗插于基质中深度8～15cm，压实插穗基部基质。大田扦插也可按上述株行距及其深度进行开挖浅沟扦插，并回填压紧基部碎泥。插后应立即浇水保湿，并搭遮阳网进行遮阴。

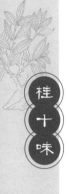

（8）苗期管理

扦插后应保持扦插基质湿润，但不能积水，否则容易造成烂根，雨季注意育苗基地排水。保持空气湿度控制在80%～90%，土壤湿度控制在60%左右。为提高插穗成苗率，夏季还应对苗床加盖遮阴网降温以减少插穗水分蒸腾过量导致扦插苗失活，遮阴网荫蔽度60%～80%；冬季加盖塑料薄膜保温，促进扦插苗生根发芽和茎叶生长。扦插后，每隔15天可用高锰酸钾、多菌灵或波尔多液喷洒进行表面消毒。扦插3个月后可移除遮阴网进行炼苗，可适当淋施0.1%～0.3%的氮肥或复合肥进行追肥，促进抽梢及根系生长，并进一步培养壮苗。

苗期注意及时清除杂草，清理杂草时尽量减少带松苗木根系。扦插苗期雨季，容易出现根腐病，受害部位根皮腐烂，根部呈黑褐色，地上部分由新芽到枝叶逐渐失水枯萎。根腐病防治方法是选择排水良好的地块作为育苗地，雨季注意排水，在发生初期用50%托布津1500倍稀释液浇注。苗期偶见地老虎、金龟子等地下害虫，其成虫常咬断嫩芽，幼虫多在土中越冬，防治方法可用50%辛硫磷颗粒剂或用50%马拉松乳剂稀释1000～2000倍喷杀，也可行人工捕杀。

鸡血藤扦插繁育，一般先萌芽后生根。在扦插15～20天后可陆续冒新芽，30天左右可生成皮部不定根，而愈伤组织在扦插后约20天陆续出现，并于35～40天后逐渐发育长出新根系。容器苗扦插6个月后可长成一定根团及茎芽，且由于根系不受起苗伤根的影响，可选择阴雨天出圃定植。虽然鸡血藤属于扦插易成活藤本植物，且扦插成活后地上部分藤茎生长快，但营养消耗较多，而其根系生长较为缓慢，发育成具有相对完善吸收养分和水分能力的根系需要一定时间周期，可见，当根系还不够老熟和粗壮时进行裸根苗移栽，容易降低移栽成活率。因此，鸡血藤种植基地和生产上，多采用一年生苗龄的扦插裸根苗和容器苗或者二年生的扦插裸根苗，此时苗木已有良好根团，苗木地上部分枝条粗壮，利于造林成活。

4. 种苗质量要求

（1）苗木质量

苗木质量关系鸡血藤种苗移栽成活和种植药材质量。结合生产需求和市场实际，在鸡血藤苗木生产和市场调查基础上，通过调查测量鸡血藤苗木的各项性状指标，分析指标体系与苗木质量的相关性，筛选出以苗高、地径、根系长度、根数作为鸡血藤苗木质量指标的要求具有良好的操作性。为确保苗木质量，应逐渐完善和实行苗木检验制度，严格对生产常用扦插容器苗和裸根苗的质量进行客观评价后出圃。

广西是鸡血藤主要产区之一，根据鸡血藤裸根苗、容器苗的生产及种植实际，由广西药用植物园组织研究鸡血藤苗木质量，并形成广西推荐性地方标准（表7-3），为全国鸡血藤的苗木生产与管理提供了很好的参考。

表7-3 鸡血藤种苗质量要求[36]

项目	裸根苗		容器苗	
	一级	二级	一级	二级
苗龄	一年生	一年生	一年生	一年生
苗高（cm）	≥ 20.0	≥ 10.0	≥ 20.0	≥ 20.0
地径（mm）	≥ 7.0	≥ 3.5	≥ 6.5	≥ 3.7

续表

项目	裸根苗		容器苗	
	一级	二级	一级	二级
根系长度（cm）	≥ 20.0	≥ 10.0	≥ 35.0	≥ 10.0
根数（条）	≥ 6	≥ 2	≥ 4	≥ 1
综合控制条件	无检疫病虫害，藤茎充分木质化、粗壮，色泽正常，无机械损伤，无失水现象。			

注：根数是指直接从插穗上长出长度为 5 cm 及以上的一级根的总数。未达到以上质量指标要求，为不合格苗。

综合控制条件：无检疫病虫害，藤茎充分木质化、粗壮，色泽正常，无机械损伤，无失水现象。

（2）出圃

出圃时，应注意扦插裸根苗的起苗。起苗及储运过程好坏直接影响到药材苗木的种植成活率。鸡血藤属大型藤本植物，当扦插成活后，地上部分生长迅速，尤其在有充足水分、养分提供的条件下，一年可数次抽梢，扦插一年后其地上部分藤茎生长常有 1 m 以上，部分枝条还会互相缠绕攀附，甚至形成少量弱苗。因此可于起苗前 5 ～ 7 天，修剪部分藤茎后再起苗，苗高一般修剪留取 20 cm 以上藤茎，并剪除自基部而上 1/3 ～ 1/2 的叶片，利于移栽成活。过于纤弱的苗木和未达到合格苗质量要求的苗木应不予出圃继续培育或淘汰。起苗前 2 ～ 3 天可对苗床进行浇灌，减少土壤过于干旱伤根，稍带泥团利于保湿。尽量避免高温、暴晒或大风天气起苗，防止苗木根系失水过多。裸根苗起苗后应尽快扎捆保湿，在有条件的情况下，可包裹湿润报纸或苔藓等保湿物后装箱。

（3）苗木运输

种苗在装运时，宜有序叠放，不能过度挤压、随意堆叠。长途运输应有防风、防晒、防雨措施。向外调运的种苗要经过检疫并附检疫证书。

（4）苗木贮存

种苗常温下可贮存 7 ～ 10 天，起苗后未能及时定植的，应进行假植。在有保湿措施的条件下，假植时间以不超过 1 个月为宜。

（二）种植技术

鸡血藤为木质攀援植物，多生长于天然植被发育较好的山沟阔叶林中（图 7-8）。目前鸡血藤人工种植主要以野生抚育为主，是生态种植模式之一。[37] 因此，本书主要介绍鸡血藤野生抚育生态种植模式。

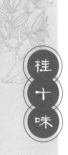
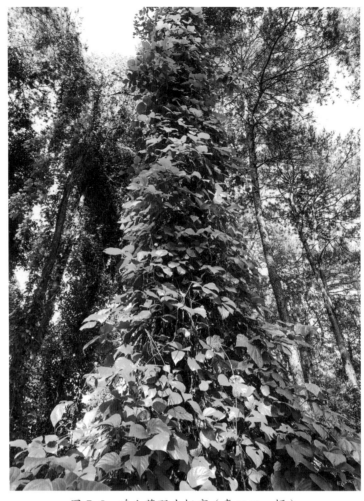

图 7-8　鸡血藤野生抚育（秦双双　摄）

1．选地整地

根据鸡血藤生物生态学特性，在其自然分布区，选气候湿润温和，土壤疏松肥沃，属偏湿性常绿阔叶林地带种植。按密度定点人工挖穴整地，植穴规格为 0.3 m×0.3 m×0.3 m，整地时尽量不破坏其周围的植被结构。

2．定植

因野生抚育时间相对较长，而且山地土质养分等相对较差，野生抚育种植密度要大，为提高定植成活率，定植应于梅雨季节进行。定植前对苗木过密枝叶进行修剪，野生抚育定植后管理比较粗放，因此，定植的苗木应选择生长比较健壮的植株且最好是袋苗，如是裸根苗需进行浆根处理以提高苗木成活率。

3．田间管理

药材野生抚育田间管理比较简单，要求鸡血藤定植后任其自然生长，不用中耕施肥除草，1个月后，检查其幼苗成活率，对不成活的植穴进行补苗即可。野生抚育是利用植物共生的稳定关系达到药材原植物与群落间其他植物的和谐共赢，若有病虫害发生以物理防治和生物防治为主，尽量不用或少用农药。

4．修剪

鸡血藤生长较快，若任其自由生长，由于枝叶繁茂、通风透气性较差，可致叶片发黄脱落，甚至会造成部分枝条干枯。抚育时按每株保留 2～3 条主藤茎进行修剪整形，培育 2～3 条主藤茎，宜剪去过多的枝条及部分弱枝、嫩枝等，减少这部分枝条及叶片养分的过量消耗，利于培育高产优质药材。

5. 病虫害防治技术

鸡血藤病虫害较少，基本上不需要使用农药。以"预防为主，综合防治"为原则，使用优良无病种苗，做好地块排水措施，及时拔除病株、杂草。鸡血藤常见病害为根腐病和红蜘蛛。根腐病防治苗期多发，注意排水，并用50%多菌灵可湿粉剂800倍稀释液处理。红蜘蛛虫害防治用0.2～0.3波美度石硫合剂或者2000～4000倍稀释液的5%尼索朗乳油喷洒。

（三）采收加工技术

1. 采收

鸡血藤生长缓慢，栽培7年后方可进行采收，一般全年可采收，以秋、冬季采收较为适宜。为促进抽生新藤茎，宜保留自基部往上50～100 cm藤茎，采收其余藤茎，剪除无鸡血状汁液的枝条及叶片，砍或锯成茎段，运回。采收时还需考虑物种更新和保持群落结构完整，采收时选择间伐式采收。

2. 加工

《中华人民共和国药典》（2020年版）中鸡血藤是可以鲜加工的中药材，人工用刀或机械趁鲜切片3～8 mm，及时按《鸡血藤药材商品规格》划分药材等级，按等级分别摊晒，不定期翻动，晒至发脆。

（四）贮藏技术

中药材质量除与种植、采收及产地初加工方法有密切关系外，后期的贮藏也是保证中药临床疗效的重要环节。中药材经过干燥后，可以保持其质量的相对稳定；但若在不适宜的条件下进行贮藏则会影响中药材的质量，其中药材包装就是影响中药贮藏过程中质量变化的重要因素之一，包装不当会导致中药材二次污染，且易受到真菌感染，产生具有肝肾毒性、神经毒性和强致癌致畸等为害的真菌毒素，包括黄曲霉毒素、呕吐毒素等。[38,39]因此，秦双双等开展了鸡血藤药材的贮藏技术研究，以期为药材质量安全提供有效保障。[40]

1. 外观检查

入库的鸡血藤药材应符合表7-4的要求。

表7-4　鸡血藤药材外观检查要求

项目	外观检查要求
外观形状	呈椭圆形、长矩圆形或不规则斜片、片张基本完整、厚薄均匀
质地	坚硬
气味	气微、味涩
色泽	呈红棕色至黑棕色，
血环数	木部相间排列不少于3个同心性椭圆形环或偏心性半圆形环
霉变	无霉变
虫情	无虫蛀
杂质	无杂质

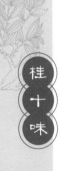

2. 包装入库

将含水量低于13%的鸡血藤药材装入干净卫生的塑料编织袋中，袋口缝合时应卷口两道，采用交叉法，针距不得大于40mm，扎紧扣死。所用塑料编织袋应符合《编织袋通用技术要求》（GB/T 8946-2013）的要求，并不应有任何异味或污染。袋口应附有标识，需标明药材名称、产地、数量、日期、质量等级等内容。入库的鸡血藤药材标识和批号要清楚、醒目、持久，不同商品规格、等级的鸡血藤药材要分别归类存放。

3. 堆码管理

将鸡血藤药材在垫板上进行堆码，垫板高度不低于10cm。垛与垛间距不低于1m，垛与墙间距不低于0.5m，垛与梁、柱间距不低于0.3m，主要通道的宽度不低于2m，照明灯具垂直下方与药材距离不低于0.5m。堆码应充分利用货位空间，保证货垛整齐、稳固、美观，便于鸡血藤药材的养护与仓储作业。

4. 贮藏温度

常温贮藏。

5. 贮藏管理

贮藏鸡血藤药材的仓库应清洁、通风、避光、干燥、无异味，有防潮、防霉、防鼠、防虫设施。同一仓库内及仓库附近不应存放可能造成污染或者串味的其他产品。仓库内不应存储有毒有害物质或者其他易腐、易燃品。定期对鸡血藤药材含水量进行检测。定期对鸡血藤药材外观进行检查，检查频率每月不少于1次，在潮湿天气或异常天气检查频次应增加。检测、检查记录应归档保存，保存时间不少于5年，日常管理应符合《中药材仓储管理规范》（SB/T 11094-2014）的规定。

6. 出库管理

建立严格的仓库管理档案，详细记载鸡血藤药材出库的批号、数量和时间等信息。可按先进先出原则进行出库，或按出库单据指定的批次出库。在药材出库过程中，若发现有霉变、水湿或受潮、虫害等情况应停止出库，并与相关方通报沟通实际情况。出库时，应实行双人复核，出库人员与提货人员应按出库单据信息进行实货交接。

八、现代研究与应用

（一）化学成分

目前，从鸡血藤中发现的化学成分主要有黄酮类、萜类、木脂素类、甾醇类、蒽醌类、酚酸类及其他成分等，其中黄酮类是主要成分，同时也是一类重要的活性物质，鸡血藤在疾病的治疗中发挥了重要的作用。

1. 黄酮类

黄酮类化合物是植物次生代谢产物，常以游离态或与糖结合为苷的形式存在，数量种类繁多，结构类型复杂多样，在疾病的治疗过程中发挥重要的作用。黄酮类化合物是最早从鸡血藤药材中分离得到的化合物，且是鸡血藤发挥药效的主要成分。[41]目前共分离鉴定了60个黄酮类化合物，包括20个异黄酮、10个二氢黄酮、7个黄烷（醇）、6个二氢黄酮醇、5个原花青素、5个查尔酮、3个紫檀烷、1个黄酮、1个异黄酮醇、1个异黄烷以及1个橙酮。具体名称及结构见表7-5和图7-9。

表 7-5 鸡血藤中黄酮类化合物具体名称及结构

类别	序号	化合物名称	化合物结构	文献
异黄酮	1	7, 2', 4'-trihydroxy-8, 3'-dimethoxyisoflavan 7, 2', 4'- 羟基 -8, 3'- 二甲氧基异黄酮	$R_2'=R_4'=R_7=OH$ $R_3'=R_8=OCH_3$	[42]
	2	7, 4'-dihydroxy-8, 2', 3'-trimethoxyisoflavan 7, 4'- 二羟基 -8, 2', 3'- 三甲氧基异黄酮	$R_4'=R_7=OH$ $R_2'=R_3'=R_8=OCH_3$	[42]
	3	calycosin 毛蕊异黄酮	$R_3'=R_7=OH$ $R_4'=OCH_3$	[43, 44]
	4	odoratin 奥刀拉亭	$R_3'=R_7=OH$ $R_4'=R_6=OCH_3$	[45]
	5	7, 4'-dihydroxy-3'-methoxyisoflavone 7, 4'- 二羟基 -3'- 甲氧基异黄酮	$R_3'=OCH_3$ $R_4'=R_7=OH$	[46]
	6	daidzein 大豆黄素	$R_4'=R_7=OH$	[43, 44, 45, 47]
	7	genistein 染料木素	$R_4'=R_5=R_7=OH$	[44, 47-49]
	8	genistin 染料木苷	$R_4'=R_5=OH$ $R_7=Oglc$	[49]
	9	prunetin 樱黄素	$R_4'=R_5=OH$ $R_7=OCH_3$	[44, 47]
	10	7, 4'-dihydroxy-8-methoxyisoflavone 7, 4'- 二羟基 -8- 甲氧基异黄酮	$R_4'=R_7=OH$ $R_8=OCH_3$	[45, 50]
	11	daidzin 大豆苷	$R_4'=OH$ $R_7=Oglc$	[51]
	12	formononetin 芒柄花素	$R_4'=OCH_3$ $R_7=OH$	[43-45, 47]
	13	biochanin A	$R_4'=OCH_3$ $R_5=R_7=OH$	[44]
	14	ononin 芒柄花苷	$R_4'=OCH_3$ $R_7=Oglc$	[44, 49]
	15	afromosin 阿夫罗摩辛	$R_4'=R_6'=OCH_3$ $R_7=OH$	[44]
	16	7-O-sodium-4'-methoxyisoflavone 芒柄花素钠	$R_4'=OCH_3$ $R_7=ONa$	[46]
	17	7, 4'-dimethoxyisoflavone 7, 4'- 甲氧基异黄酮	$R_4'=R_7=OCH_3$	[50]
	18	8, 4'-dimethoxyisoflavone-7-O-β-D-gluside 8, 4'- 二甲基异黄酮 -7β- 葡萄糖苷	$R_4'=R_8=OCH_3$ $R_7=Oglc$	[50]
	19	pseudobaptigenin 野靛黄素		[44, 48]
	20	glycyroside 黄甘草苷		[45, 50]
二氢黄酮	21	eriodictyol 圣草酚	$R_3'=R_4'=R_5=R_7=OH$	[43]
	22	butin 紫铆素	$R_3'=R_4'=R_7=OH$	[43]
	23	6-methoxyeriodictyol 6- 甲氧基圣草酚	$R_3'=R_4'=R_5=R_7=OH$ $R_6=OCH_3$	[43]

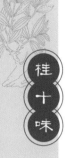

续表

类别	序号	化合物名称	化合物结构	文献
	24	plathymenin 黄苏木素	$R_3'=R_4'=R_6=R_7=OH$	[43, 44]
	25	hesperetin	$R_3'=R_5=R_7=OH$ $R_4'=OCH_3$	[44]
	26	suberectin 密花豆素	$R_3'=R_4'=R_7=OH$ $R_6=OCH_3$	[44]
	27	liquiritigenin 甘草素	$R_4'=R_7=OH$	[45, 47, 50, 52]
	28	naringenin 柚皮素	$R_4'=R_5=R_7=OH$	[44, 45, 50]
	29	7-hydroxyflavonone 7-羟基二氢黄酮	$R_7=OH$	[45, 47]
	30	（2S）-7-hydroxy-6-methoxyflavanone 7-羟基-6-甲氧基二氢黄酮	$R_6=OCH_3$ $R_7=OH$	[45, 48]
黄烷（醇）	31	epigallocatechin 表没食子儿茶素	$R_1=R_5=R_6=OH$	[44]
	32	epicatechin 表儿茶素	$R_1=R_5=OH$	[44, 47, 49]
	33	dulcisflavan	$R_1=R_3=R_4=R_5=OH$	[45, 50]
	34	afzelechin 阿福豆素	$R_2=OH$	[44]
	35	gallocatechin 没食子儿茶素	$R_2=R_5=R_6=OH$	[44, 45]
	36	catechin 儿茶素	$R_2=R_5=OH$	[44, 45]
	37	（+）-trans-3, 3', 4', 5, 6, 7, 8-hepthahydroxyflavan	$R_2=R_3=R_4=R_5=OH$	[45, 50]
二氢黄酮醇	38	dihydroquercetin 二氢槲皮素	$R_3'=R_4'=R_5=R_7=OH$	[43]
	39	3, 7-dihydroxy-6'-methoxy-flavanonol 3, 7-二羟基-6'-甲氧基二氢黄酮醇	$R_3'=R_4'=OH$ $R_6=OCH_3$	[44, 45]
	40	3, 5, 7, 3', 5'-pentahydroxyflavanone 3, 5, 7, 3', 5'-五羟基黄酮	$R_3'=R_5'=R_5=R_7=OH$	[45, 50]
	41	digydrokaempferol 二氢山柰酚	$R_4'=R_5=R_7=OH$	[43]
	42	（2R, 3R）-buteaspermanol	$R_6=OH$ $R_7=OCH_3$	[45, 50]
	43	（2R, 3R）-3, 7-dihydroxyflavanone	$R_7=OH$	[45, 50]
原花青素	44	（epi）afzelechin-（epi）catechin		[44]
	45	（epi）gallocatechin-（epi）catechin		[44]
	46	（+）-catechin-（4→8）-（-）-epicatechin		[44]
	47	（epi）afzelechin-（epi）catechin-（epi）catechin		[44]

类别	序号	化合物名称	化合物结构	文献
	48	（+）-catechin-（4→8）-（+）-catechin-（4→8）-（-）-epicatechin		[44]
查尔酮	49	neoisoliquritigenin 新异甘草素	R_1=OH R_2=Oglc	[43]
	50	butein 紫铆因	R_1=R_2=R_4=OH	[44]
	51	isoliquiritigenin 异甘草素	R_2=R_3=OH	[44, 45, 47, 48]
	52	1，2，3，4-tetrahydroxy-chalcone 1，2，3，4-四羟基查尔酮	R_1=R_2=R_3=R_4=OH	[47]
	53	licochacon A 甘草查尔酮		[47]
紫檀烷	54	（6aR，11aR）-medicarpin 美迪紫檀素		[45, 47]
	55	（6aR，11aR）-maackiain 高丽槐素		[45, 47]
	56	3-hydroxy-9-methoxypterocarpane 3-羟基-9-甲氧基紫檀烷		[46]
黄酮	57	3',4',7-trihydroxyflavone 3'，4'，7-三羟基黄酮		[43]
异黄酮醇	58	4，7，2'-trihydroxy-4'-methoxyisoflavanol 4，7，2'-三羟基-4'-甲氧基异黄酮醇		[45, 50]
异黄烷	59	sativan		[48]
橙酮	60	courmaran-6-ol-3-one		[53]

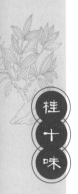

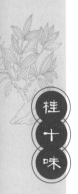

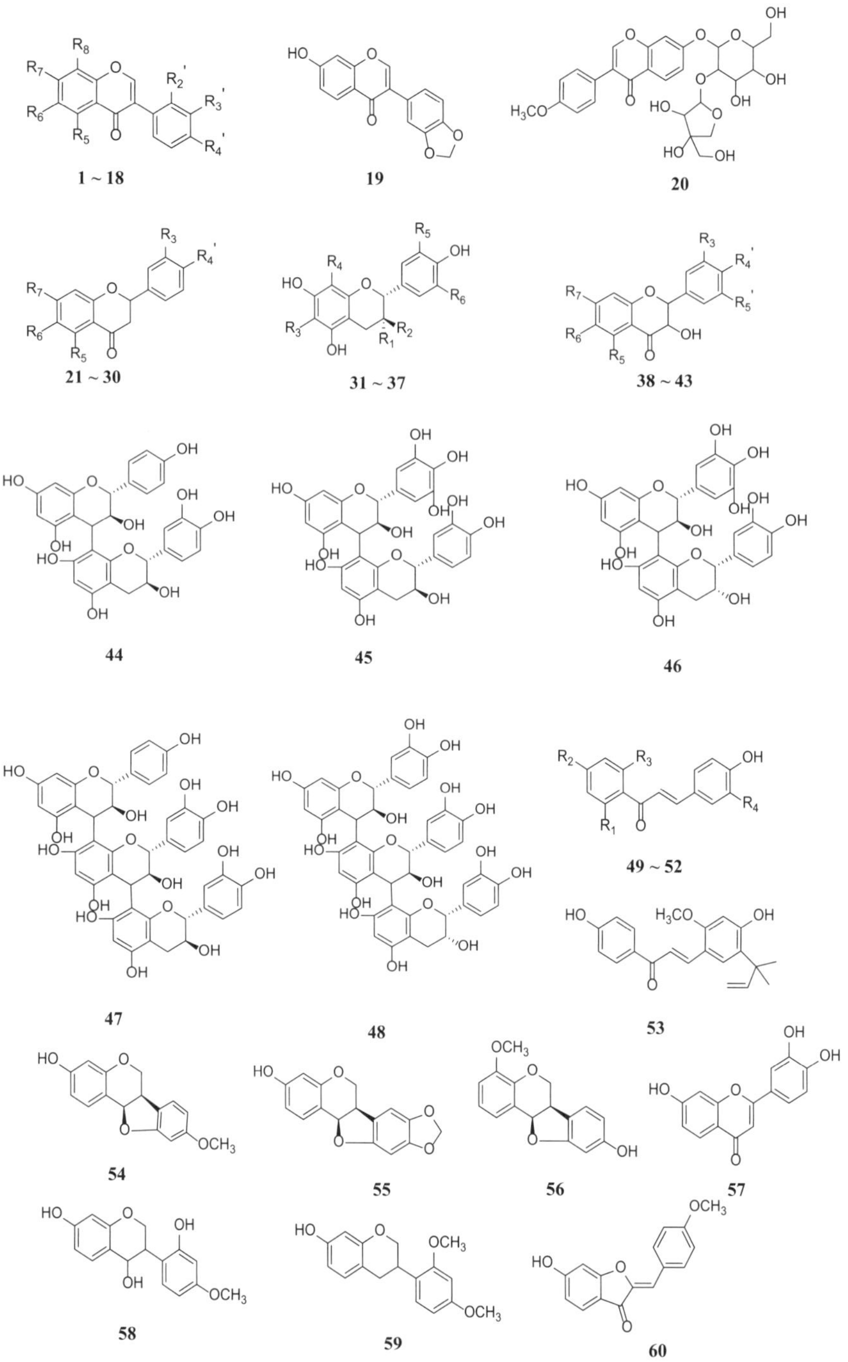

图 7-9 鸡血藤中黄酮类化合物的结构式

2. 萜类

鸡血藤中分离出 3 个单萜类化合物为 Blumenol A、（6S，7E，9R）-roseoside、（6S，7E，9R）-6，9-dihydroxy-4，7-megastigman-3-one-9-O-[α-L-arabinopyranosyl-（1→6）-β-D-glucopyranoside]。[54, 55]羽扇豆醇（Lupeol）、羽扇豆酮（Lupeone）、表木杉醇（Friendelan-3β-ol）。[56]

3. 木脂素类

近几年从密花豆藤茎中分离得到 5 个木脂素类化合物，分别为 Prestegane B、（＋）-medioresinol、（7S，8R）-erythro-4，9，9'-trihydroxy-3，3'-dimethoxy-8-O-4'-neolignan-7-O-β-D-glucopyranoside、（7S，8R）-dihydrodehydrodi-coniferylalcohol-4-O-（β-D-glucopyranoside）、（7S，8R）-3，3'，5-trimethoxy-4'，7-epoxy-8，5'-neolignan-4，9，9'-triol。[50, 55]

4. 蒽醌类

密花豆藤茎中蒽醌类成分含有大黄素（Emodin）、大黄酸（Rhein）、芦荟大黄素（Aloe-emodin）、大黄素甲醚（Physcion）、大黄酚（Chrysophenol）。[56, 57]密花豆藤茎中还分离得到一个新的蒽醌类化合物为15-O-（α-rhamnopyranosyl）-aloe-emodin等。[31]

5. 香豆素类

从密花豆藤中分离得到3个香豆素类化合物，分别为白芷内酯（Angelicin）、苜蓿酚（Medicagol）、9-甲氧基香豆雌酚（9-O-methyl-coumestrol）。[56, 58]

6. 甾醇类

密花豆藤茎中含有多种甾醇类化合物，报道分离鉴定的有8个，分别为β-豆甾醇（β-sitosterol）、胡萝卜苷（Daucosterol）、谷甾醇（Stiqmasterol）、7-酮基-β-谷甾醇（7-carbonyl-β-sitosterol）、豆甾-4-烯-3-酮（Stigamasta-4-en-3-one）、豆甾-5，22-双烯-3β-醇乙酸酯（Stigamasta-5，22-dien-3β-ol, Acetate）、胆甾-3-酮，环1，2-二乙缩醛（Cholestan-3-one, cyclic 1，2-ethanediyl acetal）、豆甾-3，5-二烯-7-3β-酮（Stigamasta-3，5-dien-7-3β-one）。[45, 53, 58]

7. 酚酸类

从鸡血藤95%乙醇提取物中分离出15个酚酸类单体成分，分别为tachioside、isotachioside、canthoside D、3，5-二甲氧基-4-羟基苯基-1-O-β-D-吡喃葡萄糖苷(koaburaside)、2，6-二甲氧基-4-羟基-苯酚-1-O-β-D-吡喃葡萄糖苷（2，6-dimethoxy-4-hydroxyphenol-1-O-β-D-glucopyranoside）、4-羟甲基-2，6-二甲氧基苯基-β-D-吡喃葡萄糖苷（4-hydroxymethyl-2，6-dimethoxyphenyl-β-D-glucopyranoside）、丁香酸葡萄糖苷（glucosyringic acid）、2-（4-hydroxy-3，5-dimethoxyphenyl）ethyl-β-D-glucopyranoside、松香（rosin）、顺式紫丁香苷（cis-syringin）、4，6-二羟基-2-O-（β-D-吡喃葡萄糖苷）苯乙酮[4，6-dihydroxy-2-O-（β-D-glucopyranosyl）-acetophenone]、（-）-（7R，8S）-guaiacylglycerol-8-O-β-D-glucopyranoside、1-threo-guaiacylglycerol-8-O-β-D-glucopyranoside、没食子酸（gallic acid）、3-甲氧基苯乙醇-4-O-β-D-吡喃葡糖苷（3-methoxyphenethyl alcohol-4-β-D-glucopyranoside），其中前13个化合物为首次从密花豆属植物中分离得到。[59]此外，还有香草酸（vanillic acid）、丁香酸（Syringic acid）等酚酸类化合物存在鸡血藤中。[60]

8. 其他成分

除上述几类成分外，鸡血藤中还含有较多的微量元素和挥发性成分。通过电感耦合等离子质谱仪测定到鸡血藤中Li、Na、Mg、Al、K、Ca、Ti、Cr、Mn、Fe、Co、Ni、Cu、Zn等28种元素的含量。[61]通过GC-MS对广西、贵州鸡血藤挥发性成分进行分离测定，两个产地的鸡血藤中共鉴定出79个化学成分，其中含量最高的物质为α-红没药醇，相对含量均超过15%。[62]

（二）药理作用

1. 调节血液系统

鸡血藤是具有补血活血的传统中药，研究表明，鸡血藤醇提物和儿茶素可增加模型小鼠骨髓细胞数量，减轻骨髓损伤，促进骨髓造血祖细胞CFU-GM、BFU-E和CFU-Mix集落的增殖分化，改善造血微环境。[63]鸡血藤有明显的抑制血小板聚集的作用，[64, 65]鸡血藤醇提物抑制体外和体内血小板聚集可作为开发抗血小板药物的新天然药物来源，也可作为治疗动脉粥样硬化血栓性疾病的

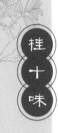

临床用药。[66]此外，鸡血藤水提物对脑缺血大鼠的神经具有保护作用。[67]

2. 抗肿瘤

目前，鸡血藤抗肿瘤研究已成为其药理活性研究的热点。中医学认为，血瘀证是恶性肿瘤患者临床常见的中医证候，根据观其脉证，随证治之的原则，对于血瘀证为主证的恶性肿瘤患者，应当考虑活血化瘀治疗原则。现代研究表明，鸡血藤提取物具有体内体外抗肿瘤活性，鸡血藤提取物可将细胞周期阻滞在 G2/M 期来抑制癌细胞生长和诱导细胞死亡。[68]此外，鸡血藤含药血清对人肺癌 PG 细胞株增殖具有明显抑制及周期阻滞作用，[69, 70]鸡血藤提取物能够降低乳腺癌细胞 MCF-7 的存活力，具有抗乳腺癌的作用。[71, 72]通过 HPLC-DAD 色谱技术对鸡血藤黄酮类抗肿瘤活性部位进行筛选，发现鸡血藤中的异甘草素在裸鼠移植模型中能够控制乳腺癌的生长。[73, 74]近年来提出抑制蛋白酶体作为治疗癌症的新靶点，研究表明从鸡血藤中分离得到的异甘草素、染料木素、7-羟基二氢黄酮对人的 20S 蛋白酶体产生了抑制作用。[47]

3. 抗氧化

鸡血藤抗氧化作用与其含有丰富的黄酮类成分相关，研究表明，鸡血藤醇提物和儿茶素均能提高抗氧化酶 SOD 和 GSH-Px 活力，减少有害脂质过氧化物 MDA 产生，降低 ROS 含量，改善抗氧化防御系统，发挥抗氧化作用。[63]通过感染 PCV2，在 RAW264.7 细胞中建立氧化应激模型，鸡血藤中的总黄酮能够调节氧化应激细胞中相关分子水平的变化，恢复相关抗氧化酶（SOD，MPO 和 XOD）的活性。[75]鸡血藤中由儿茶素和表儿茶素单体富集产生的原花青素有较高的抗氧化活性，可进一步发展为抗氧化剂。[76]

4. 抗病毒、抗菌

鸡血藤中黄酮类化合物能够通过调节免疫功能来保护动物免受 PCV2 病毒感染。[77]采用血清药理学方法证实，鸡血藤水提物在体外（主要培养心肌细胞）和体内（BALB / c 小鼠）对柯萨奇病毒 B3（CVB3）具有抑制作用，能够显著降低 CVB3 肠道病毒 mRNA 的表达，具有明显的抗病毒作用。[78, 79]此外，鸡血藤的水提物还有抑制丙型肝炎病毒（HCV）复制的作用，主要活性成分单宁还可以抑制 HCV RNA 的体外转化。[80]鸡血藤中的黄酮类化合物 7-羟基-6-甲氧基二氢黄酮、芒柄花素对变形链球菌 StrA、金黄色葡萄球菌有较强抑制作用，表明这些化合物可用于感染金黄色葡萄球菌的治疗。[81, 82]鸡血藤提取物对稻瘟病（RCB）、番茄灰霉病（TGM）、番茄晚疫病（TLB）、大麦白粉病（BPM）几种植物病原体具有很强的杀真菌活性，通过色谱、光谱分离鉴定出表儿茶素、芒柄花素、大豆黄素等化合物具有抗真菌活性。[83]

5. 其他活性

除了上述活性外，鸡血藤提取物通过抑制破骨细胞分化和降低 OA 因子的表达而具有治疗骨缺失和软骨缺损的作用。[84]鸡血藤 95% 醇提取物能降低皮肤细胞酪氨酸酶相关蛋白（TRP1 和 TRP2）的表达，抑制细胞黑色素沉着。[85]鸡血藤提取物通过阻止炎症途径可有效治疗胰腺炎，增强肝素在胰腺炎中的治疗作用。[86]鸡血藤总酚提取物在其 IC_{50} 浓度达到 1.33 $\mu g \cdot mL^{-1}$ 时，能够抑制人中性粒细胞弹性蛋白酶的活性。[87]

（三）临床及其他应用

1. 治疗血液及心脑血管系统疾病

（1）贫血

临床上用鸡血藤治疗多种原因所致的贫血，[88]如失血性贫血（鸡血藤 30g，当归 10g，黄芪 30g）；炎症性贫血于清热解毒、活血化瘀、脱毒排脓方中加鸡血藤 30g；缺铁性贫血（鸡血藤 30g，大枣 10g，每日 1 剂，水煎 3 次，分 3 次服）；肾性贫血（黄芪 40g，鸡血藤 30g，当归 20g，炒白术 20g，炒山药 15g，川芎 10g，白芍 12g，熟地 12g，丹参 20g，淫羊藿 15g，茯苓 30g，炙甘草 10g，每日 1 剂，水煎取汁，分 2 次服）。[89]

（2）风湿性心脏病

将鸡血藤应用于临床，对治疗风湿性心脏病具有较好的疗效（鸡血藤 60g，当归 15g，川芎 15g，瓜蒌壳 20g，薤白 10g，五味子 6g，回心草 10g，炙远志 10g，北沙参 30g，桂枝 6g，威灵仙 6g，琥珀末 10g，竹茹 10g，炙甘草 10g，水煎服，每日 1 剂，连服 3 剂）。[90]

（3）血友病

重用鸡血藤治疗血友病获较好疗效（鸡血藤 50g，黄芪 10g，党参 10g，土炒白术 10g，茯苓 10g，甘草 3g，大枣 10g，水煎服，连服 5 剂）。[91]

（4）急性脑梗死

应用补阳还五汤加味联合丹参川芎嗪在急性脑梗死临床治疗中的效果较好，可有效改善患者多项临床症状与治疗结果（加味水蛭 15g，鸡血藤 15g，红花 12g，地龙 12g，川芎 12g，赤芍 12g，当归 12g，桃仁 12g，黄芪 45g，水煎至 300mL，早晚各服 1 剂）。[92]

（5）化疗致血小板减少症

使用单味鸡血藤或配伍他药治疗化疗所致血小板减少症效果良好（鸡血藤 30g，生黄芪 30g、当归 15g，陈皮 6g，清半夏 9g，太子参 10g，茯苓 10g，白术 15g，炒山药 15g，熟地黄 12g，山茱萸 10g，淫羊藿 15g，菟丝子 10g，补骨脂 10g，柴胡 6g，白茅根 15g，黄连 3g，水煎服，每日 1 剂，分 2 次服）。[93]

2. 治疗神经系统疾病

（1）血管痉挛性头痛

鸡血藤有治疗血管痉挛性头痛的功效（鸡血藤 30g，葛根 18g，川芎 10g，蔓荆子 15g，细辛 5g，白蒺藜 15g，薄荷 9g，菊花 9g，五味子、当归各 15g，酸枣仁 18g，水煎服）。[94]

（2）顽固性失眠

用鸡血藤熬膏内服治疗顽固性失眠效果良好（鸡血藤 500g，加水 2000mL，熬至 1000mL，浓缩后加红糖适量收膏。每次用黄芪 20g，煎水冲服鸡血藤膏 20g，每日 3 次）。[95]

（3）坐骨神经痛

益气活血通痹饮为基本方，辨证加减治疗坐骨神经痛，经多年临床实践证明，颇为有效（鸡血藤、黄芪各 30g，当归、丹参、炙没药各 15g，牛膝、独活、炙乳香、地龙各 10g）。[96]主用鸡血藤治疗坐骨神经痛疗效显著。鸡血藤 50g，桑寄生 50g，杜仲 15g，猪尾骨 1 根，加 5 碗水、1 碗米酒，用文火熬至 3 碗的量，倒出分成 3 份，每餐饭前半小时服用 1 份。每日 1 剂，7 天后可见效。[97]

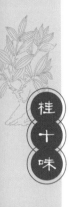

（4）面神经麻痹

以鸡血藤为主药，配合羌活牵正散治疗面神经麻痹，取得显著疗效。初期半月以内，宜疏风散邪为主、活血通络为辅，鸡血藤用量为 10 ～ 15 g；1 ～ 3 个月，以活血通络为主，疏风散邪为辅，鸡血藤用量为 30 ～ 60 g；3 个月以上的后遗症较难治疗，以活血化瘀、豁痰通络为主，佐以祛风散邪，兼除顽痰，鸡血藤用量 90 ～ 150 g，白附子 30 g，才有良效。[98]

（5）长春新碱所致神经毒性

采用鸡血藤汤治疗长春新碱所致的神经毒性疗效较好（鸡血藤、白芍各 30 g，生地黄、丹参、女贞子各 20 g，黄芪、太子参、当归、白花蛇舌草各 15 g，地龙、甘草各 10 g。上肢麻木重者加桑枝 20 g，下肢麻木重者加川牛膝 20 g，每日 1 剂，水煎 2 次，共取汁 250 mL，早晚分服，7 天为一疗程，用药 1 ～ 2 疗程）。[99]

3. 治疗外科疾病

（1）肩周炎

用鸡血藤 30 g，威灵仙、白芷、姜黄各 20 g，制川乌 15 g，共碾为粗末，取白酒 1000 mL，加冰糖 100 g，枸杞子 15 g，浸泡 1 个月后，去滓澄清，半瓶备用，内服每次 10 mL，每日 2 次，同时用药酒搓擦患处，每次 10 mm，每日 2 次，治疗肩周炎效果良好。[100]

（2）风湿性关节炎

鸡血藤对治疗类风湿关节炎具有良好的作用，[101]采用二乌清风藤鸡血藤散剂外敷贴于 70 例类风湿性关节炎患者受累关节局部，发现关节压痛数和肿胀数减少，晨僵时间缩短，疼痛程度减轻，生活质量评分明显提高，提示鸡血藤具有较好的祛风湿作用等。[102]

（3）颈椎病

以葛根二藤汤（葛根 30 ～ 60 g，鸡血藤 30 ～ 60 g，钩藤 10 ～ 30 g，威灵仙 20 g，白芍 30 g，甘草 10 g)加减为基本方治疗颈椎病患者 67 例，结果显示该复方能明显消除滑膜水肿，缓解肌肉痉挛，解除神经及血管压迫，改善脑部供血，效果显著，与鸡血藤补血行血，通经络、强筋骨的功效相吻合。[103]

4. 治疗妇科疾病

（1）经行身痛

经行身痛分为血虚、血瘀两型辨治。以大剂量鸡血藤为主药配黄芪治疗经行身痛 50 例，均取得满意疗效。血虚型的养血祛风汤（鸡血藤 30 ～ 60 g，黄芪 30 g，当归 20 g，白芍 30 g，山茱萸 10 g）；血瘀型的养血祛风汤（鸡血藤 30 ～ 60 g，黄芪 30 g，当归 20 g，白术 15 g，炙甘草 6 g，桂枝、独活各 9 g，牛膝 10 g，桑寄生 15 g，薤白 10 g，生姜 3 片）。[104]

（2）抗子宫内膜抗体阳性不孕

使用鸡血藤 50 g，经适当配伍，如瘀血疼痛明显加三棱、五灵脂、延胡索；肾阳虚加当归，水煎服。药渣加少量酒再煎，热敷下腹部，每日 1 次，2 个月为 1 个疗程，1 ～ 2 个疗程后 EMAb 可转阴，继续调理至受孕。[105]

5. 治疗内分泌科疾病

（1）急性痛风

应用中药湿敷法（海风藤、络石藤、鸡血藤、豨莶草、牛膝、秦艽、泽兰、独活）治疗急性痛风发作，疗效较好，无不良反应。[106]

（2）糖尿病

通过 100 例糖尿病患者探讨通脉化瘀汤足浴治疗糖尿病的疗效，结果表明，通脉化瘀汤足浴联合西药治疗糖尿病效果显著。[107]另有研究表明，木瓜与鸡血藤煎剂浸泡糖尿病患者足可扩张血管、促进足部血液循环，用于糖尿病足疗效明显，且安全性高、实用性强。[108]

6. 民族应用

鸡血藤药材在少数民族地区也有广泛应用，药材名称、入药部位及药用功效也会稍有不同。如侗族，民族药名称为"交把"，根皮治贫血；老茎治产后虚弱及一切虚弱症、风湿关节痛、月经不调、贫血、跌打损伤、痢疾、白血病。仫佬族，民族药名称为"苗基八"，药用根、老茎，根皮水煎服或水煎冲酒服治贫血。苗族，民族药名称为"孟锁巴"，老茎水煎服或浸酒服或与鸡肉煲服治产后虚弱及一切虚弱症，月经不调、贫血。瑶族，民族药名称为"阿九血藤""腩姐妹""三叶鸡血藤""鸭毡美"，药用根、老茎，根皮水煎服或水煎冲酒服治贫血，老茎水煎服或浸酒服或与鸡肉煲服治产后虚弱及一切虚弱症，风湿关节痛、月经不调、贫血、跌打损伤、痢疾、白血病。彝族，民族药名称为"叶是作"，老茎水煎服治风湿关节痛。壮族，民族药名称为"钩开""扣勒"，老茎水煎服或浸酒服或与鸡肉煲服治产后虚弱及一切虚弱症，风湿关节痛。[109]

7. 其他

鸡血藤临床应用广泛，对嗓音病、斑秃、肾虚等也具有较好的临床疗效。[110-112]此外，以鸡血藤为主药用于治疗白细胞减少，中风后半身疼痛，月经不调、带下、腹痛等症，均有较好的疗效。[113]

（四）分子生物学研究

1. 分子鉴定

采用植物基因组 DNA 提取试剂盒提取鸡血藤样品总 DNA，并采用 matK 基因通用引物扩增和测序，从 GenBank 获取鸡血藤 4 种混伪品的 matK 基因序列，采用 DNAMAN、MEGA 等生物软件比对分析序列差异，计算遗传距离并构建聚类树，基于 matK 基因序列建立的聚类树能够明显地鉴别鸡血藤及其混伪品，说明 matK 基因可作为鉴别鸡血藤及其混伪品的标准 DNA 序列。[114]

通过用 MEGA5.0 和 DNAMAN 进行种内种间序列分析，构建 NJ 树，对 psbA-trnH 序列在血藤类药材中的鉴定能力进行评估，结果表明 psbA-trnH 序列能准确鉴定鸡血藤、滇鸡血藤、大血藤药材及其混伪品，表明该分子鉴定方法可作为传统鉴定方法的有效补充。[115]

通过 RAPD 和 ISSR 两种分子标记方法，研究了广西不同居群鸡血藤的遗传多样性，发现栽培品与野生品亲缘关系有一定的差异。[116]

2. 鸡血藤基因组学研究

通过 Illumina、PacBio 测序共获得了 497.28 GB 的数据，测序结果显示鸡血藤基因组中 A、T、G、C 四种碱基的比例正常，其中 GC 的比例为 31.71%，N 的比例为 0.54%，为可接受范围（< 10%）。通过计算基因组 GC 含量和平均深度，显示基因组碱基深度绝大部分分布在 84 左右。进一步利用 10×Genomics 及 Hi-C 技术完成了鸡血藤高质量基因组的组装，基因组大小为 798.43 Mb，contig N50 为 2.06 Mb，scaffold N50 为 86.99 Mb，基因组组装至染色体水平。通过 InterPro、KEGG 和 GO 分析，基因富集率分别为 79%、70.8% 和 82.5%，预测基因组中有 31631 个蛋白编码基因，得到鸡血藤基因组共有 93.9% 的基因可以被预测出功能，首次成功构建了鸡血藤高质量全基因组图谱（图 7-10）。[117]

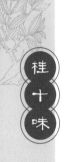

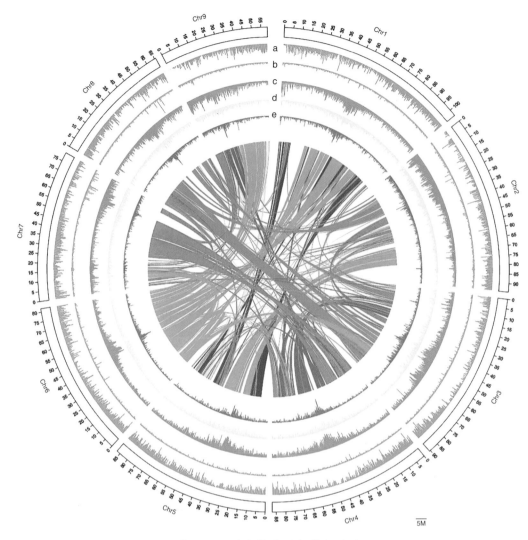

图 7-10　鸡血藤基因组特征图谱

九、常用古今方选

（一）经典名方

1. 活血祛瘀汤

【组成】丹参 30g，鸡血藤 15g，当归、赤芍、玄胡、香附、郁金各 9g，桃仁、枳壳、广木香各 6g，甘草、三七（研）各 3g。

【功效】活血，化瘀，止疼。

【出处】《临证医案医方》。

2. 通经止痛汤

【组成】酒丹参、杭白芍各 30g，鸡血藤 15g，玄胡 12g，醋柴胡、当归尾、乌药、香附、青皮、陈皮各 9g，酒川芎、苏梗、桔梗各 6g，甘草 3g。

【功效】活血理气，调经止痛。

【出处】《临证医案医方》。

3. 五味活血汤

【组成】蒲公英、地丁、金银花、紫背天葵、蚤休各30g，红丹参、鸡血藤、川牛膝各20g，黄芪、防己各15g，赤芍12g，归尾10g。

【功效】清热解毒，活血化瘀。

【出处】《千家妙方》。

4. 麻黄温痹汤

【组成】黄芪20g，川牛膝、木瓜、威灵仙各12g，麻黄、羌活、独活、制川乌、制草乌、八里麻、桂枝、鸡血藤、制附块、伸筋草、寻骨风、苍耳子、秦艽、桑寄生、炙甘草各10g，细辛3g。

【功效】祛风散寒，舒筋活络。

【出处】《千家妙方》。

5. 益气补血汤

【组成】龟板30g，党参、鸡血藤、黄芪、黄精、山萸肉、巴戟天各20g，女贞子、淫羊藿、干参、干地黄各15g，鹿角胶（烊化）9g，大枣10枚。

【功效】培补脾肾，益气养血。

【出处】《首批国家级名老中医效验秘方精选》。

6. 加味一贯煎

【组成】鸡血藤、夜交藤、丹参各30g，细生地20g，南沙参15g，当归12g，麦冬、金铃子、柴胡、姜黄、郁金各10g，薄荷3g。

【功效】滋肾、养肝、疏肝。

【出处】《首批国家级名老中医效验秘方精选》。

7. 加味桂枝汤

【组成】炙黄芪（炙）、炒党参（炒）、鸡血藤各15g，桂枝10g、炒白芍（炒）10g、妙当归、大枣各10g，炙甘草（炙）、生姜各3g。

【功效】滋阴和阳，调和营卫，补益气血。

【出处】《江苏省名中医效方100首》。

8. 健脾养血浓煎剂

【组成】生黄芪、花生衣、白芍各60g，女贞子、墨旱莲、鸡血藤、灵芝、生地黄各40g，黄精、阿胶、竹菇各30g，当归、石韦、焦山楂、白术（炒）、法半夏各20g，炙甘草6g。

【功效】健脾补肾，益气养血。

【出处】《江苏省名中医效方100首》。

9. 通络治痹汤

【组成】鸡血藤30g，红花、地龙、土鳖虫、独活、川芎、白芥子、牛膝、徐长卿、五加皮各10g。

【功效】化瘀通络，祛风除湿。

【出处】《江苏省名中医效方100首》。

鸡血藤

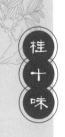

（二）中成药

1. 鸡血藤颗粒

【成分】鸡血藤。

【功能主治】补血，活血，通络。主治月经量少、后错，血虚萎黄，风湿痹痛，肢体麻木。

2. 活血通脉片

【成分】鸡血藤、桃仁、丹参、赤芍、红花、降香、郁金、三七、川芎、陈皮、木香、石菖蒲、枸杞子、黄精（酒炙）、人参、麦冬、冰片。

【功能主治】行气活血，通脉止痛。主治冠状动脉硬化引起的心绞痛、胸闷气短、心气不足、瘀血作痛。

3. 妇科千金片

【成分】千斤拔、金樱根、穿心莲、功劳木、单面针、当归、鸡血藤、党参。

【功能主治】清热除湿，益气化瘀。主治湿热瘀阻所致的带下病，腹痛，症见带下量多、色黄质稠，小腹疼痛，腰骶酸痛，神疲乏力慢性盆腔炎。

4. 金鸡胶囊

【成分】金樱根、鸡血藤、千斤拔、功劳木、两面针、穿心莲。

【功能主治】清热解毒，健脾除湿，通络活血。主治湿热下注引起的附件炎。

5. 金鸡虎补丸

【成分】狗脊、牛火力、黑老虎根、骨碎补、大枣、鸡血藤、桑寄生（盐酒制）、金樱子（盐制）、千斤拔。

【功能主治】补气补血，舒筋活络，健肾固精。主治四肢麻木、腰膝酸病、夜尿频数。

6. 补血调经片

【成分】鸡血藤、阿胶（海蛤粉炒）、党参、益母草（制）、香附（制）、艾叶（炒）、肉桂、桑寄生、岗稔子、千斤拔、五指毛桃、白背叶。

【功能主治】补血理气，调经。主治妇女贫血，面色萎黄、经少后错、白带量多、痛经。

7. 盆炎净颗粒

【成分】忍冬藤、鸡血藤、狗脊、蒲公英、益母草、车前草、赤芍、川芎。

【功能主治】清热利湿，和血通络，调经止带。主治湿热下注，白带过多。

8. 花红片

【成分】一点红、白花蛇舌草、鸡血藤、桃金娘根、白背叶根、地桃花、菥蓂。

【功能主治】清热解毒，燥湿止带，祛瘀止痛。主治湿热瘀滞所致带下病、月经不调，症见带下量多、色黄质稠、小腹隐痛、腰骶酸痛、经行腹痛；慢性盆腔炎、附件炎。

9. 新血宝胶囊

【成分】鸡血藤、黄芪、大枣、当归、白术、陈皮、硫酸亚铁。

【功能主治】补血益气，健脾和胃的功效。主治消化道出血、痔疮出血，月经过多，尤其适用于妊娠及偏食等所致的缺铁性贫血。

10. 抗骨增生片

【成分】熟地黄、鹿衔草、骨碎补（烫）、鸡血藤、肉苁蓉、淫羊藿、莱菔子（炒）。

【功能主治】补肾，活血，止痛。主治肥大性脊椎炎、颈椎病、跟骨刺、增生性关节炎，大骨节病。

11．维血宁

【成分】仙鹤草、鸡血藤、虎杖、熟地黄、地黄、白芍（炒）、太子参、墨旱莲。

【功能主治】补血活血，清热凉血。主治血小板、白血球减少症，并可作一般性贫血的健身剂。

12．乳癖消片

【成分】鹿角、蒲公英、昆布、天花粉、鸡血藤、三七、赤芍、海藻、漏芦、木香、玄参、牡丹皮、夏枯草、连翘、红花。

【功能主治】软坚散结，活血消痈，清热解毒。主治痰热互结所致的乳癖、乳痈，症见乳房结节、数目不等、大小形态不一、质地柔软，或产后乳房结块、红热疼痛；乳腺增生、乳腺炎早期。

13．养血清脑颗粒

【成分】当归、川芎、白芍、熟地黄、钩藤、鸡血藤、夏枯草、决明子、珍珠母、延胡索、细辛。

【功能主治】养血平肝，活血通络。主治血虚肝旺所致头痛、眩晕眼花、心烦易怒、失眠多梦。

14．独圣活血片

【成分】三七、香附（四炙）、当归、醋延胡索、鸡血藤、大黄、甘草

【功能主治】活血消肿，理气止痛。主治跌打损伤、瘀血肿胀及气滞血瘀所致的痛经。

15．乳疾灵颗粒

【成分】柴胡、醋香附、青皮、赤芍、丹参、炒王不留行、鸡血藤、牡蛎、海藻、昆布、淫羊藿、菟丝子。

【功能主治】疏肝活血，祛痰软坚。主治肝郁气滞、痰瘀互结所致的乳癖，症见乳房肿块或结节、数目不等、大小形态不一、质软或中等硬、或经前胀痛；乳腺增生病。

16．康妇灵胶囊

【成分】杠板归、苦参、黄柏、鸡血藤、益母草、红花龙胆、土茯苓、当归。

【功能主治】清热燥湿，活血化瘀，调经止带。主治宫颈炎、阴道炎、月经不调、赤白带下、痛经、附件炎等。

17．乳腺康注射液

【成分】鸡血藤、地龙、丹参、拳参、莪术、瓜蒌。

【功能主治】理气化瘀，消肿散结。主治气滞血瘀证的乳癖。

18．消结安胶囊

【成分】功劳木、三叉苦、益母草、鸡血藤、土茯苓、连翘。

【功能主治】活血化瘀，软坚散结。主治气滞血瘀所致乳癖、乳腺小叶增生、卵巢囊肿、子宫肌瘤。

19．花红胶囊

【成分】一点红、地桃花、桃金娘、白花蛇舌草、鸡血藤、白背桐、菥蓂。

【功能主治】清热解毒，燥湿止带，祛瘀止痛。主治湿热瘀滞所致带下病、月经不调，症见带下量多、色黄质稠、小腹隐痛、腰骶酸痛、经行腹痛；慢性盆腔炎、附件炎。

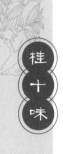

20．金鸡丸

【成分】金樱根、鸡血藤、千斤拔、功劳木、两面针、穿心莲。

【功能主治】清热解毒，健脾除湿，通络活血。主治湿热下注引起的附件炎、子宫内膜炎、盆腔炎等症。

21．金鸡化瘀颗粒

【成分】金银花、黄芩、蒲公英、紫花地丁、皂角刺、赤芍、鸡血藤、三棱、川芎、香附（醋制）、延胡索（醋制）、王不留行（炒）。

【功能主治】清热解毒，软坚散结，活血化瘀，行气止痛。用于妇女慢性盆腔炎证属湿热蕴结，气滞血瘀型者的辅助治疗。

22．脑心通胶囊

【成分】黄芪、赤芍、丹参、当归、川芎、桃仁、红花、乳香（制）、没药（制）、鸡血藤、牛膝、桂枝、桑枝、地龙、全蝎、水蛭。

【功能主治】益气活血、化瘀通络。主治气虚血滞、脉络瘀阻所致中风中经络，半身不遂、肢体麻木、口眼歪斜、舌强语謇及胸痹心痛、胸闷、心悸、气短；脑梗塞、冠心病心绞痛。

23．骨刺胶囊

【成分】昆布、骨碎补、党参、桂枝、威灵仙、牡蛎（煅）、杜仲叶、鸡血藤、附片、制川乌、制草乌、延胡索（制）、白芍、三七、马钱子粉。

【功能主治】散风邪，祛寒湿，舒筋活血，通络止痛。主治颈椎、胸椎、腰椎、跟骨等骨关节增生性疾病，对风湿、类风湿性关节炎有一定疗效。

24．壮腰健肾丸

【成分】狗脊、黑老虎、千斤拔、桑寄生（蒸）、女贞子（蒸）、鸡血藤、金樱子、牛大力、菟丝子（盐水制）。

【功能主治】壮腰健肾，养血，祛风湿。主治肾亏腰痛、风湿骨痛、膝软无力、神经衰弱、小便频数。

25．天芝草胶囊

【成分】白花蛇舌草、肿节风、半枝莲、延胡索、三棱、莪术、丹参、人参、黄芪、灵芝、鸡血藤、地黄、枸杞子、天花粉、蒲公英、山豆根、苦参、甘草。

【功能主治】活血祛瘀，解毒消肿，益气养血。用于血瘀证之鼻咽癌，肝癌的辅助治疗。

26．舒筋风湿酒

【成分】络石藤、春根藤、鸡血藤、血风藤、乌多年、虎杖、水高丽、黑老虎根。

【功能主治】祛风除湿，舒筋活络。主治风湿关节痛、跌打损伤、筋骨疼痛、腰肢酸痛。

27．骨泰酊

【成分】千年健、透骨草、络石藤、地枫皮、防风、赤芍、鸡血藤、海风藤、血竭、木瓜、红花、麝香。

【功能主治】温经散寒，祛瘀止痛。主治风寒湿痹痛。

28．中华跌打丸

【成分】牛白藤、假蒟、地耳草、牛尾菜、鹅不食草、牛膝、乌药、红杜仲、鬼画符、山橘叶、羊耳菊、刘寄奴、过岗龙、山香、穿破石、毛两面针、鸡血藤、丢了棒、岗梅、木鳖子、丁茄根、大半边莲、独活、苍术、急性子、建栀、制川乌、丁香、香附、黑老虎根、桂枝、樟脑。

【功能主治】消肿止痛，舒筋活络，止血生肌，活血祛瘀。主治挫伤筋骨、新旧瘀患、创伤出血、风湿瘀痛。

参考文献

［1］国家药典委员会．中华人民共和国药典［M］．北京：中国医药科技出版社，2020：202．

［2］中国科学院中国植物志编辑委员会．中国植物志［M］．北京：科学出版社，1985：192．

［3］秦双双，朱艳霞，韦坤华，等．鸡血藤的本草沿革与黄酮类成分及其药理学研究进展［J］．中国中药杂志，2018，43（11）：2216-2223．

［4］吕惠珍．鸡血藤生产加工适宜技术［M］．北京：中国医药科技出版社，2018：26．

［5］刘大会，郭兰萍，黄璐琦，等．矿质营养对药用植物黄酮类成分合成的影响［J］．中国中药杂志，2010，35（18）：2367-2371．

［6］芦进财，韩正洲，吴正军，等．鸡血藤规范化种植（GAP）研究基地土壤肥力诊断与综合评价［J］．广州中医药大学学报，2015，32（01）：141-146．

［7］广西壮族自治区质量技术监督局．鸡血藤药材商品规格与等级划分［S］．南宁：广西壮族自治区质量技术监督局，2018．

［8］项长生，胡国臣．汪昂医学全书（本草备要）［M］．北京：中国中医药出版社，1999：385．

［9］杨竞生，曾育麟．鸡血藤膏及其原植物的调查［J］．中国药学杂志，1963，3（9）：127-131．

［10］赵学敏．本草纲目拾遗［M］．北京：商务印书馆，1954：260-261．

［11］中国医学科学院药物研究所．中药志［M］．北京：人民卫生出版社，1960：500-505．

［12］广西壮族自治区革命委员会卫生局．广西本草选编［M］．南宁：广西人民出版社，1974：1630-1631．

［13］李小莹，林裕英，陈丰连．鸡血藤木质部、韧皮部黄酮类成分比较及药效成分分布规律研究［J］．中药材，2017，40（05）：1137-1140．

［14］卫生部药典委员会．中国药典［M］．北京：人民卫生出版社，1977：312-313．

［15］周子静．中药材真伪鉴别及其混乱品种概述（续）［J］．广西中医药，1987（04）：39-42．

［16］全国中草药汇编编写组．全国中草药汇编［M］．北京：人民卫生出版社，1975：426．

［17］江苏新医学院．中药大辞典［M］．上海：上海科学技术出版社，1977：1206-1207．

［18］谢宗万．中药材品种论述［M］．上海：上海科学技术出版社，1984：246-255．

［19］谢宗万．中药材品种论述（中册）［M］．上海：上海科学技术出版社，1978：247．

［20］《全国草药汇编》编写组．全国中草药汇编（上册第二版）［M］．北京：人民卫生出版社，

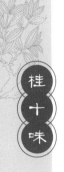

1994：436．

［21］邓家刚，韦松基．广西道地药材［M］．北京：中国中医药出版社，2007：205．

［22］浙江省中医管理局．张山雷医集（本草正义）［M］．北京：人民卫生出版社，1995：113-313．

［23］国家中医药管理局．中华本草［M］．上海：上海科学技术出版社，1999：656-658．

［24］广西壮族自治区卫生局药品检验所．广西民族药简编［M］．南宁：广西壮族自治区卫生局，1980：137．

［25］邓萌萌，周波，吴佳欣，等．鸡血藤有效部位提取物紫外 – 可见分光光度法测定总黄酮含量［J］．四川中医，2018，36（11）：195-197．

［26］陆雪丽，潘晓鹃，邓萌萌，等．鸡血藤提取物的 TLC 鉴别及儿茶素和表儿茶素的含量测定［J］．中国实验方剂学杂志，2018，24（18）：88-92．

［27］陈乾平，谷筱玉，龙海荣，等．不同产地鸡血藤药材中芒柄花素及总黄酮的含量测定［J］．当代化工，2016，45（07）：1549-1552．

［28］杨冉冉，索亚然，乔艺涵，等．HPLC 同时测定鸡血藤中芒柄花素和美迪紫檀素等 6 个黄酮类成分［J］．药物分析杂志，2017，37（12）：2139-2144．

［29］严启新，李萍．鸡血藤高效液相色谱指纹图谱研究［J］．中草药，2004（05）：80-83．

［30］杨冉冉，姬蕾，李二文，等．鸡血藤的 HPLC 指纹图谱及模式识别研究［J］．中草药，2017，48（21）：4530-4536．

［31］丁平，仰铁锤，林振坤，等．鸡血藤化学成分的指纹图谱研究［J］．华西药学杂志，2010，25（04）：461-463．

［32］林春兰，严坤麟，罗万业，等．鸡血藤种子催芽试验研究［J］．林业科技情报，2019，51（02）：1-2，7．

［33］吴蔓．鸡血藤种子特性研究［J］．中国中医药现代远程教育，2011，9（23）：132-133．

［34］吴桂容，陈春岚，曲芬霞，等．鸡血藤嫩叶愈伤组织诱导最佳培养基的筛选［J］．现代农业科技，2009（18）：93-94．

［35］广西壮族自治区质量技术监督局．鸡血藤扦插繁育技术规程：DB45/T 710-2010［S］．南宁：广西壮族自治区质量技术监督局，2010．

［36］广西壮族自治区质量技术监督局．鸡血藤种苗质量要求：DB45/T 774-2011［S］．南宁：广西壮族自治区质量技术监督局，2011．

［37］郭兰萍，周良云，康传志，等．药用植物适应环境胁迫的策略及道地药材"拟境栽培"［J］．中国中药杂志，2020，45（09）：1969-1974．

［38］熊素琴，燕娜娜，徐双美，等．中药贮藏期品质变化及评价指标探讨［J］．时珍国医国药，2019，30（04）：964-966．

［39］刘奇正，王秀丹，于方塘，等．一株海洋芽孢杆菌调节黄曲霉 aflR 和 aflJ 表达研究［J］．大连理工大学学报，2011，51（S1）：39-41．

［40］秦双双，缪剑华，蔡锦源，等．影响鸡血藤药材活性物质成分及其质量的贮藏方法［J］．生物资源，2021，43（3）：205-210．

［41］王宏，刘艺娜，曾祖平，等．鸡血藤抗肿瘤活性部位 SSCE 指纹图谱的研究［J］．中国中药杂志，2011，36（18）：2525-2529．

［42］Wang L X，Zheng H R，Ren F C，et al．Polysubstituted Isoflavonoids from *Spatholobus suberectus*，*Flemingia macrophylla*，and *Cudrania cochinchinensis*［J］．Nat Prod Bioprospect，2017，7（2）：201-206．

［43］Lee m H，Lin Y P，Hsu F L，et al．Bioactive constituents of *Spatholobus suberectus* in regulating tyrosinase-related proteins and mRNA in HEMn cells［J］．Phytochemistry，2006，67（12）：1262-1270．

［44］Cheng X L，Wan J Y，Li P，et al．Ultrasonic/microwave assisted extraction and diagnostic ion filt ering strategy by liquid chromatography-quadrupole time-of-flight mass spectrometry for rapid characterization of flavonoids in *Spatholobus suberectus*［J］．J Chromatogr A，2011，1218（34）：5774-5786．

［45］唐任能．中药鸡血藤质量控制与体内代谢研究［D］．长春：长春中医药大学，2011：138．

［46］郑岩，刘桦，白焱晶，等．鸡血藤黄酮类化合物的研究［J］．中国中药杂志，2008（02）：152-154．

［47］Shim S H．20S proteasome inhibitory activity of flavonoids isolated from *Spatholobus suberectus*［J］．Phytother Res，2011，25（4）：615-618．

［48］Yoon J S，Sung S H，Park J H，et al．Flavonoids from *Spatholobus suberectus*［J］．Archive Pharmacal Res，2004，6（27）：589-592．

［49］舒顺利，应军，刘军民，等．鸡血藤化学成分研究［J］．中药新药与临床药理，2012，23（02）：184-186．

［50］Tang R N，Qu X B，Guan S H，et al．Chemical constituents of *Spatholobus suberectus*［J］．Chinese Journal of Natural medicines，2012，1（10）：32-35．

［51］李小莹．基于谱效结合对鸡血藤不同部位药效成分的研究［D］．广州：广州中医药大学，2016：79．

［52］冯雪娇，任虹，曹学丽，等．鸡血藤中黄酮成分的高速逆流色谱分离及其抗肿瘤活性研究［J］．中草药，2011，42（11）：2244-2247．

［53］王亚莉．鸡血藤化学成分研究［D］．广州：广东工业大学，2004：82．

［54］Zhang S W，Xuan L J．New phenolic constituents from the stems of *Spatholobus suberectus*［J］．Helvetica Chimica Acta，2006（89）：1241-1244．

［55］张祎，邓屾，李晓霞，等．鸡血藤化学成分的分离与结构鉴定［J］．沈阳药科大学学报，2014，31（03）：174-178，187．

［56］严启新，李萍，王迪．鸡血藤脂溶性化学成分的研究［J］．中国药科大学学报，2001（05）：18-20．

［57］严启新，李萍，胡安明．鸡血藤化学成分的研究［J］．中草药，2003（10）：15-17．

［58］林茂，李守珍，海老塚丰，等．密花豆藤化学成分的研究［J］．中草药，1989，20（02）：5-8．

［59］瞿璐，李晓霞，陈玥，等．鸡血藤中的酚酸类化合物［J］．热带亚热带植物学报，2014，22

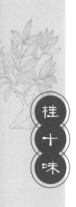

（03）：301-306.

［60］崔艳君，刘屏，陈若芸．鸡血藤有效成分研究［J］．中国中药杂志，2005（02）：42-44.

［61］苏骏，段玉林，吕仕军，等．ICP-MS 法测定中药鸡血藤中 28 种元素［J］．广西师范大学学报（自然科学版），2013，31（01）：76-81.

［62］高玉琼，刘建华，赵德刚，等．不同产地鸡血藤挥发性成分研究［J］．中成药，2006（04）：555-557.

［63］谭潇，董宪喆，郭代红，等．鸡血藤醇提物及其活性成分儿茶素抗辐射作用及机制研究［J］．中国中药杂志，2016，41（09）：1718-1724.

［64］张浩，王芳．鸡血藤醇提物的体外抗血小板聚集与离体血管舒张作用研究［J］．中国药房，2013，24（35）：3271-3273.

［65］尹小明，赵诗云，饶丽华，等．鸡血藤不同成分抗 AA 诱导的血小板聚集作用的实验研究［J］．实验与检验医学，2016，34（04）：422-424.

［66］Lee B J, Jo I Y, Bu Y, et al. Antiplatelet effects of *Spatholobus suberectus* via inhibition of the glycoprotein IIb/IIIa receptor［J］. J Ethnopharmacol, 2011, 134（2）：460-467.

［67］Zhang R, Liu C, Liu X, et al. Protective effect of *Spatholobus suberectus* on brain tissues in cerebral ischemia［J］. Am J Transl Res, 2016, 8（9）：3963-3969.

［68］Wang Z Y, Wang D m, Loo T Y, et al. *Spatholobus suberectus* inhibits cancer cell growth by inducing apoptosis and arresting cell cycle at g2/M checkpoint［J］. J Ethnopharmacol, 2011, 133（2）：751-758.

［69］郭秀伟，张培彤，杨栋，等．鸡血藤血清联合顺铂对人肺癌 PG 细胞增殖及周期影响的研究［J］．中国肿瘤，2016，25（03）：219-225.

［70］田甜，张培彤，于明薇，等．4 种活血化瘀药物对不同阶段 Lewis 肺癌生长和转移影响的实验研究［J］．辽宁中医杂志，2010，37（03）：546-548.

［71］Sun J Q, Zhang G L, Zhang Y, et al. *Spatholobus suberectus* Column Extract Inhibits Estrogen Receptor Positive Breast Cancer via Suppressing ER mAPK PI3K/AKT Pathway［J］. Evid Based Complement Alternat med, 2016, 10：2934340.

［72］Wang Z, Wang D, Han S, et al. Bioactivity-guided identification and cell signaling technology to delineate the lactate dehydrogenase A inhibition effects of *Spatholobus suberectus* on breast cancer［J］. PLoS One, 2013, 8（2）：e56631.

［73］Peng F, Meng C W, Zhou Q M, et al. Cytotoxic Evaluation against Breast Cancer Cells of Isoliquiritigenin Analogues from *Spatholobus suberectus* and Their Synthetic Derivatives［J］. J Nat Prod, 2016, 79（1）：248-251.

［74］Li Y, Zhao H, Wang Y, et al. Isoliquiritigenin induces growth inhibition and apoptosis through downregulating arachidonic acid metabolic network and the deactivation of PI3K/Akt in human breast cancer［J］. Toxicol Appl Pharmacology, 2013, 272（1）：37-48.

［75］Chen H L, Yang J, Fu Y F, et al. Effect of total flavonoids of *Spatholobus suberectus* Dunn on PCV2 induced oxidative stress in RAW264.7 cells［J］. BMC Complement Altern med,

2017，17（1）：244．

［76］Li W T，Liu J，Guan R G，et al．Chemical characterization of procyanidins from *Spatholobus suberectus* and their antioxidative and anticancer activities［J］．Journal of Functional Foods，2015（12）：468-477．

［77］Fu Y F，Jiang L H，Zhao W D，et al．Immunomodulatory and antioxidant effects of total flavonoids of *Spatholobus suberectus* Dunn on PCV2 infected mice［J］．Sci Rep，2017，7（1）：8676．

［78］Pang J，Guo J P，Jin m，et al．Antiviral effects of aqueous extract from *Spatholobus suberectus* Dunn．against coxsackievirus B3 in mice［J］．Chin J Integr med，2011，17（10）：764-769．

［79］庞佶，郭金鹏，金敏，等．鸡血藤水提取物的体内抗 coxsackievirus B3 病毒作用［J］．中国卫生检验杂志，2014，24（13）：1863-1865．

［80］Chen S R，Wang A Q，Lin L G，et al．In Vitro Study on Anti-Hepatitis C Virus Activity of *Spatholobus suberectus* Dunn［J］．Molecules，2016，21（10）：1-17．

［81］Park W，Ahn C H，Cho H，et al．Inhibitory Effects of Flavonoids from *Spatholobus suberectus* on Sortase A and Sortase A-Mediated Aggregation of Streptococcus mutans［J］．J microbiol Biotechnol，2017，27（8）：1457-1460．

［82］Cho H，Chung B，Kim C K，et al．*Spatholobus suberectus* Dunn．constituents inhibit sortase A and Staphylococcus aureus cell clumping to fibrinogen［J］．Arch Pharm Res，2017，40（4）：518-523．

［83］Hwang J T．Isolation and identification of antifungal compounds from *Spatholobus suberectus* Dunn．［J］．The Korean Journal of Pesticide Science，2012，3（16）：209-216．

［84］Im N K，Lee S G，Lee D S，et al．*Spatholobus suberectus* inhibits osteoclastogenesis and stimulates chondrogenesis［J］．Am J Chin med，2014，42（5）：1123-1138．

［85］Lee M H，Lin Y P，Hsu F L，et al．Bioactive constituents of *Spatholobus suberectus* in Regulating tyrosinase related proteins and mRNA in HEMn cell［J］．Phytochemistry，2006，12（67）：1262-1270．

［86］Shao Z Y．*Spatholobus suberectus* Stem Extract Improves the Protective Effcet of Heparin on Cerulein-induced Pancreatitis［J］．Afr J Tradit Complement Altern med，2017，3（14）：187-193．

［87］Huang Y W，Chen L，Feng L，et al．Characterization of Total Phenolic Constituents from the Stems of *Spatholobus suberectus* Using LC-DAD-MSn and Their Inhibitory Effect on Human Neutrophil Elastase Activity［J］．Molecules，2013，7（18）：7549-7556．

［88］隋吉东，隋冠华．鸡血藤治贫血效佳［J］．中医杂志，2003（08）：571-572．

［89］王晓蒙，张建伟．肾性贫血常用药对探析［J］．国医论坛，2019，34（05）：44-45．

［90］周志军．鸡血藤治疗风湿性心脏病［J］．中医杂志，2003（08）：571．

［91］陈尚书．重用鸡血藤治疗血友病［J］．中医杂志，2003（09）：647．

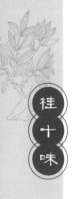

［92］陈惠军，刁秀敏，冯黎明．补阳还五汤加味（水蛭与鸡血藤）联合丹参川芎嗪治疗急性脑梗死的疗效及对凝血因子和血液黏度影响的临床研究［J］．世界最新医学信息文摘，2019，19（26）：174-175．

［93］洪永贵，王洪海，张玉芳．鸡血藤治疗化疗致血小板减少［J］．中医杂志，2003（10）：730．

［94］郎维卓．鸡血藤治疗血管痉挛性头痛［J］．中医杂志，2003（09）：647-648．

［95］李学文．鸡血藤治疗顽固性失眠［J］．中医杂志，2003，10（44）：729．

［96］袁长津．益气养血　活络祛风　治坐骨神经痛［N］．中国中医药报，2009．

［97］陈林．治坐骨神经痛验方集锦［J］．农村百事通，2020（16）：56．

［98］朱树宽．鸡血藤治疗面神经麻痹［J］．中医杂志，2003（10）：729．

［99］李燕，王秀芹，赵晓英．鸡血藤汤治疗长春新碱致神经毒性21例［J］．新中医，2002（11）：52-53．

［100］王钊．鸡血藤酒治疗肩周炎［J］．中医杂志，2003（08）：572．

［101］赵晶晶，郑福增，马俊福，等．基于网络药理学探讨雷公藤-鸡血藤药对治疗类风湿关节炎的机制［J］．风湿病与关节炎，2020，9（07）：11-15，23．

［102］胡竹芳，甘佳，李荣莲．二乌清风藤鸡血藤散剂外敷治疗类风湿关节炎的疗效［J］．南昌大学学报（医学版），2017，57（02）：74-75．

［103］梁水平，朱绍琼，陈兴华，等．葛根二藤汤加减治疗颈椎病67例的疗效观察［J］．内蒙古中医药，2011，30（14）：9．

［104］张淑华．重用鸡血藤治疗经行身痛［J］．中医杂志，2003（09）：648-649．

［105］杨大坚．鸡血藤是治疗抗子宫内膜抗体阳性不孕的良药［J］．中医杂志，2003（09）：649．

［106］马春．中药湿敷治疗急性痛风发作临床疗效观察［J］．中国社区医师（医学专业），2010，12（33）：152．

［107］张晶萍．通脉化瘀汤足浴联合西药治疗糖尿病随机平行对照研究［J］．实用中医内科杂志，2013，27（09）：35-36．

［108］朱继艳．木瓜与鸡血藤煎剂浸泡糖尿病足疗效的观察与护理［J］．内蒙古中医药，2010，29（21）：167-168．

［109］广西壮族自治区卫生局．广西民族药简编［M］．南宁：广西壮族自治区卫生局药品检验所，1980：137．

［110］滕磊，忻耀杰，郑昌雄．郑昌雄教授应用鸡血藤治疗嗓音病的临床经验浅谈［J］．中医药信息，2015，32（01）：67-68．

［111］吴晓永，汪青良．中药内服联合米诺地尔溶液外用治疗斑秃临床疗效观察［J］．中国中医基础医学杂志，2010，16（09）：844-845．

［112］陈锐．壮腰健肾片临床应用解析［J］．中国社区医师，2012，28（40）：15．

［113］谭静，林红强，王涵，等．鸡血藤的药理作用及临床应用研究进展［J］．中药与临床，2018，9（05）：61-65．

［114］黄琼林，马新业，詹若挺，等．鸡血藤及其混伪品 *mat*K 基因分析和分子鉴定［J］．北方园艺，2015（17）：94-98．

［115］周红，马双姣，陈贝贝，等．鸡血藤、滇鸡血藤、大血藤等血藤类药材的 *psbA-trn*H 条形码分子鉴定［J］．世界科学技术 – 中医药现代化，2016，18（01）：40-45．

［116］田辉，蒋嫦月，朱华，等．广西产鸡血藤遗传多样性的 RAPD 与 ISSR 标记方法的比较研究［J］．中国药房，2015，26（31）：4348-4350．

［117］Qin S S，Wu L Q，Wei K H，et al．A draft genome for *Spatholobus suberectus*［J］．Sci Data，2019，6（1）：113．

鸡血藤

鸡血藤

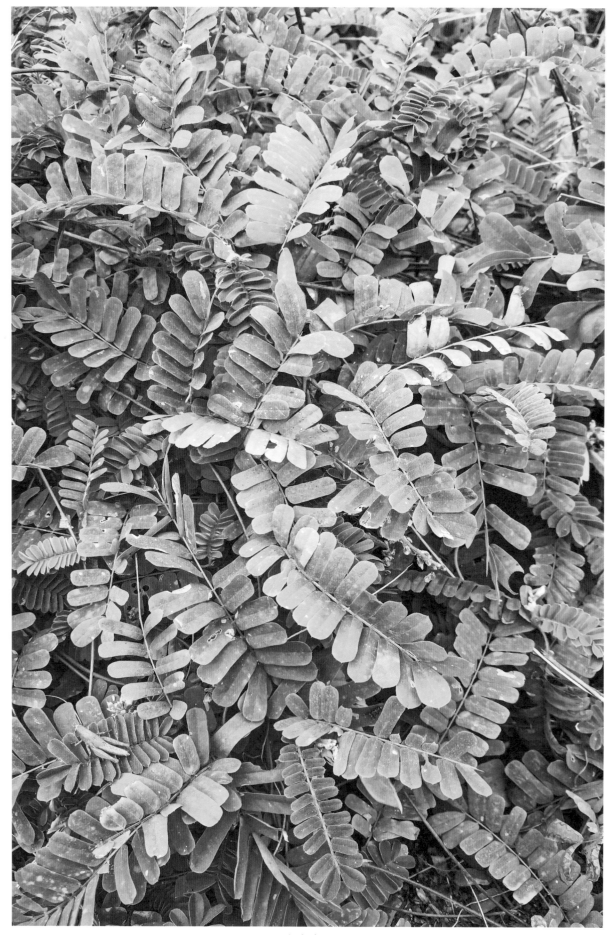

鸡骨草

鸡骨草

药材名	鸡骨草
药用部位	全草
功能主治	利湿退黄，清热解毒，疏肝止痛。用于湿热黄疸，胁肋不舒，胃脘胀痛，乳痈肿痛[1]
性味归经	甘，微苦，凉。归肝、胃经[1]
基原植物	豆科 Fabaceae 广州相思子 *Abrus cantoniensis* Hance

一、植物形态特征

鸡骨草为豆科蝶形花亚科相思子组相思子属植物广州相思子 *Abrus cantoniensis* Hance 的干燥全草。相思子属 *Abrus* Adans. 全球约有 12 种，我国有 4 种，分别为广州相思子、毛相思子 *Abrus mollis* Hance、相思子 *Abrus precatorius* L. 和美丽相思子 *Abrus pulchellus*。它们广布于热带和亚热带地区。

广州相思子又名小叶鸡骨草、黄头草、黄仔强、假牛甘子、石门坎、母鸡草、红母鸡草、猪腰草、黄食草、小叶龙鳞草、细叶龙鳞草。为攀缘小灌木，长达 1 m。茎细，深红紫色，幼嫩部分密被灰棕色至紫褐色毛。羽状复叶互生；腹面被疏毛，背面被糙伏毛；花期 8 月，总状花序短、腋生；花冠紫红色或淡紫色。荚果长圆形，扁平，被稀疏白色糙伏毛，成熟时浅褐色，有种子 4～5 粒。花期 8 月。[2]植株形态特征见图 8-1。

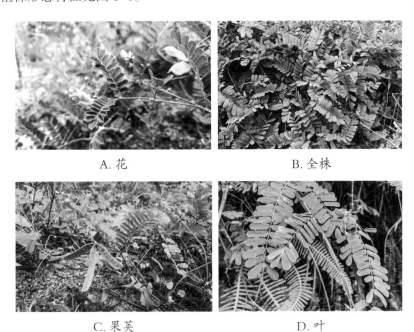

A. 花   B. 全株

C. 果荚   D. 叶

图 8-1 广州相思子的形态（郭昌锋 摄）

二、生物学特性

（一）分布区域

鸡骨草分布于广东、广西、湖南、香港，美国及泰国也有分布。生于海拔约200 m的山坡、疏林或灌丛中。在"中国数字植物标本馆"收录的广州相思子标本共52份，采集地分布于广西（31份）、广东（17份）、海南（2份）、香港（1份），可见广西为广州相思子最主要的野生分布区域。

（二）气温条件

鸡骨草喜欢生长在气候温暖的热带及亚热带区域，喜温暖，潮湿、怕寒冷。温度是影响鸡骨草地域分布的主要气候因子，尤其是该地区最冷月的平均气温。[3]鸡骨草自然分布范围为年最冷月平均温度大于10℃的地域内，呈散点状分布。分布区的北部边界与年最冷月平均温度为10℃的等温线相接近。在东经105°～115°和北纬20°～25°范围内形成一条狭长的半弧形分布带。[7]分布区的主要气候特征：年平均温度19～24℃；年最冷月平均温10℃以上；极端气候条件下最低温度不低于0℃。[7]

（三）水分条件

鸡骨草耐旱怕涝。雨水过多则叶、根腐烂；过于干旱则长势弱，植株矮小。分布区的主要气候特征：年降水量1300～2300 mm，年平均相对湿度75%～84%。[4]

（四）光照条件

鸡骨草在整个生长发育期均需要一定的荫蔽条件，以10%～20%的荫蔽度较为适宜。分布区的主要气候特征：年日照时数1100～2100小时。[4]

（五）土壤条件

野生鸡骨草生长地的土壤主要由花岗岩变化而来；在热带分布区，土壤类型主要是砖红壤和赤红壤；亚热带分布区则以赤红壤为主；野生地的土壤质地为细砂土，而栽培地则多为粉壤土；土壤的pH值在4.2～6.2范围内，全氮0.09%左右，全磷0.03%左右，全钾0.6%左右。[4]有学者选择黄红壤土、红壤土、沙壤土、黑壤土及泥田进行试验，结果显示鸡骨草在红壤、黄红壤地上的生长情况良好。[5]还有学者认为鸡骨草土质以砂质壤土或腐殖质含量高的肥沃土为佳。[9]

三、药材性状

鸡骨草药材为带根全草，多缠绕成束。根长短粗细不等，主根圆柱状或圆锥状，表面灰褐色，具纵纹皱纹，侧根多与主根垂直横生；主根坚硬，不易折断。茎藤状，粗1.5～2.5 mm，表面灰棕色，粗糙，小枝红褐色，较平滑，质坚，断面不平。气微，味淡。

根据市场流通情况，鸡骨草商品药材按照基原植物的不同分为"小叶鸡骨草""大叶鸡骨草"，按是否带叶分为"鸡骨草全草""鸡骨草光杆"，按初加工是否切段分为"鸡骨草卷""鸡骨草段"等规格，不同规格的药材形态见图8-2，规格等级划分见表8-1。

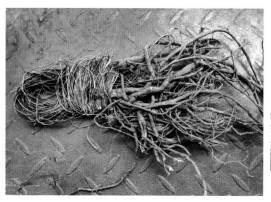

A. 野生的鸡骨草卷

B. 人工栽培的鸡骨草卷

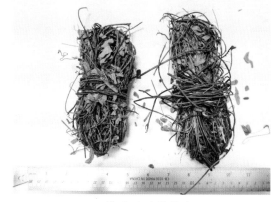

C. 带叶的鸡骨草卷

D. 鸡骨草段

图 8-2　鸡骨草商品药材形态（朱艳霞　摄）

表 8-1　规格等级划分

规格	等级	性状描述
小叶鸡骨草	统货	主根明显，侧根数目少，不发达；主根圆柱形或圆锥形，直径 3~15 mm；表面灰棕色，有细纵纹；质硬。根茎短，结节状。茎丛生，在靠近根茎部常有 3~7 个分枝。

四、本草考证与道地沿革

（一）基源考证

　　鸡骨草又名黄食草、细叶鸡骨草、小叶鸡骨草，其最早的描述形态出现在《岭南采药录》："茎似铁线，叶如冬瓜仁，对生，凡黄食症，取其根七八钱，和猪骨约二两，煮四五点钟服之，三四次便愈。"[6]该书描述了鸡骨草的茎如铁丝状，叶子如冬瓜仁、对生，与现在所用的相思子属植物极相似。《全国中草药汇编》出现鸡骨草原植物的绘图（图 8-3），与现今所用药材的来源广州相思子极为相似。以广州相思子为基原植物的鸡骨草药材被收录入《中华人民共和国药典》（1977 年版），并更新沿用至 2020 年版。

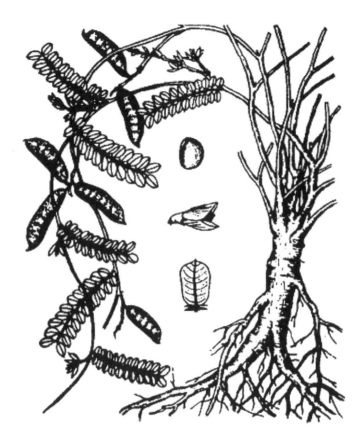

图 8-3　鸡骨草绘图
摘自《全国中草药汇编》

（二）产地变迁

《岭南草药志》记载鸡骨草在"广东、广西均有分布。本省以宝安、东莞、顺德等县为多产，散生或丛生"。[7]《广西药用植物名录》比较详细地记载了中药鸡骨草的产地：广州相思子分布于南宁、武鸣、钟山；毛相思子分布于横县、贵县（今贵港市）、博白、北流、平南、岑溪、藤县和苍梧。[8]《中国瑶药学》记载鸡骨草的产地为"产于广西南宁、武鸣、钟山、金秀等县市；分布于广东等省份"。[9]《中国壮药学》记载鸡骨草的产地："广西主要分布于南宁、武鸣、贵港、横县、博白、北流、平南、岑溪、藤县、苍梧、钟山等地，广东亦有分布。"[10]

20世纪60年代，在我国鸡骨草的分布范围很小，主要分布在广东省的宝安县，曾城、东莞、惠阳，广州市附近有零星分布；在广西南宁附近也有生长。[11]通过文献资料以及野外调查的相关调查，表明鸡骨草主要分布在我国广西、广东、湖南、海南、香港等地，由于野生的鸡骨草资源日渐稀少，无法满足市场的需求量，目前商品鸡骨草药材主要包括广州相思子与毛相思子的干燥全草。其中广州相思子（鸡骨草）以南宁地区为主产地；而梧州、玉林地区以毛相思子（毛鸡骨草）为多。[12]

（三）药用沿革

鸡骨草的主治病证大致相似，以利湿退黄、清热解毒、疏肝止痛为主。《岭南采药录》首载本品功能："凡黄食症，取其根七八钱，和猪骨约二两，煮四五点钟服之，三四次便愈。"[6]《岭南草药志》："清郁热，舒肝和脾，续折伤。"[7]《广西民间常用中草药手册》记载："清热解毒。治湿热黄疸，外感风热等。"[13]《常用中草药手册》记载："清热利湿，舒肝止痛。"[14]《广西本草选编》记载："清热利湿，疏肝止痛，活血散瘀。"[15]《中华本草》记载其功能："鸡骨草清热利湿，散瘀止痛。"[16]《中国瑶药学》记载其为一种瑶药，功能"清热解毒，活血散瘀，舒肝止痛。"[9]《中国壮药学》记载其为一种瑶药，功能为"清热解毒，活血散瘀，舒肝止痛。"[10]《广西中药材标准》记载其功能："清热解毒，疏肝止痛。"[17]

有关鸡骨草的中药材书籍均记载了其对于治疗急、慢性肝炎的疗效。如广州部队《常用中草药手册》记载："治（1）急慢性肝炎，肝硬化腹水；（2）胃痛，小便刺痛；（3）风湿骨痛，蛇咬伤，跌打。"[14]《广西本草选编》记载："主治急慢性肝炎，肝硬化，胃痛，用全株1～2两，水煎服。乳腺炎，用鲜叶捣烂外敷。"[15]《广西药用植物名录》记载："广州相思子"用于急、慢性肝炎，胃脘痛；外用治风湿骨痛，毒蛇咬伤；毛相思子"用于传染性肝炎，小儿疳积；外用治烧、烫伤，疮疖。"[8]《中国药材学》记载："主治（1）急、慢性肝炎，肝硬化腹水；（2）胃痛，小便刺痛；（3）风湿痛，跌打损伤；（4）乳腺炎，用鲜叶捣烂外敷。"[18]《中国瑶药学》："治急性肝炎，肝硬化腹水。"[9]《中国壮药学》："用于急慢性肝炎，肝硬化腹水，瘰疬，乳疮，风湿骨痛，跌打损伤，毒蛇咬伤。"[10]

五、道地产区

（一）分布范围

鸡骨草主要分布于我国的广东和广西两地，为我国特有种，因其最先发现于广州白云山，故又称广州相思子。广西境内主要分布于桂东南的梧州、苍梧、横县、贺州、昭平、蒙山、藤县、岑溪、贵港、平南、容县、北流、博白、玉林、陆川、钦州。广东主要分布于中部地区。[3]

（二）生境特征

鸡骨草对环境的适应性较强，喜阳光、耐干旱、忌涝渍，在阳光充足、排水良好的水田或旱地均可种植。

广西玉林市是鸡骨草的主产区。该市属南亚热带季风气候，呈显著的季节性变化，气温较高，日照和热量充足，日温差小，雨量充沛。年平均气温在21～22℃，最低温度0℃，最高39.5℃，夏长冬短，冬寒无雪；年平均降水量为1442～2103 mm，雨量充沛；无霜期约340天，在大容山、六万大山偶有霜冻。土壤为壤土、砂质壤土，土层深厚，土质疏松，偏酸性，pH值在5～5.5。

钦州也是鸡骨草的主产区之一。该市位于北回归线以南、亚洲东南部季风区内，太阳辐射强，季风环流明显，海洋性气候明显，湿热多雨。该市年均降雨量为2104.2 mm，夏、秋两季湿热多雨。该市年平均气温22℃，最低月温度在10℃以上。

（三）植被条件

鸡骨草的植物群落为马尾松 – 桃金娘 – 芒萁群落。群落的垂直结构简单，外貌呈绿色。最上一层由散生的马尾松组成，高3～5 m，盖度0%～60%；灌木层的植物多成丛，高20～60 cm，盖度80%左右，种类较多，以桃金娘 *Rhodomyrtus tomentosa* Hassk. 为优势种。草本植物高10～30 cm，盖度30%～60%，种类较少，以芒萁 *Dicranopteris pedata* Nakaike 和莠狗尾草 *Setaria geniculata* Beauv. 占优势。[4]

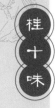

（四）广西产区现状

1. 人工种植分布区域

鸡骨草是广西特产的南方常用中草药，主产于玉林、贵港和钦州两地区，桂林、柳州、百色、南宁、崇左、贵港、梧州等地也有种植。

通过对玉林药材市场的市场调研和产地实地走访，总结出以下几点：（1）钦州灵山一带自20世纪80年代开始最先开展人工种植鸡骨草实践，其基原植物主要为广州相思子，目前仍然是我区鸡骨草（小叶鸡骨草）的主产区之一，年种植面积1000～3000亩；（2）玉林福绵一带自20世纪90年代初开始种植鸡骨草，其基原植物包含广州相思子和毛相思子，但以毛相思子为主，目前仍然是广西鸡骨草（大叶鸡骨草）的主产区之一，年种植面积2000～3000亩；（3）贵港平南一带的村镇以种植中药材为主，是广西重要的中药材生产基地，其中同和镇、思旺镇种植鸡骨草面积较大，但不成规模，以各家各户零散种植为主，农户根据市场行情每年调整种植面积，总面积1000～3000亩；（4）随着市场对鸡骨草原料需求量的不断扩大，以及钦州灵山和玉林福绵一带人工种植实践的成功，21世纪以后鸡骨草的人工种植区域逐渐扩大至百色靖西、凌云，北海，崇左宁明，贵港平南，桂林恭城，河池金城江，来宾金秀，柳州融水，南宁宾阳，钦州浦北、钦南区，梧州藤县，玉林兴业、陆川等地，其中种植面积最大的三大产区为玉林、灵山、平南。

2. 产量及流通量

鸡骨草具有清热利湿、舒肝止痛、活血散瘀的功效，临床多用于治疗黄疸、急慢性肝炎、肝硬化腹水等症。鸡骨草是一味药食同源的药材，除广泛应用于临床外，还是两广夏季习惯饮用的凉茶原料。近年，随着人们保健意识的增强，鸡骨草药材的需求量也逐年增加，年需求量超过2000 t。随着鸡骨草药材的需求量不断增加，以及人为滥采乱伐，野生资源日益匮乏。自1985年以来，人们进行了鸡骨草野生变家种的研究并取得成功。根据种植基地实地走访，得知小叶鸡骨草平均亩产量约300 kg。

根据玉林药材市场调研，得出近两年鸡骨草的市场流通量有显著下降的趋势，主要原因是2018年以后鸡骨草药材主要收购商广西玉林制药有限责任公司对鸡骨草原料的需求量急剧减少。

3. 价格走势

2016～2020年，鸡骨草价格呈先降低后升高的趋势，价格走势见图8-4，拐点发生在2017年，大叶光杆的价格由2016年的12.2元·kg^{-1}降至2017年的10.6元·kg^{-1}。价格下降的原因是2017年鸡骨草产量大，但市场需求量减少（主要收购商广西玉林制药有限责任公司减产）。2018年以后，价格逐年上升，目前大叶光杆20元·kg^{-1}、大叶全草11.8元·kg^{-1}、小叶全草14.6元·kg^{-1}。价格上升的原因是产地种植积极性不高，产量下降，而外地商家积极购销，区外药材需求量稳步上升，市场行情上扬。相对来说，大叶鸡骨草价格较低，占市场份额较大，药厂投料主要用大叶鸡骨草做原料，而小叶鸡骨草市场份额只有1/4。鸡骨草生长周期较短，不足一年，生产易受市场行情的变化影响而有明显起落，行情也因产量的高低而经常变动，行情差时曾在2元多，行情好时也常有10元以上的高位价格。从2016年至今，小叶全草由11元涨至15元，总体来说行情运行稳中有升（图8-4）。大叶鸡骨草是玉林制药厂鸡骨草胶囊的主要原料，该厂年需大叶鸡骨草400～600 t。玉林市的樟木镇是该厂鸡骨草原材料的生产基地，制药厂每年都与药农签订合同以保证种植生产回收。

总的来说，鸡骨草自2016年开始价格有所上涨，受各方面因素的影响，鸡骨草的生产一直保持较为平稳的态势。鸡骨草主销广西玉林、广东清平、湖南廉桥及安徽亳州市场,相对来说销路不是很广,但是在其固定领域有很大的用量。

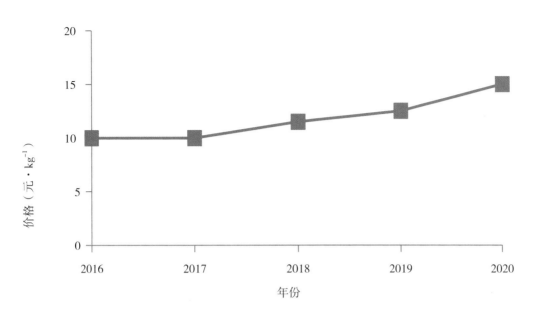

图 8-4　2016 ～ 2020 年鸡骨草(全草)药材价格走势
数据来源:中药材天地网 https://www.zyctd.com/

六、生产加工技术

(一)栽培技术

1. 繁育技术

(1)繁殖方式

规模化鸡骨草药材的种植主要用种子进行繁殖,也可育苗移栽成分根繁殖。[36]秋播用新采收的种子或处理后的种子直播均可;春播用处理后的种子直播,直播收获的植株主根粗壮,侧根较少,更符合目前市场规格要求。育苗移栽产量较高,但主根小,侧根多,药材外观差。

(2)种子繁殖技术

鸡骨草种子的发芽率与选种、浸种处理有密切联系。鸡骨草种子被一层蜡质包被,其硬度与种子成熟度成正比,也与种子干燥的快慢有密切关系。晒干制种,种子干燥快,硬度高,发芽率较低;阴干制种,种子干燥慢,硬度低,发芽率较高。播种时可用 40 ～ 50℃温水浸泡 2 小时,使种子充分吸涨后再播种。或用磨砂法,适当磨损种皮,增加通透性,浸水后播种。[37]

2. 种植技术

(1)选种与浸种

在鸡骨草果实成熟的季节,选取丛生茎藤多而长、根粗壮、无病虫害、生长发育良好的植株作为采果母株。摘取中熟果(果荚黄色)和嫩熟果(果荚绿色或黄绿色)颗粒饱满者剥取种子,置于通风处阴干,保藏备用。[20]

每年的 2 ～ 5 月是鸡骨草的播种期,可用点播或撒播方式播种。[19]播种前,将种子与大约 2 倍体积的细沙混匀,置臼穴内用圆头木舂 20 min 打破种皮;筛去沙子,将其置于大约 40℃的温水浸

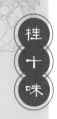

种使种子吸水膨胀；将种子均匀铺布于布袋上，上下垫盖稻草催芽 2 天，期间每 8 h 淋水 1 次。[21] 也可用硫酸浸泡来处理种子。方法是选取种子 0.25 kg，浸入 500 mL 95% 硫酸溶液中，搅拌 6 ～ 8 min；滤去硫酸，用流动水将种子漂洗干净；最后用 40℃的温水浸种 8 ～ 24 小时，发芽率可高达 92%。[20]

（2）播种育苗

育苗地宜选择近水源且土质较好的沙壤土。起畦将土打碎整平，将催芽后的种子与少量细沙混合均匀播于畦面，盖上一层细土，再盖一层稻草或树叶（盖草宜薄，以不见表土为宜）。大约 33 m² 育苗地可供一亩大田种植。育苗过程需要一定的荫蔽度，在每畦上搭一棚架，上面铺盖树枝或杂草，可以防止暴晒，还可以在一定程度上防止大风雨损伤幼苗。苗出齐后要逐渐除去棚上杂草，让阳光透射进来。[21] 育苗时要保持畦地湿润，如遇久晴无雨，应适当淋水，防止干旱；苗高 5 ～ 10 cm 施 1 次生物有机肥，移栽 15 天后松土施肥 1 次，每亩施生物有机肥 10 担或尿素 5 kg。

（3）移栽定植

苗高 10 ～ 15 cm 时需要将其移栽到大田种植。株行距为 20 cm × 30 cm，每亩种 1 ～ 2 万株。宜选择阴雨天或晴天的下午定植，防止暴晒死苗。起苗时需小心将小苗挖起，尽量带少许根泥，勿伤根部，随栽随起。定植后及时淋定根水，注意遮阴。[20] 移栽成活后，视苗数适当补苗，广西鸡骨草种植基地见图 8-5。

（4）田间管理

苗期管理。直播出苗 15 ～ 30 天内，幼苗长到 10 cm 左右时应及时进行间苗和补苗。利用育苗移栽法种植的应在移栽成活后，视苗数适当补苗。宜选择阴雨天补苗，以保证幼苗成活率。一般每 17 ～ 20 cm 保留 1 株，或每穴留壮苗 2 株，多余的可作为补苗用。[20]

中期管理。杂草会严重影响鸡骨草的生长，所以在鸡骨草的生长过程中需要进行多次中耕除草，以保持土壤疏松、抑制杂草生长。一般以每月除草 1 次为宜。鸡骨草在苗期需要一定的荫蔽条件，一般以 10% ～ 20% 较为适宜。具体做法是当苗高 20 ～ 30 cm（4 ～ 6 月）时，可在每隔 3 株的距离插上 1 枝 2 m 长的竹条或小树杆引苗攀援，避免大量植株匍匐生长，同时可减少病虫害的发生，以提高药材的产量和质量。[21]

肥水管理。在鸡骨草的生长前期，一般在每年的 4 ～ 5 月份，以施氮肥为主，用尿素 0.1 kg 或硫酸铵 0.2 kg 兑水 50 kg 淋施，每月施 1 次；6 ～ 8 月份为生长中期，鸡骨草生长发育旺盛，以施磷钾肥为主，每亩每月施复合肥 5 ～ 8 kg 兑 1000 kg 有机肥进行沟施；7 ～ 8 月份追施有机肥，每次每亩施磷肥 30 kg 或复合肥 15 kg 拌充分腐熟的农家肥 1200 kg；9 月份以后主要施用复合有机肥。天气干旱时要及时进行淋水或灌溉，雨天要注意排水，避免积水烂根。[20, 22]

摘芽摘花。当主苗长到 20 ～ 25 cm 时要摘去顶芽，以减少营养物质的消耗，促进根部营养物质的积累和主根的膨大，有利于提高产量和质量。[20]

排灌。鸡骨草播种后要保持土壤湿润，干旱时要适当淋水，促进种子发芽和幼苗生长。雨季要做好排水工作，易积水的地块应及时在雨后疏沟排水以避免引起根部腐烂，影响植株的正常生长和药材质量。[20]

调节荫蔽度，提高光和效率。通过调节鸡骨草的荫蔽度和提高光能利用率可以提高药材的产量和质量。在 4 ～ 6 月份苗高 20 ～ 30 cm 时，可在每隔 3 株的距离插上一根两米长的竹竿引苗攀援，避免大量植株匍匐生长，减少病虫害的发生。[20]

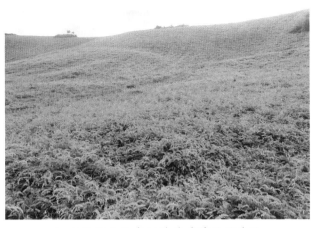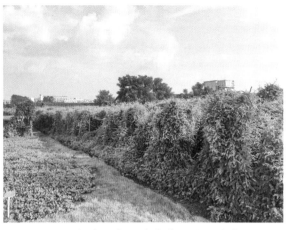

A.广西灵山县武利镇鸡骨草种植基地　　　B.玉林南药标准化鸡骨草种植示范基地

图8-5　鸡骨草种植基地（林杨　摄）

3.病虫害防治技术

鸡骨草的主要病害有炭疽病、根腐病、叶斑病、枯萎病、疫病等；虫害主要有蚜虫、介壳虫、毛虫、粘虫、斜纹夜蛾、菜青虫、蝗虫、蝼蛄和鼠害等。[23]

（1）炭疽病：该病多发生在久雨不晴或闷热的天气，晴天病害停止发生。主要危害叶片和荚果，藤蔓很少感染。病发时小叶片从叶顶尖或叶缘开始向叶中间及基部发展。病部呈灰白色，与健康的部分分别明显。病果呈灰白色，若早期发病多干瘪脱落，种子不饱满。防治方法：用1：1：200的波尔多液，在发病初期，选择晴天进行喷雾防治，7天1次，连喷3次。

（2）根腐病：亦多发生在高温高湿的雨季。该病由真菌引起，会造成根部腐烂，植物无法吸收水分和养分，最终导致全株死亡。苗床光照不足以及低温高湿是引发此病的主要环境因素。早期植株不表现症状，待其大部分细根腐烂时，由于吸收水分受阻，地上藤蔓幼嫩部分出现凋萎，但夜间又能恢复，病情加重时主根腐烂、叶片变黄脱落、藤蔓枯死。防治方法：①选择肥力中等，排水良好的砂质壤地种植；②雨季疏通排水沟，防止积水；③多施草木灰，发病病株及时拔除烧毁，并在病穴撒石灰防止蔓延；④喷1：1：120波尔多液，7天1次，连喷3次。

（3）叶斑病：发病初期先在小叶片顶尖呈现淡红色，随后向基部延伸，病斑边缘淡红色。防治方法：雨天注意排水，发病时用1：3：300的波尔多液喷洒，每隔5天喷一次，连喷3～4次。也可用20%甲基拖布津粉剂以1500倍液进行喷杀。

（4）虫害：通常为害嫩叶，成虫吸食嫩叶和芽汁液，严重时造成茎叶发黄或落叶。防治方法：冬季彻底清理园地，烧毁枯枝落叶。[40]

（二）采收加工技术

鸡骨草是多年生植物，全年均可采收。当年收鸡骨草主根小，侧根、侧枝多，药材收购价格偏低，第2年收的鸡骨草成分含量高，故宜以种植次年秋后（11～12月）采收，以保证药材的质量。[20]收获时拔全株或者割草，除去根部泥土，摘去荚果（种子有毒），将茎藤扎成卷，晒至八成干，即成。

玉林一带鸡骨草一般栽培200天后可采收，11月中下旬为采收期，采收时将根系全部刨出，地上部分缠绕成卷，置于阳光下晒干。钦州一带一般种植两三年后采收，次年或第三年的秋冬季节采收，采收时将地下部分直根系全部刨出，地上部分缠绕成卷，置于阳光下晒干。

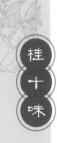

（三）药材贮藏技术

鸡骨草宜存放在干燥的容器内，置阴凉干燥处，注意防潮防蛀。贮藏期间需定期晾晒，及时除霉除虫。在保存得当的情况下，干燥的鸡骨草可以存放2～3年，存放时间过长，药材会有轻微变质现象，药效可能降低。

七、道地药材质量评价

（一）基原鉴定

鸡骨草的基源植物为豆科植物广州相思子，为多年生披散灌木，高45～60 cm，根细长，有分枝。幼枝、叶轴、叶柄被黄褐色粗毛。羽状复叶互生，小叶8～11对，膜质，矩圆形，长6～12 mm，宽3～5 mm，上面被疏毛，下面被紧贴的粗毛，总状花序腋生；花萼黄绿色，杯状；花冠蝶形，紫红色；雄蕊9枚，一束。荚果矩圆形，扁平，有毛。种子间有薄膜；种子4～6粒，矩圆形，暗褐色，有光泽，种阜明显，鲜黄色。花期8月。[18]

在混淆种类方面，有同属植物相思子 *Abrus precatorius* L.、豆科山蚂蝗属植物小叶三点金 *Desmodium microphyllum* (Thunb.) DC.以及大戟科黑面神属植物小叶黑面神 *Breynia vitis-idaed* C. E. C. Fischer 混用的现象，在使用时需加以鉴别。它们的基原植物主要特征如下。

相思子为豆科植物相思子的全株。本品为攀援小灌木。枝细弱，幼茎表面被伏细白色刚毛。偶数羽状复叶，互生。小叶膜质，长圆形，长1～2 cm，上面无毛，下面被稀疏的伏贴刚毛，小叶柄很短；总状花序腋生，花冠淡紫色；花萼钟状，具4浅齿，疏被白色糙伏毛；荚果长圆形，黄绿色，密被白色短伏毛；种子2～6颗，椭圆形，平滑，有朱红色光泽，上部2/3鲜红色，下部1/3黑色。花期3～6月，果期9～10月。[24, 25]

小叶三点金为豆科植物。小叶三点金的全株，以根及全草入药。于夏秋两季采集，洗净切片，晒干。多年生草本。茎细，通常红褐色，近无毛；根粗，木质。叶为羽状三出复叶，有时为单小叶；总状花序顶生或腋生，被黄褐色开展柔毛，有花6～10朵，花小；苞片卵形，被黄褐色柔毛；花萼5深裂，密被黄褐色长柔毛，裂片线状披针形，较萼筒长3～4倍；花冠粉红色，与花萼近等长，旗瓣倒卵形或倒卵状圆形；雄蕊二体，长约5 mm；子房线形，被毛。荚果长约12 mm，宽约3 mm，腹背具两条浅齿状线。花期5～9月，果期9～11月。[26]

小叶黑面神为大戟科黑面神属植物小叶黑面神，灌木，高达3 m，多分枝；枝条纤细，圆柱状；节间短；全株均无毛；其根多呈圆锥状，棕褐色，木部发达；茎不绕曲，表面灰棕色或浅棕色，小枝具棱，无毛；单叶互生，叶片膜质；花小，绿色，单生或几朵组成总状花序；雄花的花梗细，长4～10 mm；萼片6枚；雄蕊3枚，合生呈柱状；雌花的子房卵珠状，花柱短；蒴果呈卵珠状，顶端扁压状，基部有宿存的花萼。花期3～9月，果期5～12月。[27]

（二）性状鉴别

本品根多呈圆锥形，上粗下细，有分枝，长短不一，直径0.5～1.5 cm；表面灰棕色，粗糙，有细纵纹，支根极细，有的断落或留有残基；质硬。茎丛生，长50～100 cm，直径约0.2 cm；灰棕色至紫褐色，小枝纤细，疏被短柔毛。羽状复叶互生，小叶8～11对，多脱落，小叶矩圆形，长0.8～1.2 cm；先端平截，有小突尖，下表面被伏毛。气微香，味微苦。[1]

毛鸡骨草常用做鸡骨草的代用品。两者的主要性状区别见表8-2。

表8-2 鸡骨草与毛鸡骨草的性状鉴别[28]

名称	鸡骨草	毛鸡骨草
外形	株高100～150 cm；茎棕色，直径2～5 mm	株高大于150 cm；茎浅绿色，直径5～8 mm
叶	小叶绒毛较少，小叶片较小，长0.5～1.5 cm；小叶6～11对，下面被糙伏毛，小叶柄短，叶脉两面隆起	小叶密被长绒毛，较大，比前者大1/3；小叶10～16对，下面密被白色长绒毛，叶脉两面均不明显
茎	茎较细，直径约1 mm，表皮平滑呈灰褐色，小枝棕红色，绒毛较少	茎较粗，直径约2 mm，表皮粗糙呈紫褐色至灰棕色，小枝黄棕色，绒毛较多
根	主根明显，侧根数目少，不发达	主根明显，侧根数目多，发达
花粉粒	花粉粒圆球形，直径66.7～88.9 μm	花粉粒椭球形，长约88.9 μm，宽约44.4 μm
豆荚	荚果扁平，长2.9～3.1 cm，宽0.7～0.8 cm，被白色绒毛，较稀疏，成熟时浅褐色，含种子4～5枚	荚果扁平，中部稍弯曲，长4.6～5.0 cm，宽1.0～1.1 cm，淡灰黄色，被白色长绒毛，含种子4～9枚
种子	种子较小较圆，呈长圆形，长4.0～4.3 mm，宽2.6～3.1 mm，扁平，黑褐色，有光泽，种阜明显，蜡黄色；中间有孔，边缘为一长圆形环	种子大而稍扁平，呈卵形，长4.6～5.5 mm，宽3.1～3.9 mm，黑色或暗褐色，稍有光泽，种阜小，环状，种脐有孔

（三）显微鉴别

鸡骨草茎的横切面呈圆形，从外至内分别由不发达的周皮、皮层、次生韧皮部、次生木质部、初生木质部和髓构成。最外层为周皮，由2～3层木栓细胞组成，向内为皮层，由3～4列致密的长细胞组成；韧皮部较少，木质部较多；木质部导管由内向外呈辐射状排列；大导管周围有4～5个小导管，呈辐射状排列；导管之间分布有大量木纤维；木射线由髓径向延伸到形成层；髓由大量的薄壁细胞组成。[29]

鸡骨草根横切面近似圆形。最外层是周皮，由2～3层木栓细胞组成；向内为皮层，由狭长的薄壁细胞组成；韧皮部较狭窄，分布着许多韧皮纤维，有不明显的形成层；初生木质部导管排成1列，次生木质部导管排成4～8列；有木射线；无髓。[29]

鸡骨草粉末呈灰绿色。非腺毛单细胞顶端尖或长尖，长60～970 μm，直径12～22 μm，壁厚3～6 μm，层纹明显，有疣状突起；气孔平轴式；纤维束周围细胞含草酸钙方晶，形成晶纤维，含晶细胞壁不均匀增厚；石细胞有类圆形、类方形和长圆形三种类型，直径16～40 μm；木栓细胞黄棕色；草酸钙方晶直径5～11 μm。[1]鸡骨草粉末在显微镜下观察，导管多断裂，网纹导管较多，其次为孔纹导管和梯纹导管，直径在11～23 μm范围内；有较多纤维丛，其中木纤维较多，呈束状排列，韧皮纤维较少，散生；在导管和木纤维中间有少量晶体存在。[29]

鸡骨草与毛鸡骨草均为异面型叶，上下表皮之间有栅栏组织和海绵组织。鸡骨草的非腺毛多平伏且较粗，而毛鸡骨草的非腺毛较细长、密集。[29]

（四）理化鉴别

显色反应。取10 g粉末，加入100 mL 70%的乙醇，置水浴中回流30 min，过滤，滤液置水浴上，将乙醇挥干，残渣加10 mL 1%的盐酸溶液溶解，过滤。取滤液1 mL，加入1滴碘化铋钾溶液，

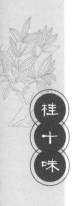

即产生橙红色沉淀。取上述溶液，加 1% 盐酸直到沉淀完全溶解，加 10 mL 1% 氢氧化钠溶液，置水浴中回流 30 min，静置至室温，转移至分液漏斗中，加 20 mL 乙醚，振荡提取。分取乙醚液，挥干，残渣加 1 mL 冰醋酸溶解，然后加入 1 mL 乙酸酐 – 硫酸（19：1）溶液，呈现黄色，渐变为墨绿色。[17]

薄层鉴定。取本品粉末 2 g，加甲醇 50 mL，超声处理 1 h，过滤，滤液蒸干，残渣加正丁醇 10 mL 使溶解，用 2% 盐酸溶液振摇提取 3 次，每次 10 mL，合并酸液，用 5% 氢氧化钠溶液调节 pH 值至 7，再用正丁醇振摇提取 3 次，每次 5 mL，合并正丁醇液，蒸干，残渣加甲醇 1 mL 使溶解，作为供试品溶液。另取相思子碱标准品，加 80% 甲醇制成每 1 mL 含 0.1 mg 的溶液，作为对照品溶液。按照《中华人民共和国药典》（2020 年版）薄层色谱法（通则 0502）试验，吸取供试品溶液 5 ～ 10 μL、对照品溶液 2 μL，分别点于同一硅胶 G 薄层板上，以正丁醇 – 醋酸 – 水（4：1：5）的上层溶液为展开剂，展开，取出，晾干，喷以茚三酮试液，在 105℃加热至斑点显色清晰。供试品色谱中，在与对照品色谱相应的位置上显相同颜色的斑点。[1]

（五）含量测定

利用 LC–MS 法测定相思子碱的含量。色谱条件：Waters BEH C_{18}（2.1 × 100 mm × 1.7 μm）毛细管气相色谱柱；流速 0.5 mL·min^{-1}；进样量 20 μL；选择离子监测（相思子碱 m/z = 219）。取鸡骨草粉末 0.5 g 置于 10 mL 试管中，加入 10 mL 甲醇溶解，在 25℃条件下超声 60 min，取出，静置 5 min；取上清液 1 mL 于 2 mL 离心管内，13000 r·min^{-1} 离心 10 min，过 0.22 μm 微孔滤膜后装入 1.5 mL 自动进样瓶内，即为样品提取液。以同样的方法处理对照样品。取一定量的相思子碱对照品溶液，加入内标溶液，配制一系列的相思子碱对照品溶液（相思子碱的浓度分别为 1 ng·mL^{-1}、2 ng·mL^{-1}、5 ng·mL^{-1}、10 ng·mL^{-1} 和 25 ng·mL^{-1}），按上述色谱条件进样；记录色谱图和峰面积，以浓度（X）为横坐标，相思子碱对照品的峰面积之比（Y）为纵坐标进行回归，即得线性回归方程和相关系数 r。测定结果显示鸡骨草中相思子碱含量为 4.3 ng·mL^{-1}。[30]

（六）指纹图谱

中药指纹图谱是一种综合的、可量化的色谱鉴定手段，该技术已被广泛应用于中药质量监测。指纹图谱可用于鉴别中药材及中药制剂的化学成分及含量，可较全面地反映两者的药效物质特征，其稳定性及一致性受到国际的认可。目前，鸡骨草的质量评价方面主要有 UPLC 指纹图谱、HPLC 指纹图谱和 FTIR 法。

1. UPLC 指纹图谱

超高效液相色谱（Ultra Performance Liquid Chromatography，UPLC）具有高分离度和高灵敏度的特性，能够对复杂样品中的多种成分进行定性和定量分析。利用 UPLC 对不同产地的鸡骨草药材进行分析。采用 ACQUITY UPLC HSS T3（100 mm × 2.1 mm，1.8 μm）色谱柱，以乙腈 –0.1% 甲酸水溶液为流动相进行梯度洗脱，检测条件为波长 254 nm，柱温 35℃，流速 0.3 mL·mim^{-1}，建立了鸡骨草药材 UPLC 指纹图谱共有模式，可确立 52 个共有峰，鉴定出 7 个共有峰，分别为原儿茶酸、相思子碱、下箴刺桐碱、新西兰牡荆苷 2、夏佛塔苷、木犀草素、大黄酚。[31] UPLC 分析结果显示，不同产地不同批次的鸡骨草药材的指纹图谱相似度在 0.85 以上，表明不同产地的鸡骨草药材质量比较一致；在上述的 7 个共有峰中有 2 个生物碱类成分、3 个黄酮类成分、1 个有机酸类成分和 1 个蒽醌类成分；广东和广西的鸡骨草药材在质量方面存在差异；不同批次的药材之间存在较大差异。[31]

该方法可较全面地反映不同产地不同批次鸡骨草药材的质量，为高效、准确评价鸡骨草药材的质量提供依据。

2. HPLC 指纹图谱

高效液相色谱法（High Performance Liquid Chromatography，HPLC）广泛应用于药物分析。利用色谱柱为 Agilent ZORBAX SB–C$_{18}$（250 mm × 4.6 mm，5 μm）对 15 批鸡骨草叶进行分析比较，甲醇 –0.2% 乙酸作为流动相进行梯度洗脱。此项研究可标记出 10 个特征性较强的黄酮类成分共有峰，鉴定到三个化合物，分别为芹菜素 –6–C– 葡萄糖 –8–C– 葡萄糖苷、芹菜素 –6–C– 阿拉伯糖 –8–C–葡萄糖苷和芹菜素 –6–C– 葡萄糖 –8–C– 阿拉伯糖苷。鸡骨草叶所含黄酮类成分数量较为稳定，但含量存在差异，产地和基源对其 HPLC 图谱的相似度具有显著影响，产地越接近，图谱相似度越高，提示药材的品质越接近。上述研究中 20 批鸡骨草饮片样品相似度在 0.58 ～ 0.96 之间，意味着不同来源鸡骨草饮片黄酮类含量存在较大差异，整体品质波动较大。[32] 通过综合评价，不同产地、基源和用药部位均影响着鸡骨草药材的品质。

另外，HPLC 指纹图谱显示鸡骨草和毛鸡骨草所含化学物质在质量与数量上均存在差异。对于鸡骨草来说其极性段成分较突出，主要集中于中高极性化学成分，且主成分的相对含量较显著；而毛鸡骨草的成分含量趋向均一化，主成分不明显，在药效学方面值得关注；鸡骨草和毛鸡骨草在关键部位有相同的色谱特征峰，说明两种药材存在相同的化学物质，这也为两者在用药上相互替代提供了依据。[33]

3. 鸡骨草 FTIR 红外光谱法

傅里叶变换红外光谱（Fourier Transform infrared spectroscopy，FTIR）可用于中药材成分类型的分析。FTIR 技术可快速鉴别出鸡骨草与毛鸡骨草主要化学成分的差异，具有检测速度快、灵敏度高、精确度高的特点，可避免用单一成分来衡量药材质量带来的缺陷。利用 FTIR 法对鸡骨草与毛鸡骨草的红外光谱特征及其化学成分进行分析，显示鸡骨草与毛鸡骨草含有一些相同的化学成分，如挥发油、三萜类、黄酮类、皂苷类、多糖类等。其中毛鸡骨草含有较高的黄酮类、皂苷类、多糖类成分；"指纹"区的特征光谱显示，鸡骨草茎部相对根部含有较多的黄酮类成分，而茎部含有较多的皂苷类和多糖类成分；毛鸡骨草黄酮类和皂苷类成分含量分布规律为叶部高、根部低，多糖类成分叶部高、根部和茎部低。[34] 利用 FTIR 法检测不同产地鸡骨草和毛鸡骨草的化学成分，各个不同产地的鸡骨草可完全区分出来，而毛鸡骨草则只能鉴别出部分产地，不同产地会混淆在一块；从峰图上来看，不同产地的鸡骨草均可拟合出 9 个子峰，野生鸡骨草可拟合出 11 个子峰，而且不同产地鸡骨草和毛鸡骨草拟合出的子峰位置和归一化强度并不相同。这些结果说明可以通过 FTIR 法结合模糊聚类分析和曲线拟合使产地鉴别更加准确。[35]

八、现代研究

（一）化学成分

1. 主要化学成分

20 世纪 60 年代，我国科研人员开始着手对鸡骨草化学成分进行研究，到目前为止已经阐明鸡骨草含有黄酮类、三萜类、生物碱类、多糖类、蒽醌类等化学物质，其中黄酮类成分含量最高，是

影响鸡骨草品质的重要成分，此外三萜类和生物碱类成分也是鸡骨草的主要活性成分。[23, 31, 36-39]

（1）黄酮类

鸡骨草总黄酮主要有芹菜素 -6，8- 二 -C-β-D- 吡喃葡糖苷、芹菜素 -6-β-D- 吡喃葡糖苷 -8-C-α-L- 阿拉伯苷、芹菜素 -6-C- 葡萄糖 -8-C- 阿拉伯糖苷（夏佛塔苷）、芹菜素 -6-C-α-L- 吡喃阿拉伯糖 -8-C-β-D- 吡喃木糖苷、儿茶素、7，3'，4'- 三羟基 - 黄酮、4'- 甲氧基 -2'- 羟基查尔酮和 2'，4'- 二羟基查尔酮等。[38, 40, 41, 43, 57] 夏佛塔苷在鸡骨草中含量较高，是许多中草药和中成药制剂质量控制的重要指标。以上化合物的结构见图 8-6。

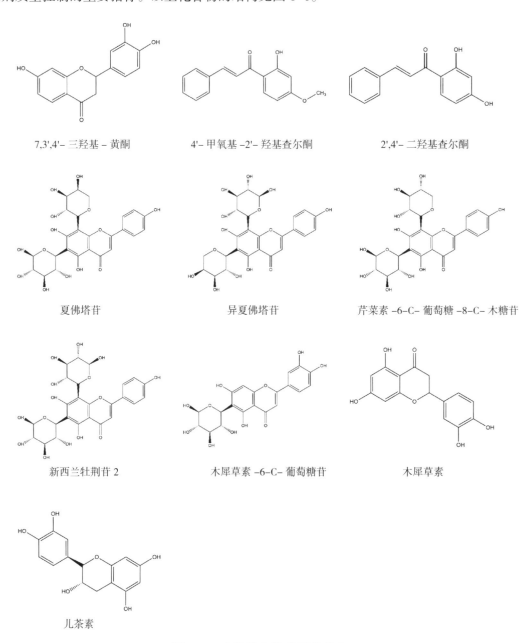

7,3',4'- 三羟基 - 黄酮　　4'- 甲氧基 -2'- 羟基查尔酮　　2',4'- 二羟基查尔酮

夏佛塔苷　　异夏佛塔苷　　芹菜素 -6-C- 葡萄糖 -8-C- 木糖苷

新西兰牡荆苷 2　　木犀草素 -6-C- 葡萄糖苷　　木犀草素

儿茶素

图 8-6　鸡骨草中的黄酮类成分

（2）三萜类

鸡骨草中的三萜类化合物主要以齐墩果烷型三萜皂苷为主。Chiang 等从鸡骨草根部提取物中首次发现了三萜皂苷类化合物广东相思子三醇，同时从鸡骨草全草中分离鉴定出了槐花二醇、大豆甾醇 A 和大豆甾醇 B。[36] 此后，人们又从鸡骨草的甲醇提取物中先后鉴定到了多个三萜类化合物：白桦

酸、羽扇豆醇、熊果酸、相思子皂醇 B、相思子皂醇 E、相思子皂醇 D、相思子皂醇 F、相思子皂醇 G、相思子皂醇 A、相思子皂醇 C、相思子皂苷 I、相思子皂苷 L、相思子皂苷 A、相思子皂苷 D1、相思子皂苷 Ca、相思子皂醇 L、葛根皂醇 A、甘草次酸（五环三萜）、光果甘草内酯、subproside Ⅳ、大豆皂苷 I、大豆皂苷 I 甲酯、相思子皂醇 I 甲酯 2、槐花皂苷 Ⅲ、大豆甾醇 E、去氢大豆皂苷 I、oxytrogenin、sophoraflavoside II、24-deooxytrogenin、皂苷 2、大豆皂苷 A3、Kudzusaponin A3、刺槐苷 E、subproside Ⅰ、wistariasaponin B2、subproside V、phaseosideIV、abrisaponins So1、abrisaponins So2、abrisaponins D2、abrisaponins D3、abrisaponins F、Abrisaponins SB 等。[38, 42-46]

（3）生物碱

1932 年，Ghatak N. 第一次从相思子中分离得到相思子碱。1962 年，我国科研工作者从鸡骨草 70% 酒精浸膏中分离得到两种生物碱，相思子碱（化学结构见图 8-7）和胆碱。[47] 后续又在鸡骨草中检测到一个主要的生物碱，即下箴刺桐碱（化学结构见图 8-7）。迄今为止，已经有多位学者对鸡骨草中相思子碱和下箴刺桐碱的含量进行了测定。[48-50]

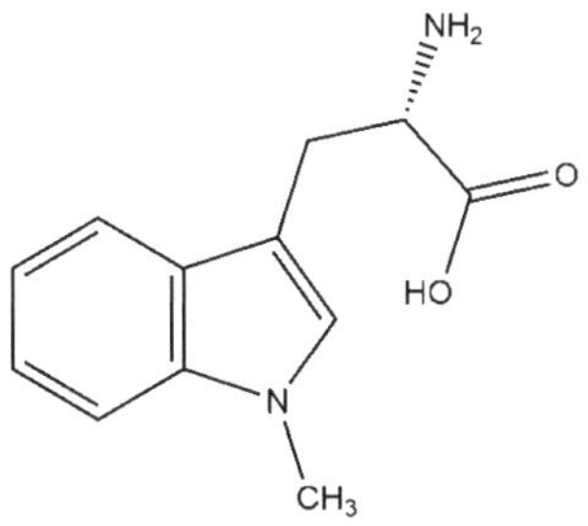

相思子碱 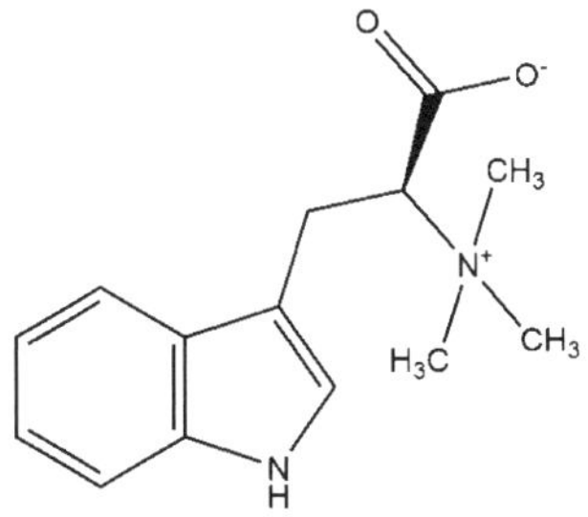　　　　　　　　　下箴刺桐碱

图 8-7　鸡骨草中的生物碱类成分

（4）其他成分

鸡骨草中除了含有三萜、黄酮和生物碱外，还含有多糖、蒽醌类、有机酸、酰胺类、甾醇类、挥发油、氨基酸等以及钙、镁、铁、锌等微量元素。鸡骨草中的活性多糖 AP-ACl-3；蒽醌类化合物如大黄酚、大黄素甲醚；酚酸类物质如原儿茶酸；有机酸类化合物有邻羟基苯甲酸；植物甾醇类物质如 β- 谷甾醇、胡萝卜苷、肌醇甲醚、腺嘌呤、腺嘌呤核苷等；矿物质元素包括 Ca、P、Mg、Fe、Zn、Mn、Al、Ni、Cu、Se、Pb、As、Cd、Co 等。

2. 鸡骨草和毛鸡骨草化学成分比较研究

同属植物"毛鸡骨草"或"大叶鸡骨草"在民间也作鸡骨草使用。由于两者所含成分和功效具有一定的相似性，因此常作为鸡骨草的代用品。鸡骨草和毛鸡骨草均含有生物碱、黄酮类、三萜类等成分，但各成分含量有差异。鸡骨草以黄酮类和生物碱类化合物为主要有效活性成分，毛鸡骨草则以三萜类、甾体类、异黄酮类和脂肪酸类化合物为主要活性成分。

通过 GC-MS 对鸡骨草和毛鸡骨草的挥发油及脂肪酸成分进行分析鉴定，鸡骨草与毛鸡骨草的挥发油中分别含有 42 和 33 个化合物，各占总挥发油的 56.76% 和 63.45%。鸡骨草挥发油的主要成分有：（±）-α- 乙酸松油酯（24.30%）、丁香酚甲醚（22.22%）、茴香脑（14.08%）、邻乙酰苯酚（3.07%）、棕榈酸（2.44%）；毛鸡骨草挥发油的主要成分有：α- 乙基 - 己酸（25.84%）、（±）-α- 乙酸松油酯（20.07%）、荜澄茄醇（4.66%）、甘香烯（4.06%）、六氢法尼基丙酮（4.04%）等；

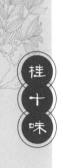

鸡骨草与毛鸡骨草共同含有的挥发油成分有：2-戊基-呋喃、（±）-α-乙酸松油酯、γ-依兰油烯、α-荜澄茄醇、（±）-α-乙酸松油酯等。[51]从鸡骨草和毛鸡骨草的脂肪酸成分中分别鉴定出了13和14个化合物，其中鸡骨草中脂肪酸主要成分有：棕榈酸（27.12%）、亚油酸（16.89%）、十八烷酸（5.22%）；毛鸡骨草中脂肪酸主要成分有：棕榈酸（19.31%）、十八烷酸（9.4%）、豆甾醇（6.81%）。[51]

通过比较鸡骨草与毛鸡骨草不同组织部位总皂苷及总黄酮的含量，发现鸡骨草根部的总皂苷含量为0.817%，茎为0.599%，叶为0.939%；根部的总黄酮含量为0.244%，茎为0.304%，叶为0.193%。而毛鸡骨草根部的总皂苷的含量为0.995%，茎为0.507%，叶为0.882%，根部的总黄酮的含量为0.1273%，茎为0.1184%，叶为0.1244%。[52, 53]

毛鸡骨草中富含黄酮、皂苷、生物碱、有机酸、色原酮、木质素和酰胺酸类化合物，如葫芦巴碱、汉黄芩素、芹菜素-7, 4'-二羟基黄酮、i-soscutellarein-8-methylether、甘草素、异甘草素等，鸡骨草与毛鸡骨草所含化学成分的差异比较分析见表8-3。

表8-3　鸡骨草与毛鸡骨草化合物成分差异比较

名称	分类	化合物	参考文献
鸡骨草	黄酮类	7, 3', 4'-三羟基-2-黄酮，4'-甲氧基-2'-羟基-查尔酮，2', 4'-二羟基-查尔酮	[38, 42]
	皂苷类	β-谷甾醇，羽扇豆醇，胡萝卜苷，大豆皂苷Ⅰ、槐花皂苷Ⅲ，去氢大豆皂苷Ⅰ，熊果酸，相思子皂醇A、C、B、D、E、F、G、H，葛根皂醇A，大豆皂醇A、B，槐花二醇，广东相思子三醇，相思子皂苷So1、So2、D2、D3、F、SB	[36, 38, 42] [43, 44, 46] [54]
	生物碱	腺嘌呤，腺嘌呤核苷，相思子碱（N-甲基色氨酸），下箴刺桐碱（N，N，N-三甲基-色氨酸），红豆碱，胆碱	[36, 38, 55]
	蒽醌类	大黄素，大黄素甲醚	[41, 56]
	有机酸	白桦酸，原儿茶酸，邻羟基苯甲酸，甘草次酸	[38, 42, 44]
	色原酮类	双花母草素，异双花母草素	[38]
毛鸡骨草	黄酮类	芹菜素-6-C-葡萄糖-8-C-葡萄糖苷，芹菜素-6-C-阿拉伯糖-8-C-葡萄糖苷（异夏佛塔苷），芹菜素-6-C-葡萄糖-8-C-阿拉伯糖苷，芹菜素-6-C-葡萄糖-8-C-木糖苷，木犀草素-6-C-葡萄糖苷，木犀草素，7, 4'-二羟基-8-甲氧基异黄酮，8-甲基巴拿马黄檀异黄酮-7-O-β-D-葡萄糖苷，巴拿马黄檀异黄酮-8-甲基醚，4', 7, 8-三甲氧基异黄酮，阿佛洛莫生	[55, 57, 58]
	皂苷类	羽扇豆醇，豆甾醇，熊果酸，齐墩果酸，β-谷甾醇，胡萝卜苷，大豆皂苷Ⅰ，槐花皂苷Ⅲ，去氢大豆皂苷Ⅰ	[59]
	生物碱	相思子碱（N-甲基色氨酸），下箴刺桐碱（N，N，N-三甲基-色氨酸）	[38]
	有机酸	正二十四脂肪酸乙酯，硬脂酸，软脂酸，三十烷酸，咖啡酸，白桦酸，香草酸	[55, 59]
	色原酮类	异双花母草素	[57]
	木脂素类	（+）-异落叶松树脂醇	[57]

（二）药理作用

1. 抗肿瘤

近年来的一些研究发现鸡骨草有抗肿瘤作用。有研究表明，鸡骨草各提取物体内均具有抑制肿瘤生长的作用，以鸡骨草乙酸乙酯提取物的抑瘤作用最强，正丁醇提取物抑瘤效果次之，水提取物组最差。同时，乙酸乙酯提取物能下调肿瘤组织中 Bcl-2 蛋白的表达和上调 Bax 蛋白的表达。[51]利用鸡骨草乙醇提取物可以抑制 H22 荷瘤小鼠肝癌细胞的生长，且抑瘤率与醇提取物的质量浓度成正比，并且具有保护小鼠免疫器官的作用。[61]鸡骨草粗多糖 ACP-Ⅰ和 ACP-Ⅱ 在乳腺癌细胞 MCF7 细胞划痕实验中，当 ACP-Ⅰ和 ACP-Ⅱ 的质量浓度为 0.125，0.250，0.375 g·mL^{-1}时，ACP-Ⅰ实验组毛鸡骨草表现出多种药理作用，如抗氧化、抗病毒、增强免疫、保肝作用等。MCF-7迁移率分别为 58.36%，52.47% 和 42.27%，ACP-Ⅱ 实验组 MCF-7 的迁移率分别为 51.45%，49.13% 和 49.06%，且细胞迁移率呈剂量和时间的依赖关系。[62]对鸡骨草不同溶剂提取物的研究表明，鸡骨草甲醇提取物和甲醇提取物乙酸乙酯萃取物抑制肿瘤细胞增殖的作用最显著，当质量浓度为 0.4 g·mL^{-1}时作用 48 h 后，对肿瘤细胞 DU145 增长的抑制率分别为 40% 和 94%。相比之下，甲醇提取物乙酸乙酯萃取物抗肿瘤作用最强，对 MCF-7，DU145，HEP3B 的半数抑制浓度（IC$_{50}$（0.102±0.006）g·mL^{-1}）分别为（0.140±0.001）、（0.097±0.006），且选择性指数 SI>1，可选择性地抑制 3 种肿瘤细胞的增殖，且对正常细胞的增殖无抑制作用，表明甲醇提取物乙酸乙酯萃取物安全性高，对正常细胞的毒副作用小。利用流式细胞仪和 Annexin-V/PI 染色法进一步研究发现甲醇提取物乙酸乙酯萃取物阻滞 MCF-7、DU145 和 HEP3B 肿瘤细胞周期在 G2/M 期；并且诱导 MCF-7 肿瘤细胞发生早期凋亡和 HEP3B 肿瘤细胞发生早期及晚期凋亡。[63]

2. 抗氧化

通过细胞模型抗氧化能力（CAA）法研究中性多糖 ACPa 和酸性多糖 ACPb 的抗氧化活性，结果显示：在一定浓度范围内，ACPa 和 ACPb 的抗氧化能力随着浓度的增加而增强，且抗氧化能力 ACPa > ACPb。[64]鸡骨草中小分子量多糖 PACL 的抗氧化活性最强，且抗氧化活性与其自身的分子量呈负相关。[65, 66]鸡骨草总黄酮提取液具有浓度依赖性的抗氧化效果，[67, 68]且研究结果亦表明鸡骨草总黄酮有抗氧化作用。[63]鸡骨草叶中总生物碱具有还原 Fe^{3+} 和清除自由基 DPPH 的抗氧化活性。[69]

3. 抗炎镇痛

研究表明，相思子碱含量与鸡骨草对肉芽肿的抑制率具有正相关性，推测相思子碱可能是鸡骨草抑制慢性炎症的主要药效物质基础。[70]利用二甲苯诱发小鼠耳郭肿胀、乙酸诱发小鼠棉球肉芽肿增生、腹腔通透性增高的实验表明，鸡骨草水提取物对二甲苯所致的小鼠耳郭肿胀有抑制作用，能抑制小鼠腹腔毛细血管通透性，且其水提取物的镇痛抗炎作用具有一定的量效关系，提示鸡骨草水提取物对急性、早期和晚期炎症具有良好的抗炎作用。[71]相思子碱对小鼠耳郭肿胀呈浓度依赖性的抗炎效果。[72]

4. 抗病毒

利用鸡骨草不同萃取部位对呼吸道合胞病毒（RSV）、单纯疱疹病毒（HSV-1）、柯萨奇病毒的抑制作用（COX-B5）进行研究，结果表明水部位及乙醇部位体外均具有抗 RSV、HSV-1、COX-B5 的活性。[73]鸡骨草乙醇提取物在体外有较明显的抗 HBsAg 和 HBeAg 的活性。[74]在临床

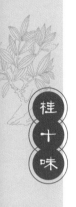

上选取一年内收治的慢性乙型肝炎患者 100 例，根据不同的治疗方法采用恩替卡韦抗病毒治疗的 52 例作为对照组，恩替卡韦联合鸡骨草胶囊治疗的 48 例作为观察组，比较两组临床疗效及治疗前后肝功能、血清乙型肝炎病毒脱氧核糖核酸水平、乙肝病毒 e 抗原转阴率、血清转化生长因子 – β1 及血清细胞外基质水平。研究结果显示鸡骨草胶囊联合恩替卡韦抗病毒治疗慢性乙型肝炎患者，能增强抗病毒作用、改善患者肝功能指标并延缓肝纤维化。[75]

5. 增强免疫

采用巨噬细胞吞噬鸡红细胞、小鼠免疫器官重量法观察鸡骨草对小鼠免疫功能的影响；用血清溶血素分光光度法观察鸡骨草对小鼠血清溶血素免疫球蛋白 IgM 含量的影响。研究表明，鸡骨草和毛鸡骨草能显著提高小鼠腹腔巨噬细胞的吞噬率和吞噬指数，促进溶血素的形成，具有提高免疫功能的作用。[76] 鸡骨草多糖 ACP–Ⅰ 和 ACP–Ⅱ 能刺激免疫细胞从而有效促进小鼠脾脏淋巴细胞增殖和 NO 分泌。[62]

6. 降脂保肝

在体外实验中，总黄酮 c– 糖苷可降低油酸处理的 HepG2 细胞的脂质积累，总黄酮 c– 糖苷参与过氧化物酶体增殖物激活受体 α 及其下游的调节和促炎细胞因子的减少。在高脂饮食诱导的脂肪肝大鼠中，总黄酮 c– 糖苷能降低谷草转氨酶和谷丙转氨酶水平，降低肝脏和血液中的脂质积累，但不影响摄食。此外，总黄酮 c– 糖苷还能提高体内抗氧化酶系统的活性。[77]

鸡骨草对化学性和免疫性肝损伤均有保护作用。鸡骨草可明显降低四氯化碳（CCl₄）造成的急性肝损伤小鼠谷草转氨酶(AST)和谷丙转氨酶(ALT)的活性，亦可降低卡介苗(BCG)和脂多糖(LPS)诱导的免疫性肝损伤小鼠天冬氨酸转氨酶（AST）活性。[78] 鸡骨草水提取物可降低高脂模型大鼠血脂和肝脂水平，具有降血脂、抗脂肪肝作用。[79] 亦有研究发现鸡骨草水提取物可降低非酒精性脂肪肝大鼠肝细胞固醇调节元件结合蛋白 1c 的表达。[80] 通过抗氧化作用可显著降低 CCl₄ 致小鼠急性肝损伤小鼠肝组织中 MDA 的生成，以及升高组织中 SOD 和谷胱甘肽过氧化物酶（GSH-Px）活性，表明鸡骨草总黄酮对肝损伤有保护作用。[81] 鸡骨草大豆皂苷 I 和 kaikasaponin Ⅲ 抑制 CCl₄ 致小鼠急性肝损伤小鼠肝组织中谷氨酸转氨酶（ALT）和谷草转氨酶（GOT）的升高，相比之下，kaikasaponin Ⅲ 抗肝毒性作用更好。[79] 鸡骨草水提取物可降低非酒精性脂肪肝大鼠肝组织 Rho 相关激酶（ROCK）和 CD14 的表达水平，对肝组织具有一定的保护作用。[82, 83] 鸡骨草总黄酮碳苷通过调节脂质相关代谢基因水平来减少脂质合成，促进脂质氧化代谢来实现对乙硫氨酸引起的小鼠肝脏脂肪蓄积，具有保护肝脏的作用。[84]

7. 促进伤口愈合

研究表明，鸡骨草乙酸乙酯提取物能缩短小鼠皮肤伤口的愈合时间，提高伤口愈合效果，增强愈合后皮肤的抗拉能力。[85] 鸡骨草总黄酮处理酒精性胃溃疡可减轻小鼠胃溃疡病理学变化，显著提高小鼠血清中超氧化物歧化酶水平、降低髓过氧化物酶，有保护乙醇诱导的急性胃溃疡的作用。这表明鸡骨草对创面、溃疡的愈合具有很强的促进作用。[86]

8. 抗乙型肝炎病毒

鸡骨草具有体外抗乙型肝炎病毒（HBV）的作用。鸡骨草醇提取液可抑制 HepG2.2.15 细胞株表达的乙型肝炎表面抗原（HBsAg）和乙型肝炎 E 抗原（HBeAg）的分泌。在质量浓度为 8 g·L⁻¹ 作用 144 h 时对 HBsAg 和 HBeAg 的抑制作用最为明显，抑制率分别为 29.8% 和 32.4%。[87]

9. 其他作用

临床上采用鸡骨草汤剂治疗母儿 ABO 血型不合，和西药相比具有简单、易行、口感好、无毒副作用的优点。[88-90]鸡骨草醇提取物对大肠埃希菌和铜绿假单胞菌均有抑菌效果，对铜绿假单胞菌抑菌效果最为明显，对金黄色葡萄球菌和肺炎克雷伯氏菌则没有抑菌效果。[91]鸡骨草的乙酸乙酯提取物对幽门螺杆菌有显著的抑制作用。[92]鸡骨草提取物及化学成分的主要药理活性总结见表 8-4。

表 8-4　鸡骨草不同提取物及化合物的主要药理活性

提取物	药理活性
醇提取物	抗肿瘤，抗菌，抗病毒
乙酸乙酯提取物	抗肿瘤，促进伤口愈合，抗菌
水提取物	抗炎镇痛，抗病毒，降脂保肝，增强免疫，治疗 ABD 母儿血型不合
多糖	抗肿瘤，抗氧化，增强免疫
黄酮	抗氧化，降脂保肝，促进伤口愈合
生物碱	抗氧化，抗炎镇痛
三萜类 Kaikasaponin III	降脂保肝

（三）临床及其他应用

鸡骨草以全草入药，味甘苦，性凉，有清热利湿、舒肝止痛、活血散瘀之功效，可用于急慢性肝炎、肝硬化腹水、胃痛、风湿痹痛、跌打损伤、瘰疬、水肿等；叶捣碎可敷治乳腺炎，亦可治蛇伤、小便刺痛、小儿疳积、疥疮等，还可用作夏季清凉饮料。目前，鸡骨草主要在治疗肝胆疾病方面应用广泛，并取得了较好的效果。临床上以鸡骨草单味药或复方形式入药，其中以复方形式为主。鸡骨草通过与其他药材配伍能更好地发挥药效。

1. 治疗肝脏疾病

①治疗传染性肝炎。将干燥鸡骨草（根、茎、叶）和瘦猪肉共煎，煎时活力不宜过大，沸腾后再煎 2～3 h 即可。剂量：儿童 1～2 两，成人 2～4 两，猪肉均为 2 两，三次分服。在治疗上，一般除卧床休息，进少量脂高蛋白和高碳水化合物饮食，及少数病例补充少量维生素外，禁用其他药物。于 1956 年开始用此方法治疗 44 例，效果良好，治愈率达 95% 以上，治愈时间为 7～41 天，平均为 21 天，患者自觉症状在一周内消失，肝功能恢复也快，无不良反应。[7]

②治疗中毒性肝炎。鸡骨草 30 g，茵陈 30 g，垂盆草 30 g，栀子 10 g，丹参 15 g，五味子 10 g，给予 50 例中毒性肝炎患者煎服，并观察其疗效，2 周停止治疗 13 例，4 周停止治疗 20 例，6 周停止治疗 12 例，8 周后停止治疗 5 例，50 例均符合治愈标准，治愈有效率 100%。[93]

③治疗慢性胆囊炎。临床上采用鸡骨草 15 g，黄芪 10 g，桂枝 10 g，炒白芍 15 g，醋柴胡 10 g，党参片 10 g，白术 10 g，山药 15 g，金钱草 20 g，茵陈 10 g，郁金 10 g，元胡 10 g，佩兰 10 g，藿香 10 g，木香 10 g，鸡内金 10 g，水煎服，每日 1 剂，随症加减，连服一月余，慢性胆囊炎可治愈。[94]

④治疗非酒精性脂肪肝及慢性乙型肝炎。临床上采用鸡骨草胶囊（成分：鸡骨草、茵陈、三七粉、栀子、人工牛黄、猪胆汁、白芍、牛至、枸杞子、大枣）辅助烯磷脂酰胆碱胶囊治疗 46 例非酒精性

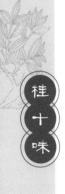
脂肪肝患者为观察组，单纯采用烯磷脂酰胆碱胶囊治疗 46 例非酒精性脂肪肝的患者作为对照组，治疗后，观察组和对照组患者治疗总有效率分别为 95.65% 和 82.61%，且血清透明质酸、Ⅲ型前胶原、Ⅳ型胶原、层黏连蛋白水平均显著降低，且观察组降低幅度更大，表明鸡骨草胶囊辅助治疗非酒精性脂肪肝可明显减轻脂肪肝程度，降低血清肝纤维化指标，控制病情进展，提高治疗效果，改善患者预后。鸡骨草胶囊联合恩替卡韦治疗慢性乙型肝炎能够增强抗病毒作用，改善患者肝功能指标，延缓肝纤维化的进展。[83]

2. 治疗慢性萎缩性胃炎

临床上对 65 例慢性萎缩性胃炎（CAG）患者口服化浊解毒方（鸡骨草、黄连片、茵陈、半枝莲、半边莲、黄芩、白花蛇舌草、全蝎、蜈蚣、苦参、香附、藿香、清半夏、紫苏、青皮、炒莱菔子）。日一剂，水煎取汁 300 mL，分早、晚两次温服，胃溃疡治愈率为 90.78%。以上中药制剂可明显改善 CAG 浊毒内蕴证患者的临床症状及胃镜下胃粘膜情况，并对延缓甚至逆转肠上皮化生与异型增生具有显著的疗效。[95]

3. 治疗关节炎

临床上对 21 例膝关节骨性关节炎患者选用中药熏洗，温经通络方（鸡骨草 30 g，生草乌 30 g，大黄 30 g，两面针 30 g，桂枝 30 g，生川乌 30 g，紫苏叶 30 g，当归尾 15 g）加热后熏蒸患部，温度适宜浸洗患部。每天 2 次，每次 20 min，治疗 2 周，治愈 4 例（19.1%），好转 15 例（71.4%），未愈 2 例（9.5%）。[96]

4. 治疗新生 ABO 血型不合

取鸡骨草干燥全草，100 g 洗净，煎成 250 mL，待药液温度稍降后服用。每天 1 次，10 天 1 疗程，服用 2～4 个疗程，单味鸡骨草治疗新生 ABO 血型不合孕妇 148 例，有效率达 92.6%。由于鸡骨草能清热利肝、健脾固中、扶正不留邪、祛邪不伤元、使胎元得养、冲任可固，从而维持孕妇的正常妊娠及避免新生儿溶血病的发生。[88]

5. 其他

鸡骨草是两广地区常用的煲汤原料。鸡骨草的叶子还可用来泡茶，并向东南亚各国出口。

①鸡骨草猪肉汤

【材料】鸡骨草 30 g，赤小豆 20 g，猪瘦肉 100 g，大枣 5 枚，生姜 3 片。

【做法】猪瘦肉洗净切小块，其他用料洗净与猪瘦肉一同放入砂锅，加入适量水，大火煮沸，小火熬煮 1.5 小时，放盐调味即成。

【功效】清热祛湿，利胆退黄，利水消肿。适用于小便黄短、口苦口黏、大便秘结的人群服用。[97]

②鸡骨草茶

【材料】鸡骨草 30～50 g，佩兰 9 g。

【做法】或上方药量加大 20 倍，共研为末。每次用 40～50 g，置保温瓶中，冲入适量沸水，盖闷 15 min 后，代茶频频饮服。每日 1 剂，连服 2 周。

【功效】清热解毒，活血舒肝。

③鸡骨草内金山楂饮

【材料】鸡骨草 30 g，鸡内金 10 g，山楂 15 g。

【做法】上方一同放入砂锅，加适量水，大火煮沸，小火煮 30 min 即成。

【功效】清热利湿，健脾消积。适于消化不良或脂肪肝的人群服用。

④鸡骨草煲乌鸡

【材料】乌鸡 1 只（斩件、飞水），鸡骨草（干）约 150 g（洗净、斩段），排骨 250 g，蜜枣 3 个，章鱼约 20 g，清水 3 kg。

【做法】清水开锅后下料同煲约 3 小时，吃时以盐调料即可。

【功效】清肝火，消胃气，常饮有助于预防肝炎，老少皆宜。

⑤鸡骨草煲猪横脷

【材料】鸡骨草 30 ～ 60 g，黄豆 50 g，猪横脷（猪胰）2 条，猪蹄肉 300 g，生姜 2 ～ 3 片。

【做法】鸡骨草、黄豆洗净，浸泡；猪横脷洗净，用刀尖挑去白脂。然后与猪蹄肉、生姜一起放进瓦煲内，加入清水 3000 mL（约 12 碗水量），武火煲沸后改为文火煲 3 个小时，调入适量的食盐和少许生油便可。此量可供 3 ～ 4 人食用，猪横脷、猪蹄肉、黄豆可捞起拌入酱油佐餐用。

【功效】清热利湿，舒肝健脾。能辅助治疗膀胱湿热引起的小便疼痛以及急、慢性肺炎等。

⑥山栀蛋肉鸡骨草汤

【材料】鸡蛋 1 ～ 2 个，猪瘦肉 25 g，鸡骨草、山栀根各 15 g。

【做法】将鸡蛋、猪肉、鸡骨草、山栀根分别洗净，同入锅加水 2 碗，煮至七八成熟时，拍碎蛋壳（但不能将整个鸡蛋拍碎），继续加热煨之。煎汤剩 1 碗时，滤掉药渣，留汁及蛋、肉。

【功效】补虚安神，凉血解毒，利湿热，退黄疸。适用于小儿肝炎长期未愈，尿少色黄，双眼多血丝。

（四）分子生物学研究

有研究显示，在干旱胁迫下，鸡骨草体内的次生代谢产物变化明显。随着干旱胁迫的加剧，在鸡骨草中相思子碱和总黄酮含量均呈递减趋势；总皂苷的含量呈先增加后降低趋势，其在轻度干旱胁迫的条件下含量最高。试验中鸡骨草都表现出较强的抗旱能力，但在相同干旱胁迫条件下，鸡骨草的生长及次生代谢仍表现出较大的差异。[98] 利用 Illumina HiSeq TM 4000 高通量测序平台对鸡骨草和毛鸡骨草嫩叶样品进行比较转录组学分析，结果显示鸡骨草和毛鸡骨草分别有 18073 个和 17189 个特有基因，同源基因有 37881 个；特有基因 KEGG 富集分析发现鸡骨草的核糖体途径富集基因数量最多且差异最显著；毛鸡骨草中 ABC 转运蛋白和胞吞作用途径等显著性富集，植物 - 病原互作在两个物种间都呈现显著性富集；GO 富集分析中鸡骨草的胞吞作用调节、囊泡介导的转运调节、核糖体等显著富集，毛鸡骨草中的微管结合复合物、细胞骨架、细胞膜和蛋白磷酸化作用呈现显著性富集；近缘物种比对分析结果显示鸡骨草和毛鸡骨草的物种亲缘关系极为相近。此外，鸡骨草和毛鸡骨草分别发现了 2102 个和 1794 个简单重复序列（SSR），两者出现频率最高的串联重复单元都为 AG/CT。该研究揭示了鸡骨草与毛鸡骨草在转录组学上的异同，两者具有极为接近的亲缘关系，而特有基因差异揭示了两者在生物代谢、信号传导、发育和功能等方面又存在不同，研究结果将为两者在栽培、生物调控和品质等方面的后续研究奠定基础[97]。

九、常用古今方选

（一）临床方例

1. 治黄疸

（1）【成分】鸡骨草二两，红枣七八枚。煎服。

【出处】《岭南草药志》，李中献方。

（2）【成分】鸡骨草二两，水煎，日分2次服。

【出处】《广西民间常用中草药手册》。

（3）【成分】鸡骨草二两，土茵陈、柴胡、川郁金各四钱，黄皮核二钱，火炭星八钱，糖香橼三钱，山栀二钱，水煎服，连服10剂。

【出处】《岭南草药志》，广西中医药大学杜明昭献方。

（4）【成分】鸡骨草四两，土茵陈、土茯苓各一两五钱，车前草八钱，煮猪肝饮汤佐膳，连服数次良效。

【出处】《岭南草药志》，江门潘伯均献方。

（5）【成分】鸡骨草一两，煮瘦肉食；外用鸡骨草二两煎水洗身，每天1次。内服外洗3～4天则愈。

【出处】《岭南草药志》，佛山专区石歧种惠民献方。

2. 治传染性肝炎

（1）【成分】鸡骨草儿童一至二两，成人二至四两，猪肉均为二两。与猪肉共煎，沸腾后再煎2～3小时。三次分服。

【出处】《岭南草药志》，广西壮族自治区南宁市工人医院献方。

（2）【成分】鸡骨草一两，绵茵陈五钱，丹皮、山栀各一钱半，甘草一钱。水煎，分两次服。

【出处】《岭南草药志》，广州儿童医院献方。

（3）【成分】鸡骨草一两，土茵陈六钱，滑石、黄柏、蚕沙、木通、黄芩各四钱，山栀三钱。水煎，两次分服。

【出处】《岭南草药志》，广州一德路卫生所朱刘鸿献方。

3. 风湿性心脏病并发肝炎

【成分】鸡骨草，一两，红枣4枚。水煎服，每日1次，并注射葡萄糖。

【出处】《岭南草药志》，广州市第三人民医院献方。

4. 治肝炎、肝硬化腹水

（1）【成分】鸡骨草、田基黄、萱草、华泽兰、马蓝、茵陈、虎杖、栀子、广西黄柏各15 g，配猪肉炖服。

【出处】《中国瑶药学》。

（2）【成分】第一方：消水丹加田七末蜜水冲服。第二方：莱菔子、葶苈子、瞿麦、尖槟、腹皮、鸡骨草、木瓜、丹参、海藻、枳壳、川朴、胆草、青皮等。

【出处】《岭南草药志》，广州儿童医院献方。

5. 治水肿

【成分】商陆五钱，鸡骨草、蚌花、子孓棒各四钱，了刁竹、金钥匙各三钱，水煎服。

【出处】《岭南草药志》，郁南卫生院黎沛棠献方。

6. 治瘰疬

【成分】鸡骨草6 kg，豨莶草4 kg。研末，蜜为丸，每丸重一钱。日服3次，每次2丸，连服2～4周。

【出处】《中草药新医疗法处方集》。

7. 治跌伤

【成分】大还魂、小还魂、大罗伞、小罗伞、鸡骨草、田基黄、鹅不食、金钱艾、山大力、山牡丹、满天星、双眼龙、金具叶各二钱，共研末，酒煮外敷患处。

【出处】《岭南草药志》，佛山专区石歧李英新献方。

8. 治蛇咬伤

【成分】鸡骨草（去骨）一两，煎水饮之。

【出处】《岭南草药志》，佛山潘福献方。

（二）中成药

1. 鸡骨草胶囊

【成分】鸡骨草、茵陈、栀子、三七、人工牛黄、猪胆汁、白芍、牛至、枸杞子、大枣。

【功能主治】舒肝利胆，清热解毒。主治急、慢性肝炎和胆囊炎属肝胆湿热症者。

2. 复方鸡骨草胶囊

【成分】鸡骨草、茵陈、栀子、三七、人工牛黄、珍珠层粉、白芍、五味子、枸杞子。

【功能主治】清利肝胆湿热。主治肝胆湿热所致的胁肋不舒、脘腹胀满、疲倦乏力、口苦尿黄。

3. 肝友胶囊

【成分】茵陈、神曲茶、虎杖、丹参、郁金、党参、白术、茯苓、山楂、鸡骨草、白背叶根、泽泻、火炭母、鸡爪芋、蚕砂。

【功能主治】清热利湿，疏肝解郁，活血化瘀，健脾导滞。主治急性、迁延性及慢性病毒性肝炎。

4. 鸡骨草肝炎颗粒（冲剂）

【成分】鸡骨草、茵陈、地耳草、桃金娘根、鸭脚艾、鹰不泊。

【功能主治】舒肝清热，利湿祛黄。主治黄疸型和无黄疸型急性传染性肝炎。

5. 肝得乐胶囊

【成分】三七、鸡骨草、广金钱草、人工牛黄、猪胆汁、蛇胆汁。

【功能主治】清热解毒，舒肝利胆，除湿退黄，理气止痛。主治急、慢性肝炎，迁延性肝炎引起的肝肿大。

6. 结石通茶

【成分】广金钱草、玉米须、鸡骨草、茯苓、石韦、白茅根、车前草、金沙藤。

【功能主治】利尿消火，通淋镇痛，止血化石。主治泌尿系感染、膀胱炎、肾炎水肿、尿路结石、血尿、淋沥浑浊、尿管灼痛。

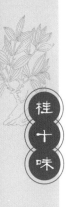

7. 结石通片

【成分】广金钱草、海金沙草、石韦、车前草、鸡骨草、茯苓、玉米须、白茅根。

【功能主治】清热利湿，通淋排石，镇痛止血。主治泌尿系统感染、膀胱炎、肾炎水肿、尿路结石、血尿、淋沥混浊、尿道灼痛等。

8. 鸡骨草片

【成分】鸡骨草、茵陈、栀子、三七、人工牛黄、猪胆汁、白芍、牛至、枸杞子、大枣。辅料：羧甲淀粉钠、滑石粉。

【功能主治】清利肝胆湿热。主治肝胆湿热所致的胁肋不舒、脘腹胀满、疲倦乏力、口苦尿黄。

参考文献

［1］国家药典委员会. 中华人民共和国药典［M］. 北京：中国医药科技出版社，2020：203.

［2］中国植物志编辑委员会. 中国植物志：第40卷［M］. 北京：科学出版社，1994：126.

［3］肖晓，姚香草，余亚茹，等. 鸡骨草的资源调查与生药学鉴定［J］. 药学实践杂志，2019，37（4）：318-321.

［4］陈芳清，徐祥浩. 药用植物鸡骨草的生态学研究［J］. 华南农业大学学报，1993，14（2）：24-31.

［5］陆善旦. 草药鸡骨草栽培技术［J］. 农家科技，2009，12：22.

［6］萧步丹. 岭南采药录［M］. 广州：广东科技出版社，1932：36.

［7］广东中医研究所，华南植物研究所. 岭南草药志［M］. 上海：上海科学技术出版社，1961：175-176.

［8］广西壮族自治区中医药研究所. 广西药用植物名录［M］. 南宁：广西人民出版社，1986：223.

［9］覃迅云，罗金裕，高志刚. 中国瑶药学［M］. 北京：民族出版社，2002：703-704.

［10］梁启成，钟鸣. 中国壮药学［M］. 南宁：广西民族出版社，2005：104-105.

［11］苏颂. 唐新修本草［M］. 合肥：安徽科学技术出版社，1983：244.

［12］苏颂. 图经本草［M］. 安徽：安徽科技出版社，1994：244.

［13］广西壮族自治区革命委员会政治工作组卫生小组编印. 广西民间常用中草药手册［M］. 南宁：广西壮族自治区革命委员会政治工作组卫生小组，1969：342-343.

［14］广州部队后勤部卫生部. 常用中草药手册［M］. 北京：人民卫生出版社，1969：256.

［15］广西壮族自治区革委会卫生局. 广西本草选编［M］. 南宁：广西人民出版社，1974：1612.

［16］国家中医药管理局《中华本草》编委会. 中华本草：第4卷［M］. 上海：上海科学技术出版社，1999：303.

［17］广西壮族自治区卫生厅. 广西中药材标准［M］. 南宁：广西科学技术出版社，1992：58.

［18］徐国钧，何宏贤，徐珞珊，等. 中国药材学［M］. 北京：中国医药科技出版社，1996：1438-1439.

［19］白隆华，董青松，蒲瑞翎．中药鸡骨草研究概况［J］．广西农业科学，2005，36（5）：476-478．

［20］徐良，岑丽华，郑雪花，等．中药材鸡骨草GAP栽培研究［J］．湖南中医杂志，2005，3：109-111．

［21］罗文娟．鸡骨草高产栽培技术［J］．农业研究与应用，2011，3：56-58．

［22］陆善旦．草药鸡骨草栽培技术［J］．农家科技，2009，12：22．

［23］黄荣韶，玉永雄，胡艳，等．鸡骨草总黄酮含量测定及其含量动态变化研究［J］．中国中药杂志，2006，17：1428-1431．

［24］高宾，郭淑珍，唐锴．鸡骨草的鉴别及采收加工［J］．首都医药，2013，21：43．

［25］中国植物志编辑委员会．中国植物志：：第40卷）［M］．北京：科学出版社，1994：123．

［26］中国植物志编辑委员会．中国植物志：第41卷［M］．北京：科学出版社，1994：36．

［27］中国植物志编辑委员会．中国植物志：第44卷［M］．北京：科学出版社，1994：179．

［28］袁旭江．鸡骨草有效成分与质量评价研究［D］．广州中医药大学，2013．

［29］刘大强，杨海菊，莫童，等．鸡骨草植物形态及显微鉴别［J］．时珍国医国药，2009，20（1）：126-127．

［30］岑月孔，郑燕新，陈艳香，等．广西壮药鸡骨草生药学鉴定和含量测定研究［J］．右江民族医学院学报，2020，42（05）：547-552．

［31］徐柯心，尹泽楠，张文婷，等．鸡骨草UPLC指纹图谱研究［J］．药物分析杂志，2018，38（1）：168-174．

［32］袁旭江，霍务贞，鲁湘鄂，等．鸡骨草叶黄酮类成分HPLC指纹图谱研究［J］．中药新药与临床药理，2017，28（5）：673-677．

［33］曾琦，齐元博，薛锦文，等．中药鸡骨草和毛鸡骨草的HPLC指纹图谱研究［J］．中国民族民间医药，2014，23（14）：22-23，25．

［34］孔德鑫，黄荣韶，黄庶识，等．基于FTIR比较分析鸡骨草与毛鸡骨草的化学组分［J］．光谱实验室，2010，27（2）：512-516．

［35］王一兵，陈植成，吴卫红，等．基于模糊聚类分析和曲线拟合的FTIR不同产地鸡骨草、毛鸡骨草鉴别分析［J］．光谱学与光谱分析，2010，4：937-942．

［36］Chiang T C，Chang H M．Isolation and structural elucidation of some sapogenols from *Abrus cantoniensis*［J］．Planta Medica，1982，46（9）：52-55．

［37］Miyao H，Arao T，Udayama M，et al．Kaikasaponin III and soyasaponin I，major triterpene saponins of *Abrus cantoniensis*，act on GOT and GPT：influence on transaminase elevation of rat liver cells concomitantly exposed to CCl4 for one hour［J］．Planta Medica，1998，64（1）：5-7．

［38］史海明，温晶，屠鹏飞．鸡骨草的化学成分研究［J］．中草药，2006，37（11）：1610．

［39］李庭树，黄锁义．鸡骨草的化学成分、药理作用及临床应用研究进展［J］．中国实验方剂学杂志，2019，25（10）：226-234．

［40］Li H，Song Z J，Dai Y P．Antioxidative activity of flavonoids from *Abrus cantoniensis* against ethanolinduced gastric ulcer in mice［J］．Planta Medica，2015，81（10）：784-790．

鸡骨草

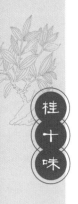

［41］Yang M，Ai Z M，Chen Y S，et al. In vitro antioxidant activities and anti-proliferative properties of the functional herb *Abrus cantoniensis* and its main alkaloid abrine ［J］. Food Funct，2014，5（9）：2268.

［42］马柏林，邓师勇，张北生，等. 鸡骨草化学成分的研究［J］. 西北林学院学报，2008，5：152-153.

［43］Takeshita T，Hamada S，Nohara M. New triterpenoid sapogenols from *Abrus cantoniensis* ［J］. Chemical and Pharmaceutical Bulletin，1989，37（3）：846-848.

［44］Sakai Y，Takeshita T，Kinjo J，et al. Two new triterpenoid sapogenols and a new saponin from *Abrus cantoniensis*（II）［J］. Chemical & Pharmaceutical Bulletin，1990，38（3）：824-826.

［45］Miyao H，Sakai Y，Takeshita T，et al. Triterpene Saponins from *Abrus cantoniensis*（Leguminosae）. I. Isolatioin and characterization of four new saponins and a new sapogenol ［J］. Chemical & Pharmaceutical Bulletin，2008，44（6）：1222-27.

［46］Miyao H，Sakai Y，Takeshita T，et al. Triterpene saponins from *Abrus cantoniensis*（Leguminosae）. II. Characterization of six new saponins having a branched-chain sugar ［J］. Chemical and Pharmaceutical Bulletin，1996，44（6）：1228-1231.

［47］于德泉，陈未名，姜达衢. 鸡骨草化学成分的研究［J］. 药学学报，1962（7）：424-428.

［48］黄勇斌，孙毅东，李耿，等. 鸡骨草药材指纹图谱研究［J］. 今日药学，2011（5）：280-282，301.

［49］黄平，莫虎，马雯芳，等. RP-HPL法同时测定鸡骨草药材中的相思子碱和下箴刺桐碱［J］. 药物分析杂志，2009，10：1702-1704.

［50］史海明，黄志勤，温晶，等. HPLC法测定鸡骨草药材中相思子碱的含量［J］. 药物分析杂志，2007（11）：1716-1718.

［51］肖晓，许重远，杨德俊，等. 鸡骨草与毛鸡骨草挥发油及脂肪酸成分的比较分析［J］. 药学实践杂志，2017，35（1）：39-42.

［52］胡彦，罗永明，张志信，等. 鸡骨草，毛鸡骨草不同部位总黄酮含量的比较［J］. 文山师范高等专科学校学报，2008，21（1）：99-101.

［53］胡彦，张志信，张铁，等. 鸡骨草与毛鸡骨草不同部位总皂苷含量的比较［J］. 时珍国医国药，2008，10：2421-2422.

［54］Chiang T C，Choung K F，Chiang H M. Saponins from *Abrus cantoniensis* ［J］. Natural products of higher plants，1980，39（3）：225.

［55］温晶，史海明，屠鹏飞. 毛鸡骨草的化学成分研究［J］. 中草药，2006，37（5）：658-660.

［56］Wong S M，Chiang T C，Chang H M. Hydroxyanthraquinones from *Abrus cantoniensis* ［J］. Planta Medica，1982，46（11）：191-192.

［57］刘卓伟，阙兆麟，叶志文，等. 毛鸡骨草地上部分的化学成分［J］. 中国天然药物，2008，6（6）：415-417.

［58］芦文杰，陈家源，韦宏，等．毛相思子中的异黄酮类成分［J］．中草药，2004，35（12）：1331-1333．

［59］卢文杰，田小雁，陈家源，等．毛鸡骨草化学成分的研究［J］．华西药学杂志，2003，6：406-408．

［60］李庭树，黄锁义．鸡骨草提取物体内抗肿瘤活性研究［J］．右江民族医学院学报，2020，42（6）：690-697．

［61］零新岚．鸡骨草醇提取物对H22荷瘤小鼠的体内抗肿瘤作用研究［J］．中国医院药学杂志，2016，36（11）：883-886．

［62］Wu S，Fu X，Brennan M，et al．The effects of different purifying methods on the chemical properties，in vitro anti-tumor and immunomodulatory activities of *Abrus cantoniensis* polysaccharide fractions［J］．International Journal of Molecular Sciences，2016，17（4）：511．

［63］Mei Y，Shen Q，Li L Q，et al．Phytochemical profiles，antioxidant activities of functional herb *Abrus cantoniensis* and *Abrus mollis*［J］．Food Chemistry，2015，177（15）：304-312．

［64］扶雄，吴少微，孟赫诚，等．鸡骨草多糖的分离纯化及抗氧化活性研究［J］．现代食品科技，2013（7）：1559-1564．

［65］韦坤华，蔡锦源，董青松，等．鸡骨草多糖的微波预处理提取工艺及其羟基自由基清除作用研究［J］．河南工业大学学报（自然科学版），2017（1）：66-71．

［66］秦建鲜，黄锁义．广西壮药鸡骨草总多糖和分级多糖相对分子质量的测定［J］．化学世界，2016，57（10）：617-622．

［67］黄敏，廖春燕．鸡骨草总黄酮的超声波提取工艺及抗氧化活性研究［J］．湖北农业科学，2015，54（14）：3502-3505．

［68］史柳芝，史恒芝，黄锁义，等．鸡骨草黄酮体外抗活性氧自由基作用的研究［J］．天然产物研究与开发，2014，26（2）：252-254．

［69］刘燕，刘艳，马宇颖，等．鸡骨草叶总生物碱的含量测定及其体外抗氧化活性研究［J］．中国医药导报，2016，13（28）：25-27．

［70］林壮民，何秋燕，周秀，等．鸡骨草中抗炎药效物质基础辨识研究［J］．时珍国医国药，2018，29（8）：39-41．

［71］周芳，李爱媛．鸡骨草与毛鸡骨草抗炎免疫的实验研究［J］．云南中医中药杂志，2005，26（4）：33-35．

［72］钟正贤，李燕婧，陈学芬，等．相思子碱的药理作用研究［J］．中医药导报，2009（1）：8-10．

［73］刘相文，侯林，崔清华，等．鸡骨草不同洗脱部位体外抗病毒实验研究［J］．中华中医药学刊，2017，035（9）：2277-2279．

［74］陈晓白，韩余健，许潘健．鸡骨草提取物对体外乙型肝炎病毒的抑制作用［J］．医药导报，2009，28（4）：418-420．

［75］雷清瑶．鸡骨草胶囊辅助治疗对非酒精性脂肪肝患者肝纤维化的影响［J］．深圳中西医结合杂志，2018，028（010）：37-39．

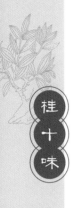

［76］黄敏，廖春燕．鸡骨草总黄酮的超声波提取工艺及抗氧化活性研究［J］．湖北农业科学，2015（14）：3502-3505．

［77］Hu X L，Niu Y J，Chen M，et al．Preventive effects of total flavonoid c-glycosides from *Abrus mollis* on nonalcoholic fatty liver disease through activating the PPAR α lsignaling pathway［J］．Planta Medica，2019，85（8）：678-688．

［78］李爱媛，周芳，成彩霞．鸡骨草与毛鸡骨草对急性肝损伤的保护作用［J］．云南中医中药杂志，2006，27（4）：35-36．

［79］陈晓白，甘耀坤，王晓平，等．鸡骨草对 SD 大鼠血脂及肝脂的影响［J］．中国医药指南，2009（23）：28-29．

［80］黄凯文，吴菲，李常青，等．鸡骨草对非酒精性脂肪肝大鼠肝组织 SREBP-1c 表达的影响［J］．中药材（11 期）：2368-2371．

［81］江生周，江辉．鸡骨草总黄酮对小鼠实验性肝损伤的保护作用［J］．安徽医药，2009，13（10）：1174-1176．

［82］雷清瑶．鸡骨草胶囊辅助治疗对非酒精性脂肪肝患者肝纤维化的影响［J］．深圳中西医结合杂志，2018，028（10）：37-39．

［83］雷清瑶．鸡骨草对 NAFLD 大鼠肝组织 ROCK，CD14 表达的影响观察［J］．中国现代药物应用，2018，012（15）：219-221．

［84］王昀，陈蜜，江振洲，等．鸡骨草总黄酮碳苷对乙硫氨酸导致的小鼠脂肪肝的影响［J］．中国临床药理学与治疗学 2014，19（1）：1-7．

［85］Qi Z，Hui X，Song H，et al．In vivo wound healing activity of *Abrus cantoniensis* extract［J］．Evidence-Based Complementray and Alternative Medicine．2016（4）：6568528．

［86］Li H，Song Z J，Dai Y P，et al．Antioxidative activity of flavonoids from *Abrus cantoniensis* against ethanol-induced gastric ulcer in mice［J］．Planta Medica，2015，81（10）：784-790．

［87］韦敏，陈晓白．鸡骨草对 HepG2.2.15 细胞 HBeAg 和 HBsAg 的抑制作用［J］．时珍国医国药，2012，23（4）：972-973．

［88］冯惠娟．鸡骨草治疗 ABO 母儿血型不合 148 例的疗效观察［J］．中国妇幼保健，2006（12）：1712-1714．

［89］苏小军，冯惠娟．鸡骨草汤治疗母儿 ABO 血型不合 70 例疗效观察［J］．新中医，2005，37（7）：47-48．

［90］周秀荣，苏小军，冯惠娟，等．鸡骨草汤治疗母儿 ABO 血型不合的疗效观察［J］．河北医学，2004，10（12）：1089-1090．

［91］程瑛琨，陈勇，王璐，等．鸡骨草醇提物抗菌活性研究［J］．现代中药研究与实践，2006，20（2）：39-41．

［92］Li Y，Chen X，Zhang Q，et al．In vitro anti-Helicobacter pylori action of 30 Chinese herbal medicines used to treat ulcer diseases［J］．Journal of Ethnopharmacology，2005，98（3）：329-333．

［93］胡祥青．清肝降酶汤主治中毒性肝炎 50 例浅析［J］．中国医药指南，2011（32）：394-395．

［94］刘德昌．浅谈胆囊炎胆石症的中医治疗［J］．中国民族民间医药，2010，21（19）：120-120．

［95］周盼盼．基于方证相应理论探讨慢性萎缩性胃炎浊毒证证治规律研究［D］．河北医科大学，2014．

［96］李想，黄磊，张梅刃．温经通络方熏洗治疗膝关节骨性关节炎疗效观察［J］．中医药导报，2011，17（08）：47-48．

［97］池晓玲．湿气重试试鸡骨草煲汤［N］．健康时报，2015-06-29（008）．

［98］孔德鑫，梁惠凌，邹蓉，等．干旱胁迫对两种鸡骨草活性成分影响比较研究［J］．时珍国医国药，2012，23（03）：531-533．

鸡骨草

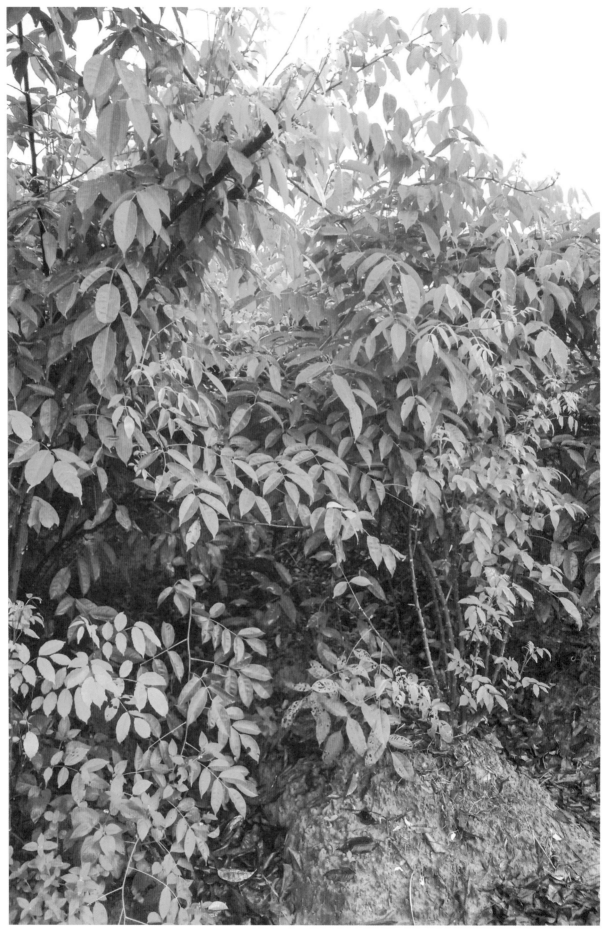

两面针

两面针

药材名	两面针
药用部位	根
功能主治	活血化瘀，行气止痛，祛风通络，解毒消肿。用于跌仆损伤，胃痛，牙痛，风湿痹痛，毒蛇咬伤；外治烧烫伤[1]
性味归经	苦、辛，平；有小毒。归肝、胃经[1]
基原植物	芸香科 Rutaceae 两面针 *Zanthoxylum nitidum*（Roxb.）DC.

一、植物形态特征

幼龄植株为直立的灌木，成龄植株为攀缘于它树上的木质藤本。老茎有翼状蜿蜒而上的木栓层，茎枝及叶轴均有弯钩锐刺，粗大茎干上部的皮刺基部呈长椭圆形枕状凸起，位于中央的针刺短且纤细。叶有小叶（3）5～11片，萌生枝或苗期的叶的小叶片长可达16～27 cm，宽5～9 cm；小叶对生，成长叶硬革质，阔卵形或近圆形，或狭长椭圆形，长3～12 cm，宽1.5～6 cm，顶部长或短尾状，顶端有明显凹口，凹口处有油点，边缘有疏浅裂齿，齿缝处有油点，有时全缘；侧脉及支脉在两面干后均明显且常微凸起，中脉在叶面稍凸起或平坦，小叶柄长0.2～0.5 cm，稀近于无柄。花序腋生。花4基数；萼片上部紫绿色，宽约1 mm；花瓣淡黄绿色，卵状椭圆形或长圆形，长约3 mm；雄蕊长0.5～0.6 cm，花药在授粉期为阔椭圆形至近圆球形，退化雌蕊半球形，垫状，顶部4浅裂；雌花的花瓣较宽，无退化雄蕊或为极细小的鳞片状体；子房圆球形，花柱粗而短，柱头头状（图9-1A）。果梗长0.2～0.5 cm，稀较长或较短；果皮红褐色，单个分果瓣径0.55～0.7 cm，顶端有短芒尖（图9-1B）；种子圆珠状，腹面稍平坦，横径5～6 mm。花期3～5月，果期9～11月。[2]

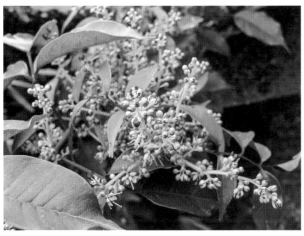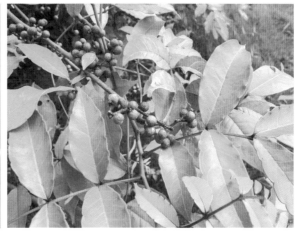

A. 花　　　　　　　　　　　　　　　　　　B. 果实

图9-1　两面针植物形态（彭玉德　摄）

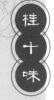

二、生物学特性

（一）分布区域

两面针在我国分布于广东、广西、海南、福建、云南、香港、西藏、台湾等地。见于海拔800 m以下的温热地方，山地、丘陵、平地的疏林、灌丛中及荒山草坡的有刺灌丛中较常见。[2]

（二）对气温的要求

要求年日平均气温20～23℃，冬季最低气温4℃，夏季最高气温38℃，年总积温6500～7600℃。[3]

（三）对水分的要求

适宜年平均降水量1500～2300 mm，平均相对湿度75%以上。[3]

（四）对光照的要求

年日照时数1500～1900小时，生育期日照时数大于1000小时。[3]

（五）对土壤的要求

适宜在土层深厚、土质疏松且富含腐殖质的赤红壤、红壤、黄棕壤或石灰土上种植，pH值5.0～7.0。[3]

三、药材性状

本品为厚片或圆柱形短段，长2～20 cm，厚0.5～6（10）cm。表面淡棕黄色或淡黄色，有鲜黄色或黄褐色类圆形皮孔样斑痕。切面较光滑，皮部淡棕色，木部淡黄色，可见同心性环纹和密集的小孔。质坚硬。气微香，味辛辣麻舌而苦（图9-2）。[1]

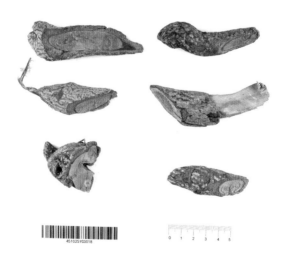

图 9-2　两面针药材切片（彭玉德　摄）

四、本草考证与道地沿革

（一）基原考证

两面针以"蔓椒"之名始载于秦汉时期的《神农本草经》，列为下品："蔓椒味苦温，主风寒湿痹，病节疼，除四肢厥气，膝痛，一名豕椒，一名猪椒、一名彘椒、一名狗椒，皆取贱名，生云中川谷。"[4]两面针药用历史悠久，我国诸多本草古籍均有收载，宋代《本草经集注》云："山野处处有，俗呼为樛，似椒櫁，小不香尔。"唐代《食疗本草》云："蔓椒为椒的一种。茎蔓生，子、叶似椒。"[6]明朝《本草品汇精要》曰："其木似樗，茎间有刺，子辛辣如椒……"李时珍《本草纲目》将蔓椒移入果部并附图，曰："野生于林箐间，枝软如蔓，子、叶皆似椒，山人亦食之。"[8]明代《食物本草》曰："蔓椒山野处处有之，生林箐间，枝软如蔓，子、叶皆似椒，山人亦食之。"[9]吴其濬《植物名实图考校释》载："蔓椒，枝软如蔓，叶上有刺，林麓中多有之。"[10]《本草求原》首次以入地金牛之名记载，云："入地金牛根，治痰火、病核，并急喉痰闭危驾，去外皮。煎水饮。"[11]肖步丹《岭南采药录》记载："草本，叶卵形，边有水波纹，茎及叶之背均有筋；叶两面均有棘刺，故名两面针。"[12]从上述记载名称、别名、植物形态、产地和功能主治等几个方面，考证蔓椒、入地金牛及两面针，可以得出结论其实属一物。

近代来两面针药材基原植物比较确定，《中华本草》《中药大辞典》《全国中草药汇编》等医药著作以及历版《中华人民共和国药典》《广西中药材标准》《广西中药材标准》《广西壮族自治区壮药质量标准》等法定标准都将芸香科花椒属植物两面针作为两面针药材唯一的基原植物。

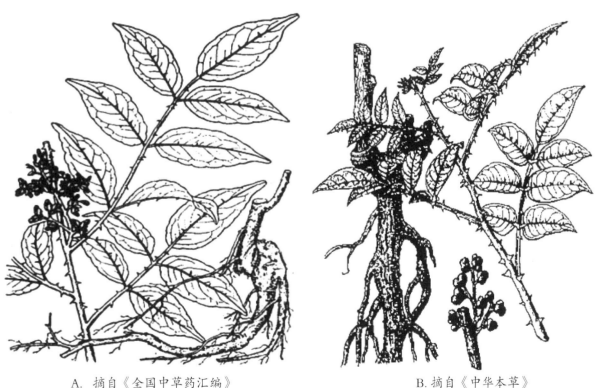

A. 摘自《全国中草药汇编》　　　　　　　B. 摘自《中华本草》

图 9-3　两面针绘图

两面针

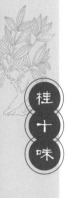

（二）产地变迁

本草古籍对两面针药材的产地少有记载。《本草经集注》云："山野处处有。"[5]《名医别录》云"生云中川谷及丘冢间"，并未提及具体地名。[13]《本草图经》《本草品汇精要》曰："生云中川谷及丘冢间，闽中，江东皆有之。"[7、14] 云中是指山西平原县，是属于北方的，但如今文献资料记载两面针原植物都是分布于我国南方地区，古今产地记载出入较大，有待考证。《本草图经》记载的蜀椒，顾名思义，生在武都川谷及巴郡，今归、峡及蜀川陕洛间人家多作园圃种之，文中所指极有可能是花椒本种。可见古籍本草对两面针药材的产地记载内容较少，且古籍记载与当今实际分布略有出入，原植物是否同种有待考证。

近现代《中药大辞典》《全国中草药汇编》等记载两面针分布或产地基本相似，两面针产地确定为广西、广东、海南、福建、云南、贵州、四川、浙江、台湾、湖南等地，生于低丘陵地灌木丛中、路旁等向阳地。[15、16] 两面针为广西道地药材，广西是我国两面针药材资源及其产销量最大地区，《中华道地药材》也记载广西、广东为两面针的道地药材产区，研究结果表明广西贺州市产者质量最好。

（三）药用沿革

《中华人民共和国药典》（2020 年版）中规定芸香科植物两面针 *Zanthoxylum nitidum*（Roxb.）DC. 的干燥根为两面针的法定药用部位。[1] 但在民间及历代本草中经常出现根、茎、枝、叶，甚至全株入药的情况。这种应用是否合理，有无理论依据尚不明确。

两面针最早以"蔓椒"之名载入《神农本草经》，但未载其用药部位。[4]《名医别录》称"采茎、根，煮酿酒"。[13] 这是最早提到两面针使用部位的古籍，但却是用来酿酒的，而此酒的功效也没有明确说明。作为第一部国家药典的唐代官修本草《新修本草》中对两面针的记载与《神农本草经》《名医别录》《本草经集注》基本一致，在药用部位方面没有新的补充。[17] 南宋陈衍的《宝庆本草折衷》，可以说是最早明确指出两面针药用部位的本草古籍，他在"蔓椒"条下用小字注明"茎根在内"，"蔓椒（茎根在内）……采茎、根……"[18] 至明代，由医官刘文泰奉敕编修的《本草品汇精要》[7] 虽然没有刊行，但是作为官修本草的地位毋庸置疑，书中"蔓椒"条下有"……春生叶，……秋取子，不拘时取茎、根。……茎、根洗去土，剉碎用……"等内容，明确指出两面针采收时秋季取"子"，不拘时取"茎""根"，使用时用"子""茎""根"，炮制时提到"茎""根"如何处理。可以说，这是中药史上第一次对两面针药用部位进行全面明确的记载。至此，两面针的药用部位包括茎、根、种子，首次得到官方的正式确认。明代李时珍的《本草纲目》在书中"蔓椒"条下，列出了"实、根、茎"的气味、主治及经验方。[8] 清代张璐的《本经逢原》列"猪椒根（即蔓椒）"一条，"猪椒根（即蔓椒）苦，温，无毒……"，[19] 赵其光的《本草求原》收"入地金牛根"一条。两书均提到两面针的药用部位为根。[11]《岭南采药录》记载："功力较胜于叶之一面无籔者，入药用其根。"[12]《中国植物志》记载两面针根、茎、叶、果皮均用作草药，通常用根。[2]《全国中草药汇编》记载两面针以根、根皮及茎皮入药。[16]《中药大辞典》以"入地金牛"之名收载入药部位为其根或枝叶；[15]《现代本草纲目》以"入地金牛"记载入药部位为其根、茎皮及叶。[20] 从两面针的本草考证来看，其根、茎、皮、叶均可入药，以根和茎入药最为常见。

两面针最早在《神农本草经》中记载："蔓椒味苦温，主风寒湿痹，病节疼，除四肢厥气，膝痛。"[4] 即散寒，利湿，止痛。唐代《食疗本草》中记载："蔓椒主贼风挛急。"[6] 俞晋校注曰："蔓椒根烧末服，并煮汁浸之，疗痔疾、治中贼风，神经痉挛。"增加了治疗中风、神经性痉挛和痔疾等。宋代《证类本草》[21]在两面针功效方面跟《神农本草经》记载相同。明代《本草纲目》将蔓椒自木部移入果部，载曰："此椒蔓生，气臭如狗、彘，故得诸名……根主痔，烧末服，并煎汁浸之……通身水肿，用枝叶煎汁，熬如饧状。"[8]清代《本草求原》云："治痰火病核，并急喉痰闭危笃。"[11]在前人已发现的两面针功效的基础上又增加了清痰利喉的功效。《中华本草》在历代本草的基础上增加了"解毒"这一功效。[22]

《中华人民共和国药典》（2020年版）在梳理古代本草记载的基础上，结合现代研究，认为两面针具有活血化瘀，行气止痛，祛风通络，解毒消肿的功效，用于跌扑损伤，胃痛，牙痛，风湿痹痛，毒蛇咬伤；外治烧烫伤。[1]

五、道地产区

（一）道地产区分布范围

广东（茂名、阳江、云浮、肇庆、广州、河源、梅州、潮汕等地），广西（南宁、钦州、贵港、玉林、梧州、来宾、贺州、柳州等地）及周边与广东、广西接壤的地区。

（二）生境特征

两面针幼龄植株为直立灌木，野生成龄植株为攀缘木质藤本，栽培成龄植株多为类丛生灌木。喜温较耐寒，生态适应性较强，具有半耐阴较耐贫瘠的特点。多分布于南方地区，喜温暖湿润的气候环境。在温暖湿润、日照充足的亚热带季风性气候区的低矮丘陵、山地林缘生长发育良好。两面针野生于海拔800 m以下的温热地方，山地、丘陵、平原的疏林、灌丛中及荒山草坡的有刺灌丛中较常见。利用中药材产地适宜性分析系统（TCMGIS Ⅱ）分析全国被栅格化的生态因子值，认为两面针实生地生态因子范围：年均温13.9～28.7℃；三月平均温2～22℃；湿度77.6%～85.8%；年日照1242～2204 h；年降水量1286～1996 mm；土壤为砖红壤、赤红壤、红壤、黄壤、石灰（岩）土、紫色土、酸性粗骨土、山地灌丛草甸土、潴育水稻土。广东、广西及周边与广东、广西接壤地区符合这种生态因子。[23]

（三）广西产区现状

1. 广西人工种植区域

广西民间使用两面针药材的基源植物有18种（含变种），其中正品两面针有2个变种，原变种和毛两面针，原变种下又分为3个类型，由于不顾后果地滥砍滥伐，部分两面针原产地野生资源已经濒临枯竭，正面临着生态保护与种群退化的双重压力。目前，广西玉林、贺州、钦州、南宁等地是两面针人工栽培的主产区，广西总种植5000～6000亩，每年可采收面积2000～3000亩，且栽培区域有不断扩大、栽培面积有逐年上升的趋势。

2. 产量及流通量

2009年，对广西野生两面针资源调查后估算得出广西两面针总蕴藏量（干重）约2600 t，资源短缺十分明显。因此，广西自2011年开始研究两面针苗木规范化生产技术，2013年开始推广林下栽培技术，2015年开始推广规范化种植技术，此后，两面针人工种植面积逐年提高。目前人工种

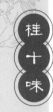

植的两面针平均亩产量约 1000 kg，广西每年可采收两面针 2000 ～ 3000 t，主要销往华润三九医药股份有限公司、柳州两面针股份有限公司等药品生产企业，原材料供不应求。

3.价格走势

两面针每年的市场需求量相对固定，因此行情较平稳。2016 ～ 2020 年，广西产两面针药材统货的单价在 5 ～ 8 元·kg^{-1} 之间，详见图 9-4。

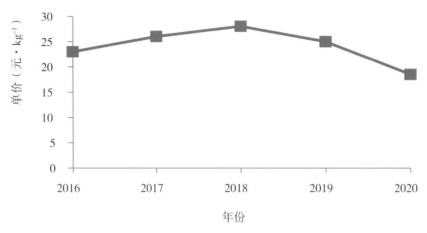

图 9-4　2016 ～ 2020 年两面针（统货）价格走势
（数据来源于中药材天地网 https://www.zyctd.com/）

六、道地药材质量评价

（一）基原鉴定

关于两面针药材的基原植物，《中华人民共和国药典》（2020 年版）收载为芸香科植物两面针 *Zanthoxylum nitidum*（Roxb.）DC.，药用部位为根，并明确规定检查项中不能检出毛叶两面针碱，指出毛叶两面针不可作两面针入药。[1]《中国植物志》第 43 卷第 2 分册载录两面针下分原变种 *Z. nitidum*（Roxb.）DC. 和毛叶两面针 *Z. nitidum* var. *tomentosum* Huang 2 个变种。其中原变种根据叶片、刺和果实的形态差别又分为 3 个类型。[2]

两面针的叶为奇数羽状复叶，小叶 3 ～ 11 片，互生，无毛；嫩枝、嫩叶紫红色、浅黄色或绿色；叶轴有弯钩锐刺，小叶两面刺少或无；叶的质地较为稳定。叶表面形态分析认为毛叶两面针与两面针的区别主要在：叶背被粗糙短毛，革质，叶缘背卷。通过叶表皮和叶脉的微形态观察，毛叶两面针上表皮有明显的颗粒状蜡质，而两面针则为索状、片状蜡质；毛叶两面针叶脉基部两侧不对称，而两面针的叶脉基部两侧对称。因此可以通过叶表面形态特征、叶表皮特征和叶脉特征综合鉴别两面针和毛叶两面针。

（二）性状鉴别

早在 1991 年，学者针对市场上流通的两面针药材及其伪品进行了药材性状等方面的比较研究，认为两面针与毛两面针的性状、组织特征基本相同。[24] 对两面针茎及 3 种伪品飞龙掌血 *Toddalia asiaiica*、竹叶椒 *Z. armatum* 和刺壳椒 *Z. echinocarpum* 茎的性状进行鉴别，得出两面针茎表面灰棕色或棕黑色，皮孔点状，黄色，多纵向排列成断续的线形，钉刺类圆形或扁圆形，钉刺表面环纹明显，刺尖平直或弯曲，长 4 ～ 12 mm，基部宽 9 ～ 14 mm；而伪品飞龙掌血茎表面棕黑色，皮孔细小，黄白色，多纵向连接成线形，钉刺较小，类圆形或长圆形，表面环纹不明显，老茎刺尖常脱落，钉刺长 2～5 mm，基部宽 2～5 mm；伪品竹叶椒茎表面灰棕色或棕黑色，皮孔粗大明显，突起，多纵向排列成断续线形或连接成线形，钉刺椭圆形，表面环纹不明显，钉刺向上弯曲，钉刺尖 3～8 mm，基部宽 4～9 mm；伪品刺壳椒茎表面灰绿色或灰棕色，皮孔细小，密集，皮刺不成钉状，仅有刺尖，常向下弯曲，刺长 1～2 mm，基部宽 2～4 mm。[25]《中华人民共和国药典》（2020 年版）中明确两面针以根入药，并对其性状进行了较为全面地描述。[1]

（三）显微鉴别

通过对两面针茎及三种伪品飞龙掌血、竹叶椒和刺壳椒茎的显微特征进行比较，认为两面针茎横切面直径 12 mm，木栓细胞 10 余列，黄棕色，外切向壁呈弧形弯曲，增厚，石细胞淡黄色至黄色，壁特厚，胞腔线形或呈裂缝状，层纹清晰，多分布在皮层和韧皮部外侧，韧皮纤维类圆形，胞壁厚，常数个至数十个成束，通常与石细胞伴存；而伪品飞龙掌血茎横切面直径 14 mm，木栓细胞 10 余列，黄色或黄棕色，石细胞少数，单个散在或数个成群，分布在韧皮部外侧，韧皮纤维淡黄色，壁特别厚，单个或数个至十余个成束；伪品竹叶椒茎横切面直径 10 mm，木栓细胞 10 余列，石细胞无色或淡黄色，单个散在或数个成群，分布在皮层或韧皮部外侧，韧皮纤维无色，数个或 20 余个成束，断续排列，通常与韧皮部薄壁组织相间排列成 10 余层；伪品刺壳椒茎横切面直径 11 mm，横切面下皮细胞 2～3 列，胞腔充满半透明内含物，石细胞黄色，数个至 10 余个成群，断续排列于韧皮部外侧，韧皮纤维无色，数个或 20 余个成群，通常与石细胞群伴存。[25]《中华人民共和国药典》（2020 年版）中明确中药两面针的显微鉴别方法，即横切面：木栓层为 10～15 列木栓细胞。[1]韧皮部有少数草酸钙方晶和油细胞散在，油细胞长径 52～122 μm，短径 28～87 μm；韧皮部外缘有木化的纤维，单个或 2～5 个成群。木质部导管直径 35～98 μm，周围有纤维束；木射线宽 1～3 列细胞，有单纹孔。薄壁细胞充满淀粉粒。可根据《中华人民共和国药典》中记载的方法对其进行显微鉴别。

（四）理化鉴别

对两面针的薄层色谱鉴别研究发现，展开剂乙酸乙酯－甲醇－浓氨（25：1：0.2）能较好地将毛两面针素（Toddalolactone）、氯化两面针碱（Nitidine chioride）和乙氧基白屈菜红碱（Ethoxychelerythrin）实现分离，表明实验所用的薄层色谱法可对两面针的真伪进行有效鉴定。[26]

《中华人民共和国药典》（2020 年版）中有 2 种理化鉴别方法，这 2 种方法均须先将待鉴别药材和两面针对照药材分别制成供试品溶液和对照药材溶液。[1]第一种方法是以氯化两面针碱为对照品，加乙醇制成浓度为 1 mg·mL⁻¹ 的溶液，作为对照品溶液。吸取上述供试品溶液、对照药材溶液和对照品溶液各 2 μL，分别点于同一硅胶 G 薄层板上，以三氯甲烷－甲醇－浓氨试液（30：1：0.2）为展开剂，展开，取出，晾干，均匀喷洒 10% 硫酸乙醇溶液，在 105℃加热到有斑点且显色清晰时就可以在紫外光灯（365 nm）下检验。在供试品色谱中，在与对照药材色谱相应的位置上，显相同颜色的荧光斑点；在与对照品色谱相应的位置上，显相同的浅黄色荧光斑点。第二种方法是取乙氧基白屈菜红碱对照品，加乙醇制成浓度为 1 mg·mL⁻¹ 的溶液，作为对照品溶液。吸取供试品溶液、对照药材溶液和对照品溶液各 2 μL，分别点于同一硅胶 G 薄层板上，以三氯甲烷－甲醇（25：1）为展开剂，展开，取出，晾干，放在紫外光灯（365 nm）下检验。供试品色谱中，在与对照药材色谱相应的位置上，显相同颜色的荧光斑点；在与对照品色谱相应的位置上，显相同的浅黄色荧光斑点。

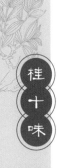

（五）含量测定

目前，中药两面针的活性成分含量测定普遍采用高效液相色谱法（High Performance Liquid Chromatography，HPLC）测定。利用高效液相色谱法检测两面针药材中的季铵类生物碱，色谱柱条件：色谱柱为 ZORBAX XDB-C$_8$（4.6 mm×150 mm，5 μm）；流动相：A.3% 冰醋酸 — 二乙胺（1000：7.8），B. 甲醇，C. 乙腈（非线性梯度洗脱）；柱温：20℃；流量：0.8 mL·min^{-1}；检测波长250 nm、270 nm。结果表明，两面针液相色谱主要由白屈菜红碱（Chelerythrine）、氯化两面针碱等21 个色谱峰以其相对稳定的峰与峰的积分比值所提供的以生物碱为主体的成分分布信息组成，能有效地分析与评价两面针的质量。图谱显示生物碱主要分布于根皮部，地上茎部分生物碱含量很低。该研究为有效地分析和评价两面针的质量提供了实验方法。魏伟锋等建立超高效液相色谱法（UPLC）可同时测定两面针中木兰碱（Magno florine）、橙皮苷（Hesperidin）、氯化两面针碱、白屈菜红碱、芝麻素（Sesamin）5 种成分的含量。[28] 采用 Waters UPLC HSS T$_3$（100 mm×3.0 mm，1.8 μm）色谱柱；以乙腈 –0.5% 甲酸溶液（氨水调 pH=5.0）为流动相，梯度洗脱；柱温为（35±5）℃；流速：0.4 mL·min^{-1}；进样量：2 μL；检测波长为 273 nm。结果表明，5 种成分线性关系良好（r ≥ 0.999），精密度、稳定性、重复性试验的 RSD 均 <2.00%，平均加样回收率为 103.16% ～ 105.64%。16 批两面针样品中木兰碱、橙皮苷、氯化两面针碱、白屈菜红碱、芝麻素的含量分别为 1.04 ～ 12.75 mg·g^{-1}、0.10 ～ 14.49 mg·g^{-1}、1.14 ～ 5.17 mg·g^{-1}、2.52 ～ 14.44 mg·g^{-1}、0.37 ～ 4.60 mg·g^{-1}。该方法明显缩短了检测时间，且稳定、可行，可用于两面针药材中 5 种成分的定量分析。[28] 采用高效液相色谱法可同时测定两面针中别隐品碱（Allocry ptopine）、盐酸血根碱（Sanguinarium chioride）、氯化两面针碱、白屈菜红碱、芝麻素 5 种组分的含量，色谱柱为 Luna C$_{18}$，流动相为乙腈 – 水（含0.2% 磷酸、0.25% 三乙胺）（梯度洗脱），流速为 1.0 mL·min^{-1}，检测波长为 273 nm、284 nm，柱温为 30℃，进样量为 20 μL。结果显示，别隐品碱、盐酸血根碱、氯化两面针碱、白屈菜红碱、芝麻素检测质量浓度线性范围分别为 0.8 ～ 200 μg·min^{-1}、0.2 ～ 50 μg·min^{-1}、0.44 ～ 110 μg·mL^{-1}、0.208 ～ 52 μg·mL^{-1}、0.944 ～ 236 μg·mL^{-1}（r 均为 0.9999）；精密度、稳定性、重复性试验的 RSD<2.0%；加样回收率分别为 101.47% ～ 103.92%（RSD=0.92%，n=9）、102.52% ～ 104.68%（RSD=0.63%，n=9）、97.55% ～ 101.22%（RSD=1.09%，n=9）、103.35% ～ 104.93%（RSD=0.71%，n=9）、99.31% ～ 103.86%（RSD=1.34%，n=9）。该方法操作简便，精密度、稳定性、重复性好，可用于两面针药材中 5 种成分含量的同时测定。[29]《中华人民共和国药典》（2020 年版）也是用 HPLC进行氯化两面针碱含量的测定。[1]

近年来，液质联用技术已广泛应用于生物、环境、医药等领域的定性定量分析，特别是超高效液相色谱 – 四极杆飞行时间高分辨质谱（UHPLC-QTOF-MS/MS），可以进行非目标物定性筛选分析，根据采集获得的母离子和二级碎片离子精确质量数信息，结合对照品及文献可以对中药材中的化学成分进行快速鉴定。基于超高效液相色谱 – 四极杆飞行时间高分辨质谱联用技术，对栽培两面针不同部位（根、茎、枝）的生物碱进行比较分析，并对其中的氯化两面针碱、白屈菜红碱进行定量分析，为栽培两面针的质量控制提供依据。色谱柱：ACQUITY UPLC BEH C$_{18}$（2.1 mm×100 mm，1.7 μm），流速0.5 mL·min^{-1}，柱温35℃，检测波长为272 nm，流动相：A（0.1% 甲酸 – 水），B（乙腈），梯度洗脱，PDA 检测器，ESI 正离子模式采集。根据获得的母离子和二级碎片离子精确质量数信息，结合对照品及文献，从两面针根、茎、枝中鉴定了 37 个成分，其中 30 个成分为共有成分。

4 年生栽培两面针根、茎、枝氯化两面针碱的含量范围为 0.12% ～ 0.23%，白屈菜红碱的含量范围为 0.06% ～ 0.15%。该方法分辨率好、灵敏度高，可用于两面针药材的定性定量分析，有助于对该药材的品质进行深入研究。[30]

（六）指纹图谱

原药材的安全性、有效性及质量的一致性直接关系到药品的安全、药效，中药材质量的一致性是评价中药材质量的一个重要方面。由于中药材成分复杂，中药指纹图谱是一种综合的、可量化的鉴定手段，它建立在中药化学成分系统研究的基础上，主要用于评价中药材、中药制剂以及半成品质量的真实性、优良性和稳定性，是对中药整体质量控制的手段。目前，在中药两面针指纹图谱方面研究较多的有高效液相色谱（HPLC）指纹图谱、薄层色谱（TLC）指纹图谱、红外光谱（IR）、非线性化学指纹图谱等。

近年来兴起的中药指纹图谱的新方法中，以高效液相色谱法（HPLC）为基础，利用高效液相二极管阵列检测器的特性，建立了针对中药复杂体系中不同的化合物类别的最大吸收波长不同的多波长指纹图谱。此方法被广泛用于药材质量评价。采用 HPLC 梯度洗脱测定了 33 批两面针总生物碱的指纹图谱，在色谱柱为 UltimateTM XB-C$_8$柱（5 μm，4.6 mm×250 mm），流动相为乙腈 - 水相（0.2% 磷酸 + 0.2% 三乙胺），柱温 35℃，检测波长为 250 nm 的条件下，HPLC 指纹图谱标定了 24 个共有特征峰，指纹图谱精密度较高，24 小时稳定性较好，重复性良好，为科学评价及有效控制两面针质量提供可靠方法。[31] 以两面针对照药材和鹅掌楸碱、氯化两面针碱、乙氧基白屈菜红碱、L-芝麻素等 4 个活性成分为指标，通过高效液相色谱建立两面针药材特征指纹图谱的质量评价分析方法，对市场上购买的 25 批两面针药材进行鉴别分析，结果仅有 8 批药材质量较好，7 批药材为次品，7 批为伪品飞龙掌血，剩余 3 批药材也是两面针伪品，其合格率仅占 32%。说明两面针的资源已严重匮乏，市场上流通的两面针药材以次品、伪品居多，该方法能有效地检测市场流通中两面针药材的质量。参照《中华人民共和国药典》2010 年版两面针项下方法，对 18 批两面针商品药材进行性状鉴别、薄层色谱及高效液相法检测氯化两面针碱含量，并建立两面针 HPLC 指纹图谱方法，结合相似度评价对样品药材进行鉴别分析。[33] 样品性状、薄层鉴别和含量测定的结果显示，9 批药材有伪品掺杂现象；样品总灰分的含量是 2.4% ～ 6.4%，水分含量是 7.0% ～ 12.1%，醇溶性浸出物含量是 2.2% ～ 8.6%；HPLC 测定中有 2 批样品检测不到氯化两面针碱，11 批样品图谱与对照指纹图谱相似度低于 0.8；18 批药材均不符合《中华人民共和国药典》（2010 年版）的标准。[33] 使用聚类分析和主成分分析对指纹图谱进行模式识别研究，利用《中药色谱指纹图谱相似度评价系统》（2004A 版）对 33 批样品的相似度进行评价，结果从两面针、毛两面针药材的指纹图谱中分别得出 18、27 个特征峰。经对照，指认出木兰花碱、橙皮苷、氯化两面针碱、乙氧基白屈菜红碱 4 种共有成分，而毛两面针素为毛两面针药材独有，两种药材的相似度均大于 0.87。两者除指标成分的种类不同外，其含量也有较明显的差异。两面针与毛两面针药材所含指标成分的种类和含量均有所不同，该方法可为两面针和毛两面针的鉴别提供依据。并认为将指纹图谱和模式识别结合起来进行中药材质量控制是一种行之有效的方法，有利于全面、准确地控制药材质量，该研究为评价毛两面针药材质量提供了一定的实验依据。[34, 35] 雷欣潮等采用紫外检测器的高效液相色谱（HPLC-UV）分析广西不同产地的 24 批两面针药材的指纹图谱。结果在色谱指纹图谱中，确定了 22 个共有峰，根据相似度分析、系统聚类分析的结果，将 24 批药材分为 2 类。该指纹图谱检测方法方便，重现性好，

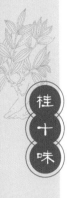

可用于两面针质量控制。[36]对广西、广东20批不同产区的两面针药材结合及性状鉴别、薄层鉴别及水分、灰分、浸出物、氯化两面针碱的含量测定，结果共检出2批药材为伪品，1批药材浸出物低于《中华人民共和国药典》（2020年版）规定，4批药材指标成分含量低于药典规定。建立了两面针HPLC指纹图谱，18批鉴定为正品的药材聚为5类。结果显示，不同来源的两面针质量存在一定的差异，HPLC指纹图谱可反映其质量的一致性。[37]以Agilent Zorbax Eclipse C$_8$（2.1 mm×100 mm，3.5 μm）为分析用色谱柱，甲醇–乙腈–0.5%甲酸溶液（氨水调pH=4.5）为流动相，采用梯度洗脱，ESI（+）检测，分析15批广西产两面针药材，并利用中药色谱指纹图谱相似度评价系统进行相似度计算，标定了指纹图谱中的22个共有峰，15批药材与共有模式的相似度大于0.90。此方法精密度、稳定性和重复性良好，广西产区的两面针药材质量较稳定，可考虑借助其液质联用指纹图谱来评价药材质量。[38, 39]

近年来，非线性化学指纹图谱技术在食品领域得到了一些应用，在中药材产地鉴定方面也偶有报道。中药非线性化学指纹图谱是反应物与药材中所有成分之间进行反应生成的电化学图谱，其具有整体性和模糊性两大基本属性，与中医药的"整体性和模糊性"契合度非常高，且非线性化学方法拥有操作简单，无需样本处理和重现性好等优点，可作为中药快速检验的一种新方法。采用硫酸–丙酮–硫酸锰–溴酸钠稳态体系，通过正交实验优化实验条件，寻找两面针根、茎及伪品飞龙掌血差异性大的非线性化学指纹图谱。结果获得了稳定性、重复性较高的两面针根、茎及伪品飞龙掌血的指纹图谱，三者差异性较大。[40]说明非线性化学指纹图谱技术适用于两面针药材及其混伪品的快速鉴别，为两面针药材快速、准确鉴定提供新方法；同时为非线性化学指纹图谱技术应用于其他易混中药材的鉴定提供示范。

七、生产加工技术

（一）繁殖方式

1. 种子繁殖

每年9～10月，当果实颜色由青变黄时即可采收，置阴凉处待果皮干裂种子出来后，及时收集种子，用湿润的细砂分层堆放，保存至春天播种。2～3月将种子取出，将种子和细砂按1∶10的比例混合，均匀撒播于苗床上，播种后在上面覆盖一层细薄土，用喷雾器向床面喷水，加盖遮阳网，保持苗床土壤湿润。播种量1.2～1.5 g·m^{-2}。4～5月幼苗出土，晴天早晚浇水，保持苗床湿润，雨天注意排水，防止积水。

2. 扦插繁殖

从优良母株上剪取1年或2年生，无病虫害的壮枝作插条。插条粗1.0～2.0 cm，长13～18 cm，具有3～4个节，每个插条顶端至少要有2个芽点。将梢尖幼嫩部分剪去，上端截口靠节上部1～2 cm处剪成平口，下端截口在紧靠节的下面约1 cm处剪成楔形斜口。剪口要求平滑，皮层与木质部不可松动分离。剪好的插条将下端口放入植物生长调节剂GGR7号（50 mg·kg^{-1}）或吲哚丁酸800 mg·L^{-1}中浸泡30 min，以便促使生根。将准备好的插条，按株行距12 cm×25 cm扦插到苗床上，浇水后用塑料薄膜小拱棚覆盖。要经常浇水，保持土壤湿润。待插条萌芽生根后，傍晚拉开塑料薄膜让苗床通风，防止烂根。当苗高达15 cm时，可逐渐打开塑料薄膜拱棚。待植株

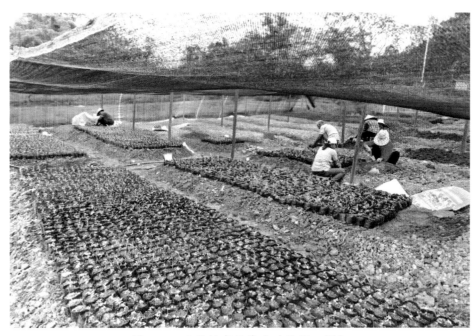

长到 50 cm 以上时即可移栽大田。晴天经常浇水，保持苗床湿润，雨天注意排水，防止积水。及时除草施肥，苗期除草 2 ～ 3 次，施肥 2 ～ 3 次，施肥在除草后进行，以薄施淡肥为主。每亩每次施腐熟农家水肥 1000 kg 或尿素 2 ～ 3 kg 兑水淋施。

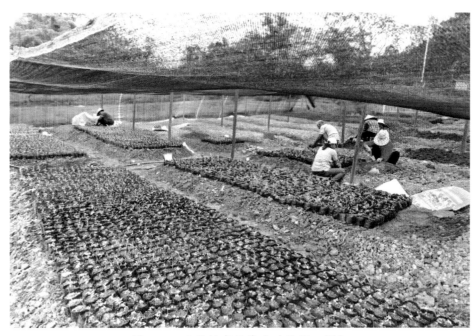

图 9-5　两面针育苗基地（林杨　摄）

3. 组培繁殖

选择生长旺盛、无病虫害的优良两面针种质材料作母株，育苗容器选用规格为 16 cm×16 cm 以上的大塑料营养袋，基质选用黄心土∶泥炭土∶细河沙 =7∶2∶1 制成的营养土，于离地面茎高 15 ～ 30 cm 处截断，使其萌发新梢，散射光下继续培育成半木质化枝条作外植体。将消毒好的外植体，在无菌条件下剪成 2 ～ 4 cm 长的茎段或茎尖，垂直或略倾斜接种于芽诱导培养基中，放置在培养室用黑布遮盖进行暗培养，培养温度 25±2℃，相对湿度 60% ～ 80%。培养至腋芽开始萌出后掀开黑布，先在 100 ～ 500 lx 弱光下培养 7 天后，再置于 500 ～ 5000 lx 散射光下继续培养，至不定芽长约 2 cm。待诱导出的腋芽长成 1.5 ～ 3.0 cm 高的丛芽，将丛芽剪切分成 2 ～ 3 个芽的丛芽或单芽，垂直或略倾斜接种到芽继代增殖培养基上，每个 200 mL 广口瓶接种丛芽 4 ～ 5 丛。接种后，先在光照强度 400 ～ 800 lx 的弱光下培养 10 ～ 15 天，再置于光照强度 2000 ～ 4000 lx 条件下培养，每天光照时间 8 ～ 12 小时，以自然散射光为主、人工光照为辅。培养温度 25±2℃，相对湿度 60% ～ 80%。继代培养周期 25 ～ 30 天，继代次数不大于 36 代。剪取无污染、顶芽明显、芽高 3 cm 以上、健壮、叶片绿色的单芽苗转接到生根培养基上，每个 200 mL 广口瓶接种 10 株，在 400 ～ 800 lx 弱光条件下培养，每天光照时间为 10 ～ 12 小时。培养 15 天左右，长出幼根。苗根系长 1 ～ 2 cm 时，移至遮光 70% ～ 80% 的大棚内自然光下炼苗，先放在光线稍弱的培养架下层炼苗 5 ～ 7 天，再放到光线较强的培养架上层炼苗 5 ～ 7 天。移栽季节在春、夏、秋三季，移栽场所选在有塑料薄膜及黑网覆盖的大棚内。基质采用黄心土＋细河沙＋泥炭土（体积比 3∶1∶1），育苗容器选用规格为 8 cm×12 cm、10 cm×12 cm 或 12 cm×14 cm 的塑料袋。苗木移栽前 1 天，基质用 0.1% 高锰酸钾溶液消毒；移栽前 1 ～ 4 小时，用清水淋透基质。洗苗时，将苗木从瓶子内夹出，用自来水清洗干净黏附于苗木根部的培养基，然后放在盛有少量干净自来水的盆内待移栽，避免折

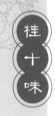

断和损伤芽苗。移栽时，用镊子在基质袋中插孔，将清洗干净的组培苗轻插入孔中。移栽完成后，用喷头浇透定根水，保持棚内相对湿度为 70% ～ 90%、温度为 10 ～ 30℃。如温度较低、干燥或光线过强，可搭小拱棚覆盖塑料薄膜，晴天用遮光度 70% ～ 85% 的遮阳网遮荫，保持适宜幼苗生长的温度、湿度。[41]

（二）种植技术

1. 选地整地

移栽前提前整地。新开垦地块要经过多次翻耕后，作成高 20 cm、宽 120 ～ 150 cm 的畦。施足基肥，以农家肥为主，复合肥为辅。每亩施腐熟农家肥或厩肥 2000 kg，与复合肥 30 kg 混合，均匀撒于畦面，将肥料翻入土中，平整畦面。

2. 定植

宜选在阴雨天气进行移栽。移栽前一天将苗床浇透水，以便起苗。移栽时，先在畦面按株距 70 ～ 80 cm，行距 100 ～ 130 cm 开穴种下，壮苗每穴栽 1 株，弱苗每穴栽 2 株，填土踩实，再盖土略高于畦面，浇足定根水。

3. 除草培土

定植后植株较小，还未封行时应注意除草。定植在每年的春季萌芽前、6 ～ 7 月和冬季进行，冬季除草结合中耕培土（图 9-6）。

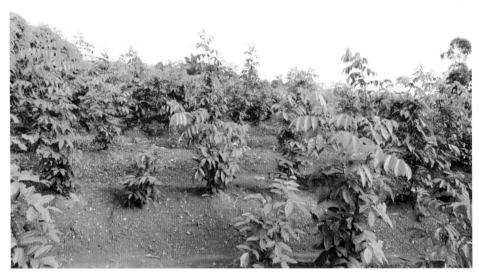

图 9-6　中耕培土（林杨　摄）

4. 追肥

可结合中耕除草后一起进行，两面针属多年生植物，每年追肥 2 次，第一次宜在 3 ～ 4 月份，第二次在 6 ～ 7 月份进行，在畦内距离植株 15 ～ 20 cm 处开一条环形浅沟，每株施复合肥 50 ～ 100 g，视植株大小而定，然后覆盖土壤。每亩用肥量 30 ～ 60 kg。

5. 整枝打顶

当枝条密集丛生时，应在冬季休眠期将老枝、弱枝、病枝和枯枝剪掉，促其生发新枝，修剪时应尽可能保持有效叶片。两面针是根部入药，当新枝长到 2 m 左右时应打顶，以利根系生长发育。（图 9-7）

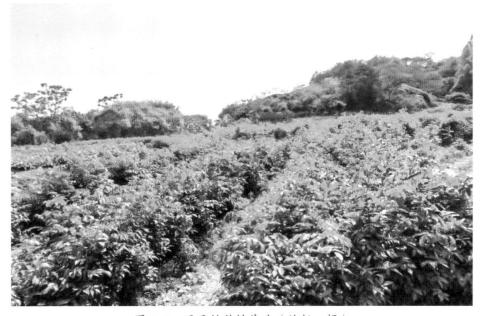

图 9-7　两面针种植基地（林杨　摄）

6. 病虫害防治技术

应遵循"预防为主，综合防治"的植保工作方针，以农业防治、生物防治和物理防治为主，药剂防治为辅，根据各病虫的发生为害特点综合运用各防治技术措施。当确需使用化学药剂防治时，严格执行农药使用的国家相关规定。

（1）病害

①生理性病害及防治方法

由于养分不足、干旱、日灼、低温等常引起两面针幼苗发黄和枯萎。黄化病是苗圃中最为常见的现象，究其原因，大多是由缺氮，或者缺铁、钾、磷素等引起的，其中以缺铁较为常见。缺铁一般表现为叶片淡黄色或黄白色，叶脉仍保持绿色，症状由嫩叶逐步向老叶发展。缺素病往往是由土壤酸碱度不适宜引起的。由于土壤酸碱度不适，土壤中存在的元素变为植株不能吸收的非可溶性肥料。因此，增施有机肥料是消除缺素现象的重要措施。有机肥料供应的各种元素比较全面，同时它有利于调节土壤的酸碱度。

②侵染性病害及防治方法

立枯病是两面针幼苗常见的病害，其症状表现为烂种、猝倒和立枯。烂种：种子或幼苗在出土之前即遭到病菌的侵染而腐烂，在苗床上常见的是成片缺苗。猝倒：幼苗出土后，茎基中呈水渍状腐烂、缢缩，幼苗即行倒伏状，以后幼苗和幼根腐烂。幼苗倒伏通常在幼苗出土后 1～2 个月内出现。立枯：幼苗基部木质化以后，先是基部变色，受病苗木枯死而不倒伏，后期也形成根腐，故称为立枯病。立枯病的病原菌种主要是腐霉菌 *Pythium boryanum*、丝核菌 *Rhizoctonia solani* 等。其发病的共同条件是苗圃地势低洼排水不良、土壤含水量过高，或幼苗栽植过密，连续阴雨等。一旦病害发生应进行土壤消毒处理。方法是用敌克松泼浇地或喷雾，每亩用量 250 g，先用少量水搅拌成糊状，再加水稀释；也可用 50% 多菌灵粉剂，每亩用药 5 kg。

（2）虫害

通过调查广西两面针的虫害，发现有地下害虫、食叶性害虫、吮吸式害虫、害螨、潜叶害虫、卷叶害虫、刺吸害虫等 7 个类型，共 8 目 24 科 32 种。各类害虫中，严重为害（为害率 70% 以

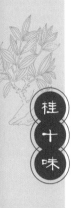

上）的有鞘翅目 Coleoptera 的蛴螬 *Anomala corpulenta* Motschulsky、直翅目 Orthoptera 的花生大蟋蟀 *Tarbinskiellus portentosus* Lichtenstein、鳞翅目 Lepidoptera 的柑橘凤蝶 *Papilio xuthus* Linnaeus 和同翅目 Homoptera 的橘蚜 *Toxoptera citricidus* Kirkaldy 4 种；中等程度为害为害率 31% ～ 69% 的有鳞翅目 Lepidoptera 的小地老虎 *Agrotis ypsilon* Rottemberg、柄眼目 Stylommatophora 的同型巴蜗牛 *Bradybaena similaris* Ferussac、鳞翅目 Lepidoptera 的大灰象甲 *Sympiezomias velatus* Chevrolat、同翅目 Homoptera 的桃一点叶蝉 *Erythroneura sudra* Distant、半翅目 Hemiptera 的茶翅蝽 *Halyomorpha picus* Fabricius、螨目 Acariformes 的柑橘全爪螨俗称红蜘蛛 *Panonchus citri* Mc Gregor 等 6 种。其余 22 种为轻度为害，为害率在 30% 以下，如直翅目 Orthoptera 的东方蝼蛄 *Gryllotalpa orientalis* Burmeister、中华蚱蜢 *Acrida chinensis* Westwood，鳞翅目 Lepidoptera 的木樗尺蠖 *Culcula panterinaria* Bremer et Grey、蔗扁蛾 *Opogona sacchari* Bojer，同翅目 Homoptera 的柑橘木虱 *Diaphorina citri* Kuwayama、黑刺粉虱 *Aleurocanthus spiniferus* Quanintance 等。[42]

①主要为害行为

蛴螬：是金龟子的幼虫，属多食性害虫，常咬食两面针的根、地下茎，断口整齐平截，使幼苗生长衰弱甚至枯死；种子被害后不能出苗，造成缺苗断垄，甚至毁种重播。在苗期刚移栽时这种现象极为严重，导致整片毁苗重新种植。

花生大蟋蟀：啃食和破坏两面针的根、茎、叶、果实和种子，对两面针幼苗的损害特别严重。

小地老虎：1 ～ 2 龄幼虫昼夜均可群集于幼苗顶心嫩叶处取食为害；3 龄后分散，白天潜伏于表土的干湿层之间，夜晚出土从地面将幼苗植株咬断拖入土穴，幼苗主茎硬化后改食嫩叶和叶片及生长点，轻则仅食叶肉，重则咬断幼茎、幼根或叶柄，造成缺苗断垄，或咬食未出土的种子。在苗期刚移栽时这种现象极为严重。

柑橘凤蝶：卵散产于枝梢、嫩叶尖端。幼虫孵化后先食卵壳，然后食两面针幼芽、嫩叶、新梢及成叶。初龄幼虫将叶吃成缺刻与孔洞，稍大后常将叶片吃光，只残留叶柄。严重时可见幼苗整株叶片被吃光，影响两面针的生长。

橘蚜：成虫和若蚜群集为害新梢、嫩茎和嫩叶，吸取汁液，使受害叶片向背面横卷，严重时叶背布满蚜虫，嫩梢萎蔫，并向其他植株扩散，能诱发煤烟病。在两面针植株上，这是一种极其常见的虫害，除 1 ～ 2 月少见外，其余月份均可发生。

桃一点叶蝉：成虫、若虫刺吸寄主植物的嫩叶、花萼汁液，形成半透明斑点或白斑，严重时植株叶片苍白，提早脱落，树势衰弱，影响生长。

同型巴蜗牛：取食两面针叶片和幼苗，严重时造成缺苗断垄。初孵幼虫仅食叶肉，稍大则将茎、叶吃成孔洞或缺刻。有时可发现其排泄的黑色粪便。在蜗牛爬过的茎叶上，常可见其留下的银白色痕迹。

大灰象甲：成虫取食两面针的嫩尖和叶片，轻者将叶片食成缺刻或孔洞，重者将两面针苗吃光只留茎秆，造成缺苗断垄，为害一段时间后入土食害根部。严重时会导致大量幼苗死亡。

茶翅蝽：成虫、若虫吸食两面针幼嫩顶梢部位的汁液，造成叶片枯黄和提早脱落，树势衰弱，嫩梢顶端干枯变黑引起暂时停止生长。

柑橘全爪螨：俗称红蜘蛛，喜欢高温干燥环境，在高温干旱的气候条件下繁殖迅速，为害严重。其多群集于花卉叶片背面吐丝结网为害。以刺吸式口器吮吸汁液，导致植株初期叶片失绿、叶缘向上翻卷，甚至枯萎、脱落，严重时可致植株死亡。红蜘蛛的传播蔓延除靠自身爬行外，风、雨水及劳作携带也是重要传播途径。[42]

②虫害防治对策

针对两面针虫害特点，拟定以下防治对策。a. 加强植物检疫。首先加强本地区两面针的疫情调查，明确其为害区的分布，并划定疫区和保护区，严禁从疫区调出苗木和插条、接穗，并进行严格消毒和防护。b. 农业防治。播种或移栽前清除田间及四周杂草，集中烧毁或沤肥；深翻地灭茬、晒土，促使病残体分解，杀灭虫源。育苗移栽，播种后用药土覆盖，移栽前喷施1次除虫灭菌的混合药。及时中耕除草可直接杀死及恶化土中幼虫、蛹的发育条件，降低虫口密度，减低为害。结合修剪，剪除被害幼虫、卵的枝梢，消灭越冬虫源。彻底清除落叶和杂草，集中烧毁，剪除病枝，以减少虫源。c. 物理防治。利用害虫的趋光性，设置黑光灯诱杀及利用黄色黏虫板引诱害虫。根据各虫类的活动特性堆草诱杀或树干涂白涂剂，也可组织人力捕杀幼虫。d. 保护天敌。喜鹊、知更鸟、麻雀、蟾蜍、寄生蝇、瓢虫、草蛉、食蚜蝇、蜘蛛和芽霉菌等都是很有效的虫害天敌，可对其进行保护及利用。e. 生物防治。利用寄生菌让害虫染病死亡，如针对金龟子幼虫可使用青虫菌粉1份加干细土200份，穴施或发生严重时撒施于根际周围。f. 化学防治。农药防治可根据不同类型的害虫选择农药进行防治，如花生大蟋蟀、东方蝼蛄、同型巴蜗牛、野蛞蝓和中华蚱蜢等害虫可用毒饵诱杀。对蛴螬（铜绿丽金龟）、大灰象甲、白星花金龟、小地老虎可用药物灌根。对于其它害虫可喷施药剂。[42]

（三）采收加工技术

种植4～5年以后，当两面针主干直径达到3 cm以上时即可采收。于冬季将根部挖出，除去地上部分，保留根部。除净根部泥土，切片，晒干。

（四）贮藏技术

1. 包装

对干燥、检验合格后的两面针进行包装。把药材装入内衬有聚乙烯薄膜袋的麻袋内，封好袋口，包装材料必须符合国家《中药材袋运输包装件》（GB 6264—86）的要求。在每一包装袋内附有一张质量检测合格标志及装袋单，并在装袋单上明确注明品名、规格、产地、批号、毛重、净重、执行标准及生产单位、包装日期等。

2. 贮藏

将包装好的两面针置干燥、阴凉、通风处贮藏。

八、现代研究应用

（一）化学成分

1. 主要化学成分

两面针化学成分方面的研究较为系统，目前主要集中于阐明两面针中具有抗肿瘤作用的药效物质基础，即生物碱类化学成分的研究。现有研究表明，从两面针中已分离出多种化合物，分属于生物碱类、木脂素类、香豆素类、脂肪酸类等。[43]

（1）生物碱类

生物碱类化合物是两面针中最主要的化学成分，其药理活性最为显著，具有较强的抗肿瘤活性，主要为苯并菲啶类生物碱和喹啉类生物碱（表9-1、表9-2、图9-8）。[44-47]

表9-1 两面针中苯并菲啶类生物碱

序号	化合物名称	化合物结构
1	6β-hydroxymethyldihydronitidin	R_1=CH$_3$；R_2=CH$_2$OH；R_3=H；R_4=OCH$_3$；R_5=OCH$_3$
2	nitidumtone B，两面针酮B	R_1=CH$_3$；R_2=CH$_2$COCH$_3$；R_3=OCH$_3$；R_4=OCH$_3$；R_5=H
3	8-（2'-cyclohexanone）-7,8-dihydrochelerythrine，8-（2'-环己酮）-7,8-二氢白屈菜红碱	R_1=CH$_3$；R_2=OC$_6$H$_9$；R_3=OCH$_3$；R_4=OCH$_3$；R_5=H
4	8-（1'-hydroxyethyl）-7,8-dihydrochelerythrine，8-（1'-羟基乙基）-7,8-二氢白屈菜红碱	R_1=H；R_2=CH（OH）CH$_3$；R_3=OCH$_3$；R_4=OCH$_3$；R_5=H
5	8-acetonyldihydronitidine，8-乙酰甲基二氢两面针碱	R_1=CH$_3$；R_2=CH2COCH$_3$；R_3=H；R_4=OCH$_3$；R_5=OCH$_3$
6	oxyavicine，氧籁木党花板碱	R_1=CH$_3$；R_2=CO；R_3=H；R_4=R_5=OCH$_2$O
7	Dihydrochelerythrine，二氢白屈菜红碱	R_1=CH$_3$；R_2=2H；R_3=OCH$_3$；R_4=OCH$_3$；R_5=H
8	7-Demethyl-6-methoxy-5,6-dihydrochelerythrine	R_1=CH$_3$；R_2=OCH$_3$；R_3=OH；R_4=OCH$_3$；R_5=H
9	Oxychelerythrine，氧基白屈菜季铵碱	R_1=CH$_3$；R_2=O；R_3=OCH$_3$；R_4=OCH$_3$；R_5=H
10	Oxynitidine，光叶花椒酮碱	R_1=CH$_3$；R_2=O；R_3=H；R_4=OCH$_3$；R_5=OCH$_3$
11	8-OH-dihydrochelerythrine	R_1=CH$_3$；R_2=OH；R_3=OCH3；R_4=OCH$_3$；R_5=H
12	8-acetylchelerythrine	R_1=CH$_3$；R_2=COCH$_3$；R_3=OCH$_3$；R_4=OCH$_3$；R_5=H
13	6-Ethoxychelerythrine	R_1=CH$_3$；R_2=OCH$_2$CH$_3$；R_3=H；R_4=OCH$_3$；R_5=OCH$_3$
14	oxyterihanine，氧化刺椒碱	R_1=CH$_3$；R_2=O；R_3=H；R_4=OH；R_5=OCH$_3$
15	Nitidine chloride，氯化两面针碱	R_1=CH$_3$；R_2=R_3=H；R_4=OCH$_3$；R_5=OCH$_3$；R_6=R_7=H
16	ethoxychelerythrine	R_1=CH$_3$；R_2=H；R_3=OCH$_3$；R_4=OCH$_3$；R_5=R_6=H；R_7=COCH$_2$CH$_3$
17	8-methoxysanguinarine	R_1=CH$_3$；R_2=COCH$_3$；R_3=R_4=OCH$_2$O；R_5=R_6=R_7=H
18	8-acetonylchelerythrine	R_1=CH$_3$；R_2=CH$_2$COCH$_3$；R_3=OCH$_3$；R_4=OCH$_3$；R_5=H；R_6=R_7=H
19	isofararidine	R_1=CH$_3$；R_2=H；R_3=OH；R_4=OCH$_3$；R_5=H；R_6=R_7=H
20	Chelerythrine，白屈菜红碱	R_1=CH$_3$；R_2=H；R_3=OCH$_3$；R_4=OCH$_3$；R_5=H；R_6=R_7=H
21	Bocconine	R_1=CH$_3$；R_2=H；R_3=R_4=OCH$_2$O；R_5=H；R_6=OCH$_3$；R_7=H
22	avicine	R_2=H；R_3=H；R_4=R_5=OCH$_2$O；R_6=H

续表

序号	化合物名称	化合物结构
23	8-methoxyisodecarine	R₂=OCH₃；R₃=OH；R₄=OCH₃；R₅=H；R₆=H
24	8-methoxynorchelerythrine	R₂=OCH₃；R₃=OCH₃；R₄=OCH₃；R₅=H；R₆=H
25	N-desmethylnitidine	R₂=H；R₃=H；R₄=OCH₃；R₅=OCH₃；R₆=H
26	8-methoxyisodecarine	R₂=OCH₃；R₃=OH；R₄=OCH₃；R₅=H；R₆=H
27	N-desmethylchelerythrine	R₂=H；R₃=OCH₃；R₄=OCH₃；R₅=H；R₆=H
28	zanthoxyline	R₂=H；R₃=H；R₄=H；R₅=OH；R₆=OCH₃
29	rhoifoline B	R₂=H；R₃=H；R₄=OCH₃；R₅=OCH₃；R₆=H
30	rhoifoline A	R₂=OCH₃；R₃=H；R₄=R₅=OCH₂O；R₆=H
31	Decarine，德卡林碱	R₂=H；R₃=OCH₃；R₄=OH；R₅=H；R₆=H
32	Arnottianamide，阿尔洛花椒酰胺	
33	integriamide	
34	Isoarnottianamide，异阿尔洛花椒酰胺	
35	Nitidumtone，两面针酮	
36	epizanthocadinanine	
37	zanthomuurolanine	
38	epi-zanthomuurolanine	
39	zanthocadinanine A	
40	zanthocadinanineB	
41	epi-zanthocadinanine B	
42	8-acetonyldihydroavicine，8- 乙酰甲基二氢勒樘碱	

表 9-2 两面针中喹啉类生物碱

序号	化合物名称	序号	化合物名称
43	coptisine，黄连碱	61	N-acetyldehydroanonaine，N- 乙酰基去氢番荔枝碱
44	Protoberrubine	62	N-acetylanonaine
45	ZanthoxylumamideA	63	Zanthobungeanine，花椒朋碱
46	Zanthoxylumamide B	64	zanthodioline
47	Zanthoxylumamide C	65	Skimmianine，茵芋碱
48	Zanthoxylumamide D	66	Dictamnine，白鲜碱
49	tridecane amine	67	γ-fagarine，花椒碱
50	tetradecane amine	68	edulitine
51	Heptadecanoic amine	69	Haplopine，7- 羟基 -8- 甲氧基白藓碱

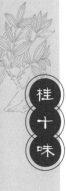

序号	化合物名称	序号	化合物名称
52	nonadecane amine	70	4–methoxy–l–methyl–2–quinolone
53	neoherculin（a–sanshool）	71	Robustine，8– 羟基白鲜碱
54	CH₃（CH₂）33NH₂	72	5–methoay–white bast alkali
55	Methyl7–（β–D–mannopyranosyloxy）–1H–indole–2–carboxylate	73	flindersine
56	methyl7–[（3–O–acetyl–β–D–mannopyranosyl）oxy]–1H–indole–2–carboxylate	74	magnolone
57	2–methyl–1H–indol–7–yl β–D–mannopyranoside	75	3，6–diisopropyl–2,5–piperazinedione
58	4，5–dihydroxy–l–methyl–3–xo–2（trichloromethyl）–3H–indolium	76	integriamide
59	4–hydroxy–N–methylproline，N– 甲基羟脯氨酸	77	2，4–dihydroxypyrimidine
60	Liriodenine，鹅掌楸碱	78	α allcryptopine

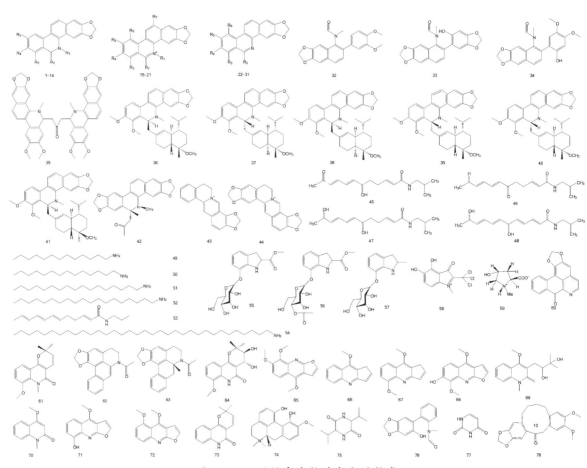

图 9-8　两面针中生物碱成分结构式

（2）香豆素类

香豆素类是两面针中较为常见的化合物，主要有飞龙掌血酮内酯飞龙掌血内酯 5，6，7- 三甲氧基香豆素（5，6，7-trimethoxycoumarin）、5-methoxymarmesin 茵陈素、5，7，8- 三甲氧基香豆素、5，7- 二甲氧基 -8-（3- 甲基 -2- 丁烯氧基）- 香豆素、5- 牻牛儿氧基 -7- 甲氧基香豆素、异茴芹素、珊瑚菜内酯等。[48-51]

（3）木脂素类

两面针中含有木脂素类化合物 d- 表芝麻脂素（d-episesamin）、horsfieldin、新棒状花椒酰胺（山椒素）。[52，53]

（4）脂肪酸类

两面针中含有紫丁香酸（syringicacid）、对羟基苯甲酸（4-hydroxybenzoic acid）和顺 -3-（2，3，4- 三甲氧基苯基）丙烯酸［（Z）-3-（2，3，4-trimethoxyphenyl）acrylic acid］等脂肪酸。[49]

（5）微量元素

中药是多成分协同起效的，金属元素是中药归经和药性物质基础的重要组成部分，其元素的种类、形态、含量及含量比例的改变对药效均有影响。运用火焰原子吸收分光光度法和石墨炉法对两面针样品中的金属元素 Fe、Cu、Zn、Mg、Ca、Pb、Sn 的含量进行了测定，结果 Ca、Fe、Zn 的含量较高。[54]

（6）其他类

两面针中还含有 2，4- 二羟基嘧啶，2，6- 二甲氧基对苯醌（2，6-dimethoxy-1，4-benzoquinone）、对羟基苯甲酸乙酯（ethylparaben）、stigmast-9（11）-en-3-ol、胡萝卜苷（daucosterol）等。[49]

2. 不同产地、不同规格的化学成分比较研究

对国内不同产地两面针药材（根）活性成分含量进行比较，研究结果普遍表明广西产两面针活性成分含量较高。用冷浸法和热浸法测定广西、广东、云南、海南、四川、浙江、福建、湖南、贵州 9 个国内不同产地两面针水溶性和醇溶性浸出物的含量，结果表明水溶性浸出物中，以广西产两面针含量最高，冷水 18.3%、热水 21.6%；广东产两面针含量次之，冷水 17.4%、热水 19.6%。醇溶性浸出物中，以广西产两面针含量最高，冷浸 17.6%、热浸 19.8%；广东产两面针含量次之，冷浸 17.1%、热浸 18.9%。[55] 进而对广西各个产地的两面针药材（根）活性成分含量进行比较，发现各产地两面针药材（根）中的各活性成分含量差别较大。采用 HPLC 法分析并比较了广西金秀、百色、北流、钦州、融水、天峨、桂平、邕宁、桂林、龙州 10 个不同产地的两面针中具有镇痛、抗炎和止血活性的新棒状花椒酰胺的含量，发现不同产地的两面针中新棒状花椒酰胺的含量差别较大，金秀样品含量最高，为 0.468%；桂林样品含量最低，为 0.009%。[56] 又采用 HPLC 法对这 10 个不同产地的两面针中具有抗肿瘤活性的氯化两面针碱和具有镇痛活性的 L- 芝麻脂素的含量进行了分析和比较，发现在不同产地的两面针中氯化两面针碱和 L- 芝麻脂素的含量差别都较大，广西百色的两面针中氯化两面针碱含量和 L- 芝麻脂素的含量均最高，氯化两面针碱 0.467%，L- 芝麻脂素 0.160%；广西金秀的两面针中氯化两面针碱含量和 L- 芝麻脂素的含量均最低，氯化两面针碱 0.0490%，L-芝麻脂素 0.0370%。[57] 采用反相高效液相色谱法（RP-HPLC）分析广西邕宁、武鸣、靖西、平果、马山、昭平、大新、那坡、扶绥、龙虎山共 10 个不同产地的两面针药材中氯化两面针碱的含量，结果表明，广西区内 10 个不同产地的两面针药材样品中，氯化两面针碱的含量为 0.36% ～ 1.03%，含

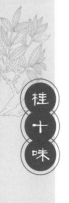

量差异比较大，其中以邕宁（1.03%）、靖西（0.71%）、马山（0.69%）、武鸣（0.67%）等地的含量较高，昭平（0.36%）、那坡（0.44%）等地的含量较低。[58]

不同来源和不同部位两面针中氯化两面针碱含量也存在一定的差异。采用高效液相色谱法（HPLC）比较广东、广西产两面针不同部位中氯化两面针碱的含量差异，发现广西、广东产两面针根中均含有氯化两面针碱，且含量最高；广西产两面针茎中含氯化两面针碱，而广东产两面针茎中含或不含氯化两面针碱，其含量低于广西产，两产地两面针叶中均不含氯化两面针碱。[59]研究发现，不同产地两面针果壳挥发油主要成分基本相同，以烯醇类成分为主，其中芳樟醇含量最高，其次为β-蒎烯、β-水芹烯，但含量有差异。[60]检测了两面针药材4个不同部位——根、茎、枝、叶中氯化两面针碱的含量，结果表明，在两面针药材的4个不同部位中氯化两面针碱含量的差别较大，其中根部含量最高，为2.033 mg·g^{-1}，叶子含量最低，只有0.021 mg·g^{-1}。[61]又采用高效液相色谱法（HPLC）测定2年、3年、5年、5年以上等不同生长期两面针药材中两种活性成分——氯化两面针碱和新棒状花椒酰胺的含量，发现两面针药材中的氯化两面针碱的含量随生长年限的增长而升高，而新棒状花椒酰胺的含量却随生长年限的增长而有所降低。该研究结果为两面针药材的采购与应用提供了可靠依据。[62]

（二）药理作用

1. 镇痛作用

两面针的抗炎、镇痛活性被广泛应用于治疗跌打损伤、胃痛、牙痛、风湿痹痛等方面。两面针根提取物中的褐色油状物（N-4），对实验动物均有一定的镇痛作用。30 mg·kg^{-1}腹腔注射可使小鼠扭体反应明显减少（$P < 0.001$）；兔K$^+$透入测痛实验表明，40 mg·kg^{-1}腹腔注射与给药前相比可显著提高痛阈。[63]采用小鼠醋酸扭体法、热板法、光热刺激法研究发现，两面针中木脂素化合物结晶-8（15 mg·kg^{-1}、30 mg·kg^{-1}和60 mg·kg^{-1}）均可明显减少小鼠的扭体反应次数，能延长小鼠舔足后的潜伏期；对福尔马林致痛模型动物的Ⅰ相和Ⅱ相疼痛反应均有抑制作用，并能延长小鼠甩尾潜伏期，由此推断，木脂素化合物结晶-8有较显著的镇痛作用。[64]

2. 抗炎作用

中药两面针的有效活性成分之一氯化两面针碱在抗炎方面的活性已有诸多报道。[65, 66]银屑病属于一种常见的由炎症引起的皮肤病，该病会导致持续的炎症以及角质形成细胞增殖和功能障碍。[67]有研究指出，氯化两面针碱能够通过减低细胞周期蛋白A（cyclin A）和细胞周期蛋白D$_1$（cyclin D$_1$）水平以及增加p53蛋白表达，抑制人类永生化表皮细胞增殖并诱导S期细胞周期停滞，[68]从而缓解银屑病患者的皮肤炎症。IL-10家族细胞因子对人体免疫功能起重要作用，能够激活固有免疫，同时促进组织修复，使机体抵御炎症。[69]通过实验证实氯化两面针碱和TOP1抑制剂能够通过增强Akt介导的信号通路，促进IL-10产生而发挥抗炎作用，有助于炎症的治疗。[70]采用热板法及扭体法实验考察对小鼠的镇痛作用，应用小鼠耳郭肿胀、脚趾肿胀及棉球肉芽肿胀等实验评价两面针根挥发油的抗炎活性，结果显示，两面针根挥发油能明显减少小鼠的扭体次数，对二甲苯致小鼠耳郭肿胀、棉球肉芽肿胀实验、角叉菜胶致足趾肿胀实验均有显著的抑制作用。[71]

3. 抗肿瘤作用

通过构建谱效模型，可从两面针红外指纹图谱中直接反映两面针药材的抗肿瘤药效，表明氯化两面针碱等生物碱类成分在两面针抗肿瘤药效活性中发挥了重要作用，其他苷类、香豆素、酯类等成分也起到了相互协同增效作用。[72]氯化两面针碱 2.5、5 mg·kg⁻¹ 和 10 mg·kg⁻¹ 三个剂量组对肝癌 HepG2 的抑制率分别为 12.06%、35.63% 和 60.91%；电镜下可见氯化两面针碱给药组肿瘤细胞核染色质浓缩并边缘化、核碎裂及胞浆空泡化；染色凋亡细胞明显增多，凋亡指数为 27.5% ± 3.6%，可见氯化两面针碱可以抑制肝癌 HepG2 的生长，其机制与促进肿瘤细胞凋亡有关。[73]现代药理学研究已表明，氯化两面针可通过调控多种信号通路抑制包括卵巢癌、乳腺癌、胃癌、肝癌、胶质母细胞瘤、骨肉瘤等多种癌细胞的增殖，还可诱导肿瘤细胞凋亡，抑制肿瘤细胞迁移侵袭，从而起到抗肿瘤作用。[74-78]

4. 抗菌作用

两面针提取物具有广谱抗菌活性。利用硅胶柱、氧化铝柱等色谱技术从两面针根部分离鉴定出多个能够显著抑制金黄色葡萄球菌的生物碱活性成分，发现化合物鹅掌楸碱对临床多药耐药性耐甲氧西林金黄色葡萄球菌具有较强的杀菌活性，为开发新型超级细菌抗菌素提供了参考。[79]两面针根和茎不同极性部位的乙酸乙酯提取物及正丁醇提取物对大肠埃希菌、沙门氏菌、白色念珠菌、金黄色葡萄球菌和枯草芽孢杆菌均有较好的抗菌活性。[80]除两面针茎皮水提取物对八叠球菌和枯草杆菌的抑菌活性为阴性外，根水提取物、根乙醇提取物、茎枝乙醇提取物在高浓度下均有不同程度的抑菌活性，其中两面针根的乙醇提取物对芽孢杆菌的抑菌活性最强。[81]此前已有研究表明氯化两面针碱具有一定的抗菌活性。[82, 83]此外，氯化两面针碱还具有孢子原芽孢杆菌和化脓性链球菌的抑制活性。[84]

5. 镇静、解痉作用

两面针提取物 N4 具有镇静作用，给小鼠灌胃剂量为 50 mg·kg⁻¹ 的两面针提取物 N4 时，可显著减少小鼠自发活动次数；当给小鼠灌胃剂量分别为 40 mg·kg⁻¹ 和 60 mg·kg⁻¹ 时，与阈下剂量的戊巴比妥钠有协同作用。犬按临床拟用剂量的 10 和 20 倍注射也可见镇静作用，当给犬灌胃剂量为 40 mg·kg⁻¹ 时，5 min 后观察发现，此物质能使犬呼吸减弱、减慢，但 20 min 后可恢复正常。[63]两面针结晶 N-8 具有解痉作用，毒性较低，其通过 M- 胆碱系统对肠平滑肌有直接松弛作用，结晶 N-8 于 $1 \times 10^{-6} \sim 1 \times 10^{-4}$ g·mL⁻¹ 浓度时，对正常豚鼠离体回肠无明显影响，但对乙酰胆碱、毛果芸香碱、组胺及氯化钡所致的收缩有松弛作用。[63]

6. 钙拮抗剂

钙拮抗剂主要用于高血压病、冠心病和心律失常。两面针碱可能是一种钙拮抗剂，应用正交试验观察，发现两面针碱可以明显抑制钙调素依赖的环核苷酸磷酸二酯酶的活性，且其与三氟啦嗪对钙调素的作用位点不同，有协同作用。[85]

7. 毒性

中医药理上认为两面针有小毒，应该主要指两面针中生物碱的毒性。药物作用于肿瘤细胞的同时会对人体正常细胞产生一定的毒性作用，研究证实了氯化两面针碱对人胚胎细胞 L-O2 和人胚肾细胞 293 有一定的毒性作用，且其抑制细胞增殖的作用随药物浓度的增加而增加，加入酸性成纤维细胞生长因子对氯化两面针碱引起的肝、肾细胞损伤具有一定的保护作用。[86]采用 MTT 法检测不同浓度氯化两面针碱、白花丹素、紫杉醇对肝细胞的毒性作用，发现对肝细胞的 IC50 最高抑制率均超过 80%，从而说明了三者均可抑制肝细胞的增殖，对肝细胞有一定的毒性。[87]

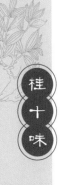

（三）临床及其他应用

随着对两面针认识的不断深入，临床上出现了不少以两面针单味制剂或以两面针为主药的新产品，临床上应用范围集中于治疗烧伤、麻醉、止痛、胃溃疡等。

1. 麻醉、止痛

《全国中草药汇编》中记载："祛风活血，麻醉止痛，解毒消肿。"[18]两面针作为表面麻醉、局部麻醉药品，常用于门诊小手术中，如输卵管结扎术、扁桃体切除术。将两面针制成表面麻醉剂，嘱病人咬住，1～2 min后便可进行手术，注射后经3～6 min即可产生麻醉作用，[19]且不良反应少。两面针制成表面麻醉剂，用于口腔科手术可代替氯乙烷，拔牙101只（84例病人），无痛98只；齿龈脓肿切开18例，无痛14例。用法：用小棉球蘸药液少许，放于需要进行手术的牙龈周围或脓肿的表面上，嘱病人咬住，1～2 min后便可进行手术。如制成0.5%溶液可行局部麻醉，用于一般门诊小手术、输卵管结扎术、扁桃体切除术、阑尾切除术等共62例，麻醉效果稳定，无不良反应，亦无肝、肾损害等缺点。两面针注射液可治疗神经痛、头痛、风湿痛、胃肠绞痛等。两面针0.5 g、三花酒20 mL送服，方药中两面针散瘀止痛，三花酒行气通络，委中刺络放血，是治疗血瘀腰痛之良方。[88]另记载，两面针10 g，生姜、大枣各30 g，捣烂共煮热，用布包好，温熨中脘穴，方药中两面针、生姜祛风散寒，行气止痛，大枣健运脾胃。[89]治疗神经痛、头痛、风湿痛和胃肠绞痛，用两面针注射液，每次肌注2 mL（相当于根皮3 g），每日1～2次。[90]治疗神经痛、头痛、风湿痛、胃肠绞痛500余例，用药后5～10 min即可止痛。有用两面针和七叶莲制成注射液含两面针0.59·mL^{-1}，七叶莲1g·mL^{-1}，每次肌注2 mL（每mL相当于生药两面针0.5 g，七叶莲1 g），对205例病人进行止痛效果观察，有效率达95%。用药后3～10 min止痛，药效持续4～8 h，对胆道蛔虫病、肠蛔虫病、溃疡病的疼痛疗效尤佳。[12]

2. 治疗溃疡病

将草药山竹树皮、两面针和蜜为丸，每丸10 g制成草药溃疡丸，经临床与西药硫糖铝比较，草药溃疡丸中两味草药合用，具有行气止痛、消炎收敛生肌的作用，用于溃疡病的治疗，具有缓解症状快、治愈时间短的特点，且无明显副作用。[88]从两面针的叶片或根中提取深黄色透明液与白及胶制成入地金牛药膜，58例患者经药膜治疗后，溃疡3～5天即可愈合，相比西药，该药膜具有药源广、成本低、使用方便、毒性极小等特点。[91]

3. 治疗烧伤

两面针1000 g，虎杖500 g，黄芩、黄柏、黄连各300 g，加入80%酒精溶液10 L，浸泡2周后，加薄荷脑50 g使其比重与80%的酒精溶液相等，过滤后取澄清液备用，清创消毒后，用喷雾器喷洒创面，有临床数据统计，烧伤治愈率为87.12%。[92]

4. 治疗腰腿痛

以20%两面针溶液，用低频直流感应电疗机离子导入，每日1次，每次20 min，10次为1疗程。经观察，对腰肌劳损及扭、挫伤疗效较佳，对腰椎肥大及椎间盘脱出引起的坐骨神经痛亦能缓解症状。据153例统计，有效率在90%以上。在治疗过程中，部分病例疼痛有所减轻，但未消失，而终止治疗后仍可继续缓解。个别病例出现皮疹、皮肤潮红充血等过敏现象，可用红外线照10～15 min进行脱敏，或用湿冷毛巾外敷。此外，每日用两面针注射液肌肉注射，每次1 mL（含有效成分100 mg），治疗风湿性及类风湿性关节炎189例，有效率亦在90%以上，大部分病人在用药5～6

天内即显示效果。[12]

5. 治疗急性扁桃体炎

取两面针根茎的第 2 层皮一两研粉，加入琥珀粉五分，调匀，喷于扁桃体表面和咽部；亦可制成片剂含化。每日 4 ～ 6 次，每次 1 g。28 例急性扁桃体炎、扁桃体周围脓肿、咽旁脓肿患者，经治疗 2 ～ 6 天（平均 3.7 天），全部获愈。用药 12 ～ 24 h 后病情即显好转，表现为体温下降，血象正常，症状改善。[12]

6. 其他

除了以上临床应用外，两面针是一种毒性小、功效较突出的中药，特别是在抗菌消炎、镇痛、抗肿瘤等方面具有较大的市场开发价值。两面针提取物添加到牙膏中，具有消炎、镇痛、止血作用，说明两面针在口腔卫生用品中对防治各种口腔疾病具有重要意义。[93]以两面针、黄芪、苦参片、半枝莲等水煎制成的中药扶正培本，结合吡柔比星为主联合治疗晚期非小细胞肺癌，中药扶正培本具有良好增效减毒的作用，联合化疗治疗可明显减轻化疗的毒副反应，临床效果好。[94]

（四）分子生物学研究

1. 两面针叶绿体基因组

基于 Illumina 对端测序数据组装了两面针完整的叶绿体基因组为 157253 bp，其中反向重复序列（IRs）为 27618 bp，大单拷贝（LSC）和小单拷贝（SSC）分别分离为 84382 bp 和 17635 bp。cpDNA 包含 132 个基因，其中蛋白质编码基因 87 个，tRNA 基因 37 个，rRNA 基因 8 个，质体总体 GC 含量为 38.5%。[95]Qin 等分别组装了两面针包括 2 个变种在内的 4 个类型［*Z. nitidum* var.*nitidum*（Type 1 ～ Type 3），*Z. nitidum* var. Tomentosum］的叶绿体基因组序列。组装的基因组长度为 156999 ～ 157349 bp，大单拷贝区（LSC）84064 ～ 84455 bp，小单拷贝区（SSC）17582 ～ 17651 bp，反向重复序列（IRs）27631 bp ～ 27659 bp，所有基因组包含 133 个基因，包括79 个蛋白质编码基因、30 个 tRNA 基因和 4 个 rRNA 基因。GC 含量为 38.5%。[96]系统发育分析表明两面针原变种和毛叶两面针为两面针下的两个姐妹变种。

2. 分子鉴定

近年来，国际上物种识别研究领域的热点技术——DNA 条形码分子鉴定得到了快速发展。DNA条形码技术基于公认遗传物质片段信息进行生物鉴定，具有精确和通用的特点，容易通过培训达到标准化操作，是传统中药鉴定体系的一个有力补充。对两面针及其常见混伪品和同属近缘种（10 种31 份样品）进行 DNA 提取、PCR 扩增和双向测序，所得序列经 CodonCode Aligner 软件处理和人工校对，采用 TaxonGap 法比较 *rbc*L、*trn*H–*psb*A 和 ITS2 等 3 条序列的物种鉴定力大小；选择适用条形码在不同物种样品范围内进行分析，检查种内种间距离变化情况，得出 ITS2 和 *trn*H–*psb*A 两条序列对 10 个试验物种的鉴定效率均为 100.0%，*rbc*L 在实验物种范围内不存在最小种间遗传距离；ITS2 序列在样品鉴定范围由 12 个物种 33 个数据扩大为 33 个物种 132 个数据时，鉴定成功率从100.0% 下降至 84.8%，种内变异大于种间变异的比例由 71.4% 上升至 90.1%。ITS2 和 *trn*H–*psb*A 序列可作为两面针真伪鉴定的标准条形码，实际应用中应注意确定物种鉴定样品数及种内充分取样。[97]采用 PCR 法扩增 ITS2（转录第二间隔区）序列，双向测序后运用 CodonCode Aligner、MEGA 软件进行数据处理，构建系统聚类树（NJ 树），结果显示面针药材及其混伪品基因组 DNA 降解明显，但不影响 ITS2 条形码的 PCR 扩增和测序，ITS2 条形码序列分析表明种内与种间遗传距离具有较大

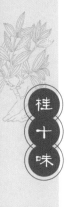

差异。ITS2条形码适用于两面针药材及其混伪品的鉴别，为两面针药材快速、准确鉴定提供新方法；为两面针基原研究提供重要的分子鉴定证据；同时为DNA条形码技术应用于其他根、茎类中药材的鉴定提供了示范作用。[98]

3. 氯化两面针碱的生物合成和代谢调控

药用植物体内及体外环境条件会影响次生代谢产物的合成，改变其合成量，从而影响药材质量。随着分子生物学技术的发展，中药两面针主要活性成分氯化两面针碱及其他活性成分的生物合成途径及调控机理已逐渐被揭示。为了鉴定氯化两面针碱和其他活性化合物的生物合成途径，对来自不同省份的9个Ⅲ型转录组（根、茎和叶，每个组织重复3次）和3个Ⅰ型转录组（叶片重复3次）进行了候选unigenes挖掘。共鉴定出505386个unigenes，平均长度866 bp，利用组织共表达分析来缩小候选基因的范围，最终从生物碱合成途径中筛选出23个候选unigenes，木脂素合成途径中筛选出38个unigenes，黄酮合成途径中筛选出16个unigenes。该研究为两面针的活性成分的生物合成的应用及代谢调控提供了理论依据。[99]

九、常用古今方选

（一）经典名方

1. 风伤药水

【组成】泽兰、莪术、三棱、当归尾、桑寄生、乌药、生草乌、生川乌、川续断、络石藤、两面针、红花、防风、白花薜荔、五加皮、威灵仙、土牛膝各15 g，樟脑30 g，75%乙醇溶液2 L。

【功效】活血化瘀，祛风除湿。主治风湿性关节炎或跌打损伤后期，关节酸痛等症（气血寒凝，风湿侵袭所致者）。

【出处】《林如高骨伤验方歌诀方解》。

2. 止痛精

【组成】黑老虎250 g，豆豉姜、广藿香、香附各150 g，花椒、石菖蒲、香加皮、鸡骨香、九里香各100 g，荆三棱、高良姜、莪术各50 g，两面针、黄芩、栀子、降香各25 g，樟脑23 g，小叶双眼龙、细辛各14 g，薄荷脑1.8 g，30%白酒适量，乙醇适量。

【功效】行气止痛。主治跌打肿痛、吐泻腹痛、风湿骨痛及风火牙痛。

【出处】《中药制剂汇编》。

3. 子宫肌瘤片

【组成】生牡蛎、白花蛇舌草、木馒头、铁刺苓各30 g，两面针、石打穿各18 g，党参、夏枯草各15 g，三棱、莪术、白术各9 g。

【功效】主治子宫肌瘤、子宫肌腺瘤、卵巢囊肿保守治疗者，非月经期用药。

【出处】《庞泮池》经验方。

4. 解痉散瘀汤

【组成】丹参15 g，白芍12 g，赤芍12 g，地龙6 g，稀莶草12 g，牛膝12 g，归尾12 g，桃仁9 g，两面针12 g，甘草6 g。

【功效】主治外伤或劳损所致的局部拘急瘀肿疼痛。颈肩腰痛，外伤血栓性静脉炎，证属瘀滞型者。

【出处】《广西中医药》。

5. 九里香药酒

【组成】九里香、一枝黄花、羊蹄草、半边莲、毛麝香、漆大姑、了哥王、三桠苦、入地金牛、蛇总管各 25 g，60 度白酒（或 75% 乙醇溶液）1 L。

【功效】消炎，解毒，利湿。主治水稻性皮炎，皮肤瘙痒、糜烂或渗液。

【出处】《药酒汇编》。

6. 疮疖汤

【组成】生地黄、土茯苓各 15 g，甘草、白蒺、地肤子、甘菊各 9 g，入地金牛、苦参、土兔冬各 6 g。

【功效】治疗疮疖。

【出处】《中医皮肤病学简编》。

（二）中成药

1. 活络止痛丸

【成分】鸡血藤、何首乌、过岗龙、牛大力、荭草、豆豉姜、半枫荷、两面针、臭屎茉莉、走马胎、威灵仙、连钱草、千斤拔、独活、穿破石、薏苡仁、土五加、钩藤、山白芷、宽筋藤。

【功能主治】活血舒筋，祛风除湿。主治风湿关节痹痛、肢体游走痛、手足麻木酸软。

2. 跌打扭伤灵酊

【成分】破天莱、吹风散、五味藤、桂枝、两面针、生草乌、了哥王、九龙川、大风艾、薄荷油、冰片、樟脑。

【功能主治】祛风止痛，活血消肿。主治跌打扭伤、瘀血肿痛、风湿性关节炎、腰腿酸痛。

3. 伤科万花油

【成分】黄连、赤芍、大黄、防风、白芷、独活、羌活、天南星、川芎、白及、三棱、威灵仙、莪术、乌药、乳香、香附、骨碎补、山慈菇、桃仁、蛇床子、苍耳子、蓖麻子、水翁花、陈皮、青皮、柚皮、栀子、砂仁、泽兰、卷柏、墨旱莲、刘寄奴、荷叶、金银花、野菊花、红花、蜡梅花、蒲黄、木棉皮、牡丹皮、苏木、油松节、宽筋藤、胡椒、白矾、无名异、倒扣草、韩信草、一点红、田基黄、辣蓼、金耳环、侧柏叶、海风藤、马齿苋、大皂角、过塘蛇、两面针、羊耳菊、大风艾、小罗伞、柳枝、星色草、丁香、没药、紫草茸、大风子、马钱子、草豆蔻、肉豆蔻、芦荟、荜茇、姜皮、蔓荆叶、葱头、紫草、大蒜、三七、木棉花、葛花。

【功能主治】清热解毒，祛瘀止血，消肿止痛，收敛生肌。主治水火烫伤、跌打损伤、刀伤出血。

4. 中华跌打酒

【成分】金不换、假蒟叶、地耳草、牛尾蕨、鹅不食草、牛膝、乌药、红杜仲、鬼画符、山橘叶、大力王、刘寄奴、过江龙、毛老虎、穿破石、两面针、鸡血藤、丢了棒、岗梅、木鳖子、丁茄根、半边莲、独活、苍术、急性子、栀子、制川乌、丁香、香附、钻朗风、桂枝、樟脑。

【功能主治】消肿止痛，舒筋活血，止血生肌，活血祛瘀。主治挫伤筋骨、新旧瘀患、风湿瘀痛。

5. 三九胃泰颗粒

【成分】三叉苦、九里香、两面针、木香、黄芩、茯苓、地黄、白芍。

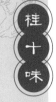

【功能主治】清热燥湿，行气活血，柔肝止痛，消炎止痛，理气健脾。主治上腹隐痛、饱胀、反酸，恶心，呕吐，纳减，心口嘈杂。

6. 消肿止痛酊

【成分】木香、防风、荆芥、细辛、五加皮、桂枝、牛膝、川芎、徐长卿、白芷、莪术、红杜仲、大罗伞、小罗伞、两面针、黄藤、栀子、三棱、沉香、樟脑、薄荷脑。

【功能主治】舒筋活络，消肿止痛。主治跌打扭伤、风湿骨痛。

7. 罗浮山百草油

【成分】两面针、徐长卿、九里香、辛夷、红花、水芙蓉、卷柏、金不换、千里光、大头陈、当归、鹅不食草、三七、肿节风、鸡骨香、砂仁、独活、羌活、姜皮、陈皮、香附、野菊花、山白芷、桂枝、小罗伞、蔓荆子、桔梗、紫珠叶、地胆草、细辛、五指柑、肉豆蔻、木防己、三叉苦、山银花、救必应、白半风荷、荜澄茄、麻黄、地稔、防风、半枝莲、铁包金、柴胡、飞天蠄蟧、鸡骨草、荆芥、虎杖、钩藤、一枝黄花、白花灯笼、白花蛇舌草、人字草、金线风、石仙桃、五月艾、皂角刺、木香、山芝麻、益母草、紫苏叶、倒扣草、侧柏叶、金耳环、一朵云、重楼、鱼腥草、钓黄、樟脑、水杨酸甲酯、松节油、薄荷素油、丁香罗勒油、樟油、八角茴香油、肉桂油、冰片、薄荷脑、桉油。

【功能主治】祛风解毒，消肿止痛。主治感冒头痛，虫蚊咬伤，无名肿毒，舟车眩晕。

8. 宫炎平胶囊

【成分】地稔、两面针、当归、五指毛桃、柘木。

【功能主治】清热利湿，祛瘀止痛，收敛止带。主治湿热瘀阻所致小腹隐痛、带下病，症见小腹隐痛、经色紫暗、有块，带下色黄质稠；慢性盆腔炎见上述证候者。

9. 金鸡胶囊

【成分】金樱根、鸡血藤、千斤拔、功劳木、两面针、穿心莲。

【功能主治】清热解毒，健脾除湿，通络活血。主治湿热下注引起的附件炎。

10. 跌打镇痛膏

【成分】土鳖虫、生草乌、马钱子、大黄、降香、两面针、黄芩、黄柏、虎杖、冰片、薄荷素油、樟脑、水杨酸甲酯、薄荷脑。

【功能主治】活血止痛，散瘀消肿，祛风胜湿。主治急、慢性扭挫伤，慢性腰腿痛，风湿关节痛。

11. 正骨水

【成分】九龙川、木香、广西海风藤、土鳖虫、豆豉姜、大皂角、香加皮、莪术、买麻藤、过江龙、香樟、徐长卿、降香、两面针、碎骨木、羊耳菊、虎杖、五味藤、千斤拔、朱砂根、横经席、穿壁风、鹰不扑、草乌、薄荷脑、樟脑。

【功能主治】活血化瘀，舒筋活络，消肿止痛。主治跌打损伤。

12. 金鸡片

【成分】金樱根、鸡血藤、千斤拔、功劳木、两面针、穿心莲。

【功能主治】清热解毒，健脾除湿，通络活血。主治湿热下注引起的附件炎。

13. 跌打万花油

【成分】野菊花、乌药、水翁花、徐长卿、大蒜、马齿苋、葱、金银花叶、黑老虎、威灵仙、水棉皮、土细辛、葛花、声色草、伸筋草、蛇床子、铁包金、倒扣草、苏木、大黄、山白芷、朱砂根、过塘蛇、九节茶、地耳草、一点红、两面针、泽兰、红花、谷精草、土田七、木棉花、鸭脚艾、防风、侧柏叶、马钱子、大风艾、腊梅花、墨旱莲、九层塔、柳枝、栀子、蓖麻子、三棱（制）、辣蓼、莪术（制）、大风子。

【功能主治】消肿散瘀，舒筋活络止痛。主治治疗跌打损伤、扭伤、轻度烫伤。

14. 祛伤消肿酊

【成分】连钱草、生草乌、冰片、莪术、红花、血竭、川芎、桂枝、威灵仙、茅膏菜、了哥王、海风藤、野木瓜、两面针、天南星、白芷、栀子、酢浆草、樟脑、薄荷脑。

【功能主治】活血化瘀，消肿止痛。主治跌打损伤，急性扭挫伤见有皮肤青紫瘀斑，肿胀疼痛，关节屈伸不利等属于瘀血肿痛者。

15. 七味解毒活血膏

【成分】儿茶、鱼腥草、墨旱莲、苏木、五倍子、两面针、薄荷脑、十六醇、二甲硅油、甘油单硬脂酸酯、液体石蜡、聚山梨酯、甘油、对羟基苯甲酸乙酯、十二烷基硫酸钠。

【功能主治】清热，活血，止痛。主治软组织损伤，轻度烫伤。

16. 复方两面针漱齿液

【成分】厚朴、两面针、薄荷脑。

【功能主治】下气除满，宣散风热。用于牙龈痛，牙龈出血，口臭症状的改善。

17. 伤痛酊

【成分】芙蓉叶、徐长卿、两面针、朱砂根、雪上一枝蒿、薄荷脑、樟脑、肉桂油。

【功能主治】去瘀活血，消肿止痛。主治扭伤、挫伤、挤压伤、腱鞘炎等急性软组织损伤。

18. 克痛酊

【成分】黑老虎根、香附、广藿香、豆豉姜、香加皮、花椒、九里香、鸡骨香、石菖蒲、高良姜、莪术、三棱、细辛、两面针、双眼龙、降香、黄芩、栀子、樟脑、薄荷脑。

【功能主治】祛风去湿，活血止痛。主治肚痛，跌打肿痛、风湿骨痛。

19. 两面针镇痛片

【成分】两面针。

【功能主治】清热解毒，理气活血，通络止痛。主治瘀热郁结而致的溃疡病、肠痉挛、胆囊炎肝癌等引起的腹部疼痛。

20. 复方风湿宁片

【成分】两面针、七叶莲、宽筋藤、过岗龙、威灵仙、鸡骨香、淀粉、硬脂酸镁。

【功能主治】祛风除湿，活血散瘀，舒筋止痛。主治风湿痹痛。

21. 金花跌打酊

【成分】红花、龙血竭、香附、两面针、樟脑、千斤拔、木香、白木香、乳香、没药、莪术、牛膝、骨碎补、金不换、黄柏、黄连、三叉苦木、鸭脚木皮、榕树须、土鳖虫。辅料为乙醇。

【功能主治】活血祛瘀，消肿止痛，舒筋活络。主治跌打损伤。

22. 双活止痛酊

【成分】羌活、独活、威灵仙、桂枝、木瓜、伸筋草、秦艽、两面针、三七、红花、川芎、当归、鸡血藤。

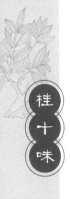

【功能主治】散寒除湿，活血止痛。主治寒湿阻络所引起的肩痛症的辅助治疗。

23．湛江蛇药

【成分】巴豆叶、威灵仙、鸡骨香（根皮）、侧柏叶、田基黄、七星剑（叶）、细辛、两面针（皮）、半边旗、朱砂根（皮）、柚叶、山芝麻（叶）、了哥王（叶）、重楼、龙胆草、薄荷、独脚莲、半边莲、黑面神（叶）、老鸦胆叶、枫香叶、东风桔（根、茎皮）。

【功能主治】解蛇毒，止痛，消肿。主治银环蛇、金环蛇、眼镜蛇、青竹蛇及天虎、蜈蚣咬伤。

参考文献

［1］国家药典委员会．中华人民共和国药典［M］．北京：中国医药科技出版社，2020：169.

［2］中国科学院中国植物志编辑委员会．中国植物志：第44卷［M］．北京：科学出版社，2004.

［3］赖茂祥，林钻煌，卢栋，等．两面针规范化生产标准操作规程（SOP）［J］．现代中药研究与实践，2011，31（5）：1–3.

［4］吴普，孙星衍，孙冯翼．神农本草经：卷三［M］．北京：人民卫生出版社，1963：120.

［5］陶弘景．本草经集注：卷五［M］．北京：人民卫生出版社，1994：324.

［6］孟诜，张鼎．食疗本草［M］．北京：中国商业出版社，1992：446.

［7］刘文泰．本草品汇精要：卷二十一［M］．北京：人民卫生出版社，1982：572.

［8］李时珍．本草纲目［M］．北京：中国中医药出版社，1998：789.

［9］卢和．食物本草［M］．北京：中国中医药出版社，2015：45–46.

［10］吴其濬．植物名实图考校释［M］．北京：中医古籍出版社，2008：322.

［11］赵其光．本草求原［M］．广州：广东科技出版社，2009：198.

［12］萧步丹．岭南采药录［M］．广州：广东科技出版社，2010.

［13］陶弘景．名医别录：卷三［M］．北京：人民卫生出版社，1986：220.

［14］苏颂．本草图经：卷十二［M］．合肥：安徽科学技术出版社，1994：394.

［15］南京中医药大学．中药大辞典：上册［M］．上海：上海科学技术出版社，2006：53–55.

［16］《全国中草药汇编》编写组．全国中草药汇编：上册［M］．北京：人民卫生出版社，1996：412–413.

［17］苏敬．新修本草：卷十四［M］．影印本．上海：群联出版社，1955：159.

［18］郑金生．南宋珍稀本草三种［M］．北京：人民卫生出版社，2007：534.

［19］张璐．本经逢原：卷三［M］．上海：上海科学技术出版社，1959：159.

［20］黄泰康，丁志遵，赵守训，等．现代本草纲目［M］．北京：中国医药科技出版社，2000：46.

［21］唐慎微．证类本草［M］．北京：华夏出版社，1993：425.

［22］国家中医药管理局《中华本草》编委会．中华本草［M］．上海：上海科学技术出版社，1999：991.

［23］武孔云，谢彩香，黄林芳，等．两面针产地适宜性数值分析［J］．中药材，2016，39（12）：

2742-2746.

［24］温尚开．两面针及其伪品的比较鉴别［J］．时珍国药研究，1991，2（1）：20-22.

［25］赖茂祥，饶伟源，严克俭，等．两面针茎及其伪品的生药鉴别［J］．中药材，1994，17（3）：18-20.

［26］倪媛媛．两面针质量控制及基于斑马鱼模型评价两面针和苍耳子初步毒性研究［D］．北京：北京中医药大学，2018.

［27］颜玉贞，谢培山，田润涛，等．两面针药材HPLC色谱指纹图谱分析与质量评价［J］．中药新药与临床药理，2006，17（6）：440-443.

［28］魏伟锋，韩正洲，许雷，等．基于UPLC技术定量分析两面针中5种化学成分［J］．中药材，2019，42（6）：1343-1346.

［29］孙科，陈冉，陆世惠．双波长HPLC法同时测定两面针药材中5种成分的含量［J］．中国药房，2017，28（3）：393-396.

［30］何丽丽，夏祥华，陈乾平，等．基于液质联用的栽培两面针不同部位生物碱成分的比较分析［J］．当代化工，2018，47（12）：2568-2571，2575.

［31］刘华钢，冯看，叶月华，等．两面针总生物碱HPLC指纹图谱研究［J］．中国中医药信息杂志，2011，18（9）：62-64.

［32］刘华钢，雷欣潮，冯看，等．两面针HPLC特征指纹图谱的研究［J］．中国中药杂志，2011，36（23）：3293-3297

［33］张振山，严萍，谭志滨，等．两面针商品药材的质量评价［J］．中国实验方剂学杂志，2015，21（6）：57-61.

［34］黄琪，雷鹏，刘海涛，等．两面针与毛两面针的HPLC指纹图谱对比研究［J］．中国药房，2015，26（3）：377-380.

［35］黄琪，雷鹏，李新中，等．毛两面针药材HPLC指纹图谱及模式识别研究［J］．药物分析杂志，2014，34（5）：918-923.

［36］雷欣潮，杨焕琪，赖茂祥，等．广西不同产区两面针HPLC指纹图谱研究［J］．中草药，2012，43（05）：1003-1008.

［37］王鑫，邬国松，牛明，等．两面针药材质量一致性评价［J］．中成药，2021，43（1）：268-272.

［38］秦泽慧，谈英，谭婧，等．两面针液质联用指纹图谱的研究［J］．中药新药与临床药理，2011，22（3）：323-327.

［39］Qin Z H，Tan Y，Tan J，et al．LC／MS fingerprint analysis of RADIX ZANTHOXYLI［J］．Medicinal Plant，2013，4（2）：32-35.

［40］文庆，曾令贵，邓飞跃，等．基于非线性化学指纹图谱技术快速鉴别两面针根、茎及伪品飞龙掌血［J］．中南药学，2019，17（8）：1215-1219.

［41］时群，陈丽文，杨利平，等．两面针组培苗规模化生产技术［J］．现代农业科技，2020（15）：90-91.

［42］李虹，黄夕洋，孙世荣，等．两面针害虫种类及为害特点调查［J］．贵州农业科学，2015，

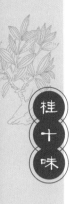

43（7）：64-67.

［43］李艳芝，王慧云．两面针化学成分及其药理活性研究进展［J］．中国药房，2013，24（31）：2966-2968.

［44］王晓玲，马燕燕，丁克毅，等．两面针中的两个新生物碱［J］．中草药，2010，41（3）：340.

［45］耿頔，李定祥，施瑶，等．两面针中一个新的苯并菲啶类生物碱［J］．中国天然药物，2009，7（4）：274.

［46］Cui X G，Zhao Q J，Chen Q L，et al．Two new benzophenanthridine alkaloids from *Zanthoxylum nitidum*［J］．Helvetica Chemica Acta，2008，91（1）：155.

［47］Yang C H，Cheng M J，Chiang M Y，et al．Dihydrobenzo phenanthridine alkaloids from stem bark of *Zanthoxylum nitidum*［J］．J Nat Prod，2008，71（4）：669.

［48］杨国红．两面针的化学成分和飞龙掌血酮内酯的晶体结构［J］．中草药，2009，40（增刊）：93.

［49］胡疆，张卫东，柳润辉，等．两面针的化学成分研究［J］．中国中药杂志，2006，31（20）：1688.

［50］沈建伟，张晓峰，彭树林，等．两面针中的化学成分［J］．天然产物研究与开发，2005，17（1）：33.

［51］沈建伟，张晓峰，汤子俊，等．两面针中的香豆素成分［J］．中草药，2004，35（6）：619.

［52］胡疆，徐希科，柳润辉，等．两面针中苯丙素类成分研究［J］．药学服务与研究，2006，6（1）：51.

［53］刘绍华，覃青云，方堃，等．两面针中新棒状花椒酰胺提取工艺的研究［J］．天然产物研究与开发，2005，17（4）：482.

［54］曹一帆，程齐来，徐仙赟．原子吸收法测定中药两面针微量元素含量［J］．湖北农业科学，2009，48（11）：2849.

［55］杨水清，江霞，刘纪青．不同产地两面针浸出物的研究［J］．中国医药指南，2012，10（5）：75-76.

［56］刘绍华，覃青云，唐献兰，等．HPLC法测定广西十个不同产地两面针中新棒状花椒酰胺的含量［J］．天然产物研究与开发，2005，17（3）：337-339.

［57］刘绍华，覃青云，方堃，等．广西十个不同产地的两面针中活性成分的分析［J］．广西植物，2005，25（6）：591-595.

［58］覃兰芳，赖茂祥，梁威．RP-HPLC法测定不同产地两面针中氯化两面针碱含量［J］．广西科学，2006，13（4）：297-299.

［59］谈英，仰铁锤，韩正洲，等．高效液相色谱法测定两面针不同药用部位氯化两面针碱的含量［J］．广州中医药大学学报，2011，28（2）：188-190.

［60］柴玲，刘布鸣，林霄，等．不同产地两面针果壳挥发油化学成分及其抗肿瘤活性［J］．广西科学，2018，25（2）：223-228.

［61］刘文佳，黄光伟，覃青云，等．两面针四个不同部位氯化两面针碱含量的比较［J］．口腔护

理用品工业，2016，26（1）：26-28.

［62］刘文佳，黄光伟，覃青云，等．不同生长期两面针中氯化两面针碱和新棒状花椒酰胺含量的比较［J］．口腔护理用品工业，2016，26（1）：23-25.

［63］曾雪瑜，陈学芬，何兴全，等．两面针结晶8的解痉和镇痛作用研究［J］．药学学报，1982，17（4）：253.

［64］王希斌，刘华钢，杨斌，等．两面针中木脂素化合物结晶-8的镇痛作用［J］．广西医科大学学报，2010，27（3）：363-365.

［65］Hu J，Zhang W D，Liu R H，et al．Benzophenanthridine alkaloids from *Zanthoxylum nitidum*（Roxb.）DC，and their analgesic and anti-inflammatory activities［J］．Chem Biodiv，2006，3：990-995.

［66］Zhang H L，Gan X Q，Fan Q F，et al．Chemical constituents and anti-inflammatory activities ofMaqian（*Zanthoxylum myriacanthum* var．*pubescens*）bark extracts［J］．Sci Rep，2017，7：45805.

［67］Rendon A，Schakel K．Psoriasis pathogenesis and treatment［J］．Int J Mol Sci，2019，20：1475.

［68］Yang X G，Jiang B W，Jing Q Q，et al．Nitidine chloride induces S phase cell cycle arrest and mitochondria-dependent apoptosis in HaCaT cells and ameliorates skin lesions in psoriasis-like mouse models［J］．Eur J Clin Pharmacol，2019，863：172680.

［69］Ouyang W J，O'Garra A．IL-10 family cytokines IL-10 and IL-22：from basic science to clinical translation［J］．Immunity，2019，50：871-891.

［70］Yang N，Yue R C，Ma J Z，et al．Nitidine chloride exerts anti-inflammatory action by targeting topoisomerase I and enhancing IL-10 production［J］．Pharmacol Res，2019，148：104368.

［71］周劲帆，覃富景，冯洁，等．两面针根挥发油的抗炎镇痛作用研究［J］．时珍国医国药，2012，23（1）：19-20.

［72］毛晓丽，覃禹，蔡鹃，等．两面针红外指纹图谱与抗癌活性的谱效研究［J］．红外与毫米波学报，2013，32（1）：91-96.

［73］刘丽敏，刘华钢．氯化两面针碱对人肝癌HepG2裸鼠移植瘤的抑制作用［J］．时珍国医国药，2011，22（1）：1-2.

［74］Mou H P，Guo P，Li X M，et al．Nitidine chloride inhibited the expression of S phase kinase-associated protein 2 in ovarian cancer cells［J］．Cell Cycle，2017，16：1366-1375.

［75］Liu L M，Xiong D D，Lin P，et al．DNA topoisomerase 1 and 2A function as oncogenes in liver cancerand may be direct targets of nitidine chloride［J］．Int J Oncol，2018，53：1897-1912.

［76］Xu H，Cao T，Zhang X Q，et al．Nitidine chloride inhibits SIN1 expression in osteosarcoma cells［J］．Mol Ther Oncol，2019，12：224-234.

［77］Liu M，Wang J W，Qi Q C，et al．Nitidine chloride inhibits the malignant behavior of human glioblastoma cells by targeting the PI3K/AKT/mTOR signaling pathway［J］．Oncol Rep，2016，36：2160-2168.

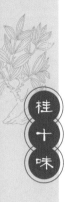

［78］Chen J，Wang J Q，Lin L，et al．Inhibition of STAT3 signaling pathway by nitidine chloride suppressed the angiogenesis and growth of human gastric cancer［J］．Mol Cancer Ther，2011，11：277-287．

［79］叶玉珊，刘嘉炜，刘晓强，等．两面针根抗菌活性成分研究［J］．中草药，2013，44（12）：1546-1551．

［80］黄依玲，冯洁，王海华，等．两面针根和茎的抗菌部位研究［J］．中药药理与临床，2013，29（1）：103-105．

［81］Bhattacharya S，Zaman M K，Haldar P K，et al．Ancibacterial activity of stem bark and root of *Zanthoxylum nitidum*［J］．Asian J Pharm Clin Res，2009，2（1）：30．

［82］Zhang Y J，Luo Z W，Wang D M，et al．Phytochemical profiles and antioxidant and antimicrobial activities of the leaves of *Zanthoxylum bungeanum*［J］．Sci World J，2014，2014：181072．

［83］Tankeo S B，Damen F，Awouafack M D，et al．Antibacterial activities of the methanol extracts，fractions and compounds from *Fagara tessmannii*［J］．J Ethnopharmacol，2015，169：275-279．

［84］Cesari L，Grisoli P，Paolillo M，et al．Isolation and characterization of the alkaloid Nitidine responsible for the traditional use of *Phyllanthus muellerianus*（Kuntze）excell stem bark against bacterial infections［J］．J Pharmaceut Biomed Anal，2015，105：115-120．

［85］顾熊飞，杨东丽．两面针碱对钙调蛋白依赖环核苷酸磷酸二酯酶的抑制作用［J］．中山医科大学学报，1995，16（增刊）：34-36．

［86］韦敏，刘丽敏，李丹妮，等．氯化两面针碱对肝、肾的毒性及酸性成纤维细胞生长因子对其的保护作用研究［J］．中草药，2009，31（9）：1338．

［87］黄巨恩，徐雅玲，刘华钢．氯化两面针碱、白花丹素、紫杉醇的体外肝细胞毒性研究［J］．广西医科大学学报，2011，28（2）：192-195．

［88］葛槐发，葛爱发．两面针在中医急症中的临床应用［J］．时珍国药研究，1995，6（4）：6．

［89］龚茂禄，于万成，许英谦，等．溃疡丸治疗溃疡病60例介绍［J］．中医杂志，1986，2（4）：39．

［90］马春玉．两面针的药理作用与临床应用［J］．吉林中医药，2007（1）：50．

［91］侯卫，韩素丽，张连云．用中草药入地金牛药膜治疗复发性阿弗它溃疡58例临床报告［J］．天津中医学院学报，1997，16（4）：17．

［92］何碧强，邓学斌，何志强．烧伤酊在Ⅱ度烧伤创面中的应用［J］．广州医药，1991，22（2）：25．

［93］杨卫豪，覃青云，黄光伟．两面针在口腔护理用品中的应用研究［J］．牙膏工业，2008，1：13-16．

［94］裴传宝，李树芳，王曦明．中药扶正联合吡柔比星治疗晚期非小细胞肺癌［J］．辽宁中医杂志，2002，29（8）：482-483．

［95］Shi Y C，Zou R，Liu B B．Complete chloroplast genome sequence of *Zanthoxylum nitidum*（Rutaceae），an important medicinal shrub［J］．Mitochondrial DNA Part B，2019，4（2）：

3965-3966.

［96］Qin Y R，Dang G L，Wei G Y，et al． The complete chloroplast genome sequences of *Zanthoxylum nitidum* var． *nitidum* and *Z．nitidum* var． *tomentosum*［J］． Mitochondrial DNA Part B，2019，4（2）：4019-4020.

［97］马新业,刘锋,詹若挺,等．两面针与混伪品及近缘种DNA条形码鉴定研究［J］.南方农业学报，2014，45（1）：12-17.

［98］陈贝贝，宋经元，姚辉，等．基于ITS2条形码的两面针药材及其混伪品的鉴别［J］.中草药，2013，43（15）：2150-2154.

［99］Wang X H，Liang S C，Ma D M，et al． Distribution survey，phytochemical and transcriptome analysis to identify candidate genes involved in biosynthesis of functional components in *Zanthoxylum nitidum*［J］． Industrial Crops & Products，2020，150：1-10.

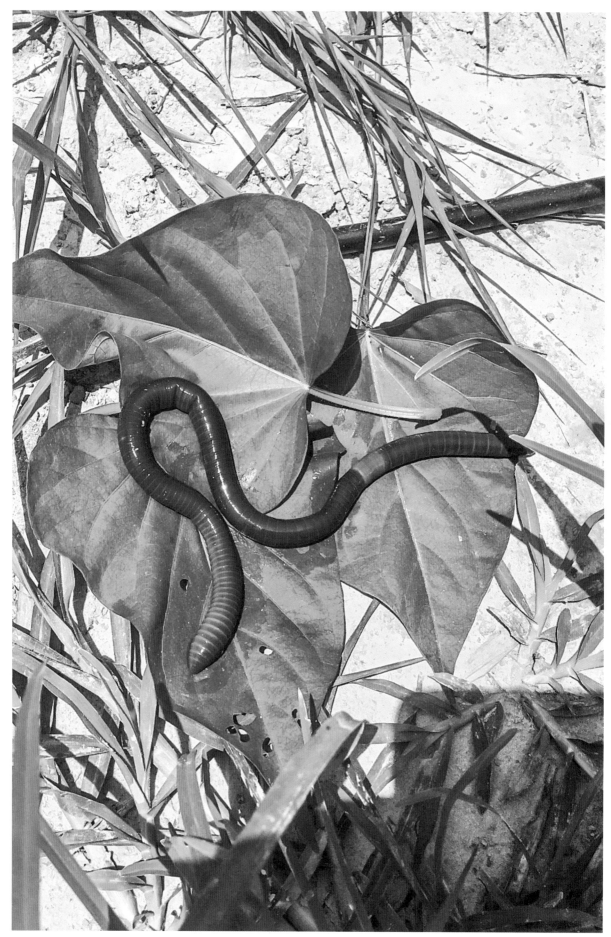

广 地 龙

广地龙

药材名	广地龙
药用部位	钜蚓科参环毛蚓除去内脏和泥沙的干燥体
功能主治	清热定惊，通络，平喘，利尿。用于高热神昏，惊痫抽搐，关节痹痛，肢体麻木，半身不遂，肺热喘咳，水肿尿少
性味归经	咸，寒。归肝、脾、膀胱经
基原动物	钜蚓科 Megascolecidae 参环毛蚓 *Pheretima aspergillum*（E. Perrier）

一、动物形态特征

体较大，体长 115～375 mm，宽 6～12 mm，身体前端背部紫灰色，后部色稍浅，刚毛圈白色。前端尖，后端钝圆。背孔起于 11/12 节间。环带占 3 节，位于 14～16 节，无被毛和刚毛。受精囊孔 2 对，位于 7/8～8/9 之间一椭圆形乳突上，约占节周的 5/11。孔腹侧有 1～2 横排乳突，约 10 个，距孔远处无此类乳突。雄孔 1 对，位于 18 节腹侧刚毛圈一小突上，外缘皮褶环绕，内侧刚毛环隆起，褶皱成瘤状，刚毛前后两边有横排（1～2 排）小乳突，每边 10～20 个不等。隔膜 5/6～7/8 肌肉质，8/9～9/10 缺，10/11～13/14 较厚。盲肠简单，起于 27 节，腹缘有齿状小囊。受精囊 2 对，呈袋形，管短。盲管亦短，内侧 2/3 处略微弯曲数转并在末端的 1/3 明显膨大为卵圆形纳精囊。每个副性腺呈块状，表面呈颗粒状，各有一组粗索状管连接乳突（图 10-1）。[1-2]

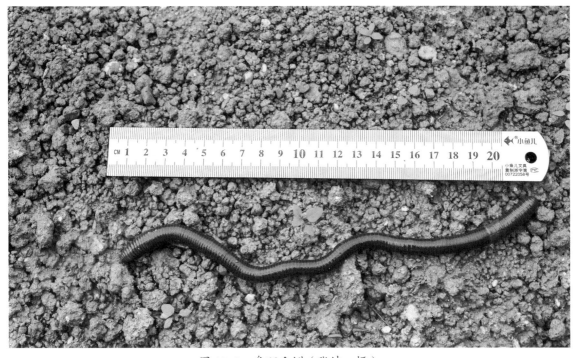

图 10-1 参环毛蚓（张坤 摄）

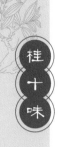

二、动物生物学特征

（一）分布区域

参环毛蚓野生资源主要分布于广西、广东等地区，此外海南、福建、台湾、云南、四川、香港、澳门等地也有分布。

（二）对气温的要求

参环毛蚓适于生活在温暖的气候下，其生长的最适温度为 15 ～ 30℃，在 0 ～ 5℃时休眠，40℃以上死亡。[3]

（三）对水分的要求

参环毛蚓适宜的土壤含水量为 65% ～ 70%。[3-4] 参环毛蚓为湿生动物，无呼吸器官，呼吸方式为体表呼吸，其主要依靠体表水中的溶解氧，通过毛细血管进入循环体内。实际生产中，土壤湿度过小时，导致体表水层溶解氧减少，使得供氧不足；土壤湿度过大时，基质间空隙减少，通气性降低。因此，养殖过程中，需经常测定土壤湿度，确保其在适宜范围内，根据季节性变化，适时补充水分。

（四）对光照的要求

参环毛蚓喜欢生活在黑暗处，昼伏夜出，白天钻在土层下活动，黑夜时爬出地面觅食，强光对其生长和繁殖极为不利。[4]

（五）对土壤的要求

参环毛蚓的基质是其栖息和觅食的物质基础，基质的质量与其生长、繁殖密切相关。参环毛蚓的生态类群归属于内层种中腐殖质亚型，喜食土壤中的腐殖质，适于生活在疏松肥沃、排水良好、腐殖质丰富的轻质地壤土，黏土、粗砂不宜养殖。[2, 4]

（六）对酸碱度的要求

土壤 pH 值对参环毛蚓的生长繁殖至关重要。参环毛蚓主要依靠皮肤感知外界温度和酸碱度，当土壤中 pH 值偏高、偏低时，参环毛蚓可能会出现脱水萎缩、体色变黑等症状，抑制其生存。根据实际生产可知，参环毛蚓最适 pH 值为 6.5 ～ 7.5。[4]

三、药材性状

广地龙，呈长条状薄片，弯曲，边缘略卷；长 15 ～ 20 cm，宽 1 ～ 2 cm。全体具环节，背部棕褐色至紫灰色，腹部浅黄棕色；第 14 ～ 16 环节为生殖带，习称"白颈"，较光亮。体前端稍尖，尾端钝圆，刚毛圈粗糙而硬，色稍浅。雄生殖孔在第 18 环节腹侧刚毛圈一小孔突上。外缘有数环绕的浅皮褶，内侧刚毛圈隆起，前面两边有横排一排或两排小乳突，每边 10 ～ 20 个不等。受精囊孔 2 对，位于 7/8 至 8/9 环节间一椭圆形突起上，约占节周 5/11。体轻，略呈革质，不易折断（图 10-2）。气腥，味微咸。[2-5]

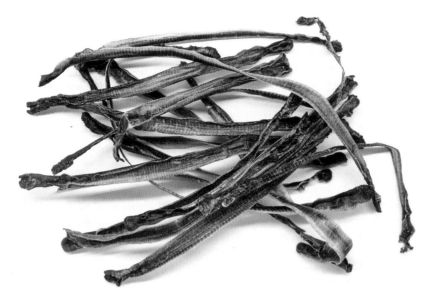

图 10-2　广地龙药材（张坤　摄）

四、本草考证与道地沿革

（一）基原考证

《中华人民共和国药典》（2020年版）收载的广地龙为钜蚓科动物参环毛蚓的干燥体。历代本草古籍尚未明确说明地龙的基原，但多记载为"白颈蚯蚓"。"白颈蚯蚓"始载于《名医别录》，随后在后世的本草典籍中多有"白颈蚯蚓"出现。[6]《本草经集注》曰："白颈蚯蚓：生平土。白颈是其老者尔。"[7]《新修本草》中记载："白颈蚯蚓，生平土，白颈是其老者尔。"[8]《千金翼方》记载："白颈蚯蚓，生平土。"宋《太平圣惠方》记载："地龙、白颈地龙。"[9]《本草图经》曰："白颈蚯蚓，生平土，今处处平泽膏壤地中皆有之。"[10]《证类本草》和《本草衍义》也均记载"白颈蚯蚓"。[11，12]明代《本草品汇精要》记载："白颈蚯蚓，白颈是其老者尔。[用]白颈自死者良。[色]颈白身紫。"[13]《本草纲目》中在"蚯蚓"项下又单列出"白颈蚯蚓"（图10-3）。[14]《本草蒙筌》记载："白颈蚯蚓：颈白系老者，应候常鸣；穴居在泉壤，各处具有。"[15]《本草原始》曰："蚯蚓：生平土。今处处平泽膏壤地中有之，白颈是其老者。"（图10-3）[16]清《本草备要》和《本草从新》记载："白颈蚯蚓。"[17-18]《本草述钩元》记载："白颈蚯蚓：一名地龙，入药用白颈，是其老者。"[19]《本草崇原》曰："蚯蚓：蚯蚓生湿土中，凡平泽膏壤地中皆有之。能穿地穴，故又名地龙。入药宜大而白颈，是其老者有力。"[20]《得配本草》曰："蚯蚓：白颈者佳。"[21]

综上，古籍中所载"地龙"大多为"白颈蚯蚓"，是地龙药材的主流品种。"白颈"在解剖位置上相当于钜蚓科环毛蚓属蚯蚓在性成熟时出现的白色指环状生殖带，这一特征为环毛蚓属蚯蚓所独有，因此可认为"白颈蚯蚓"是古人对环毛蚓属蚯蚓的一种统称。据本草中有关"颈白身紫""入药宜大"的描述，结合书中附图，地龙原动物的形态特征为一端稍尖，另一端钝圆，全体具环节，在其一钝圆端有"指环带状"较光亮的"白颈"，发现其与现代"广地龙"药材原动物参环毛蚓的性状特征较为接近。湖北省中医药研究院中药研究所陈平等在《常用中药材品种整理和质量研究——地龙类专题研究》中也以这些文献记载为依据，认为"古本草中所记载的'白颈蚯蚓'应属于现代的'广地龙'药材一类"。因此认为"广地龙"是最早使用的地龙药材。

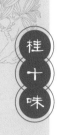

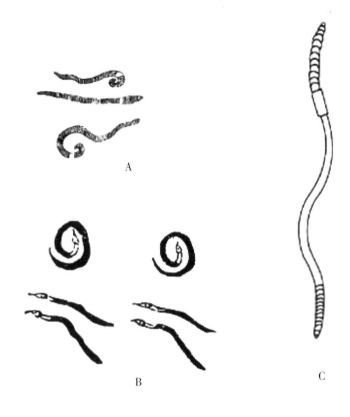

A、B. 摘自《本草纲目》；C. 摘自《本草原始》

图 10-3　地龙绘图

（二）产地变迁

古代本草文献记载了地龙的生境特征，但并未明确其产地。其产地到了近代才有具体记载。1928 年《药物出产辨》记载："地龙以产广东顺德陈村、下滘，产者为佳。二三月新。番禺喃呒等处产者，泥多兼血积，洗不净。"[22] 这里首次提到地龙的道地产区为广东。1959 年《中药材手册》记载："一般以江苏、广东产者品质最佳。"[23] 此时的广地龙仅指广东所产地龙。1960 年，由南京药学院药材学教研组编写的《药材学》记载地龙的产地："各地均产，现以广东、广西产者为最佳，河北、山东、山西产量较大。"[24]《中华人民共和国药典》（1963 年版）记载："地龙在全国大部分地区多有生产，主产于广东、江苏、山东等地，以体大，肉厚为佳。"[25]《中华人民共和国药典》（1977 年版）则将参环毛蚓称为"广地龙"。[26] 1995 年，冯耀南等编著的《中药材商品规格质量鉴别》记载："广地龙主产广东佛山、南海、广宁、清远、博罗、河源、惠阳、紫金等地，此外，广西梧州、钦州、南宁也有产出，广地龙品质远优于土地龙，在虫体大小、体壁薄厚、腹内泥土除净等方面明显区别出来。"[27]《现代中药材商品通鉴》记载："广地龙主产广东南海、茂名、阳江、灵山、高要、龙门、韶关、佛山、平远，广西容县、北流、梧州等县"，"从产地方面来说以广东产质量最佳，奉为道地药材；广西产质量稍逊；湖南产质量较差。从药材来源来说，广地龙品质最好，其次为沪地龙；土地龙品质较差。"[28]

综上分析，古代蚯蚓在全国各地均产，但药用以"白颈蚯蚓"为最好。在近代至现代随着动物分类知识的引入，地龙药材的来源和产地更加明晰。古代认为品质最好的地龙是产于今广东、广西的参环毛蚓，也就是"广地龙"。广地龙产地沿革见表10-1。

表 10-1 广地龙产地变迁表 [10, 15, 22, 25, 27, 31]

年代	出处	产地及评价
秦汉	《神农本草经》	白颈蚯蚓……生平土
宋	《本草图经》	白颈蚯蚓……生平土，今处处平泽皋壤地中皆有之
明	《本草蒙筌》	白颈蚯蚓……颈白系老者……穴居在泉壤，各处俱有
1928	《药物出产辨》	地龙以产广东顺德陈村、下滘，产者为佳
	《中药材手册》	一般以江苏、广东产者品质佳
	《药材资料汇编》	广东南海等县所产的地龙，叫广地龙，品质最优
	《药材学》	各地均产，现以广东、广西产者为最佳
	《中华人民共和国药典》（1963年版）	地龙在全国大部分地区有生产，主产于广东、江苏、山东等地。以体大，肉厚为佳
现代	《中药材商品规格质量鉴别》	广地龙主产广东佛山、南海广宁、清远、博罗、河源、惠阳、紫金等地，此外广西梧州、钦州、南宁也有产出……广地龙品质远优于土地龙，在虫体大小、体壁薄厚、腹内泥土除净等方面明显区别出来
	《常用中药材品种整理和质量研究》	广地龙产于广东鹤山、梅县、佛山、南海、博罗、开平、高州、海康、惠州、龙门、高要、四会、恩平、落江、云浮，广西钦州、容县、北流，福建及珠江三角洲地区
	《金世元中药材传统鉴别经验》	广地龙主产广东佛山、南海、广宁、清远、河源、惠阳，广西梧州、钦州、南宁亦产。以条大，身干，肉厚者，无泥土者为佳。沪地龙多在头尾两端有泥土，质量次之

（三）药用沿革

地龙性寒，具有清热的功效，在本草类古籍中均有记载，如《本草纲目》记载："蚯蚓，其性寒而下行，故能解诸热疾下行。"[14]《本草便读》曰："地龙，性下行，利水通经，皆取咸寒退火热。"[32]《本草求真》曰："蚯蚓（专入脾经络），最属寒味，……则云能主伏尸，鬼疰，伤寒伏热，狂谬热病，发狂血热。"[33]《本草新编》曰："白头蚯蚓，味咸，气寒，治温病大热狂言，疗伤寒伏热谵语。"[34]《本草易读》曰："白颈蚯蚓，咸，寒，有小毒，除一切大热狂烦。"[35]

地龙具有祛风通络的功效，《本经逢原》记载："蚯蚓及地龙，通经络，炙干用……蚯蚓在物应土德，在星为轸水，体虽卑伏而性善穴窜……活络丸以之为君。"[36]《滇南本草》曰："地龙，味苦、辛，性寒。祛风，治小儿惊风，口眼歪斜。"[37]

地龙具有行水利尿的功效，如《本草便读》记载："地龙，性下行，利水通经……善窜穴下行，咸寒无毒，入脾胃二经，凡一切大热狂乱，大腹水肿，小便不通等证，皆可用此下导。"[32]《本草从新》记载："白颈蚯蚓，性下行，故能利水。"[18]《本草撮要》记载："蚯蚓，味酸咸寒，入手少阴经，功专利水。"[38]《本草分经》记载："白颈蚯蚓，咸寒而性下行，泻热利水治大热。"[39]《得配本草》曰："蚯蚓，咸，寒，利小便。"[21]

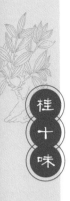

地龙具有祛湿，治疗黄疸的功效，《本草从新》记载："白颈蚯蚓，治温病大热狂言，大腹黄胆。"[18]《本草新编》曰："白头蚯蚓，又疗黄疸，行湿如神。"[34]《得配本草》曰："蚯蚓，疗黄胆。"[21]《本经逢原》记载："蚯蚓及地龙，专杀蛇虫、三虫伏尸诸毒，解湿热，疗黄胆……"[36]《本草求真》解释了其祛湿的原因"蚯蚓，因此物伏处洼处，钻土饮泉是其本性，……且味咸主下，处湿而以入湿为功，故于湿热之病，湿热之物，遇之即化。"[33]

地龙具有杀虫功效，最早见于《神农本草经》记载："蚯蚓，主蛇瘕，去三虫，伏尸，鬼疰，蛊毒，杀长虫，仍自化作水。"[29]此后《新修本草》《证类本草》《本草崇原》等大量本草典籍均有"去三虫，杀长虫"的记载。[8, 11, 20]《本草崇原》更是解释了地龙去蛇虫毒功效的原理，"蚯蚓，主治尸疰虫蛊，盖以泉下之水气上升，地中之土气上达，则阴类皆从之而消灭矣。"[20]

五、道地产区

（一）分布范围

广地龙主产于广东、广西等地。其中以广西钦州灵山，玉林陆川、博白、北流、容县，广东茂名高州、电白、信宜，佛山南海，广州番禺，清远清新、英德、佛冈，惠州博罗、惠东，梅州梅县、兴宁、平远等地为代表产地。

（二）生境特征

道地产区位于东经 108°44′ ～ 116°33′，北纬 21°55′ ～ 22°38′，23°38′ ～ 24°56′；南北宽约 150 km，东西长约 800 km，呈西南–东北倾斜的狭长区域，境内大山、丘陵、盆地、河谷、平原交错，属南亚热带季风气候，受海洋气候和大陆气团双重影响，夏长冬短。春季雨水绵绵，夏、秋季湿热多雨气温较高，热量充足，冬寒无雪，较干旱，偶有低温霜冻。年平均气温 22℃左右，年平均降水量约 1700 mm。地表水资源丰富，江河纵横，池塘水库星罗棋布。地龙产地以低丘、河谷、平原为主，海拔在 200 m 以下，河谷、平原为冲积形成，土壤肥沃。[5]

（三）广西产区现状

1. 广西人工养殖分布区域

玉林市是广地龙的传统产区，辖区内的北流、陆川、博白、玉州等县区均是主要养殖区域，主要以合作社形式经营。近些年，也带动了钦州等地广地龙的养殖。

2. 产量及流通量

市场调查得出广地龙原料药材主要供应给葵花药业、太极集团股份有限公司等药品生产企业，每年市场需求量约 1000 t。近几年广西玉林中药材市场广地龙药材主要来源于野生，随着过度捕捉，广西广地龙野生资源骤降，加之人工养殖技术不成熟不规范，导致广地龙供不应求。

3. 价格走势

2016 ～ 2020 年，广地龙价格呈逐年递增的趋势，价格每年涨幅 10% 左右，价格走势见图 10-4，全开广地龙价格从 2016 年的 190 元·kg⁻¹ 上涨至目前的 240 元·kg⁻¹。

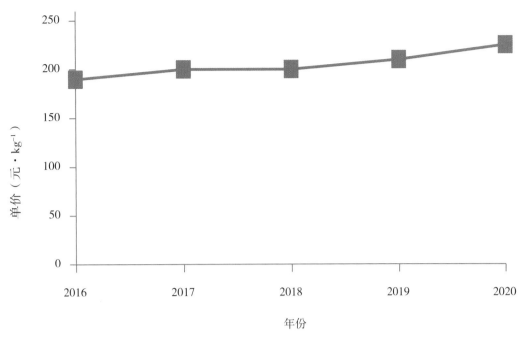

图 10-4　2016 ～ 2020 年广地龙药材（全开）价格走势（元·kg⁻¹）
数据来源于中药材天地网 https://www.zyctd.com/

六、道地药材质量评价

广地龙是我国传统的动物药材，《中华人民共和国药典》（2020 年版）收载了广地龙的性状、显微及薄层色谱鉴别，对其水分、总灰分等进行限定。目前广地龙的药材质量控制研究主要集中在基原鉴定、有效成分含量测定、药材指纹图谱研究、炮制对药材质量影响、质量标志物等方面。

（一）基原鉴定

全国药源调查分析发现，商品地龙的基原除《中华人民共和国药典》（2020 年版）收载的钜蚓科参环毛蚓 *P. aspergillum*（E.Perrier）、通俗环毛蚓 *P. vulgaris* Chen、威廉环毛蚓 *P. guillelmi*（Michaelsen）或栉盲环毛蚓 *P. pectinifera* Michaelsen 外，还包含直隶腔蚓 *Metaphire tschilensis* 等品种。[40] 目前，我国共记录有蚯蚓 9 科 28 属 640 种。[41] 地龙及混伪品原动物种类繁多，形态近似，导致我国市售地龙基源极为复杂。地龙鉴别主要根据其受精囊孔的对数、雄孔的位置及形状等特征，见表 10-2。

表 10-2　地龙及其混伪品原动物主要形态特征

品种	背孔起始位置	环带位置	雄孔	受精囊孔	受精囊	前列腺	盲肠
参环毛蚓	11/12 节间	14 ～ 16 节	18 环节腹侧刚毛圈一小孔突上，外缘有数环绕的浅皮褶，内侧刚毛圈隆起，前面两边有横排（一排或二排）小乳突，每边 10 ～ 20 个不等	2 对，位于 7/8 ～ 8/9 环节一椭圆形袋型、管短突起上，约占节周育管亦短 5/11		17 ～ 20 节发达	简单腹缘有齿状小囊

桂
十
味

品种	背孔起始位置	环带位置	雄孔	受精囊孔	受精囊	前列腺	盲肠
通俗环毛蚓	12/13 节间	14～16 节	18 节腹侧；交配腔深而广，内壁具皱褶，雄孔位于腔底一个突起上，有时能全部翻出，似阴茎状或花菜状	3 对，位于 6/7～8/9 节的节间腹面两侧，受精囊腔深广，前后缘均隆肿，腔内有乳突 2～3 个	受精囊管较长，末端膨大为卵	16～21 节，发达	简单，不分枝
威廉腔蚓	12/13 节间	14～16 节	18 节腹侧；交配腔下陷，体外呈一条纵裂缝，交配腔内壁具褶皱，褶皱间有刚毛 2～3 条；雄孔位于交配腔底部的一个突起上	3 对，位于 6/7～8/9 节的节间腹面两侧，孔位于节间沟一横缝一小突起上，无受精囊腔	圆形；盲管末端 2/3 在一平面左右弯曲为纳精囊	16～21 节，发达	简单，不分枝
栉盲远盲蚓	12/13 节间	14～16 节	18 节腹侧；雄孔位于十字形突起中央，常被一浅囊状皮褶盖住，内侧有一个或多个乳突，排列变化多样	3 对，位于 6/7～8/9 节的节间腹面两侧，孔常陷入，孔的内外两侧腹面刚毛圈前后常有乳突，呈矩形或梯形	受精囊管较长，末端膨大为卵圆形或稍扁；盲管末端 2/3 在一平面左右弯曲，为纳精囊，与管分明	16～21 节，发达	复式，具指状分枝
加州腔蚓	11/12 节间	14～16 节	18 节腹侧；雄孔在一浅囊中锥突顶上，其突有时外面可见，有时隐藏在内	2 对，位于 7/8～8/9 间沟内的梭形突上，周围无乳突	受精囊末端球状或椭球状；盲管几与主体等长，末端约 2/3 膨大成棒状	16～20 节，发达	简单，不分枝
直隶腔蚓	12/13 节间	14～16 节	18 节腹面；两侧皮褶形成马蹄形浅腔，雄孔位于该浅腔底部的突起上	3 对，位于 6/7～8/9 节的节间沟小突上	受精囊管短，末端卵圆形或类球形；盲管弯曲	16～20 节，发达	简单，不分枝
湖北远盲蚓	11/12 节间	14～16 节，环带腹侧有刚毛	18 节腹面两侧平顶乳突上，稍偏内侧，在 17/18 和 18/19 节间沟两侧，各有 1 对椭圆形的较大乳突	3 对，位于 6/7～8/9 的节间腹面两侧	受精囊长柱状或长椭圆形；盲管长于主体，末端膨大	16～20 节，发达	简单，不分枝
阿美远盲蚓	11/12 节间	14～16 节，有背孔	18 节腹侧，外观呈一条纵裂缝	3 对，位于 6/7～8/9 节的节间沟的乳突上	受精囊管极粗，末端卵圆形；盲管末端 1/4 至 1/2 弯曲，幅度较大	16～20 节，发达	末端多弯成 L 形或钩状

续表

品种	背孔起始位置	环带位置	雄孔	受精囊孔	受精囊	前列腺	盲肠
A.phaselus	12/13节间	未见	18节腹侧，外观呈一条纵裂缝	3对，位于6/7～8/9节的节间沟的乳突上	受精囊管极粗，末端卵圆形；盲管末端1/4至1/2弯曲，幅度较大	16～20节，发达	末端多弯成L形或钩状
皮质远盲蚓	11/12节间	14～16节	18节腹侧，雄孔外侧皮褶形成一平顶状	4对，位于5/6～8/9节的节间沟，外观小眼状	受精囊管直，末端卵圆形；盲管末端膨大	未见	简单，细长
多肉远盲蚓	13/14节间	14～16节	18节腹侧，雄孔内侧，刚毛圈后有一对圆环形乳突	4对，位于5/6～8/9节的节间沟，受精囊孔突外观似半个圆圈，受精囊内侧，刚毛圈前有圆环形乳突，两侧对称或有缺失	受精囊管较粗，末端椭圆形；盲管末端膨大为枣形	16～20节，发达	简单，细长
A.wujhouensis	11/12节间	14～16节	18节腹侧，可见3个类圆形乳突，外有数圈皮褶环绕	2对，位于7/8～8/9节间一椭圆形突起上，7、8节刚毛圈后各有3个椭圆形孔状乳突，7、8节前后对应	受精囊卵圆形，管短粗；盲管占主体1/2至2/3，末节，端1/3膨大为枣核状	16～21节，发达	简单
链胃蚓科杜拉蚓属蚯蚓	无	未见	10节后缘一横突	1对，位于7/8节间	受精囊椭圆形，管短	10节，椭球形	未见

（二）性状鉴别

对广地龙及其常见混伪品主要鉴别特征见表10-3。[41-43]

表10-3 广地龙及其常见混伪品特征

品种	特征
参环毛蚓	呈长条状薄片，弯曲，边缘略卷，长15～25 cm，宽1～2 cm。全体具环节，背部棕褐色至紫灰色，腹部浅黄棕色；第14～16环节为生殖带，宽0.8～1.5 cm，与其他环节颜色一致，习称"白颈"，较光亮。生理盐水浸泡后，生殖带泛白。略呈革质，不易折断，气腥，味微咸
大腔蚓	呈长条状薄片，弯曲，边缘略卷，长15～35 cm，宽1～2.5 cm。全体具环节，背部棕黑色，腹部浅黄棕色；第14～16环节为生殖带，宽1.6～2.2 cm，呈棕黑色。生理盐水浸泡后，生殖带呈黑色。肉质厚，纤维较多，略呈革质，不易折断，气腥，味微咸
暗孔远盲蚓	呈长条状薄片，弯曲，边缘略卷，长15～35 cm，宽1～3 cm。全体具环节，背部、腹部均为黑褐色；第14～16环节为生殖带，宽1.8～2.6 cm，棕黄色，较光亮。生理盐水浸泡后，生殖带呈黑褐色。肉质较厚，呈革质，不易折断，气腥，味微咸
通俗腔蚓	本品呈段状薄片，边缘略卷，宽0.5～1 cm，长8～15 cm。具环节，背部棕褐色至黄褐色，腹部浅黄棕色；易折断，气腥，味微咸

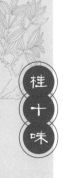

（三）显微鉴别

据《中华人民共和国药典》（2020年版）中记载，广地龙粉末淡灰色或灰黄色。通过显微观察其斜纹肌纤维无色或淡棕色，肌纤维散在或相互绞结成片状，多稍弯曲，直径 4 ～ 26 μm，边缘常不平整。表皮细胞呈棕黄色，细胞界限不明显，布有暗棕色的色素颗粒。刚毛少见，常碎断散在，淡棕色或黄棕色，直径 24 ～ 32 μm，先端多钝圆，有的表面可见纵裂纹。[1]

（四）理化鉴别

《中华人民共和国药典》（2020年版）共收载2种理化鉴别方法。[1]

1. 广地龙粉末 1 g，加水 10 mL，加热至沸，放冷，离心，取上清液作为供试品溶液。另取赖氨酸对照品、亮氨酸对照品、缬氨酸对照品，分别加水制成每 1 mL 各含 1 mg、1 mg 和 0.5 mg 的溶液，作为对照品溶液。照薄层色谱法（通则 0502）试验，吸取上述四种溶液各 3 μL，分别点于同一硅胶 G 薄层板上，以正丁醇 – 冰醋酸 – 水（4：1：1）为展开剂，展开，取出，晾干，喷以茚三酮试液，在 105℃加热至斑点显色清晰。供试品色谱中，在与对照品色谱相应的位置上，显相同颜色的斑点。

2. 取广地龙粉末 1 g，加三氯甲烷 20 mL，超声处理 20 min，滤过，滤液蒸干，残渣加三氯甲烷 1 mL 使溶解，作为供试品溶液。另取广地龙对照药材 1 g，同法制成对照药材溶液。照薄层色谱法（通则 0502）试验，吸取上述两种溶液各 5 μL，分别点于同一硅胶 G 薄层板上，以甲苯 – 丙酮（9：1）为展开剂，展开，取出，晾干，置紫外光灯（365 nm）下检视。供试品色谱中，在与对照药材色谱相应的位置上，显相同颜色的荧光斑点。

（五）含量测定

前人利用 HPLC 法建立了同时测定广地龙中 5 种核苷类成分的方法，色谱条件：Diamonsil C_{18} 色谱柱（250 mm×4.6 mm，5 μm），流动相为甲醇 – 水（5：95）等度洗脱，流速 1.0 mL·min^{-1}，检测波长 254 nm，柱温 30℃。采用该方法检测得 20 批主产区广西和广东的广地龙中尿嘧啶、次黄嘌呤、尿苷、肌苷、鸟苷含量分别为 0.05 ～ 0.11 mg·g^{-1}、0.24 ～ 0.94 mg·g^{-1}、0.17 ～ 0.51 mg·g^{-1}、1.56 ～ 3.86 mg·g^{-1}、0.17 ～ 0.25 mg·g^{-1}，5 种总核苷含量为 3.31 ～ 4.57 mg·g^{-1}。[44]

采用 HS-GC-MS 方法从生地龙、炒地龙、甘草泡地龙、醋地龙和酒地龙的挥发性物质中分别鉴定出了 25、27、22、26、33 种化合物，其中含有 13 种共有成分，包括 4 种醛类成分（异戊醛、2-甲基丁醛、己醛、苯甲醛），生地龙与炒地龙、甘草泡地龙的挥发性物质差异较小，与醋地龙、酒地龙差异较大，表明地龙腥味成分主要为醛类，炮制能减少地龙腥味成分。[45] 利用 KP-MS 方法测定得出地龙中 16 种无机元素铍（Be）、钒（V）、钴（Co）、镍（Ni）、镓（Ga）、硒（Se）、铷（Rb）、锶（Sr）、银（Ag）、铯（Cs）、铀（U）、铜（Cu）、砷（As）、镉（Cd）、汞（Hg）和铅（Pb）的含量分别为 0.03 ～ 0.23 mg·kg^{-1}、2.4 ～ 11.20 mg·kg^{-1}、1.42 ～ 6.56 mg·kg^{-1}、1.44 ～ 9.06 mg·kg^{-1}、0.45 ～ 2.14 mg·kg^{-1}、3.42 ～ 9.13 mg·kg^{-1}、2.88 ～ 10.18 mg·kg^{-1}、8.43 ～ 56.01 mg·kg^{-1}、0.02 ～ 0.22 mg·kg^{-1}、0.08 ～ 1.11 mg·kg^{-1}、0.06 ～ 0.34 mg·kg^{-1}、8.39 ～ 21.93 mg·kg^{-1}、0.50 ～ 33.01 mg·kg^{-1}、0.92 ～ 8.08 mg·kg^{-1}、0.16 ～ 0.37 mg·kg^{-1}、2.39 ～ 31.62 mg·kg^{-1}。[46]

（六）指纹图谱

通过建立广地龙饮片及其 2 种常见伪品的 HPLC 特征图谱，在广地龙正品药材（参环毛蚓）中标定了 7 个共有峰（尿嘧啶、次黄嘌呤、黄嘌呤、肌苷及 3 个未知成分峰），伪品大腔蚓和暗孔远盲蚓中均标定了 8 个共有峰（尿嘧啶、次黄嘌呤、黄嘌呤、肌苷、腺苷及 3 个未知成分峰）。并利用该方法检测得出 18 批广地龙饮片中尿嘧啶、次黄嘌呤、黄嘌呤、肌苷含量分别为 0.021 ～ 0.408 mg·g^{-1}、0.309 ～ 6.133 mg·g^{-1}、0.825 ～ 4.714 mg·g^{-1} 和 1.413 ～ 23.382 mg·g^{-1}。该方法采用的色谱条件为 ThermoTSK–GELC C$_{18}$ 色谱柱（4.6 mm × 250 mm，5 μm），以 0.1% 甲酸水溶液 – 甲醇（99 ∶ 1）为流动相，等度洗脱 40 min，流速为 1.0 mL·min^{-1}，检测波长 260 nm，柱温 30℃，进样量 10 μL。[47]

另有研究者从 15 批地龙样品的 HPLC 指纹图谱中标定出 8 个共有色谱峰，该 HPLC 指纹图谱的色谱条件为 Purospher STAR RP-18 endcapped 色谱柱，以甲醇 – 水为流动相（梯度洗脱），流速为 1 mL·min^{-1}，检测波长为 248 nm，柱温为 30℃，进样量为 20 μL。[48]

此外，通过建立酒制地龙药材中的氨基酸类成分的 HPLC 指纹图谱，从 18 批生地龙、酒地龙样品均标定出 19 个共有峰，该方法采用的色谱条件为 Diamonsil C$_{18}$ 色谱柱（250 mm × 4.6 mm，5 μm），以乙酸钠缓冲液 – 乙腈为流动相，梯度洗脱，体积流量 0.8 mL·min^{-1}，检测波长 360 nm，柱温 27℃；[49] 通过建立高效毛细血管电泳法（HPCE）指纹图谱，从 21 批不同产地的地龙商品药材的 HPCE 指纹图谱中确定了 8 个共有峰，该方法的色谱条件为安捷伦未涂层石英毛细管柱（50 cm × 75 μm，有效长度 40 cm），30 mmol·L^{-1} 硼砂（pH 9.45）缓冲液，运行电压 15 kV，柱温 25℃，DAD 检测器，检测波长 250 nm；[50] 通过建立地龙药材 0.9% 生理盐水提取液的 HPLC 指纹图谱，从 13 批不同产地的地龙商品药材的指纹图谱中确定了 9 个共有峰，该方法的色谱条件为 Phenomenex Kromasil C$_{18}$（4.6 mm × 250 mm）色谱柱，流动相 0.01 mol·L^{-1} 磷酸二氢钾溶液 -50% 甲醇，梯度洗脱，检测波长为 254 nm，柱温为室温，流速为 0.8 mL·min^{-1}。[51]

七、生产加工技术研究

（一）繁殖技术

1. 繁殖方式

参环毛蚓是雌雄同体，由于性器官成熟时期不同，故仍需异体受精。交配时 2 条个体的前端腹面相对，头端互朝相反方向，借助副性腺分泌的黏液紧贴在一起。各自的雄生殖孔靠近对方的纳精囊孔，用生殖孔突起将精液送入对方的纳精囊内。交换精液后，二蚯蚓即分开。待卵成熟后，生殖带表皮中的腺细胞分泌黏稠物质，于生殖带外形成一环状膜，套在外面，称为环带或黏液管，排卵于其中。当蚯蚓作波浪式后退运动时，黏液管移到纳精囊孔上，精子逸出，精卵在黏液管内受精。黏液管继续前移，离开蚓体，两端封闭留在土壤中，形成卵茧。卵茧较小，如绿豆大小，色淡褐，内含 1 ～ 3 个受精卵。卵在卵茧内发育。蚯蚓为直接发育，无幼虫期。受精卵经完全不均等卵裂，发育成有腔囊胚，以内陷法形成原肠胚。经 2 ～ 3 周即可完成孵化，小蚯蚓破茧而出。[52]

2. 蚓种要求

结合生产实践，广地龙蚓种划分为 3 个等级，宜采用三级以上的广地龙蚓种作为人工养殖的种苗繁育：一级蚓种体重 ≥ 28.0 g，生殖环带直径 ≥ 11.0 mm，体长 ≥ 25.0 cm，活力值 ≥ 80.0 s；二级蚓种体重 ≥ 24.0 g，生殖环带直径 ≥ 10.0 mm，体长 ≥ 23.0 cm，活力值 ≥ 60.0 s；三级蚓种体重 ≥ 20.0 g，生殖环带直径 ≥ 9.0 mm，体长 ≥ 20.0 cm，活力值 ≥ 40.0 s。[53]

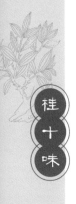

3. 卵茧分离

广地龙成体与幼体不宜混养，因此需建设种蚓池、孵化池、成蚓池三种养殖池分开饲养。挑选适宜的蚓种放入种蚓池，性成熟蚯蚓可每隔 7～8 天产卵一次。取出卵茧时可采用诱饵法，在种蚓池两侧添加新饲料，将成蚓诱入新的饲料中，待大部分成蚓都进入新饲料后，再将老饲料及蚓种一起移出，移至放有新饲料的孵化池内。待卵茧孵化后，孵出的小蚯蚓即可钻进新饲料层内，再将老饲料及粪便一起清出。待小蚯蚓孵出 10 余天后，可根据蚯蚓体长放入合适的成蚓池。

（二）养殖技术

1. 养殖方式

根据生产实践，广地龙一般采用室外养殖方式。养殖时需选择地势平整、排水良好、通风好、无农药及重金属污染的田地，禁用瓜果、蔬菜用地，禁用 2 年内施用残留期长的除草剂地块，禁用 3 年内土壤施用高残留期长农药地块。广地龙喜壤土或砂质壤土，养殖池建设需耕层 30 cm 以上，pH 值 6.5～7.5，首次养殖可进行一次耕翻，耕深 30～40 cm。耕翻后起垄，垄宽 1.0～1.2 m，高 30 cm，垄间间隔 15～20 cm，垄向按有利排水坡向，南北走向较好，养殖投苗前 10 天做垄；隔离网为 40～60 目塑料或金属网，高 50 cm 以上，环绕养殖田。养殖过程中应防止太阳直射，可在养殖床表面添加稻草等。除雨天外应根据实际情况适时淋水，保持适宜的土壤湿度。

2. 养殖饲料

目前，广地龙的主要饲料来源为牛粪，其次也辅以添加如菌棒、秸秆等植物性饲料，投放前饲料需经过充分发酵。在生产过程中，一般采用平铺地表的方法投放。

3. 蚓苗投放

养殖池完成后，均匀投放蚓苗，平均每平方米可放入 20～30 条进行繁殖。首次投放时可采用直接投放方式，然后覆盖草层。

4. 养殖管理

广地龙的生长对温度、湿度及酸碱度较敏感。养殖过程中需经常测定温度，保持在 25～30℃，过高或过低时需及时调整。土壤湿度保持在 65%～70%，当土壤湿度过低时，采用喷灌或滴灌方式进行灌溉，以土壤接近湿土为宜；养殖池内水分过大时，掀开覆盖草层，加速土水分蒸发。注意经常清理垄间的作业道和排水沟，防止堵塞，以便排水。土壤 pH 值保持在 6.5～7.5 范围内。成蚓池内养殖密度达到每立方米 4000～5000 条时，应注意分池。

5. 病虫害防治技术

（1）土壤酸化引起的腐败病

定期检测上、中、下层土壤的酸度，过酸土壤加碳酸钙调节，并在垫沟及周围处喷洒生石灰消毒。

（2）昆虫类

注意芫菁、蚂蚁、寄生蝇、蜘蛛、青蛙、蛇等虫害。防治方法：虫害严重区域，可利用垫面和周围插挂黄板，对于蜘蛛、青蛙、蛇等用诱捕笼捕捉。

（3）鼠害

主要以物理机械防治为主，如粘鼠板、鼠笼等。应对死鼠及时收集清理。

（4）杂草

草害防治主要利用草覆盖，防治杂草生长。作业道及外围周边距垄 2 m 以内，人工除草，禁止用药除草，从而保证无杂草生长。

（三）采收加工技术

1. 采收

广地龙的采收加工直接影响饮片的质量。关于广地龙的采收加工，历代本草记载的采收时间与现代研究不一致。《神农本草经》记载："二月取，阴干。"[24]《新修本草》记载："生平土，三月采，阴干。"[29] 明代《本草纲目》记载："白颈蚯蚓，生平土，三月取，曝干。"[14] 由此可见，在古代广地龙多于二三月份采集（阴历二三月正值春季和夏季）。

现代研究发现，春、夏、秋这三个季节是广地龙的活动期。其中，春季是地龙的繁殖期，且春季的蚯蚓体型小、体内降血压的活性成分血小板活化因子含量较低、生长速度快；夏季的蚯蚓肉更为厚实，血小板活化因子含量最高。[54-56] 因此，现代认为 7 ～ 9 月份是广地龙的最适采收期。

2. 加工

广地龙加工成药材主要有干地龙和鲜地龙两种方式。《中华人民共和国药典》（2020 年版）记载的干地龙加工方式："广地龙春季至夏季捕捉。"[1] 捕捉后及时剖开腹部，除去内脏及泥沙，洗净，晒干或低温干燥即可。

3. 药材贮藏技术

干地龙药材置通风干燥处，防霉、防蛀保存。[1]

八、现代研究

（一）化学成分

分析广地龙的化学成分，对明确其药理作用具有重要意义。研究表明广地龙含有多种化学成分，包括蛋白质、氨基酸、酶类、脂类、微量元素、核苷酸等。

1. 化合物

基于超高液相色谱–质谱联用（UPLC–Q–TOF–MS）技术，共推断出广地龙药材中 84 个化学成分，包括 11 种游离氨基酸、26 种有机酸类、11 种核苷类、5 种二肽及环二肽类、21 种含氮类物质和 10 种其他类，该方法采用的色谱条件是 Waters acquity UPLC BEH C_{18}（100 mm × 2.1 mm，1.7 μm）色谱柱，以 0.1% 甲酸水 –0.1% 甲酸乙腈为流动相梯度洗脱，体积流量 0.3 mL·min^{-1}，柱温 35℃，进行正负离子模式扫描。[57]

此外，利用多种分离手段（薄层层析硅胶柱、反相 ODS 等），并结合多种色谱鉴定技术（核磁共振、低分辨率质谱、高分辨率质谱等）进行小分子化合物鉴定，共分离出 13 个化合物，包括 10 个呋喃磺酸类化合物，甾体类化合物、脂肪酸类化合物和核苷类化合物各 1 个。[58] 采用硅胶柱色谱、凝胶渗透色谱、半制备高效液相色谱和重结晶等分离手段对广地龙的次生代谢产物进行分离纯化，共分离得到 6 个化合物，其中 4 个可能为新化合物，2 个可能为已知化合物。[59]

2. 蛋白质和多肽

地龙中的主要成分为蛋白质，如脂类蛋白、收缩血管蛋白、溶血蛋白、钙结合素蛋白等。[60]

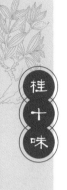

研究表明，地龙提取液中蛋白质最佳保存条件为30℃，pH值为7左右，且应尽量避免或减少对无机盐及有机溶剂的使用。[61]

采用SDS-PAGE法对参环毛蚓总蛋白进行分离，并利用纳升高效液相色谱－四极杆－线性离子阱－静电场轨道阱高分辨质谱技术研究参环毛蚓中的蛋白质，共计鉴定到386个蛋白质，包括珠蛋白、甘油醛－3－磷酸脱氢酶、纤溶活性蛋白等。GO功能注释和KEGG通路分析结果显示，大多数蛋白质与细胞结构及能量供给有关，鉴定到的纤溶活性蛋白、胍乙基磷酸丝氨酸蛋白酶可能与抗凝血或溶栓活性有关。[33]采用毛细管区带电泳法分离测定出地龙的6种多肽，分别为Annectocin、PTP、VQ-5、OEP3121、F-l、AQ-5。[62]

采用电渗析法、超滤法、DA201-C树脂法、sephadexG-15凝胶层析及高效液相色谱法等技术对地龙活性酶解液进行分离，最后经HPLC得到5个组分，活性大小为$F_3 > F_2 > F_1 > F_5 > F_4$。其中，纯度最高、活性最强的为$F_3$，含量为95.13%，纤溶活性为60021.3029 U·g^{-1}。[63]

3. 氨基酸

地龙含有多种游离氨基酸，包含人体必需的8种氨基酸，如谷氨酸、丙氨酸等。采用水提正交法、渗漉法、水提醇沉法提取广地龙中游离氨基酸，经分析比较发现水提醇沉法为最佳提取方法。[64]

采用Waters AccQ-Fluor柱前衍生和高效毛细管电泳法测定广地龙中氨基酸的含量，结果显示共检测到15种氨基酸，其中Glu、Ile、Leu、Gly、Ala含量相对较高，His、Tyr含量较低。[66]此外，采用2,4-二硝基氟苯柱前衍生法建立了广地龙氨基酸成分的HPLC指纹图谱，经分析发现广地龙含有18种游离氨基酸成分。[67]利用指纹图谱技术对真空冷冻干燥、真空减压干燥和微波干燥的地龙氨基酸组分提取物进行分析，发现冷冻干燥法是地龙氨基酸组分提取物最适宜的干燥方法。[65]采用异硫氰酸苯酯柱前衍生化反相高效液相色谱法，测定并比较了3种不同干燥方式（真空冷冻干燥、真空减压干燥和微波干燥）下所产广地龙干燥样品和未经干燥样品中的17种氨基酸含量，得出真空冷冻干燥方式是广地龙提取物较适宜的干燥方式。[68]

4. 酶类

地龙中富含多种酶类，如蚓激酶、溶栓酶、蚓胶原酶等。蚓激酶是首次由Mihara等从粉正蚓 Lumbriaus rubellus 中分离出具纤溶活性的粗提物，具有抗凝、溶栓的双重活性。[69]蚓激酶提取、纯化等过程会直接影响其活性。溶液pH值、不同金属离子、吐温-80、EDTA的浓度、乙醇体积分数等均能不同程度地影响蚓激酶的活性。[70]

前人对地龙渗漉工艺参数进行了优化，利用纤维蛋白原平板法可准确、快速地测定地龙中酶的活性，其最佳渗漉工艺参数为将地龙粉碎为粗粉，浸泡0.5小时，渗漉速度为2 mL·min^{-1}，加8倍量60%乙醇进行渗漉。[71]

此外，还建立了地龙蚓激酶生物效价检测方法，明确琼脂糖纤维蛋白平板法可以快速、准确地检测蚓激酶的活性。[72]以纤维蛋白原为底物，与琼脂糖和凝血酶按比例混匀制成纤维蛋白原平板，建立纤维蛋白原平板法测定广地龙药材中蚓激酶的生物活性，研究结果显示该方法准确性较高，稳定性和重复性良好。[73,74]

5. 脂类

研究表明，广地龙中脂类成分是其防治心脑血管疾病的重要成分之一。广地龙中含有多种脂肪酸，如油酸、硬脂酸、花生烯酸等。[60,75,76]利用皂化法和有机溶剂提取法提取广地龙脂肪酸，并采用气相色谱法进行分析，结果显示广地龙中肉豆蔻酸、棕榈酸、棕榈烯酸和次亚油酸相对含量较高，二十五碳烯酸/花生四烯酸的相对含量比值为1.78，多不饱和脂肪酸（PUFA）相对含量为20.07%。[77]

6. 微量元素

广地龙富含多种微量元素，如锌、硒、铬、铜等。[60, 75-76]

对广西地龙、广东地龙和沪地龙中的5种金属微量元素进行定量分析，结果显示，3个产地的地龙中镉和铅的含量均在国家限量标准内，其中沪地龙中铬的含量较高，是广地龙的2～3倍。[78]

通过分析广地龙和沪地龙中的微量元素，结果发现广地龙中5种微量元素（铜、锌、铬、镉、铅）含量相差无几，而沪地龙中5种微量元素的含量相差较大，其中铬含量最高。两种地龙的微量元素和重金属含量均在国家限量标准内。[79]

7. 核苷酸

广地龙含有较多人体代谢过程必需的核苷酸，包括腺嘌呤、鸟嘌呤、黄嘌呤、次黄嘌呤、尿嘧啶等。研究表明，次黄嘌呤是地龙发挥平喘、降压作用的主要有效成分之一。以次黄嘌呤为指标，建立了不同产地广地龙中次黄嘌呤含量测定的反相高效液相色谱法，结果表明，该方法简单、准确、分离效果好。[80]

采用反相高效液相色谱法测定不同产地、不同品种的17批广地龙中尿嘧啶、次黄嘌呤、尿苷、肌苷的含量，结果发现，广西玉林全开地龙各成分含量均较高。[81]

采用HPLC对不同炮制方式（黄酒、白酒、醋、蛤粉为辅料炮制）下的广地龙中次黄嘌呤和肌苷含量进行测定，结果发现，不同炮制方法前后次黄嘌呤和肌苷含量差异较大。测得次黄嘌呤按含量由高到低依次为蛤粉制广地龙、黄酒制广地龙、白酒制广地龙、醋制广地龙、净制品；肌苷含量由高到低依次为净制品、醋制广地龙、白酒制广地龙、黄酒制广地龙、蛤粉制广地龙。[82]广地龙中主要核苷酸成分结构见图10-5。

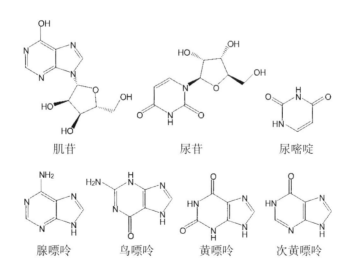

肌苷　　　　　　　　　尿苷　　　　　　　　尿嘧啶

腺嘌呤　　　鸟嘌呤　　　黄嘌呤　　　次黄嘌呤

图10-5　广地龙中主要核苷酸成分结构式

8. 其他

地龙还含有琥珀酸、类血小板活化因子等，其中琥珀酸是地龙发挥平喘利尿作用的重要成分之一。采用HPLC测定了广地龙中琥珀酸的含量，其含量可达到0.8 mg·g^{-1}。[83]通过比较地龙不同炮制品（砂炒地龙、酒炙地龙、醋炙地龙）和生地龙中琥珀酸的含量，结果表明生品中琥珀酸含量最高。[84]

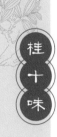

（二）药理作用

广地龙具有清热定惊、通络、平喘、利尿的功效。用于高热神昏，惊痫抽搐，关节麻痹，肢体麻木，半身不遂，肺热喘咳，水肿尿少等。现代研究发现广地龙在平喘、降压、镇痛消炎、抗血栓、抗肿瘤等方面疗效显著。[85]

1. 平喘作用

广地龙具有良好的平喘作用，其可通过松弛气管平滑肌、改善气道重塑，达到平喘止咳的功效。

研究发现广地龙水煎液能有效抑制 OVA 诱导的哮喘小鼠模型中 NF-κB 的活化，改善气道高反应性，达到平喘的作用。[86]地龙注射液能下调气道上皮细胞 TGF-β1 和 Smad2 基因的表达，通过介导 TGF-β1/Smad2 信号通路，降低肺成纤维细胞纤维连接蛋白（Fibronectin，FN）的表达，抑制气道重构，从而起到治疗哮喘的效果。[87]广地龙可通过降低 ERK1/2、Cyclind1 的 mRNA 表达量以及 p-ERK1/2 蛋白的相对表达量，抑制 ERK1/2 信号通路的活性，最终抑制大鼠气道平滑肌细胞的增殖。[88]复方地龙胶囊通过降低哮喘小鼠血清 IL-23 的水平调节免疫系统，抑制哮喘小鼠的气道炎症，且平喘作用与地塞米松相当。[89]

2. 降压作用

地龙常用于治疗原发性高血压，其降压机制可能与脊髓以上的中枢神经系统或某些内感受器反射影响有关。

地龙降压胶囊可能通过氧化应激因子介导的 Rho/ROCK 信号通路，降低 TGF-β1、VEGF 等蛋白的表达，抑制肾素 - 血管紧张素 - 醛固酮系统（RAAS）过度激活，降低 SHR 左室肥厚大鼠的血压、心率，改善心脏结构，从而达到明显降压的效果。[90]此外，发现地龙降压胶囊可通过改善组织缺氧，从而防治慢性间歇低氧高血压大鼠血压的升高。[91]

3. 镇痛、解热作用

广地龙有着显著的镇痛作用，其解热机制可能是通过调节体温中枢达到解热效果。芎芷地龙汤能够延长热致痛小鼠的痛阈时间，能有效减少醋酸诱发的小鼠扭体反应，芎芷地龙汤主要是通过减少由硝酸甘油诱导的致痛物质 c-fos、CGRP、NOS 的表达，同时增加抗痛物质 β-EP、5-HT 的表达，抑制伤害性痛觉信息的传递，从而能发挥抗偏头痛的作用。[92]通过比较蜈蚣、地龙和地鳖虫的镇痛作用，结果发现，三种药材的水提物对热板、醋酸导致的疼痛均表现明显的缓解作用，广地龙有更为长效的镇痛作用。[93]

4. 抗凝血、抗血栓

地龙作为传统中药具有活血化瘀的功效，其主要活性成分为大分子蛋白蚓激酶、蚓胶原酶、纤维蛋白溶解酶等。采用电渗析法、超滤法、DA201-C 树脂法、SephadexG15 凝胶分离法、HPLC 分离法对地龙酶解液进行分离，得到多肽含量高且纤溶活性强的小分子肽，使其更易吸收，发挥药效作用。[94]对地龙抗凝血活性物质提取方法进行比较后得出，地龙干品经过石油醚脱脂处理后，采用 0.9% NaCl 溶液煎煮，能有效增强提取物抗凝活性，运用凝胶、阴离子交换色谱法等对提取物进行分离，得出抗凝血活性的流份为蛋白质或肽类物质。[95]利用补阳还五汤联合西药治疗对 80 例脑血栓患者进行治疗，发现脑血栓患者给予中西医结合治疗的疗效显著优于单纯西医治疗，提示补阳还五汤可进一步提升患者脑组织神经功能。[96]

5. 抗肿瘤

广地龙抗肿瘤疗效显著，研究发现 200 ～ 1000 mg·kg⁻¹ 蚯蚓纤溶酶能明显抑制人胃癌细胞和人乳腺癌裸鼠移植性肿瘤的生长。[97] 从新鲜地龙中提取的活性蛋白处理接种肿瘤细胞后的小鼠，结果发现，给药组动物的肿瘤发生率低于对照组，生存期明显延长。地龙活性蛋白可提高巨噬细胞的吞噬功能，促进淋巴细胞转化，增强 B 细胞反应，从而达到抑制肿瘤的作用。[98] 利用不同浓度的蚓激酶处理肝癌细胞和两种肺癌细胞，并通过构建小鼠肝癌细胞 H22 肝腹水模型，得出蚓激酶能明显抑制三种肿瘤细胞的增殖，抑制作用呈浓度依赖性。此外，蚓激酶能显著上调 P53 基因的表达，明显改善腹水瘤小鼠的生活质量，显著延长生存期。[99] 蚯蚓提取物 Ⅱ 主要通过细胞凋亡和肿瘤细胞受阻于 G0-G1 期，减少 DNA 的合成来抑制胰腺癌、宫颈癌和红白血病细胞的增殖。[100]

6. 促创面愈合作用

地龙具有较强的自身修复和再生能力，本草记载有确切的愈伤疗效，常用于治疗各种皮肤创伤。采用 MTS 法分析断体地龙再生期不同时间点提取液，测定各提取液对小鼠成纤维细胞增殖率的影响，发现地龙断体后提取液含有可促进成纤维细胞增生的物质，对细胞增生的作用较明显，在再生期不同时间点提取液存在一定差异，其中第 3 天创伤修复物质含量最高。[101] 采用断体后地龙提取液对小鼠皮肤切除性创伤进行外涂治疗，结果证明，断体地龙提取液能够加快创面愈合速度，提高创面愈合率，改善创面组织的愈合情况；通过 SABC 法对免疫组化染色观察，推测地龙提取液促进创面伤愈合的机制可能与炎症期和增殖期创伤部位碱性成纤维细胞生长因子的表达增高有关。[102]

7. 增强免疫作用

地龙含有免疫活性成分，可调节机体的免疫功能，临床上常用于治疗免疫性疾病等。研究表明，地龙能显著地提高吞噬细胞的免疫活性，促进淋巴细胞转化，促进伤口愈合。采用超滤和层析方法，从地龙体内分离提取小分子量的免疫活性地龙肽，作用于小鼠自然杀伤细胞（NK）时可明显增强其杀伤活性，且与免疫活性细胞因子白细胞介素 -2（IL-2）有协同作用，同时可以显著减弱地塞米松和环磷酰胺的免疫抑制作用。[75] 通过提取不同剂量的地龙肽溶液作用于小鼠淋巴细胞，观察其增殖反应，结果表明低浓度（0.1 mg·L⁻¹，0.5 mg·mL⁻¹）溶液对淋巴细胞刺激指数、巨噬细胞毒性百分率、巨噬细胞分泌 NO 水平及脾细胞自发分泌 NO 水平均有显著提高，说明低浓度地龙肽溶液能有效增强机体免疫功能。[103]

8. 对生殖系统作用

地龙具有兴奋子宫平滑肌的作用，可增加子宫平滑肌张力及子宫活动力；地龙对男性生殖系统同时具有杀精、强化精子的双重影响。采用 BL-420 生物信号系统记录地龙水煎剂对未孕大鼠离体子宫平滑肌运动的影响情况，结果表明，地龙水煎剂可能是通过兴奋子宫平滑肌细胞膜上的 L 型电压依从性 Ca²⁺ 通道，从而兴奋未孕大鼠离体子宫平滑肌作用，增加子宫平滑肌收缩的最大张力、收缩时间及子宫活动力。[104] 用地龙粉对 30 例精液异常患者进行治疗，结果证明，地龙粉对患者遗精症状有一定的治疗效果，同时可显著增强患者的精子浓度、存活率及活动率，具有提高精液质量、强化精子的作用。[105]

9. 对肾脏保护作用

地龙对糖尿病、肾病有显著治疗效果，对肾脏具有保护作用。对糖尿病、肾病大鼠给予地龙煎液，观察大鼠肾脏病理变化情况，同时采用免疫组织化学检测肾组织 Ⅳ 型胶原蛋白的表达。结果发现地

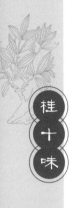

龙煎液可以显著减轻系膜基质增多现象，降低肾小球硬化指数和肾小管损失指数，减少24小时尿微量白蛋白，降低肾脏Ⅳ型胶原蛋白的表达。从而证明地龙可以起到保护糖尿病、肾病的作用，其机制与减少细胞外基质Ⅳ型胶原的沉积有关。[106]给予糖尿病肾脏疾病患者口服地龙成分EFE，通过10周的治疗发现患者蛋白排泄率、尿β2微球蛋白、24小时尿蛋白量均有显著降低，水肿症状也得到明显改善，肾功能得到有效保护。[107]

10. 抗肝纤维化作用

地龙具有抑制大鼠肝内纤维组织形成的作用。通过灌胃等方式将从地龙中提取蚯蚓纤溶酶及蚯蚓胶原酶等有效活性成分用于预防大鼠实验性肝纤维化，结果表明地龙治疗组大鼠肝组织红润、柔软，无明显结节，光镜下检查肝纤维化程度显著减轻，肝细胞的损害程度减轻，纤维结缔组织增生得到抑制。[81]地龙中的纤溶酶可以降低大鼠肝纤维化形成过程中肝组织内的uPA-PAI-1的蛋白表达，同时抑制肝组织中肝星状细胞的活化，从而起到抗肝纤维化的作用。[82]

（三）分子生物学研究

1. 基因克隆

金属硫蛋白（metallothionein，MTs）是一类富含半胱氨酸、低芳香族氨基酸的金属结合蛋白。因其具有独特的四面硫体结构可螯合重金属，因而成为多种生物体的重要解毒途径。采用基因步移技术克隆了参环毛蚓MT-2基因的编码区序列，并对其进行生物信息学分析。结果显示，经PCR扩增、测序，成功获得2826 bp编码序列，包含4个外显子。启动子序列长度为1534 bp，经分析，启动子区不仅含有TATA-box、CAAT-box等核心元件，还包括3个特异性响应重金属参与调控MT-2表达的MRE元件。该项研究为后续参环毛蚓MT-2基因的调控转录机制提供了基础数据。[108]

2. 分子鉴定

中药商品的基原调查是正本清源，确定真伪是提高中药质量标准的重要前提。广地龙作为地龙类药材中疗效显著的质优品，在我国极为丰富，截止到2010年，陆栖蚯蚓已达9科31属328种（含亚种），且存在大量环毛类新物种。目前市售商品地龙多来源于野生，随着产区的增加和市场需求量的激增，各地区环毛类物种均可能被采收，致使商品地龙基原极为复杂，如参环毛蚓、通俗环毛蚓、威廉环毛蚓、栉盲环毛蚓、白颈环毛蚓等，这些物种形态近似，但经过加工后难以确定其基原。

因此，前人通过随机采集安国、亳州等7大药材市场的地龙商品药材，共计232批市售商品地龙，利用DNA测序技术对上述地龙进行线粒体细胞色素c氧化酶Ⅰ（cytochvome C cxidase I，CO I）分析，结果显示：232批地龙中，主要来源于34个物种，基原物种为参环毛蚓和通俗环毛蚓的均占22%，55%的市售地龙均非《中华人民共和国药典》（2020年版）规定的基原。[109]

利用LC-MS/MS技术，对环毛蚓属（Pheretima）和远盲蚓属（Amynthas）共8种地龙进行蛋白质组学分析，从所有样本中共鉴定出48476条肽段，对应13397个蛋白。采用LC-MS/MS多反应监测模式，与合成肽对照品进行比较，验证标记肽，提出了一种多肽鉴别方法对地龙药材进行鉴别，并将其应用于我国不同地区零售商店的样品中。结果显示，15个样本中有8个被认为是正品地龙。[110]

对于中药的质量控制，UHPLC指纹图谱与多种标记物的定量分析相结合无疑是对传统基原鉴定方法的改进。前人已建立了一种简便、准确、可靠的UHPLC-DAD方法来评价广地龙产品的质量，并建立了广地龙的色谱指纹图谱，同时测定了次黄嘌呤、黄嘌呤、尿苷、肌苷、鸟苷和腺苷6种核苷的含量。该方法准确、重现性好，可作为广地龙商品的质量控制方法。利用该方法对42批样品进行了定量分析，结果表明，腺苷含量可以明确区分正伪品。[111]

利用 CO I 条形码技术对广地龙及其伪品进行鉴别，并进一步采用优化的高效液相色谱法对其质量进行评价。在进行 DNA 条形码鉴定时，采用 Kimura-2-Parameter（K2P）模型分析遗传距离，构建系统发育邻接树，对 20 个广地龙样品进行鉴定。建立了一种高效液相色谱法同时测定 7 种核苷成分。通过与 GenBank 数据库的比对，鉴定出 10 个样品为正品广地龙，其余样品为伪品，研究发现广地龙的掺假率高达 50%。[112] 该研究提供了一种有效的环介导等温扩增技术（LAMP），用来区分广地龙与其他物种。基于广地龙 CO I 基因序列，设计了 4 种特异性 LAMP 引物。LAMP 反应，包含 DNA 模板、4 对引物、10×BstDNA 聚合酶反应缓冲液、dNTPs、MgSO$_4$ 和 BstDNA 聚合酶，在 63℃ 条件下 60 min 内完成。LAMP 产品可通过添加 SYBRGreen 或 2% 凝胶电泳检测。此外，利用 LAMP 检测时可以最小检测到 675 fg·μL^{-1}，比常规 PCR 高出 1000 倍。该方法简便、灵敏、方便，适用于光地龙药材市场的现场鉴定。[113]

采用 RAPD 分子鉴定技术，筛选出 3 条引物，通过 PCR 扩增，可成功将 5 个品种共计 10 个地区的广地龙及其混淆品种进行鉴定。3 条引物可作为广地龙与其混淆品的鉴别引物，分别为引物 DL05（5'-CATCCCCCTG-3'），得到大小约 750 bp 和 1000 bp 的特异性条带；引物 DL12（5'-TGAGCCTCAC-3'），得到大小约 300 bp 和 500 bp 的特异性条带；引物 DL18（5'-TTCCGAACCC-3'），得到大小约 1000 bp 和 1800 bp 的特异性条带。最佳的 RAPD 反应条件：Mg^{2+} 浓度为 1.0 mmol·L^{-1}，dNTPs 浓度为 0.2 mmol·L^{-1}，引物浓度为 0.3 μmol·L^{-1}，TaqDNA 聚合酶浓度为 1.5 U。该技术可成功应用于广地龙与其混淆品的鉴定中。[114]

3. 重金属富集与作用机制研究

随着人类社会的发展和全球工业化进程的加剧，人类生产的大多数污染物通过各种途径进入土壤，造成土壤的严重污染，土壤中的污染物主要为以重金属为代表的无机物和以农药为代表的有机物。目前我国广地龙药材原动物——参环毛蚓，主要依靠野生资源，由于不同环境条件以及采收加工技术的影响，造成药材质量极不稳定，其中重金属超标问题一直难以控制。广地龙一直是国内外药材市场中公认的地龙优质产品，而广地龙重金属超标问题一直制约其进一步发展，并严重影响药材品质。

毒死蜱是发改委推荐的高效、低毒、低残留的有机磷品种，曾发展成为全球销量第一的杀虫剂，是防治粮食、果蔬和其他经济作物虫害的理想杀虫剂，尤其对地下害虫的防治效果尤佳。基于参环毛蚓和土壤之间的关系密切，且毒死蜱具有土壤强吸附性，研究得出毒死蜱对参环毛蚓的生态毒性属于中低级。行为学结果表明，在亚致死量的毒死蜱胁迫条件下，可引起参环毛蚓出现明显的回避行为。组织显微结构、细胞学和分子生物学多层次水平研究探讨发现，亚致死量的毒死蜱胁迫可使得参环毛蚓的体壁及肠道出现明显的纤维结构病变，损伤程度随毒死蜱浓度的增加而加重；可加速肠组织细胞早期凋亡率，显著降低体外存活率；生殖环带处的抗氧化酶系对毒死蜱胁迫比头部更为敏感，且两处的响应表现不一致。[52]

药材重金属超标与其动物体内金属硫蛋白（MTs）的重金属富集作用紧密相关。通过构建 MT-2 重组蛋白、克隆 MT-2 基因编码区和启动子区序列、构建哮喘小鼠模型，发现 MTs 可通过螯合重金属，提高机体重金属富集能力，且 MTs 能有效清除自由基，保护机体 DNA 免受损伤；MTs 是使机体免受重金属毒害的应激产物，且对广地龙平喘功效几乎无贡献。该研究阐明了参环毛蚓在重金属土壤

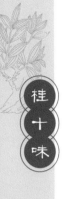

中的生存机制，明确 MTs 是该种群为了解除重金属毒害而产生的特殊蛋白，同时排除了 MTs 的平喘贡献，使其成为了一个全新的从源头上解决广地龙重金属超标难题的重要靶点。[115]

广地龙重金属超标的重要原因之一是其原动物参环毛蚓的生理性重金属富集作用。通过分析参环毛蚓对重金属镉离子的耐受能力，得出参环毛蚓对土壤中镉离子的最大耐受浓度在 12 mg·kg^{-1} 左右。参环毛蚓通过肠道吸收来富集重金属镉，且胃肠道黏膜上皮细胞超微结构的受损程度与土壤重金属的污染量相关，低重金属浓度时，是以溶酶体增生来消除有毒物质，为可逆损伤；较高重金属浓度时，以微茸毛和线粒体损伤为主，此时，核膜解体，核质外溢，细胞坏死，为不可逆损伤。MTs 主要在参环毛蚓的肠道中表达，随着镉离子浓度的增加，MTs 的表达也逐渐增强，说明参环毛蚓对重金属的富集是通过其黏膜下层上皮细胞来完成的。[3]

九、常用古今方选

（一）经典名方

1. 地龙汤

【组成】地龙 20 条，葱 40 条。

【功效】恣饮烧酒，大醉欲死，身体臭秽。

【出处】《辨证录》。

2. 地龙散

【组成】地龙（微炒）、蜥蜴（微炙）、桂心、苏枋木（锉）、桃仁（汤浸，去皮、尖、双仁，麸炒令黄）各 30 g、木香、蒲黄、赤芍药、牡丹皮、水蛭（微炒）各 22.5 g，干姜（炮裂，锉）15 g。

【功效】主治妇人气血不调，腹中积聚，瘀血疼痛。

【出处】《太平圣惠方》。

3. 桂心散

【组成】桂心、地龙（微炒）、白僵蚕（微炒）、漏芦、威灵仙、芎䓖、白芷、当归、木香各 15 g。

【功效】祛风通络，活血止痛。主治风邪走注疼痛。

【出处】《太平圣惠方》。

4. 身痛逐瘀汤

【组成】牛膝、桃仁、红花、当归各 9 g、川芎、甘草、没药、五灵脂（炒）、地龙（去土）各 6 g，羌活、秦艽、香附各 3 g。

【功效】活血祛瘀，祛风除湿，通痹止痛。主治气血痹阻肩痛、臂痛、腰痛，或周身疼痛，日久不愈，舌紫暗，或有瘀斑，脉涩弦。

【出处】《医林改错》。

5. 补阳还五汤

【组成】黄芪（生）四两，当归尾二钱，赤芍一钱半，地龙（去土）、川芎、桃仁、红花各一钱。

【功效】补气活血，祛瘀通络。主治中风后遗症；正气亏虚，脉络瘀阻，半身不遂，口眼歪斜，语言謇涩，口角流涎；大便干燥，小便频数，或遗尿不禁，舌苔白，脉缓。

【出处】《医林改错》。

6. 回生续命丹

【组成】川乌二钱、草乌二钱、自然铜二两、地龙四钱、乌药四钱、青皮四钱、禹余粮（醋淬）四钱。

【功效】筋骨断折，疼痛不止。

【出处】《跌损妙方》。

7. 天麻地龙丸

【组成】天麻、地龙、羌活、附子（生）、桂心、没药、荆芥穗各30g，麝香3g。

【功效】主治湿毒脚气攻注，两腿肿破重疼，皮肉顽紫，或上攻头面，皮肉焮热。

【出处】《鸡峰普济方》。

8. 龙虎丹

【组成】黑牵牛、藿香叶（生）、天麻（去苗）、牛膝（去苗，酒浸，切，焙，微炒）、硫黄（结沙）、天竺黄（生研）、细辛（去苗，洗）、半夏（汤洗7次，生姜汁制）、附子（炮，去皮脐）、何首乌（去粗皮）、羌活（去苗，洗，焙）、独活（去苗）、柴胡（去苗）、川芎（洗）、桔梗（生）各100g，寒水石（烧通赤，研飞）500g，茴香（淘去土，焙）、甘松（洗去土，焙）、肉桂（去粗皮）、五灵脂（生）、白芷（生）、菊花（去土）、川乌（炮，去皮脐）、白僵蚕（去丝，嘴，炒）、缩砂仁（生）各250g。牙硝（研）、木香（生）、水银（与硫黄用慢火结成沙子）、雄黄（研飞）、麝香（研）各50g，地龙（去土）、白乾姜（炮）、朱砂（研飞）、白蒺藜（炮）、防风（去苗）各150g，乌蛇（酒浸，炙，去皮骨）400g，龙脑（研）25g。

【功效】治丈夫、妇人新得、久患急、缓风，半身不遂，手脚筋衰；及风毒攻注，遍身疮疥，头风多饶白屑，毒风面上生疮，刺风状如针刺，风急倒作声，顽风不认痛痒，伽风颈生斑驳，暗风头旋眼黑，舩风面生赤点，肝风鼻闷眼俯瞩，偏风口眼斜，节风肢节断续，脾风心多呕逆，酒风行步不前，肺风鼻塞项疼，胆风令人不睡，气风肉似虫行，肾风耳内蝉鸣，阴间湿痒。

【出处】《太平惠民和剂局方》。

9. 活络膏

【组成】蛇蜕一钱五分，土鳖虫二钱，穿山甲（生）、五倍子、防风、当归、羌活、独活、白芷、黄连、枳壳、官桂、猪牙皂、木鳖子、全蝎、细辛、黄柏、桃仁、川芎、诃子、天南星（生）、青皮、木香、杜仲各二钱五分，三棱、莪术、川乌（生）、川附片、厚朴、香附、乌蛇肉、天麻、刘寄奴、红花、地龙肉各三钱，大黄、槟榔、续断、骨碎补各三钱五分、蜈蚣2条，马钱子14个（生）、威灵仙、首乌藤、海风藤各五钱。

【功效】活络化瘀。主治跌打损伤，闪腰岔气，百节酸痛，足膝痿软。

【出处】《全国中药成药处方集》。

10. 缓风散

【组成】自然铜、蜈蚣、全蝎、地龙、僵蚕各等分。

【功效】主治小儿急慢惊风，正搐被人持捉，风涎流滞，气血不通，遂成曲戾不随。

【出处】《普济方》。

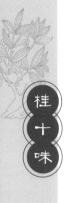

11. 接骨火龙丹

【组成】降真香半两，苏木半两，自然铜半两（火煅），没药七钱，乳香半两，川乌半两，草乌半两，龙骨半两，虎骨半两，全蝎四钱，血竭半两，骨碎补七钱，水蛭四钱，地龙四钱。

【功效】主治一切打扑伤损，骨碎筋痛肿胀者。

【出处】《普济方》。

12. 乳香没药圆

【组成】抚芎一百八两，踯躅花（炒）、木鳖仁、白胶香（拣净）、藿香（拣，炒）、白僵蚕（洗，焙）、五灵脂（拣）、白芷（拣）、当归各七十二两，地龙一百四十四两，何首乌二百四十四两，威灵仙（洗）二百二十二两，草乌头（炒）六百四十八两。

【功效】主治男子、妇人一切风气，通经络，活血脉。治筋骨疼痛，手足麻痹，半身不遂，暗风头旋，偏正头风，小中急风，手足疼痛，牙关紧急，四肢软弱。肾脏风毒，上攻头面，下注腰脚，生疮，遍体疼酸，并宜服之。

【出处】《太平惠民和剂局方》。

13. 七生圆

【组成】地龙（去土）、五灵脂（去石）、松脂（去木）、荆芥（去枝，梗）、川乌（炮，去皮，脐）、天南星（炮）各一两。草乌（炮，去皮，尖）二两。

【功效】主治丈夫、妇人三十六种风，五般腰疼，打扑伤损，入骨疼痛，背膊拘急，手足顽麻，走注不定，筋脉挛缩，久患风疾，皆疗之。

【出处】《太平惠民和剂局方》。

（二）中成药

1. 人参再造丸

【成分】人参（去芦）、蕲蛇（黄酒浸制）、广藿香、檀香、母丁香、玄参、细辛、香附、地龙、熟地黄、三七、乳香、青皮、豆蔻、防风、何首乌、川芎、片姜黄、黄芪、粉甘草、黄连、茯苓、赤芍、大黄、桑寄生、葛根、麻黄、骨碎补、全蝎、豹骨。

【功能主治】祛风化痰，活血通络。主治中风口眼歪斜，半身不遂，手足麻木，疼痛，拘挛，言语不清。

2. 活络丸

【成分】蕲蛇（酒炙）、麻黄、羌活、竹节香附、天麻、乌梢蛇（酒炙）、细辛、豹骨（油炙）、僵蚕（麸炒）、铁丝威灵仙（酒炙）、防风、全蝎、肉桂（去粗皮）、附子（炙）、丁香、地龙、没药（醋炙）、乳香（醋炙）、赤芍、血竭、何首乌（黑豆酒炙）、玄参、甘草、熟地黄、白术（麸炒）、茯苓、人参、龟甲（沙烫醋淬）、骨碎补、当归、广藿香、熟大黄、白芷、川芎、草豆蔻、黄芩、沉香、黄连、青皮（醋炙）、香附（醋炙）、天竺黄、木香、乌药、松香、葛根、豆蔻、人工麝香、水牛角浓缩粉、冰片、人工牛黄、朱砂、安息香。

【功能主治】祛风除湿，舒筋活络。主治风寒湿痹引起的肢体疼痛，手足麻木，筋脉拘挛，中风瘫痪，口眼歪斜，半身不遂，言语不清。

3．万通筋骨片

【成分】制川乌、制草乌、马钱子（制）、淫羊藿、牛膝、羌活、贯众、黄柏、乌梢蛇、鹿茸、续断、乌梅、细辛、麻黄、桂枝、红花、刺五加、金银花、地龙、桑寄生、甘草、骨碎补（烫）、地枫皮、没药（制）、红参。

【功能主治】祛风散寒，通络止痛。主治痹症，腰腿痛，肌肉关节疼痛，屈伸不利，以及肩周炎、颈椎病、风湿性关节炎、类风湿性关节炎见以上证候者。

4．颈复康颗粒

【成分】羌活、川芎、葛根、秦艽、威灵仙、苍术、丹参、白芍、地龙（酒炙）、红花、乳香（制）、黄芪、党参、地黄、石决明、花蕊石（煅）、黄柏、王不留行（炒）、桃仁（去皮）、没药（制）、土鳖虫（酒炙）。辅料为乳糖、β－环糊精、硬脂酸镁。

【功能主治】活血通络，散风止痛。主治风湿瘀阻所致的颈椎病，症见头晕、颈项僵硬、肩背酸痛、手臂麻木。

5．心脑康胶囊

【成分】丹参、赤芍、制何首乌、枸杞子、葛根、川芎、红花、泽泻、牛膝、地龙、郁金、远志、九节菖蒲、酸枣仁、鹿心粉、甘草。

【功能主治】活血化瘀，通窍止痛，扩张血管，增加冠状动脉血流量。主治冠心病、心绞痛及脑动脉硬化症。

6．如意定喘片

【成分】蛤蚧、蟾酥、黄芪、地龙、麻黄、党参、苦杏仁、白果、枳实、天冬、五味子、麦冬、紫菀、百部、枸杞子、熟地黄、远志、葶苈子、洋金花、石膏、甘草。

【功能主治】宣肺定喘，止咳化痰，益气养阴。主治肺气阴两虚所致的支气管哮喘，虚劳久咳，肺气肿，肺心病。

7．参蛤胶囊

【成分】人参、蛤蚧、海马、鹿茸、龙眼肉、发酵虫草菌粉、红花、砂仁、地龙、三七、羚羊角、莲子心。

【功能主治】补肾健脾，益精通络。主治肾阳亏虚证，症见神疲乏力，腰膝酸软，头晕目眩，纳差腹泻，脱发齿槁，视物昏花，口干舌燥。

8．宝宝牛黄散（牛黄小儿散）

【成分】僵蚕、胆南星、地龙、钩藤、沉香、鱼腥草、牛黄、冰片、珍珠。

【功能主治】清热镇惊，祛风，化痰。主治小儿风痰壅盛、腹痛。

9．喘嗽宁片

【成分】白果、苦杏仁、地龙、桑白皮、陈皮、黄芩、白前、苦参、甘草、茯苓。

【功能主治】清热平喘，止咳化痰。主治支气管哮喘、喘息性支气管炎、肺气肿、肺心病早期。

10．小儿肺热平胶囊

【成分】牛黄、平贝母、牛胆粉、黄芩、黄连、柴胡、羚羊角、麝香、珍珠（制）、地龙、朱砂、冰片。

【功能主治】清热化痰，止咳平喘，镇惊开窍。主治小儿肺热喘咳、吐痰黄稠、高热烦渴、神昏谵抽搐、舌苔黄腻者。

11. 小儿退热颗粒

【成分】大青叶、板蓝根、金银花、连翘、柴胡、黄芩、栀子、牡丹皮、淡竹叶、重楼、白薇、地龙。

【功能主治】清热解毒。主治外感风热引起的小儿感冒发热及上呼吸道感染。

12. 麝香风湿胶囊

【成分】制川乌、全蝎、地龙（酒洗）、黑豆、蜂房（酒洗）、麝香、乌梢蛇（去头酒浸）。

【功能主治】祛风除湿，活络镇痛。主治风寒湿痹、关节疼痛、手足拘挛。

13. 清脑降压片

【成分】黄芩、夏枯草、槐米、磁石、牛膝、当归、地黄、丹参、水蛭、钩藤、决明子、地龙、珍珠母。

【功能主治】清脑降压。主治血压偏高、头昏头晕、失眠健忘、记忆力衰退。

14. 壮腰消痛液

【成分】枸杞子、淫羊藿、巴戟天、穿山龙、地龙、威灵仙、狗脊、川牛膝、菝葜、乌梅、鹿角胶、鹿衔草、木瓜、没药、海龙、杜仲。

【功能主治】壮腰益肾，疏风祛湿，活络止痛。主治肾虚腰痛、风湿骨质增生引起的疼痛。

15. 溶栓胶囊

【成分】鲜地龙。

【功能主治】清热定惊，活血通络。主治中风半身不遂、肢体麻木，高血压症。

参考文献

［1］国家药典委员会．中华人民共和国药典：一部［M］．北京：中国医药科技出版社，2020：127.

［2］黄璐琦，李军德，张志杰．新编中国药材学：第8卷［M］．北京：中国医药科技出版社，2020.

［3］吴波．参环毛蚓对重金属镉离子的生理响应及其变化规律的研究［D］．广州：广州中医药大学，2010.

［4］毛歌．利用中药渣养殖参环毛蚓技术研究［D］．咸阳：西北农林科技大学，2019.

［5］中华中医药学会．中药材商品规格等级地龙：T/CACM 1021.103-2018［S］．北京：中国中医药出版社，2019.

［6］陶弘景．名医别录［M］．北京：人民卫生出版社，1986：291.

［7］陶弘景．本草经集注［M］．北京：人民卫生出版社，1994：445-446.

［8］苏敬．新修本草［M］．合肥：安徽科学技术出版社，1981：432-433.

［9］孙思邈．千金翼方［M］．沈阳：辽宁科学技术出版社，1997：43.

［10］苏颂．本草图经［M］．合肥：安徽科学技术出版社，1994：516.

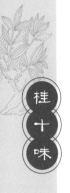

［11］唐慎微．证类本草［M］．北京：人民卫生出版社，1957：445.

［12］寇宗奭．本草衍义［M］．北京：人民卫生出版社，1990：127.

［13］刘文泰．本草品汇精要［M］．北京：人民卫生出版社，1957：445.

［14］李时珍．本草纲目［M］．北京：人民卫生出版社，1982：2353–2358.

［15］陈嘉谟．本草蒙筌［M］．北京：人民卫生出版社，1988：418.

［16］李中立．本草原始［M］．上海：上海古籍出版社，2002：36.

［17］汪昂．本草备要［M］．沈阳：辽宁科学技术出版社，1997：81.

［18］吴仪洛．本草从新［M］．上海：上海科学技术出版社，1958.

［19］杨时泰．《本草述钩元》释义［M］．上海：上海科技卫生出版社，1958：578.

［20］张志聪．本草崇原［M］．北京：学苑出版社，2011：1170.

［21］严西亭．得配本草［M］．太原：山西科学技术出版社，2015.

［22］陈仁山．药物出产辨［M］．广州：广州中医专门学校铅印本，1932：127.

［23］中华人民共和国卫生部药政管理局．中药材手册［M］．北京：人民卫生出版社，1959：484.

［24］南京药学院药材教研组．药材学［M］．北京：人民卫生出版社，1960：180.

［25］中华人民共和国卫生部药典委员会．中华人民共和国药典：1963年版　第1部［M］．北京：人民卫生出版社，1964：94.

［26］中华人民共和国卫生部药典委员会．中华人民共和国药典：1977年版　第1部［M］．北京：人民卫生出版社，1978：197–198.

［27］冯耀南，刘明、刘俭，等．中药材商品规格质量鉴别全国老中医药专家学术经验继承工作广东中药继承成果著作［M］．广州：暨南大学出版社，1995.

［28］张贵君．现代中药材商品通鉴［M］．北京：中国中医药出版社，2001.

［29］顾观光辑神农本草经［M］．北京：学苑出版社，2007：292.

［30］张明心．药材资料汇编［M］．北京：中国商业出版社，1999.

［31］金世元．金世元中药材传统鉴别经验［M］．北京：中国中医药出版社，2012.

［32］张秉成．本草便读［M］．上海：上海卫生出版社，1958：116.

［33］黄宫绣．本草求真［M］．上海：上海科学技术出版社，2015：263–264.

［34］陈士铎．本草新编［M］．北京：中国中医药出版社，1996.

［35］汪讱庵．本草易读［M］．北京：人民卫生出版社，1987.

［36］张璐．本经逢原［M］．北京：中国中医药出版社，1996：229.

［37］兰茂．滇南本草［M］．昆明：云南科技出版社，2010.

［38］陈蕙亭．本草类本草撮要［M］//珍本医书集成．上海：上海科学技术出版社，1985.

［39］姚澜．本草分经［M］．上海：上海科学技术出版社，1989.

［40］高晓悦，赵邕，郭颖，等．地龙及其混淆品原动物的形态及DNA双重条形码鉴定［J］．中草药，2020，51（9）：8

［41］蒋际宝，邱江平．中国巨蚓科蚯蚓的起源与演化［J］．生物多样性，2018，26（10）：9.

［42］孙洁，魏劲恒，毛润乾，等．广地龙古今入药品种对比研究［J］．中药材，2018，41（06）：272–273.

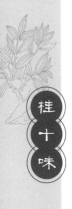

［43］孙洁，田芳，毛润乾，等．DNA 条形码技术对市售地龙饮片的鉴别研究［J］．海峡药学，2019，31（10）：35-38.

［44］关水清，周改莲，董婧婧，等．HPLC 同时测定广地龙中 5 种核苷类成分含量［J］．广西师范大学学报（自然科学版），2020，38（3）：7.

［45］刘晓梅，张存艳，刘红梅，等．基于电子鼻和 HS-GC-MS 研究地龙腥味物质基础和炮制矫味原理［J］．中国实验方剂学杂志，2020，26（12）：8.

［46］李耀磊，左甜甜，徐健，等．基于 ICP-MS 法对 4 种动物源性药材中 16 种无机元素的测定及量变规律研究［J］．药物评价研究，2020，43（2）：248-254.

［47］孙洁，田芳，毛润乾，等．广地龙饮片的 HPLC 特征图谱及 5 个核苷类成分的测定［J］．药物分析杂志，2019，39（11）：10.

［48］王莎莎，曲悦，薛大权，等．地龙药材的质量标准提升研究［J］．中国药房，2019，30（17）：5.

［49］谭玲龙，钟凌云，宋嬿，等．地龙炮制品 HPLC 指纹图谱的建立及 5 种成分测定［J］．中成药，2018，40（10）：6.

［50］李峰，王成芳，包永睿．地龙商品药材高效毛细管电泳特征图谱［J］．中国医院药学杂志，2011，31（23）：4.

［51］姜文红，张清波．地龙 HPLC 指纹图谱分析方法的研究［J］．中医药学报，2006，34（6）：2.

［52］陈立红．参环毛蚓对土壤中农药（毒死蜱）胁迫的响应及机理研究［D］．广州：广州中医药大学，2016.

［53］黄庆，李志武，马志国，等．广地龙蚓种质量分级标准研究［J］．中药材，2019，42（2）：3.

［54］徐晋佑，蓝宗辉，曾逊生，等．人工养殖参环毛蚓的试验研究［J］．中药材科技，1983（4）：14-18.

［55］程能能，杉浦隆之，福田辉夫和，等．地龙（蚯蚓）体内磷脂的组成和血小板活化因子的生物合成［J］．药学学报，1992，27（12）：5.

［56］李薇，吴文如，肖翔林．地龙规范化生产的研究概况［J］．中草药，2005，36（9）：4.

［57］张玉，董文婷，霍金海，等．基于 UPLC-Q-TOF-MS 技术的广地龙化学成分分析［J］．中草药，2017，48（2）：11.

［58］苏日鑫．中药地龙和线叶旋覆花的化学成分及活性研究［D］．广州：广东药科大学，2020.

［59］刘华清．节肢动物地龙和全蝎抗菌化学成分研究［D］．洛阳：河南科技大学，2018.

［60］周晓，季倩，张汉明，等．地龙的研究进展［J］．药学实践杂志，2015（5）：396-400.

［61］段晓杰，罗世林，汪文琪，等．地龙提取液中蛋白质的稳定性研究［J］．中医药信息，2017，34（2）：3.

［62］周鑫悦，张诗琪，林露，等．高效毛细管电泳法同时分离检测六种地龙多肽［J］．世界科学技术－中医药现代化，2019，21（12）：7.

［63］王佳茜，王少平，刘万卉．地龙抗血栓肽分离研究［J］．天津药学，2019，31（3）：4.

［64］蒋艳红，刘敏彦，李向军，等．地龙中游离氨基酸的含量测定［J］．中国中医药信息杂志，2003，10（2）：2.

［65］黄文芳，石召华，陈立军．指纹图谱技术评价不同干燥方式对地龙氨基酸组分提取物的影响

［J］．药物评价研究，2015，38（3）：297–301.

［66］丁红梅，葛尔宁，许家栋．高效毛细管电泳测定中药地龙中氨基酸含量［J］．中国实验方剂学杂志，2013（2）：117–120.

［67］詹云丽，黄璐敏，黄丹莹，等．广地龙药材氨基酸类成分指纹图谱研究［J］．中药材，2009，32（9）：1350–1353.

［68］石召华，黄文芳，陈立军，等．不同干燥方式对地龙提取物中17种氨基酸的影响［J］．中成药，2015，37（5）：4.

［69］Mihara H，Sumi H，Yoneta T，et al．A novel fibrinolytic enzyme extracted from the earthworm，*Lumbricus rubellus*［J］．Jpn J Physiol，1991，53（7）：231.

［70］徐兴，索绪斌，向兰，等．影响广地龙粗提液蚓激酶活力因素的研究［J］．广东药学院学报，2016（2）：5.

［71］徐玉玲，谭清红，伍利华，等．地龙渗漉工艺参数优选［J］．中国实验方剂学杂志，2014，20（21）：41–43.

［72］梁美美，朴晋华，王婷婷，等．基于生物活性方法对地龙药材质量评价研究［J］．中国药品标准，2019，20（4）：319–324.

［73］陆耀盈，孙洁，马志国．广地龙药材中蚓激酶的生物活性测定［J］．海峡药学，2020，32（7）：3.

［74］王玲，张筱杉，张长林．地龙及其基原相近蚯蚓的研究进展［J］．中国中药杂志，2021，46（13）：5.

［75］杜航，孙佳明，郭晓庆，等．地龙的化学成分及药理作用［J］．吉林中医药，2014（7）：3.

［76］王丹彤，王丹辉．中药地龙的化学成分及药理作用研究［J］．世界最新医学信息文摘，2015，068：254–255.

［77］肖寄平，张炜煜，杨雪，等．地龙中脂肪酸成分研究［J］．时珍国医国药，2010，21（11）：3.

［78］李中阳，吕文英，黄爱华，等．不同品种地龙中微量元素及重金属元素含量分析［J］．微量元素与健康研究，2010（6）：3.

［79］李晓东．不同品种地龙中微量元素及重金属元素含量分析［J］．黑龙江科技信息，2016（28）：94.

［80］李坚，龙晓英，何琳，等．HPLC测定不同产地广地龙中次黄嘌呤的含量［J］．中药材，2006，29（5）：448–449.

［81］吴文如，李薇，赖小平．HPLC法测定不同产地地龙中尿嘧啶、次黄嘌呤、尿苷、肌苷的含量［J］．中国药师，2011，14（7）：4.

［82］李钟，黄艳玲，李文姗．炮制对广地龙次黄嘌呤和肌苷含量的影响［J］．中药材，2009，32（1）：3.

［83］何琳，龙晓英．高效毛细管电泳法测定广地龙饮片中琥珀酸的含量［J］．广东药学院学报，2007，23（2）：2.

［84］张文斌，校合香．地龙不同炮制品中琥珀酸含量的比较［J］．中国药事，2001，15（3）：1.

［85］黄庆，李志武，马志国，等．地龙的研究进展［J］．中国实验方剂学杂志，2018，24（13）：7.

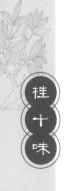

［86］黄传奇.广地龙的平喘活性及其机制的研究［D］.广州：广州中医药大学，2016.

［87］李怀臣，徐瑞娥，杨艳娜，等.地龙注射液对屋尘螨致敏气道上皮细胞 TGF-β _1/Smad 2 表达的影响［J］.中国药学杂志，2010（15）：5.

［88］张秋凤.广地龙对大鼠气道平滑肌细胞增殖的调节作用及机制研究［D］.广州：广州中医药大学，2017.

［89］黄维琳，孙亭，唐晓伟，等.复方地龙胶囊对哮喘小鼠气道炎症及 IL-23 的影响［J］.承德医学院学报，2012，29（3）：3.

［90］赵信科，刘斌，蒋虎刚，等.地龙降压胶囊对自发性高血压大鼠 RAAS 系统调控机制的研究［J］.中药药理与临床，2020，36（2）：5.

［91］张小平，赵信科，李长天，等.地龙降压胶囊对慢性间歇低氧高血压模型大鼠心肌缺氧的影响［J］.中国民族民间医药，2019，28（17）：4.

［92］赵永烈.芎芷地龙汤对偏头痛模型动物镇痛镇静作用及机制研究［D］.北京：北京中医药大学，2006.

［93］汪梅姣，谢志军，谷焕鹏，等.蜈蚣、地龙、地鳖虫镇痛作用比较的实验研究［J］.中国中医急症，2012，21（9）：2.

［94］王佳茜，王少平，刘万卉.地龙抗血栓肽分离研究［J］.天津药学，2019，31（3）：4.

［95］杨新，刘欣，万明，等.地龙抗凝血活性物质研究进展［J］.江汉大学学报（自然科学版），2017，45（1）：6.

［96］梁建军，程倩倩，刘艳.补阳还五汤联合西药治疗脑血栓的疗效探讨［J］.黑龙江中医药，2019，48（4）：2.

［97］李洪燕，刘悦，张福荣，等.蚯蚓纤溶酶的抗肿瘤作用［J］.中国药理学通报，2004，20（8）：3.

［98］郭建，高福云，靳耀英，等.地龙活性蛋白对免疫造血功能的影响及其抗肿瘤作用［J］.中华中医药杂志，2009，24（5）：3.

［99］余玲俐.蚓激酶抗肿瘤作用及机制研究［D］.广州：广东药学院，2013.

［100］何道伟，陈洪，叶银英.蚯蚓提取物体内和体外抗肿瘤作用的研究［J］.中国生化药物杂志，2005，26（6）：3.

［101］胡海聪，李翠芬，张硕峰，等.断体地龙再生期提取液对成纤维细胞增生作用的研究［J］.中华中医药学刊，2013，31（5）：3.

［102］汪文琪，胡海聪，张志千，等.断体地龙提取液促进小鼠创伤愈合作用研究［J］.世界科学技术 - 中医药现代化，2015（7）：5.

［103］唐小云，梁再赋，杨丽群，等.地龙肽对小鼠免疫功能的影响［J］.中国医科大学学报，2003，32（1）：3.

［104］郑梅，杨榆青，陈嵘，等.地龙水煎液对未孕大鼠离体子宫平滑肌作用的研究［J］.中医药学刊，2006，24（3）：2.

［105］张复夏，郭宝珠，王惠云，等.地龙粉治疗男性不育症30例［J］.陕西中医，1996，17（10）：2.

［106］戈娜，李顺民，孙惠力，等．地龙对糖尿病肾病大鼠肾脏保护作用的研究［J］．上海中医药杂志，2010，44（6）：103-105.

［107］马艳春，周波，宋立群，等．地龙成分EFE治疗糖尿病肾脏疾病蛋白尿的临床研究［J］．中医药信息，2011，28（6）：2.

［108］张秋凤，李薇，龚玲，等．参环毛蚓MT-2基因及启动子的克隆研究［J］．中草药，2016，47（16）：7.

［109］格小光，蒋超，田娜，等．基于DNA测序技术的市售地龙类药材基原调查与考证研究［J］．中国现代中药，2019，21（9）：9.

［110］Gu Y R，Zhang J X，Sun J，et al．Marker peptide screening and species-specific authentication of Pheretima using proteomics［J］．Anal ytical and Bioanalytical Chemistry，2021，413（12）：3167-3176.

［111］Sun J，Tian F，Zhang Y，et al．Chromatographic Fingerprint and Quantitative Analysis of Commercial *Pheretima aspergillum*（Guang Dilong）and Its Adulterants by UPLC-DAD［J］．International Journal of Analytical Chemistry，2019（1）：1-10.

［112］Liu X M，Liu H M，Zhang C Y，et al．Combination of c oxidase subunit I based deoxyribonucleic acid barcoding and HPLC techniques for the identification and quality evaluation of *Pheretima aspergillum*［J］．Journal of Separation Science，2020，43（15）：2989-2995.

［113］Huang Q，Li Z W，Ma Z G，et al．Specific and rapid identification of the *Pheretima aspergillum* by loop-mediated isothermal amplification［J］．Biosci Rep，2019，39（2）：1-9.

［114］黄庆，黄海涛，马志国，等．基于RAPD技术鉴定广地龙［J］．基因组学与应用生物学，2020（10）：1070-1079.

［115］龚玲．MTs调控参环毛蚓重金属富集机制及其平喘作用的研究［D］．广州：广州中医药大学，2015.

广
地
龙